阳明腑实证与急腹症

现代研究与应用

主　　审　吴咸中

名誉主编　关凤林　齐清会

主　　编　陈海龙

副 主 编　尚　东　闻庆平　张桂信　贺雪梅

编　　委（以姓氏笔画为序）

于广海	王　辉	王长淼	王玉玺	王冠宇	白晓刚	巩　鹏
任双义	刘哥良	祁　冰	许才明	孙忠伟	李海龙	杨玉龙
宋长满	张庆凯	张经文	张桂信	张盛林	张雪梅	陈　博
陈海龙	苗　健	范家乔	尚　东	苟　翀	闻庆平	姚艺文
贺雪梅	高振明	高海峰	韩　啸			

人民卫生出版社

图书在版编目(CIP)数据

阳明腑实证与急腹症现代研究与应用/陈海龙主编.—北京:人民卫生出版社,2015

ISBN 978-7-117-21731-6

Ⅰ.①阳… Ⅱ.①陈… Ⅲ.①脏腑辨证-研究②急腹症-中西医结合疗法-研究 Ⅳ.①R241.6②R656.1

中国版本图书馆 CIP 数据核字(2015)第 265228 号

| 人卫社官网 | www. pmph. com | 出版物查询,在线购书 |
| 人卫医学网 | www. ipmph. com | 医学考试辅导,医学数据库服务,医学教育资源,大众健康资讯 |

阳明腑实证与急腹症现代研究与应用

主　　编:陈海龙
出版发行:人民卫生出版社 (中继线 010-59780011)
地　　址:北京市朝阳区潘家园南里 19 号
邮　　编:100021
E - mail: pmph @ pmph.com
购书热线:010-59787592　010-59787584　010-65264830
印　　刷:北京铭成印刷有限公司
经　　销:新华书店
开　　本:787×1092　1/16　印张:21　插页:2
字　　数:524 千字
版　　次:2016 年 1 月第 1 版　2016 年 1 月第 1 版第 1 次印刷
标准书号:ISBN 978-7-117-21731-6/R·21732
定　　价:69.00 元

打击盗版举报电话:**010-59787491　E-mail:WQ @ pmph.com**
(凡属印装质量问题请与本社市场营销中心联系退换)

主编简介

陈海龙,男,1962 年 8 月出生。医学博士、博士生导师、国家二级教授、辽宁省特聘教授、大连医科大学附属第一医院普外科教授。

1987 年毕业于白求恩医科大学,1990 年于大连医科大学获硕士学位,1996 年于天津医科大学获博士学位。2008 年于美国芝加哥伊利诺伊理工大学获公共管理硕士学位(MPA)。

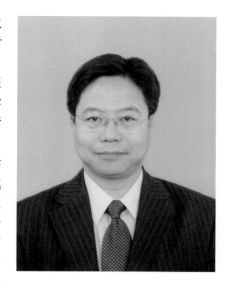

为国务院学位委员会第五届、第六届中西医结合学科评议组成员,辽宁省政府学位委员会学科评议组成员;中国中西医结合学会普通外科专业委员会常委、辽宁省中西医结合学会副会长、大连市中西医结合学会会长。2001 年获国务院政府特殊津贴。辽宁省"百千万人才工程"百人计划入选者和辽宁省普通高等学校优秀中青年骨干教师。大连医科大学国家重点学科——中西医结合临床学科的学科带头人和辽宁省高等院校中西医结合创新团队学科带头人。为国家中医药管理局重点学科建设专家委员会委员和人民卫生出版社中医药专家委员会委员。在中西医结合外科学界具有较高的影响和学术声誉。

兼任《中国中西医结合外科杂志》《世界华人消化杂志》《中国实用外科杂志》《中华中西医临床杂志》《中华全科医师杂志》等多部杂志的副主编、常务编委和编委。

长期致力于中西医结合治疗急腹症的医疗、科研、教学和学科建设工作。主要研究方向为严重腹内感染和重型急腹症的发病机制和中西医结合治疗,肠道屏障损伤的细胞和分子生物学机制及中西医结合治疗,急性胰腺炎肺损伤的发病机制和中西医结合治疗。对阳明腑实证本质和"肺与大肠相表里"的研究等方面均有重要贡献。先后主持国家自然科学基金重大研究计划项目 1 项、面上项目 4 项、辽宁省科委课题 4 项、辽宁省高等院校创新团队项目 1 项、辽宁省教委课题 2 项、大连市科委课题 3 项。先后获得国家教育部、中国中西医结合学会、辽宁省政府科技进步奖 13 项;参加编写专著 10 部,主编和副主编全国规划教材 5 部。在国内外医学杂志发表学术论文 130 余篇。培养博士研究生 17 名、硕士研究生 42 名、博士后 3 名。

序

  陈海龙是我的一位优秀博士生,毕业后在大连医科大学工作,始终保持着密切的联系。去年我到大连休养,他就向我介绍他正带着一批研究生和青年医师总结撰写一本关于"阳明腑实证"方面的专著,作者是想把他带领的科研团队所做的工作进行总结,主要是与外科急腹症及腹内感染等相关的阳明腑实证,进行分门别类的总结、归纳、筛选、提炼,编辑成一本内容充实的专集。

  经过两年多的不懈努力,现已成稿,书名为《阳明腑实证与急腹症——现代研究与应用》,即将付梓,邀我作序,我欣然接受。

  我用了部分时间浏览了全书的内容,也较深入地阅读了几个有特色的章节,深感本书中西医结合特色鲜明,内容丰富系统全面,是一部可读性、实用性很强,理论和实践水平较高的中西医结合专著。

  全书共19章,主要内容是围绕胆胰急腹症所致阳明腑实证的发病机制这个主题,把近年来急腹症研究中有关肠道屏障损伤、内毒素血症和细菌移位、炎症介质连锁反应、多器官功能障碍综合征等热点和难点问题有机联系起来,并应用中西医结合方法进行防治研究。各部分独立成章,某些重点专门论述,各章又紧密联系、相辅相成。全书条理清晰,层次分明;分析透彻,深入浅出。

  本书内容丰富,体例新颖。既有实验研究发现、临床经验总结归纳,又有专题评论及文献综述。它不是简单的论文结集,而是在深思熟虑基础上的匠心独运,是凝聚着大量智慧和辛勤汗水的系统学术总结,是较充分地展示了6项国家自然科学基金项目的研究成果和科研工作的总结报告。

  陈海龙和他的团队长期工作在临床和科研第一线,对胆胰急腹症时阳明腑实证的发病机理、病理生理、病机演变及治疗转归,有着比较深刻的理解和体会;另外他们能及时跟踪国内外最新研究进展,掌握前沿理论和最新科学信息;研究手段和方法上不俗套、不落伍,比较先进而实用。

  在中西医结合思路和方法上,"师古而不泥古",在继承的基础上注意发展和创新。本书按照老一代中西医结合学者"以法为突破口,抓法求理"的原则为指导,深入系统地探究中医以"通里攻下法"为主,以"活血化瘀"、"清热解毒"等为辅的中医治疗方法,是防治阳明腑实证的理论基础;深入系统地探究了清下兼施、菌毒并治,因势利导、相得益彰的全新理念和思维方式。

  纵观全书,较好地体现了基础与临床相结合,机制探讨与实践应用相结合,分析诊断与防治相结合,始终贯穿病证结合与中西医相结合的研究思路与方法。是一部颇具中西医结合特色,具有较强科学性、实用性和创新性的研究成果型专著。

  该书中对阳明腑实证的发病机理的研究,在技术手段和方法学方面有较大创新,特别是在肠道生物学屏障、从中西医结合角度对肠源性内毒素血症的发生机制、用正交设计法研究清、下、活三类中药的交互作用、应用"肺与大肠相表里"理论研究急性胰腺炎肺损伤的发病机制以及对阳明腑实证本质的探讨等方面都具有很强的创新性和重要学术价值。这些方面的研究为中医学理论与中西医结合研究提供了新的认识与新的研究思维,对于推动中西医结合医学向更高层次发展有着重要意义。

值得一提的是,陈海龙做为我和大连医科大学共同培养的研究生,1996年于天津医科大学获得博士学位。他一直坚持中西医结合的临床、科研、教学和学科建设工作,对中西医结合事业信念坚定,矢志不渝,坚持不懈,持之以恒。博士研究生毕业后不久就获得一项国家自然科学基金青年基金资助,以后又三次获得该基金的面上项目资助,还获得一项国家自然科学基金重大研究计划资助项目。时至今日,收获颇丰。在国内外发表学术论文130余篇,主编、参编学术专著和中西医结合统编教材15部,获得国家教育部、中国中西医结合学会及省市科技进步奖13项。我为他所取得的学术成绩感到满意,我也为我们的中西医结合事业有这样的追随者和后来人而欣喜和高兴!

祝愿海龙教授和他的团队能砥砺进取,不负众望,再接再厉,为中西医结合事业做出新的更大的贡献!

中国工程院院士　吴咸中
2015年6月

自　序

做中西医结合事业的接班人

第 一 部 分

2002 年应《中国中西医结合杂志》之邀,我为"我与中西医结合"栏目写了一篇文章,题目是"做中西医结合事业的接班人",发表在《中国中西医结合杂志》上[2002,22(12):933-934]。表达了我走上中西医结合道路的感受和体会,选录在此,作为本书代序的第一部分。

1. 走上中西医结合道路

1987 年我大学毕业,带着朦胧的印象,考入大连医科大学攻读中西医结合外科研究生,师从周俊元和关凤林教授。通过基础课和临床实践,我才明白,老师们是会应用中医方法治疗外科疾病的外科医生;知道了中西医结合方法对外科急腹症有着独特的功效,特别是中西医结合治疗胆石症、急性胰腺炎等的效果是单纯西医疗法所不能比拟的,也知道了中西医结合治疗外科急腹症和腹内感染等常用的中医方法是通里攻下法、清热解毒法、活血化瘀法等,还知道了通里攻下法的经典名方大承气汤是出自于汉代医家张仲景的《伤寒论》等。从此,我以浓厚的兴趣开始学习中医基础知识,学习理、法、方、药,学习中医方法与西医方法的结合应用,并学习中西医结合的科研思路和方法。在老师的指导下,完成了硕士论文《清下方防治梗阻性黄疸时内毒素血症的临床研究》。当我通过论文答辩获得硕士学位,当我的第一篇中西医结合论文在《中国中西医结合杂志》上发表的时候,我的心情是多么激动不已。

2. 热爱中西医结合事业

1990 年我硕士毕业后留校到附属第一医院,一直从事中西医结合外科的医疗、教学和科研工作。大连医科大学是较早开展中西医结合治疗急腹症的单位之一,有一批像周俊元、裴德凯、郭培良、关凤林等在全国较有影响的中西医结合专家,积累了丰富的经验。这是我能够迅速成长的肥沃土壤和坚实基础。就像久旱的大地迎来了甘霖,就像饥饿的人找到了面包,我开始发奋学习中医基础理论,研读《伤寒论》原著,汲取中西医结合研究成果,利用老师的经验和研究成果对急性胆道感染、胆石症、急性胰腺炎等进行治疗研究和深入的实验研究。在病床边,在图书馆,在实验室,不知熬过了多少个日日夜夜。开始时是从通里攻下法防治肠源性内毒素血症入手。临床上许多急腹症,特别是急性胆管炎、急性胰腺炎的发生发展过程中,常出现中医的阳明腑实证证候,同时伴有血液中内毒素含量的升高;阳明腑实证时"痞、满、燥、实"的病机就是邪热与胃肠糟粕相结而成燥屎,腑气不通,肠道菌群紊乱,细菌过度繁殖,肠源性内毒素血症产生。肠源性内毒素血症与阳明腑实证互为因果,进一步的实验证实内毒素血症是阳明腑实证过程中发生热、惊、厥、闭、脱及其脏器衰竭之主要原因;中医学的通里攻下法是著名医家张仲景《伤寒论》治疗阳明腑实证的经典名方,其破痞除满,荡涤实热,能迅速降低肠源性内毒素水平,有着很好的临床疗效。该研究获 1995 年国家教委科技进步二等奖。

1993 年我为攻读博士学位考入天津医科大学,有幸成为吴咸中院士的学生,得以在中西医结合道路上继续深造。在天津,吴咸中老师、郑显理老师等中西医结合事业的开拓者们,他们对中西医结合事业的执着追求和远见卓识,他们的敏锐思维和睿智头脑,他们的严谨学风和人格魅力让我从心底里感叹和佩服;也让我对中西医结合事业有了更加深入的理解,更增强了对中西医结合事业的信心和决心。在老师们的指导下,我进行肠道屏障在多器官功能障碍综合征(MODS)中的发病学意义及中医学通里攻下法防治作用的研究,应用多种先进技术和方法对内毒素血症、细菌移位、细胞因子连锁反应、肠道屏障损伤、肠道微生态改变等进行了深入和系统研究,提出了中西医结合保护肠道屏障,减少内毒素血症和细菌移位进而防治 MODS 的新观点。对中西医结合治疗内毒素血症提出了"拮抗、中和、排除、抑菌、稳膜、防害"的治疗措施和"菌毒并治,清下兼施,辨证论治,内外结合"的治疗法则,受到了全国同行专家的高度评价。

3. 中西医结合之路矢志不渝

走上中西医结合道路是我人生的重大转折,天津三年的学习是我人生成长和进步的重要阶段。我对人生的理解和我对中西医结合的理解不可分别而论,而且是不断拓展,与时俱进。我是中西医结合事业的后来者,不敢说对她有深刻的理解,但我是中西医结合事业的忠实追随者,对于走中西医结合之路矢志不渝。十几年来的努力,有了一定的收获。除了前述的论文、著作、课题和科研奖励外,还获得全国和辽宁省青年岗位能手的光荣称号及辽宁省青年科技奖二等奖。现在我已经是中西医结合临床学科博士生导师,还当选为中国中西医结合学会急腹症专业委员会副主任委员。这些都要归功于老师们对我的培养和教育,归功于中西医结合这个事业给我的激励和鼓舞。我感到自己肩上的担子很重,自己的责任很大,但我浑身充满了力量。不管前进的路上有多少坎坷和困难,我都没有理由居功自傲,止步不前;没有理由不发奋学习,刻苦工作;没有理由不砥砺进取,顽强拼搏。"路漫漫其修远兮,吾将上下而求索"。

第 二 部 分

思路决定出路。回顾我和我的团队之所以取得了一点点成绩,有一点点成功的经验和体会,那就是选准方向不动摇,一步一个脚印走下去,边实践,边总结,边总结,边前进。

我们在学科多年经验传承的基础上,结合自己的工作实际,选定了急腹症的中西医结合研究,由表及里,由浅入深,透过现象抓本质。充分利用现代科技的先进技术和方法,从发病机制的研究入手,以肠道屏障的损伤为突破口,以单核巨噬系统的过度活化及相关信号通路的激活所致的过度的炎症反应为主线,从器官、组织、细胞、分子等不同层面对阳明腑实证进行深入系统研究以揭示阳明腑实证的本质及其导致 MODS 的病理机制;并在"抓法求理,以法为突破口"的思想指导下,深入阐明以中医通里攻下法为主辅以活血化瘀、清热解毒法防治阳明腑实证及其引起 MODS 的有效性和作用机理,旨在使中医学"异病同治"、"以通为用"的理论得到发扬。

因为这种科研思路,我们课题组先后申请、获得了 6 项国家自然科学基金课题和另外 10 余项省市级课题,为我们的课题研究提供了很好的平台和条件。这 6 项国家自然科学基金课题分别是:①《阳明腑实症本质的探讨》(1990-1994)。②《肠道屏障在 MODS 中的发病学意义及中药治疗学研究》(1997-2000)。③《急性胰腺炎时肺损伤的发病机制及中药治疗学研究》(2003-2005)。④《单核巨噬细胞系统活化在阳明腑实证所致 MODS 发病机制中的作用及通里攻下法防治作用的研究》(2007-2009)。⑤《"肺与大肠相表里"理论在急性胰腺炎肺损伤发病机制中的作用》(2010-2012)。⑥《PPARγ 和 ANGPTL4 基因表达在急性胰腺炎肺损伤发病机制中的作用及清胰汤的干预作用》(2012-2015)。

这些项目前后连贯、相辅相成,既有机联系,又各有侧重。体现了课题研究的整体性、连续性和逐步深入的特点。六个国家自然科学基金资助项目的研究成果培育了今天的一部专著,可谓是水到渠成,顺理成章。

通过以上的研究,我们取得了系列发现和创新。①制备和使用四种动物模型,为阳明腑实证的发病机制和中西医结合防治研究提供平台。②肠源性 ETM 是阳明腑实证时多器官功能衰竭发生和发展的"扳机"。肠道屏障的损伤和破坏是阳明腑实证时发生肠源性内毒素血症和细菌移位的重要原因。③机体单核巨噬细胞系统活化,多形核中性粒细胞黏附、聚集、脱颗粒产生呼吸爆发,导致机体过度的炎性细胞因子连锁反应和毒性网络,是阳明腑实证引起 MODS 的重要途径。④细胞凋亡和凋亡基因调控在阳明腑实证发病机制中的作用。⑤肺表面活性物质相关蛋白 A(SPA)、分泌性磷脂酶 A2-Ⅱ(sPLA2-Ⅱ)、水通道蛋白-1(AQP-1)和陷窝蛋白-1(caveolin-1)在重症胰腺炎所致大鼠阳明腑实证时肺组织的表达和功能。⑥通里攻下法保护肠道屏障防治阳明腑实证时肠源性 ETM 和细菌移位的中医理论是"釜底抽薪,急下存阴"。中西医结合保护肠道屏障,防治阳明腑实证所致 MODS 的原则是:祛邪扶正、菌毒并治、清下兼施、辨证论治和内外结合。⑦中西医结合治疗阳明腑实证效果显著。通里攻下法防治阳明腑实证所致 MODS 的机理主要是防止过氧化损伤;排除肠道内细菌和内毒素;调整肠道细菌微生态,增加定植抗力,缩小肠道内毒素池;从基因分子水平对引起阳明腑实证的炎性细胞因子和炎症介质的信号通路产生影响,进而对其基因表达进行有效调控,阻断炎性细胞因子和炎症介质的连锁反应和毒性网络;全面保护肠肝肺轴功能,改善重要脏器功能和提高机体免疫力。因而,可以在多环节、多层次、全方位地对 SIRS 进行有效调控,减少或减轻阳明腑实证时机体 MODS 的发生和发展。

西医辨病,中医辨证。选择急腹症研究阳明腑实证最能体现病症结合的中西医结合研究的特色,是把二者紧密结合起来又比较适用于中西医结合疗法的一个具有示范意义的学术高地。

经过二十多年的深入研究和反复实践,我们已取得了多项科技成果并已在临床上得以推广应用,显著地提高了临床治疗效果;获得多项国家教育部、中国中西医结合学会和省市科技进步奖;同时培养了一批年富力强具有开拓和创新精神的中青年学术骨干和学术团队。

回顾中西医结合事业的发展历程,重温老一辈中西医结合专家的学术思想,学习他们的理论研究和实践经验,我深刻地认识到,要想真正在中西医结合事业上有所作为,就一定要有"咬定青山不放松"的意志和持之以恒的决心,就一定要有吃苦耐劳,艰苦奋斗的精神和毅力。因此,经过多年的不懈努力和拼搏,才取得了一点点成绩。

我的体会是——

坚持中西医结合要矢志不渝,锲而不舍;坚持中西医结合可以创造业绩,成就梦想;中西医结合研究前景广阔,大有可为。

陈海龙
2015 年 7 月

前 言

阳明腑实证是著名医家张仲景《伤寒论》中的一个主要部分,是临床常见的中医证候群,可以出现在包括急腹症在内的多种疾病过程中。具有发病急、病情重、变化快、并发症多的特点,如不及时诊治,常可引起休克、DIC、ARDS 甚至多器官功能衰竭(MOF)而危及生命。

长期以来,广大中西医结合工作者对急腹症的研究取得了重要突破,备受瞩目。但对阳明腑实证的研究进展缓慢,对其真正的本质及其客观病理基础所知甚少。是什么共同环节导致数十种疾病都能产生阳明腑实证的表现?抓住这一共同环节,也就抓住了此证的本质,就能达到异病同治的目的。为了体现病证结合的中西医结合的特色和学术思想,我们以急腹症为代表病种对阳明腑实证本质进行了多年的临床与基础研究,提出了阳明腑实证证型、定义、对经典医论的解析和证候的深入阐明,发现阳明腑实证时肠道屏障功能破坏造成肠源性内毒素血症和细菌移位,阳明腑实证与 ETM 互为因果,形成恶性循环;提出了内毒素血症可能就是阳明腑实证的本质;阐述了机体单核巨噬细胞系统活化产生过度炎症反应释放多种炎症介质和炎性细胞因子(cytokine)在阳明腑实证的病理生理过程中具有重要作用。在研究中我们还对阳明腑实证与全身性炎症反应综合征(SIRS)的关系,炎症介质的表达和调控规律,核转录因子 Nf-kB 在炎症反应信号传导中的作用,"肺与大肠相表里"理论在阳明腑实证发病机制中的作用进行了深入的研究和探讨。

在治疗上,运用中医"通里攻下"、"活血化瘀"和"清热解毒"的理论,应用大承气汤、茵陈蒿承气汤、清胰汤、清胆汤等对阳明腑实证时的肠道屏障具有很好的防护作用,对 MODS 的治疗取得了很好的临床疗效。

"六腑以通为用,不通则痛"。阳明腑实证时应用下法,证候相符,确能攻伐大邪,遏止燎原之势。近年来,随着阳明腑实证时肠道屏障以及肠源性 ETM 和细菌移位研究的不断深入,为大承气汤泻实逐瘀,荡涤肠道细菌和内毒素,缩小肠道内毒素池,减轻过氧化损伤,阻断炎症连锁反应,保护器官功能而起到多方面的作用。进一步证实了大承气汤"釜底抽薪,急下存阴"的功效理论。

西医辨病,中医辨证。选择急腹症研究阳明腑实证最能体现病症结合的中西医结合研究的特色,是把二者紧密结合起来又比较适用于中西医结合疗法的一个具有示范意义的学术高地。

中医、西医、微创等不同治疗方法的有机配合,将是一种很好的中西医结合方式,必将优势互补、相得益彰,为临床上保护肠屏障,防治 MODS 提供有效方法,为在临床上对阳明腑实证进行治疗和预防提供确切的依据和理论基础,从而使中医学"异病同治"、"以通为用"的理论得到发扬,推动中西医结合医学向更高层次发展。

　　我们把 20 多年来 6 项国家自然科学基金课题的研究成果进行整理、分类、归纳、编写成书。是在前辈专家学者研究的基础上，我们团队的理论研究和实践经验的总结。

　　本书可供中医、中西医结合、外科胆胰专业的临床医师、研究人员和研究生参考。

　　本书的主要研究工作是在 6 项国家自然科学基金资助课题的支持下完成的。在本书的编写过程中，大连医科大学中西医结合临床专业博士生导师关凤林教授、齐清会教授自始至终给予了大力支持和指导。本书由大连市学术著作出版基金资助出版。在此一并致以衷心的谢忱！

　　我最尊敬的恩师、我国著名中西医结合专家、中国工程院院士、"国医大师"吴咸中教授不仅给予关心和鼓励，还欣然为本书作序，令我受宠若惊，感激不尽！

　　由于水平所限，书中的错误和不当之处在所难免，恳请同道们不吝赐教，我们将虚心学习，不断改进。

编　者
2015 年 7 月

目　录

第一篇　阳明腑实证本质的研究

第二篇 肠道屏障损伤的中西医结合研究

第三篇　SIRS、MODS 的中西医结合研究

第五篇　胆道感染和胆道梗阻的中西医结合研究

第一篇

阳明腑实证本质的研究

第一章 阳明腑实证的理论探讨

第一节 阳明腑实证本质的现代研究

阳明腑实证是《伤寒论》六经辨证的重要内容,近年来越来越引起学者们的关注和重视。研究其基本特征、发病本质、演变规律,用现代科学技术和方法揭示其科学内涵和寻求有效的治疗方法,对于在更高更深层次上开展中西医结合研究具有重要的理论和实际应用价值。

一、阳明腑实证的研究概况

阳明腑实证是著名医家张仲景所著《伤寒论》中的一个重要部分,是许多外感热病病程中所出现的邪热内炽、又伴有腹部实证症状的一组全身性综合证候,以痞、满、燥、实、坚为主症。它可以出现在许多疾病过程中,例如:严重腹内感染、重型急腹症、严重创伤、大面积烧伤、大手术后等。具有发病急、病情重、变化快、并发症多的特点,如不及时诊治,常可引起休克、弥散性血管内凝血(disseminated intravascular coagulation,DIC)、急性呼吸窘迫综合征(acute respiratory distress syndrome,ARDS),甚至多系统器官功能衰竭(multiple system organ failure,MSOF)而危及生命。

长期以来,对本证的研究进展缓慢。只限于对古人理论的阐释、个别临床病例的观察和分析以及个别假说的提出,而对其真正的本质及其客观病理基础所知甚少。是什么共同环节导致数十种疾病都能产生阳明腑实证的表现? 抓住这一共同环节,也就抓住了此证的本质,就能达到异病同治的目的。为此,我们开始了对阳明腑实证本质的研究,并申请了国家自然科学基金课题《阳明腑实证本质的探讨》(38970871 号)。经过长达 6 年的临床与基础合作研究,首次提出阳明腑实证证型定义、对其经典医论的解析和证候的深入阐明;首次提出内毒素血症(endotoxemia,ETM)可能就是阳明腑实证的本质;针对肠源性内毒素的产生和吸收,应用中医通里攻下法进行治疗取得了显著效果,该研究已通过了国家鉴定并获得一九九五年国家教委科技进步二等奖(甲类)。在研究中我们发现,关于阳明腑实证,仍然有许多新课题需要进一步研究。例如:ETM 是如何产生的,细菌移位的机制如何,阳明腑实证时肠道细菌微生态有何变化,机体单核巨噬细胞释放的炎性细胞因子(cytokine)是否参与了阳明腑实证的病理过程? 肠道在 ETM 的产生和发展过程中起着什么作用,是否由于肠屏障功能衰竭导致肠源性 ETM 和细菌移位进而引起了全身感染、脓毒症和 MSOF? 阳明腑实证与全身性炎症反应综合征(systemic inflammatory response syndrome,SIRS)的关系如何,阳明腑实证导致多器官功能障碍综合征(MODS)的机制如何? 中医通里攻下法治疗阳明腑实证的有效性,是否是因为保护了肠道屏障功能而降低了肠源性 ETM 及细菌移位的发生率,其药理效应产生的理论基础和作用机理是什么?

以上问题的逐个阐明或解决后,将使我们对阳明腑实证的本质有更加全面和深入的了解。同时明确了肠屏障功能在阳明腑实证以及 MODS 发生和发展中的地位和作用,明确了阳明腑实证与 SIRS 的关系,进一步明确阳明腑实证导致 MODS 或 MSOF 的机制,特别是肠道屏障损伤的细胞分子生物学机制和炎性细胞因子导致 MODS 或 MSOF 的细胞内信号传导机制,为在临床上对阳明腑实证进行治疗和预防提供确切的依据和理论基础,从而使中医学"异病同治"、"以通为用"的理论得到发扬,推动中医药事业向更高层次发展。

根据最近研究成果,关于阳明腑实证已取得如下研究进展:

1. 进一步证实阳明腑实证时存在着严重的肠道屏障功能损伤,明确肠道屏障功能损伤是阳明腑实证发生的病理生理基础。

2. 阳明腑实证状态下,由于肠道屏障功能损伤,致使出现肠源性内毒素血症和肠道细菌移位,此二者作为诱发因子诱使机体炎症反应失控,进而表达、产生和释放大量炎症介质,造成组织损伤、功能破坏,最终致休克、脓毒症、MODS、MSOF 引起死亡。ETM、SIRS、肠道屏障损伤和阳明腑实证互为因果,互相促进。

3. 阳明腑实证和 SIRS 互相促进、重叠,共同作用,导致 MODS、MSOF。

4. 通里攻下法是治疗阳明腑实证的有效方法,其机理是因为保护了肠道屏障功能,阻止或有效减少了 ETM 的发生和细菌移位,从不同水平阻断炎性细胞因子的连锁反应。

5. 通里攻下法与清热解毒法、活血化瘀法,中药与抗生素及抗介质疗法,中药与微创介入疗法,内科疗法与外科手术配合应用相得益彰。

二、阳明腑实证所致肠道屏障功能损伤的机制

中医学中虽然没有关于内毒素的同名记载,但中医对某些疾病及某些证候的论述,以及对这些病症的辨证施治中就包含了 ETM 的有关内容。吴有性在《温疫论》中提到"毒",如"元气盛者毒易传化","内壅一通,则毒邪亦从外解","邪毒最重,复瘀到胃,急投大承气汤"。清代余师愚认为"窍因气闭,气因毒滞";陈平伯在《外感温病篇》中又说"热毒内壅,络气阻遏"。可以认为,中医的"温毒"、"热毒"、"毒火"、"毒瘀"、"脓毒"之毒似乎包含着内毒素之"毒"的含义。

《伤寒论》阳明病篇 180 条有:"阳明之为病,胃家实是也。"我们认为,更确切地说,胃家实是指阳明腑实证。所谓胃家实,是指邪热,尤以阳明之热入胃,与肠中糟粕相合化燥而言。尤在泾言:"胃家实者,邪热入胃,与糟粕相结而成实,非胃气自盛也。"如果按尤在泾的说法,胃家实确实多指阳明腑实证。所谓阳明腑实证是指在外感热病程中所出现的邪热内炽,又伴有腹部实证症状的一组全身性综合证候。"何缘得阳明病?""太阳病,若发汗,若下,若利小便,此亡津液。胃中干燥,因转属阳明。"一语道破了阳明病的由来和底版。是什么共同环节导致了数十种疾病都能产生阳明腑实证表现?抓住这一共同环节,也就是抓住了此证的本质。我们测定了两组患者血浆内毒素的含量,阳明腑实证组(21 例)为(93.50±8.98)pg/ml;非阳明腑实证组(25 例)为(44.40±2.27)pg/ml。表明阳明腑实证时血浆内毒素水平明显升高。

阳明腑实证时,燥热之邪与肠中糟粕相结而成燥屎,影响肺气通降,胃肠道内革兰氏阴性菌过度繁殖且菌种比例变动,菌群失调,毒力剧增,细菌内毒素经由门静脉大量吸收入血而形成肠源性 ETM。ETM 反过来又可使胃肠功能紊乱,肌张力下降,肠蠕动减弱,毛细血管通透性增加,大量炎性渗出,肠道细菌透过肠黏膜屏障而发生移位,出现更为严重的胀满和疼痛症状,使阳明腑实证进一步加重。因此阳明腑实证和 ETM 互为因果,形成恶性循环。这个恶性循环如果不能及时打破,病症将不会出现转机。ETM 是阳明腑实证过程中发

生热、惊、厥、闭、脱及其脏器衰竭之主要原因,ETM 很可能就是阳明腑实证之主要病理基础。

在另一项研究中,选择 20 名阳明腑实证患者,随机分为 2 组,一组常规治疗,另外一组在常规治疗基础上给予中药复方大承气汤治疗,连用 5 天。入院后当日留取静脉血检测内毒素和二胺氧化酶值。禁食水 10 小时后给予口服或胃管注入乳果糖、甘露醇混合液 50ml(含乳果糖 10g,甘露醇 5g)。留取口服糖探针后 6 小时尿液,应用带特殊电化学检测器的高效液相色谱法检测尿中乳果糖与甘露醇排泄率比值。结果表明,在阳明腑实证患者中,肠黏膜屏障受损,肠黏膜通透性增高。内毒素、一氧化氮、肿瘤坏死因子-α 等单独或协同参与肠黏膜屏障的损害。中药复方大承气汤可降低肠黏膜通透性,保护肠黏膜屏障功能,并能有效降低内毒素含量,降低肿瘤坏死因子-α、一氧化氮等炎症介质对肠道局部及全身的损伤作用。所有这些都为进一步研究阳明腑实证的本质,为今后临床工作中在处理 SIRS、保护肠黏膜屏障、防治 MODS 等方面提供了较有意义的监测指标及治疗手段。

阳明腑实证的病机,就是邪热与肠中糟粕相结而成燥屎,腑气不通,下消化道菌群上移,细菌繁殖,ETM 产生。在临床上显示为炎症,微循环障碍,发热,水、电解质代谢和酸碱平衡紊乱,进而出现组织缺氧、休克、DIC 及心力衰竭、呼吸衰竭、肾衰竭等不同病理损害。轻者仅演进一两个阶段,"不传"而"自止";重者传经、直中、合病、并病,并迅速发展至"难治""不治"而濒于死亡。

三、通里攻下法防治阳明腑实证的中医理论阐述

"六腑以通为用,不通则痛"。故治疗阳明腑实证,通里攻下法宜为首选。阳明腑实证时应用下法,证候相符,确能攻伐大邪,遏止燎原之势。纵览《伤寒论》阳明病篇,下法精论无处不在。"阳明病,谵语有潮热,反不能食者,胃中必有燥屎五六枚也……宜大承气汤下之。""病人小便不利,大便乍难乍易,时有微热,喘冒不能卧者,有燥屎也,宜大承气汤。"近年来,随着肠源性 ETM 和细菌移位研究的不断深入,为大承气汤泻实逐瘀,荡涤肠道细菌和内毒素,缩小肠道内毒素池,进而防止肠源性 ETM 和细菌移位及由此而引发的 MSOF 提供了可资深入探讨的理论根据,进一步证实了大承气汤"釜底抽薪,急下存阴"的内涵。

大承气汤,药用枳、朴、硝、黄四味。用枳实消痞散结,用厚朴行气除满,用芒硝软坚润燥,用大黄清热泻下。如再配合茵陈、金钱草利胆退黄,配合柴胡、木香疏肝理气,配合双花、紫花地丁清热解毒,配合丹参、川芎活血化瘀,配合人参、黄芪扶正补气等,则更能扩大应用范围,提高治疗效果。总之,用大承气汤攻下后,大便解、热结去、腹满除、津液回、胃气和、阴阳平,则病愈人安。

四、阳明腑实证研究需要注意和进一步解决的问题

证候是中医学的重要理论。证候特征、证候病机以及证候与方剂的相关性是中医学认识疾病和辨证论治的主要依据;证候量化诊断标准及证候分类有关问题是值得进一步研究的问题。因此,要注意以下几个问题。

1. 成功建立大鼠阳明腑实证动物模型和病证结合的阳明腑实证临床诊断标准是当务之急。

有了合适的动物模型,就有了进一步深入研究的平台;有了病证结合的阳明腑实证临床诊断标准才能为临床诊治及疗效观察提供客观与科学的依据。

2. 阳明腑实证研究还要抓住两个重点,即肠屏障损伤和 SIRS。

肠道屏障是阳明腑实证研究的基础,是通里攻下法治疗的靶点。阳明腑实证的研究不能离开肠道。SIRS 是阳明腑实证重症化或引起机体 MODS 的中间环节或过程。如急性胰腺炎引起的肺损伤和脑病;急性胆道感染引起的肝功能障碍、肾和心脏损害。要重视中医脏腑相关的研究。中医的"肺与大肠相表里",西医学的"肠-肝轴"或"肠-肝-肺轴"等理论值得进一步探讨。治疗阳明腑实证的关键就是防止阳明腑实证通过 SIRS 向 MODS 转化。

3. 在阳明腑实证的研究中,还需进一步明确肠道屏障损伤和 SIRS 发生的细胞分子生物学机制。

关于"证"的研究方案要科学合理,具有可操作性,采用的检测指标切合实际,要与设计方案相适应,能够说明研究的问题,切忌简单的高新指标的堆积。

4. 在治疗上,通里攻下法是保护肠道屏障防治阳明腑实证的有效措施,是治疗的首选。

但阳明腑实证是一个包括有几十种病的常见中医证候,有其特殊的演变过程和变化规律,有其特有的病理机制和临床特点。不是"通里攻下"一种方法就能完全解决的。在中药应用上,还要注意与"清热解毒"、"活血化瘀"等方法的辨证应用;在原发病的处理上,还要注意与手术、引流等疗法的配合应用;在炎症反应的控制上,还要注意与抗生素和激素应用、抗介质疗法等的有机配合。因此,在治疗上,必须抓住本质,清下兼施,菌毒并治,中西疗法相结合,才能同病异治,提高疗效。

第二节　从中西医结合角度对阳明腑实证本质的探讨

阳明腑实证作为《伤寒论》六经辨证这个统一整体中的一个主要部分或主要过程,有它特定的内涵,有其特殊的传变规律、临床经过及病程转归。作为中医的一个"证",它指的是一类证候群,而不是指的某一个特定的或独立的病。因此,研究和探讨其本质对于临床辨病和治疗以及推动中西医结合的发展都有其深远意义。

一、阳明腑实证的本质及其客观病理基础

《伤寒论》阳明病篇 180 条有:"阳明之为病,胃家实是也。"因此,后世来人把此条作为阳明病的提纲。我们认为,更确切地说,胃家实是指阳明腑实证。所谓胃家实,是指邪热,尤以阳明之热入胃,与肠中糟粕相合化燥而言。尤在泾言:"胃家实者,邪热入胃,与糟粕相结而成实,非胃气自盛也。"当然,这里所说的胃家,并不只指西医学器官中的胃,而是包括了小肠、大肠,甚而胆道、胰腺、阑尾等腹内的消化管道。有人把阳明腑实证与急性肠梗阻等同起来,甚至认为阳明腑实证专指肠梗阻。这是以偏概全的错误观点,必须在理论和实际上加以澄清。肠梗阻只是可以出现阳明腑实证的一个病。其他还有许多病或一个病的某个阶段,例如急性胆道感染,急性胰腺炎,急性阑尾炎,胃、十二指肠溃疡穿孔等外科常见急腹症以及大叶性肺炎等急性热病,颅脑损伤患者,腹部大手术后都可能出现阳明腑实证。阳明腑实证是阳明病发展到严重阶段的必然,是上述所列疾病发展过程中的一个共同环节。所谓阳明腑实证是指在外感热病病程中所出现的邪热内炽,又伴有腹部实证症状的一组全身性综合证候。

陈海龙等观察了两组患者的病种分别为:阳明腑实证组(共 21 例)中,胆道术后(1~3 天)9例,急性胆囊炎 4 例,急性胰腺炎 3 例,急性梗阻性化脓性胆管炎、溃疡病穿孔、胃切除术后、脾

切除术后、阑尾切除术后各 1 例;非阳明腑实证组(共 25 例)中,胆石症缓解期 14 例,胆道术后恢复期 7 例,阑尾术后恢复期 2 例,急性胰腺炎恢复期、胃手术后恢复期各 1 例。

是什么共同环节导致数十种疾病能产生阳明腑实证表现?抓住这一共同环节,也就是抓住了此证的本质,就能达到异病同治的目的。我们测定了两组患者血浆内毒素的含量,阳明腑实证组(21 例)为:(93.50 ± 8.98)pg/ml($\bar{x} \pm s$),非阳明腑实证组(25 例)为:(44.40 ± 2.27)pg/ml($\bar{x} \pm s$),$P < 0.01$。

阳明腑实证时,燥热之邪与肠中糟粕相结而成燥屎,影响腑气通降,胃肠道内革兰氏阴性菌过度繁殖且菌种比例变动,菌群失调、毒力剧增,细菌内毒素经由门静脉大量吸收入血而形成肠源性 ETM。ETM 反过来又可使胃肠功能紊乱,肌张力下降,肠蠕动减弱,毛细血管通透性增加,大量炎性渗出,肠道细菌透过肠壁黏膜屏障而发生移位,出现更为严重的胀满和疼痛症状,使腑实证进一步加重。因此,阳明腑实证和 ETM 互为因果,形成恶性循环。这个恶性循环如果不能及时打破,病症将不会出现转机。ETM 是阳明腑实证过程中发生热、惊、厥、闭、脱及其脏器衰竭之主要原因,ETM 很可能就是阳明腑实证之主要病理基础。

二、阳明腑实证的病机和临床特征

阳明腑实证的病机,就是邪热与肠中糟粕相结而成燥屎,腑气不通,下消化道菌群上移,细菌繁殖,ETM 产生。其间显示为炎症,微循环障碍,发热,水、电解质代谢和酸碱平衡紊乱,缺氧,休克,DIC 以及心力衰竭、呼吸衰竭、肾衰竭等不同病理变化。轻者仅演进一两个阶段,"不传"而"自止";重者传经、直中、合病、并病,并迅速发展至兼数个阶段,"难治""不治"而趋于死亡。

关于临床特征,结合文献归纳为:①外证:当见蒸蒸发热或日晡潮热,或时有微热,或发热,其人多汗。或手足热汗出,或手足絷絷汗出,不恶寒,反恶热。其精神症状当见谵语、心烦、烦躁,或郁郁微烦,或心中懊憹,甚或出现"若剧者,发则不识人,循衣摸床,惕而不安,微喘直视"、"独语如见鬼状"、"目中不了了"、"睛不和"等重笃症状。这是全身性的毒热证候,是邪热内炽,扰乱心神的反应。②内证:当见腹微满或腹胀痛,或大便不通,或绕脐痛、腹满痛,甚而出现痞、满、燥、实、坚之症。这是邪热与糟粕相结、腑气壅滞不利所致,为腹部的实证表现。③便况:大便硬,或不大便,或大便难,或大便乍难乍易。④脉象:沉实有力,或弦数。⑤舌象:舌苔黄燥或焦裂起刺等。

从西医学角度来看,阳明腑实证患者可出现体温升高、心动过速;腹部出现胀满膨隆,压痛、肌紧张和反跳痛;化验时可出现白细胞计数升高,血小板减少,C 反应蛋白明显升高,补体含量下降等;X 线下可有肠胀气、液平;胃液,小肠液、胆汁、胰液等的细菌培养可以呈现阳性;严重时可出现心、肝、肺、肾、脑等 MSOF 之征象。

三、阳明腑实证的中西医结合治疗

阳明腑实证是临床常见的中医证候,具有发病急、病情重、变化快、并发症多的特点,如不及时诊治,常可危及生命。

(一)通里攻下法治疗阳明腑实证的理论依据

"六腑以通为用,不通则痛"。治阳明腑实证,通里攻下大法宜为首选。阳明腑实证时应用下法,证候相符,确能攻伐大邪,遏止燎原之势。纵览《伤寒论》阳明病篇,下法精论无处不在。"阳明病,谵语,有潮热,反不能食者,胃中必有燥屎五六枚也……宜大承气汤下之。""病人小便不利,大便乍难乍易,时有微热,喘冒不能卧者,有燥屎也,宜大承气汤。"大承气汤,药用枳、朴、硝、黄四味。用枳实消痞散结,用厚朴行气除满,用芒硝软坚润燥,用大黄清热泻下。用大承气汤攻下后,大便解、热结去、腹满除、津液回、胃气和、阴阳平,则病愈人安。

(二)西医学对"下"法的研究发现

现代药理学研究和临床观察发现,下法能明显地增强胃肠道的推进功能,增加肠蠕动;能降低毛细血管通透性,改善肠道微循环。因此,下法能促使腹腔内炎症吸收、肠粘连松解、肠扭转复位,有时在临床上应用会收到意想不到的良效。另外,下法尚有增加胆汁分泌,促使胆囊收缩及 Oddi 括约肌舒张的作用,在胆、胰疾病时辨证使用常收奇效。近年来研究发现,"下法"对机体的肠源性 ETM 具有良好的防治作用。陈海龙等通过系列实验研究和临床观察证实,复方大承气汤(在大承气汤的基础上加用清热解毒药)能明显降低梗阻性黄疸、急性腹腺炎、急性胆管炎时 ETM 的发生率,并能促使网状内皮系统机能的恢复和保护肾脏功能。通里攻下法的应用可以排除肠道积滞,使大量细菌和内毒素随之排出体外,缩小了肠道内毒素池,减少了内毒素的产生和吸收。另外,研究已经证明,大承气汤中的大黄与厚朴有明显的抑菌作用。大黄中的大黄酸、大黄素及芦荟大黄素在体外能对 14 种细菌产生抑制作用。因此,胡家石用"清解灵"治疗急性重型胆管炎。王家泰用"泻热汤"治疗成人急性肺炎都取得了较好的疗效。

(三)治疗阳明腑实证不可忽视清热解毒法

治阳明腑实证时重视通里攻下法,但不可忽视清热解毒法。阳明腑实证时,腑气通降失调,痞塞不通,气滞血瘀,郁久化热,热入营血,热腐成脓。通腑能泄热,清热亦可通腑。因清热而使腑气得以下降,炎症消除,梗阻自通。研究已经证实,"清解灵"和"热毒清"制剂在体外实验,电镜观察下能使大肠杆菌内毒素的结构崩解。可见中医的清热解毒似乎包含着解内毒素之"毒"的含义。通里攻下法减少内毒素的产生并阻止其吸收入门静脉;清热解毒法可以对进入血液循环中的内毒素进行直接拮抗和破坏。

(四)治疗阳明腑实证应提倡中西医相结合

在运用中医中药治疗阳明腑实证的同时,还要注意西医学中扩充血容量,疏通微循环,纠正酸中毒,防止出现水、电解质和酸碱平衡紊乱;针对病原菌选择应用强有力的抗生素;必要时针对病因,通过外科手术的方式及时解除梗阻、恢复血运、清除坏死组织、引流炎性渗液。

阳明腑实证是一个包括有几十种病的常见中医证候,有其特殊的演变过程和变化规律,有其特有的病理机制和临床特点并与 ETM 互为因果。在治疗上,必须抓住本质,清下兼施、菌毒并治、中西医疗法相结合,才能异病同治,提高疗效。从而使中医"六腑以通为用"的理论和"通里攻下、清热解毒"的传统治疗大法得到发扬,也必将推动和促进中西医结合事业的发展。

(陈海龙　尚　东　张桂信)

参考文献

[1] 杨麦青,编著.《伤寒论》现代临床研究[M].北京:中国中医药出版社,1992:127-142.

[2] 陈海龙,关凤林,周俊元.从中西医结合角度对阳明腑实证本质的探讨[J].中国中西医结合杂志,1993,

13(11):690-691.

[3] 陈海龙,关凤林,裴德凯,等.肠道屏障在多器官功能不全综合征中的发病学意义探讨[J].中华普通外科杂志,1998,13(1):50-53.

[4] 陈海龙,吴咸中,关凤林,等.中医通里攻下法对多器官功能不全综合征时肠道屏障功能保护作用的实验研究[J].中国中西医结合杂志,2000,20(2):41-43.

[5] 陈海龙,冯立民,关凤林.阳明腑实证患者肠粘膜屏障功能的改变及复方大承气汤干预作用的临床观察[J].中医杂志,2003,44(9):672-673.

[6] 冯立民,陈海龙,关凤林.阳明腑实证时内毒素与炎症介质的变化及复方大承气汤的治疗作用[J].中国中西医结合外科杂志,2003,9(5):4-6.

[7] Xia XM,Wang FY,Wang ZK,et al.Emodin enhances alveolar epithelial barrier function in rats with experimental acute pancreatitis[J].World J Gastroenterol,2010,16(24):2994-3001.

[8] Xie MZ,Qi QH.Intervention effect of Dachengqi Granule on apoptosis of small intestine smooth muscle cells in rats with multiple organ dysfunction syndrome[J].Zhongguo Zhong Xi Yi Jie He Za Zhi,2014,34(5):587-91.

[9] Wang J,Chen G,Gong H,et al.Amelioration of experimental acute pancreatitis with Dachengqi Decoction via regulation of necrosis-apoptosis switch in the pancreatic acinar cell[J].PLoS One,2012,7(7):e40160.

[10] Qi QH,Li Y,Yao CH,et al.Morphological changes in network of enteric nerve-interstitial cells of Cajal-smooth muscle cells in rats with multiple organ dysfunction syndrome and therapeutic effects of Dachengqi decoction[J].Chin J Integr Med,2010,16(5):422-429.

第二章 阳明腑实证大鼠模型的制备及其病理机制研究

第一节 阳明腑实证大鼠模型的制备

《伤寒论》是中医学的经典论著,其对临床辨证用药具有重要指导作用,阳明腑实证是许多外感热病病程中所出现的邪热内炽、又伴有腹部实证症状的一组全身性综合证候。它以痞、满、燥、实、坚为主症,可以出现在许多疾病过程中,例如:严重腹内感染、重型急腹症、严重创伤、大面积烧伤、大手术后等。具有发病急、病情重、变化快、并发症多的特点,如不及时诊治常可引起休克、DIC、ARDS 甚至 MODS 从而危及生命。但其辨证缺乏客观性,疗效缺乏客观评价指标,因此,在进行文献整理与临床验证等研究的同时,吸收现代科学知识的方法,加强实验研究是十分必要的。在医学研究中,建立疾病的动物模型是一个重要的方法。在阳明腑实证的研究中,复制动物模型的方法也是必不可少的。特别是近年来,建立大鼠阳明腑实证动物模型是当务之急。

目前,制备阳明腑实证动物模型的方法文献报道较少,又多是以西医学的"病"为基础模型,或是缺乏普遍代表性,或是缺乏中医基础,亟待完善。亟需具有普遍代表性又符合动物模型制备原则的阳明腑实证动物模型。

本部分在借鉴学者们其他模型制备经验的基础上,以灌服热性中药与自身粪便相结合法制备阳明腑实证动物模型,并应用现代先进技术指标使其与目前常用的盲肠结扎穿孔法和腹腔注射酵母多糖与液体石蜡法相比较,进行客观评价。为中医辨证论治和中西医结合治疗的实验研究提供平台。

(一) 主要研究方法和结果

1. 主要方法

(1)药物:附子、吴茱萸、干姜 1∶1∶1,水煎剂。

(2)动物:健康 SD 大鼠 40 只,雌雄各半,体重 180~220g。

(3)实验方法:实验动物分组:将 40 只 SD 大鼠随机分为对照组、中药组、结扎组、注射组。给药方法:中药组按 20g/kg 灌服水煎中药 12 天后,禁食,100g/L 自身粪便混悬液 2ml 灌胃,每天 2 次,连续 2 天,同时 5‰乙醇代水随意饮用,每日更换,保证浓度;结扎组按 20g/kg 灌服自来水,连续 14 天,第 15 日以 10%水合氯醛腹腔注射麻醉后,取右下腹斜切口入腹,结扎盲肠根部,于距结扎线约 0.5cm 处以 5ml 注射器针头穿孔并缝合切口,24 小时后取材。其他组仅开腹游离盲肠不做结扎穿孔后缝合切口。注射组按 20g/kg 灌服自来水,连续 14 天,第 15 天以无菌酵母多糖 A(zymosan A)粉剂与无菌液体石蜡制成混悬液,按 1.0mg/g 体重腹腔注射,24 小时后取材,其他各组注射等量无菌液体石蜡。采用 ELISA 法依次检测血清 TNF-α、IL-10 含量、血浆 ET 浓度,采用间苯三酚法检测 D-木糖排泄率。观察大鼠肺脏、肝脏、肾脏、小肠等组织的形态变化。

2. 研究结果

（1）大体观察：中药组大鼠灌服热性中药 3 天后出现体重降低，竖毛，活动增加，饮水量增加，尿量减少并发黄；灌自身粪便当天出现排便时间延长，排便粒数减少，大便干结，并成圆珠状或串珠。其他组大鼠第 13 天前饮食、大便正常，毛发有色泽、行为状态正常；造模后出现烦躁，竖毛，排便次数减少。

（2）血浆 ET 含量：与对照组相比较，三个模型组的血浆 ET 含量均明显升高，差异具有显著性（$P < 0.05$），三个模型组之间差异没有显著性（$P > 0.05$）。

（3）血浆 TNF-α 含量：与对照组相比较，三个模型组的血浆 TNF-α 含量均明显升高，差异具有显著性（$P < 0.05$），三个模型组之间差异没有显著性（$P > 0.05$）。

（4）血浆 IL-10 含量：与对照组相比较，三个模型组的血浆 IL-10 含量均明显升高，差异具有显著性（$P < 0.05$），三个模型组之间差异没有显著性（$P > 0.05$）。

（5）血浆 D-木糖含量：与对照组相比较，三个模型组的血浆 D-木糖含量均明显升高，差异具有显著性（$P < 0.05$），三个模型组之间差异没有显著性（$P > 0.05$）。

（6）各组大鼠组织形态学观察：对照组为正常形态组织。三个模型组出现不同程度的病理形态学改变，主要表现在：肺脏有不同程度的肿胀，镜下可见间质水肿，炎症细胞浸润，部分肺泡结构破坏；肺泡壁毛细血管充血。肝脏可见肝细胞肿胀，炎症细胞浸润，重者可见肝小叶结构破坏。肾脏可见肾小球及间质大量炎症细胞浸润，部分肾小球及肾小管结构模糊不清，肾小球可见充血。小肠上皮细胞排列整齐，吸收细胞数目较对照组多，黏膜层基底部可见局灶炎性浸润。

（二）研究结果的分析及意义

1. 阳明腑实证的理论基础中西医结合研究的实践证明，阳明腑实证是诸多外感热病病程中出现的一个共同证候，概括为两大类型的实证：一为燥热亢盛，肠胃无燥屎阻结的热证；二为燥热之邪与肠中糟粕相搏结而成燥屎的实证。阳明病之实既包括无形燥热，也包括有形燥实。《伤寒论》阳明篇 180 条"阳明之为病，胃家实是也"为阳明病提纲。"胃家"是人体胃肠消化系统的总称，而不是单指胃腑，如《灵枢·本输》云："大肠小肠皆属于胃"。"实"，指邪气盛而正气未衰，如《素问·通评虚实论》云："邪气盛则实"。余无言曰："食物积滞而实者，实也；热邪积滞而实者，亦实也。食物积滞而实者，承气证；热邪积滞而实者，白虎证。"因此，阳明病不但包括无形燥热弥漫在经，充斥表里内外，劫伤津液，肠中并无燥屎阻结的热证，亦包括热邪与宿食糟粕相搏结，津液被耗，形成有形的实邪壅滞在大肠致燥屎内结的腑实证。前者为有热无积无形的实热证，后者为有热有积有形的实热证。二者相同之处皆为里热实证。其中阳明经证内热伤阴，化燥成实可成阳明腑实证，这正是"胃家实"的真正涵义。

2. 阳明腑实证的动物模型

（1）阴静阳躁：该实验在樊新荣等所研究的模型制备方法基础上进行了改进，以吴茱萸代替肉桂，取其温中止呕之功效，可以缓解大鼠多次灌服中药所造成的呕吐现象。附子、干姜、吴茱萸为大热之品，三药均归脾胃经。且为辛热之品，过服可致机体发热。加用乙醇代水饮用，其性温热，长期饮用可以使机体产生热象反应，引起内环境的改变，符合胃热证造模的要求。未采用腹腔注射大肠杆菌，使其原理更加切合中医基础理论，且造价低廉操作简便。大鼠粪便为糟粕难消化之物，其死的和活的细菌约占粪便固体重量的 20%～30%，其中主要是大肠杆菌、葡萄球菌等，与肠中糟粕结成燥屎后，必然引起肠腔内细菌的迅速繁殖生成大量的 ET，泛滥进入全身循环，引起机体中毒反应。中医学认为"阴静阳躁"，该实验中发现中药组动物出现活动增加、饮水量增加,尿量减少;出现排便时间延长,便干结,并成圆珠状或串珠。提示该造模法可模拟阳明腑实证的部分症状。

(2)中医学动物模型的分类:动物模型分为生理模型和病理模型,从中医角度来看,无证候的动物模型为生理模型,但通常动物模型均指病理模型,即人类疾病的动物模型。人类疾病动物模型是指生理医学科学研究中所建立的具有人类疾病模拟性表现的动物实验对象和材料。中医实验研究用动物模型有其独特性,复制动物模型应遵循中医理论,结合中医自身发展规律,体现中医特色。阳明腑实证所用动物模型主要是要复制符合阳明腑实证这一证候群病理状态的表象。目前中医学的动物模型,其分类大体有两种:一种是中医“证”的模型;另一种是“病”的模型。前者有部分是借鉴了西医学中的某些动物模型,如用盲肠结扎穿孔方法制备急性坏疽性阑尾炎并穿孔模型,用牛磺胆酸钠进行胰胆管注射的方法制备急性出血坏死性胰腺炎模型,应用直肠缩窄手术制备肠梗阻模型。但中医的“证”往往有其独特的含义,从而在西医学中很难有现成的借鉴模型,尤其是其病因病机以及在各个经脉的传变过程很难说明,如阳明病形成的原因主要有三个方面:一方面是由太阳病转变而来,叫做太阳阳明。多因太阳病发汗太过,或误用吐、下、利小便等法,损伤津液,外邪入里,化热化燥,胃肠燥热,约束脾的传输功能,而致大便秘结的,称为脾约。另一方面是外邪入里,直犯阳明而形成,叫做正阳阳明。多因胃肠素有内热,或挟有宿食,邪气入里,化燥成实,腑气不通者,名胃家实。最后一方面是少阳病转变而来的,叫做少阳阳明。多因少阳病误用发汗、吐下、利小便等法,耗伤津液,以致邪归阳明,化燥成实,而大便坚涩难解者,谓之大便难。阳明病属里热实证,邪热内陷,燥实搏结,即所谓胃家实者是也。如其来路,有从太阳、或少阳误治而致者,有燥热直犯阳明而成者。至于其证候,无论成因如何,均有形成脾约、或胃家实、或大便难之可能。故应以中医的理论为依据,环境等多因素的造模方法。这类动物模型的制备应根据中医学的理论,如在致病原因方面考虑“六淫”、“内伤”等中医学中较为独特的病因理论,在病机方面要从中医学的“脏腑”、“气血”、“津液”等特有的理论出发,从而所设计的动物模型具有较明显的中医学理论特色。该实验采用灌服热性中药和自身粪便相结合的方法制备阳明腑实证动物模型正是基于这些考虑而进行的。

3. 阳明腑实证的病理机制探讨

(1)阳明腑实证与内毒素血症:该实验中的三种动物模型,实验动物血中 ET 水平明显高于正常对照组。表明在阳明腑实证发生发展过程中,有内毒素血症(endotoxemia,ETM)产生。结合该课题组以前的研究成果,ETM 的发生机制可能是:燥热之邪与肠中糟粕相结而成燥屎,影响腑气通降,胃肠道内革兰氏阴性菌过度繁殖且菌种比例变动,菌群失调,毒力剧增,细菌内毒素经由淋巴或门静脉大量吸收入血而形成肠源性 ETM。ETM 反过来又可使胃肠功能紊乱,肌张力下降,肠蠕动减弱,肠管扩张,毛细血管通透性增加,大量炎性渗出,肠道细菌透过肠壁黏膜屏障而发生移位,出现更为严重的胀满和疼痛症状,使腑实证进一步加重。因此,阳明腑实证和 ETM 互为因果,形成恶性循环。这个恶性循环如果不能及时打破,病证将不会出现转机。ETM 是阳明腑实证过程中发生热、惊、厥、闭、脱及其脏器衰竭之主要原因,ETM 很可能就是阳明腑实证之主要病理生理基础。提示,血浆 ET 可作为阳明腑实证的客观辨证指标之一。

(2)内毒素血症时炎性细胞因子的变化

1)肿瘤坏死因子-α 的作用:该研究结果证实在阳明腑实证时明显增高,TNF-α 的释放是机体对各种外源性或内源性刺激的反应,ET 是 TNF-α 释放的强有力刺激物,已有实验证实肠组织 TNF-α 的增高是肠巨噬细胞受 ET 刺激活化的结果,肠巨噬细胞是肠道产生 TNF-α 的主要细胞。ET 和 TNF-α 单独可造成机体的损伤,两者结合可产生协同作用。TNF-α 除了通过内分泌作用进入血液循环,产生远隔器官的损害外还通过旁分泌形式对邻近肠上皮细胞发生作用,从而影响肠道的屏障功能。如其持续释放或产生过多或与其他细胞因子的关系失调或协同作用,会引起机体的发热、休克、组织或器官坏死。对于肠道局部具体表现为:①回肠黏膜呈不同程度的损伤,范围不等的肠绒毛被覆上皮缺失;②肠通透性增加;③大量肠细菌移位和 ET 移位。提示,血浆 TNF-α 含量可作为阳明腑实证的客观辨证指标之一。

2)IL-10 的作用:IL-10 可抑制 ET 诱导的 IL-1、IL-6 和 TNF 等的产生,还可强烈抑制 ET 诱导的单核细胞 IL-10mRNA 的合成,即自我调节作用,同时也是高位调节的 IL-1 的受体阻断剂。因此,IL-10 是维护细胞因子网络平衡的重要负调节因子。其作用机制可能是降低抗原递呈细胞 MHC 类抗原表达,或诱导抗原递呈细胞产生另一种细胞因子,改变细胞内信号传递途径,从而选择性抑制某些细胞因子 mRNA 转录,并与 Th2 细胞产生 IL-4、IL-5 有协同作用。

从实验中三个模型组 IL-10 的含量较对照组明显提高。提示:①血浆 IL-10 可用于阳明腑实证的早期诊断;②可作为阳明腑实证严重程度和预后的评估指标;③IL-10 及其诱生剂可用于阳明腑实证治疗。

另有实验证实外源性 IL-10 可减轻肠缺血/再灌注老鼠的全身炎症反应。对致死性 ETM 鼠有保护作用。IL-10 可以抑制 ET 或脂多糖诱导激活的单核细胞、巨噬细胞、TH 细胞释放炎性细胞因子。但是,目前也有人认为,IL-10 虽然可以抑制其他炎性细胞因子的产生,但它作为一种细胞因子也参与了炎症反应的过程,对炎症的形成起一定作用,所以它的抗炎作用并不明显。有实验表明外源性 IL-10 并不能降低脓毒症的发病率和死亡率。IL-10 作为抗炎因子参与炎症反应过程,其在血浆中的含量可以做为阳明腑实证的客观辨证指标之一。

(3)明腑实证时小肠吸收功能的改变:D-木糖在小肠内通过被动扩散的方式进行吸收,不需消化酶参与,吸收后在体内不被肝脏代谢,经肾排出,其吸收水平能够反映小肠的表面积及小肠吸收功能水平。因此,如果以定量木糖口服,在规定时间内测定血或尿内木糖量,即可了解小肠的吸收功能。该实验显示:三个处理组与空白对照组比较血浆 D-木糖排泄率升高。也可间接说明阳明腑实证时小肠吸收功能增强。结合该课题组以前的研究,阳明腑实证时,肠黏膜通透性增加,肠黏膜屏障功能出现损伤。提示:D-木糖吸收率可作为阳明腑实证的客观辨证指标之一。

(4)阳明腑实证病理组织形态学变化:阳明腑实证状态下,由于肠道屏障功损伤,能致使出现肠源性 ETM 和肠道细菌移位,此二者作为诱发因子诱使机体炎症反应失控,进而表达、产生和释放大量炎症介质,造成组织损伤功能破坏,最终致 MODS 引起死亡。此过程涉及多个系统和器官,该实验选取肺肝小肠肾观察组织形态学变化,结果表明,三个模型组与对照组比较:①肺脏:有不同程度的肿胀,镜下可见间质水肿,炎症细胞浸润,部分肺泡结构破坏,肺泡壁毛细血管充血;②肝脏:可见肝细胞肿胀,炎症细胞浸润,重者可见肝小叶结构破坏;③肾脏:可见肾小球及间质大量炎症细胞浸润,部分肾小球及肾小管结构模糊不清,肾小球可见充血;④小肠:上皮细胞排列整齐,吸收细胞数目增多,黏膜层基底部可见局灶炎性浸润。

第二节 中医阳明腑实证动物模型研制的有关问题

《伤寒论》是中医学的经典论著,其对临床辨证用药的指导作用是毋庸置疑的,但其辨证缺乏客观性,疗效缺乏客观评价指标。因此,在进行文献整理与临床验证等研究的同时,吸收现代科学的知识和方法,加强实验研究是十分必要的。在医学研究中,建立疾病的动物模型是一个重要的方法。在阳明腑实证的研究中,制备动物模型的方法也是必不可少的。特别是近年来,建立阳明腑实证动物模型是当务之急。有了合适的动物模型,才能建立进一步研究的平台。但阳明腑实证较为复杂,在动物身上较难全面反映,所以难度较大,存在问题也较多。以下就阳明腑实证动物模型的制备作一简单的讨论。

一、阳明腑实证动物模型的分类

动物模型分为生理模型和病理模型,从中医角度来看,无证候的动物模型为生理模型,但通常动物模型均指病理模型,即人类疾病的动物模型。人类疾病动物模型是指生理医学科学研究中所建立的具有人类疾病模拟性表现的动物实验对象和材料。中医实验研究用动物模型有其独特性,制备动物模型应遵循中医理论,结合中医自身发展规律,体现中医特色。阳明腑实证所用动物模型主要是要制备符合阳明腑实证这一证候群病理状态的表象。目前阳明腑实证动物模型分类大体两种。

(一)中医"证"的模型

部分是借鉴了西医学中的某些动物模型,如用盲肠结扎穿孔方法制备急性坏疽性阑尾炎并穿孔模型,用牛磺胆酸钠进行胰胆管注射法制备急性出血坏死性胰腺炎模型,应用直肠缩窄手术制备肠梗阻模型。但中医的"证"往往有其独特的含义,从而在西医学中很难有现成的借鉴模型。尤其是其病因病机以及在各个经脉的传变过程很难说明,如阳明病形成的原因主要有三个方面:一是由太阳病转变而来,叫做太阳阳明。多因太阳病发汗太过,或误用吐、下、利小便等法,损伤津液,外邪入里,化热化燥,胃肠燥热,约束脾的传输功能,而致大便秘结的,称为脾约。二是外邪入里,直犯阳明而形成,叫做正阳阳明。多因胃肠素有内热,或挟有宿食,邪气入里,化燥成实,腑气不通者,名"胃家实"。三是由少阳病转变而来的,叫做少阳阳明。多因少阳病误用发汗、吐下、利小便等法,耗伤津液,以致邪归阳明,化燥成实,而大便坚涩难解者,谓之大便难。阳明病属里热实证,邪热内陷,燥实搏结,即所谓"胃家实者是也"。如其来路,有从太阳、或少阳误治而致者,有燥热直犯阳明而成者。至于其证候,无论成因如何,均有形成脾约、或胃家实、或大便难之可能。故应以中医的理论为依据,环境等多因素的造模方法。这类动物模型的制备应根据中医学的理论,如在致病原因方面考虑"六淫"、"内伤"等中医学中较为独特的病因理论,在病机方面要从中医学的"脏腑"、"血气"、"津液"等特有的理论出发,从而所设计的动物模型具有较明显的中医学理论特色。

(二)"病"的模型

在目前来说,基本是借用西医学的各种疾病动物模型。

二、西医学的疾病动物模型在阳明腑实证研究中的运用

(一)模拟阳明腑实证部分症状

模拟中医阳明腑实证的病证。其中有不少是直接从西医学的疾病动物模型引进的,例

如急性坏疽性阑尾炎并穿孔之类。但阳明腑实证也有一些独特的病因病机,往往没有现成的西医学动物模型可以借鉴,在中医药学研究中,对复制中医"证"的动物模型作了许多尝试,如太阴病、卫气营血证、暑厥等的实验动物模型等。通过"证"的动物模型复制,不仅对"证"的许多内在本质有了新的认识,而且对中医治法方药对"证"的作用机制有了深刻的了解。

(二) 验证中医方药的作用及机理开发新模型

直接引用西医学的各种疾病的动物模型,对中医药研究来说,主要是用于验证中医方药的作用,并探讨方药的作用机理。西医学的疾病动物模型几乎涉及所有的疾病,因此可以以西医学的疾病动物模型的许多检测标准来验证并开发新的中医模型,为中西医结合治疗搭建理想的平台。如在阳明腑实证动物模型的研究中,血浆内毒素、血浆 TNF-α、D-木糖排泄率、及肝脏(Na^+-K^+-ATPase)活性测定已经成为可靠的检测指标;大承气汤在治疗各种弥漫性腹膜炎模型中的确切作用已经得到了广泛的认可。

三、制备阳明腑实证动物模型的原则

(一) 相似性的原则

即所制备的动物模型应与临床所见的病证有相似之处。当然,人与动物因种属不同,在生理、解剖和对治疗措施的反应等方面都有很大的差异,在实验时虽希望用较为接近人类的动物,如灵长类动物复制模型,而在实际工作中是很难做到的。但所复制的动物模型必须在实验目标的某一方面有相同之处,为此,在制备"证"的动物模型时,应先确定相应的临床诊断标准。如我们在制备阳明腑实证动物模型时,就分别对 ET、TNF-α 等的实验室检测指标做了检测,并观察大鼠的一般状况,如果动物模型与临床病证的表现差距太大,这种动物模型是很难得到承认的。

(二) 稳定可重复原则

制备动物模型是进行医学研究的重要方法。一旦建立了一个动物模型就要被广泛而反复地采用,所以只要实验方法、用药剂量和其他实验条件相同,就应该有较好的可重复性,而且所复制的模型在主要病理反应和病证特征上有较好的稳定性。如使用大肠杆菌内毒素对大鼠进行腹腔注射法造模,在其同一种厂家、同样菌株、同样剂量的情况下,各个实验动物的测试指标表现都是一样的。

(三) 符合中医理论原则

中医学中所说的"证"是中医学理论中独有的,与西医学的疾病概念有很大的不同。"证"的动物模型要符合中医理论,应充分考虑到中医学所说的"证"往往是多系统、多脏器功能和器质性改变的综合表现,所以在选择"证"的客观指标时,不能以西医学疾病中个别与中医"证"相关的症状作为确定该"证"的主要指标。中医阳明腑实证是著名医家张仲景《伤寒论》中的一个重要部分,是许多外感热病病程中所出现的邪热内炽、又伴有腹部实证症状的一组全身性综合证候以痞、满、燥、实、坚为主症。它可以出现在许多疾病过程中,例如:严重腹内感染、重型急腹症、严重创伤、大面积烧伤、大手术后等。具有发病急、病情重变化快、并发症多的特点,如不及时诊治,常可引起休克、DIC、MODS 危及生命。所以中医学"证候"的模型就不能局限于某一组织器官,更不能局限于某项生理、生化、病生、病解以及免疫学指标。在确定"证"时,应以整体观为指导,如复制"表证"的动物模型时,要联系到动物所处环境的湿度、温度和所犯及的脏器之间的关系。这提示在复制"证"的发生原因时,可尽量采用多因素、多条件的方法,从而更符合中医理论的特点。应注意不能简单地把中医"证"与西医的某些病全部等同起来,如不能认为中医学所说的"热证"就是"急性炎症",或在中医"证"的动物模型制备中,更应注意产生"证"的原因具有多元性,所以也要尽可能从多种致病因素来制备"证"的动物模型。然而,中医阳明腑实证动物模型的复制难度是较大的,这是因为人与动物的种属有一定的差异,在发病机理、症状表现和治疗反应等方面不尽相同,特别是"证"中有许多对于中医诊断有重要价值的症状和体征在动物身上很难复制出来,如舌象、脉象、自觉症状、情绪等。所以,要求"证"的动物模型与临床病证完全相同是不可能的,只能要求其尽可能地有相似之处,这还需要通过长时间的努力,不断地加以改进和完善。

四、复制阳明腑实证动物模型的动物选择

总的来说,由于动物的种属品系不同,其生理、病理特点及对各种药物、刺激的反应都不尽相同,所以在制备阳明腑实证动物模型时选择适当的动物,使研制的动物模型能基本上接近人类病证的病理改变和临床表现。目前制备阳明腑实证动物模型使用的动物主要以大鼠为主,大鼠价格低廉;与大动物相比,由于体重较小,某些实验过程的费用降低,如放射性同位素示踪技术、组织病理学技术;因同系交配而具有血缘一致性,大鼠的神经系统比较发达,与人类相似,比较解剖学已经证实了这一点。大鼠的生命力顽强,抗病力强,特别是抗感染能力强,能经受麻醉、外科手术及术后感染的考验,可对神经功能缺陷、药物疗效等长期观察提供可能;同系大鼠间遗传差异小,保证了试验对象的一致性。有多个种系的大鼠可供选择,价格低廉,来源有保障;有较丰富的有关大鼠解剖、生理、药理和生化资料文献可供比较、分析。相关的实验技术条件都比较成熟,提供了技术保障。因此,大鼠已经成为目前最常用的阳明腑实证造模动物。

五、制备阳明腑实证动物模型应注意的问题

(一)"证"的动物模型应符合中医临床的基本诊断要求

制备和研究"证"的动物模型,在选择客观指标时,一方面不能只把西医疾病的某些与中医"证"相关联的症状作为中医"证"的客观指标,因为中医"证"是多系统多器官的功能改变,某一证候的出现往往不只是与某一脏或某一腑有关,而是与某几个脏或几个腑具有一定的相关性。复制标准与临床分型标准应具有可比性,这样可信性和重复性较大。如离开了中医理论和临床作为依据,就不称其为中医阳明腑实证的动物模型。

(二)以整体观为核心

整体观是中医学的特点之一,它主要体现在中医对疾病产生的原因,发病的机理及其演变规律的认识之中,也充分反映在中医的诊断和治疗等方面。人体脏腑、经络、气血皆息息相通,既相互联系,相互依存又各施其能。因此,必须以整体观为指导,多方面地广泛联系地进行复制和研究证的动物模型。如阳明腑实证动物模型复制中,也要以整体观为立足点。如果单凭一定的生理、生化、病生、病解以及免疫学指标来作为复制"证"的客观依据,则未免太为局限。内在的物质指标,只能反映相应的组织或器官的病理改变,多数是仅反映了西医所认识某种疾病的本质,而中医的一个"证"可以出现在西医的多个疾病中。

(三)符合中医辨证论治理论

这里的"证",是中医学对疾病发展过程处于某一阶段出现的各种症状的概括。它包括病变部位、原因、性质和邪正斗争等各方面的情况,与西医的症状不同,"证"能全面、深刻、正

确地反映疾病所处的状态和本质,是中医理论的核心与精华,中医诊断从辨证入手,治疗又以辨证为依据,即所谓"辨证论治"、"法随证立"这是中医的特色。所以在中医药研究中,对"证"进行系统的研究是促进中医药学术发展的关键。从辨证入手,复制证的动物模型,用于临床疗效和基础理论研究,才能保留中医精华,不失中医本色。根据中医八纲辨证理论,中医的证可分为阴、阳、表、里、寒、热、虚、实八类证候,在造模时应以此为基础,根据研究目的制备各证的模型。应采取多种方法模拟中医学中的各种致病因素。中医的病因归结为两大类,即内因和外因。外因主要包括六淫,即风寒暑湿燥火或指外伤,内伤主要指七情(喜,怒、忧、思、悲、恐、惊)以及劳累过度,饮食无度,房事不节等。

因此在复制"证"的动物模型选择造型因素时,就要多考虑与中医发病相关的因素,即致病因素,如果是借用现代科学技术手段和方法,最好是与中医相近的病因。这样制备出来的模型才符合或者接近中医"证"的特点。当然,无论是造成何种病理模型,只要其表现和体征与"证"的临床表现大致相同,能真正的反映中医"证"的特点,则其模型就可以认为是较为成功的。目前单纯用中医的致病因素来复制中医"证"的模型还不多见,一般利用中药的药性,通过过量服用造成类似中医"证"的动物模型。如以热性中药对大鼠进行灌服形成胃热模型后再灌服自身粪便进行阳明腑实证造模,就切合了"胃中邪热与肠中糟粕相结合"的中医理论,体现了中医学的致病特点,可靠性较大,但单从中药作用方面复制动物模型是远远不够的,还应采取多方法、多途径来复制"证"的动物模型。

（陈海龙　荀　翀　许才明）

参 考 文 献

[1] 杨麦青.《伤寒论》现代临床研究[M].北京:中国中医药出版社,1992,127-142.

[2] 陈海龙,关凤林.阳明腑实证本质的现代研究[J].中国中西医结合外科杂志,2007,13(4):353-355.

[3] 梁念海,宓穗卿,胡瑞德,等.胃热证动物模型的建立[J].中药新药与临床药理,2004,15(2):82-86.

[4] Chaudry IH,Wichterman KA,Baue AE.Effect of sepsis on tissue adenine nucleotide levels[J].Surgery,1979,85(2):205-11.

[5] 陈艳芬,陈蔚文,李茹柳.大鼠寒热型胃粘膜损伤模型的研究[J].中药药理与临床,2002,18(2):44-46.

[6] 樊新荣,王荣田,朱文锋,等.阳明病肠热腑实证大鼠模型的建立与机制[J].世界华人消化杂志,2007,15(21):2290-2294.

[7] 陈海龙,关凤林,吴咸中,等.非细菌性多器官功能不全综合征的动物模型[J].中国急救医学,1997,17(2):1-4.

[8] 秦仁义,吴在德,裘法祖,等.新型的胆源性胰腺炎动物模型[J].中华实验外科杂志,1998,15(1):70-71.

[9] 吴先哲,杨胜兰.出口梗阻性便秘对大鼠血浆 ET 及血清 TNF-α 含量的影响[J].大肠肛门病外科杂志,2004,10(1):11-13.

[10] 陈海龙,关凤林,周俊元.从中西医结合角度对阳明腑实证本质的探讨[J].中国中西医结合杂志,1993,13(11):690-691.

[11] 唐铁军,别平华.三承气汤对里实证模型小鼠肠道菌群的影响[J].山东中医杂志,2004,23(2):104-105.

[12] Carswell EA,Old LJ,Kassel RL,et al. An endotoxin-induced serum factor that causes necrosis of tumors[J].Proc Natl Acad Sci U S A,1975,72(9):3666-70.

[13] 薛华,何生.白细胞介素-10 与急性胰腺炎[J].国外医学·外科学分册,2000,27(3):142.

[14] 陈海龙,关凤林,吴咸中,等.肠道屏障在多器官功能不全综合征中的发病学意义探讨[J].中华普通外

科杂志,1998,13(1):50-53.

[15] Lane JS,Todd KE,Lewis MP,et al.Interleukin-10 reduces the systemic inflammatory response in a murine model of intestinal ischemia/reperfusion[J].Surgery,1997,122(2):288-94.

[16] Godot V,Harraga S,Podoprigora G,et al.IFN alpha-2a protects mice against a helminth infection of the liver and modulates immune responses[J].Gastroenterology,2003,124(5):1441-50.

[17] Rongione AJ,Kusske AM,Kwan K,et al.Interleukin 10 reduces the severity of acute pancreatitis in rats [J].Gastroenterology,1997,112(3):960-7.

[18] 龚剑峰,朱维铭,刘放南,等.D-木糖吸收试验评价短肠综合征病人的吸收功能[J].肠外与肠内营养,2006,13(2):88-91.

[19] 但汉雷,张亚历,张振书,等.小肠功能障碍与衰竭的诊断和评分[J].世界华人消化杂志,2002,10(10):1170-1176.

第三章 | 阳明腑实证的临床和实验研究

一、阳明腑实证患者肠黏膜屏障功能的改变

阳明腑实证是张仲景《伤寒论》中的一个主要证型,是临床常见证候群,具有发病急、病情重、变化快、并发症多的特点。如不及时诊治,常可引起休克、ARDS、MODS 而危及生命。我们以前的研究发现,肠源性内毒素血症(ETM)很可能就是阳明腑实证发生发展的病理基础,推测可能与阳明腑实证时肠道屏障损伤有关,但一直没有直接的证据。该研究应用双糖探针法测定阳明腑实证患者肠黏膜通透性,作为肠黏膜屏障功能的重要指标,观察阳明腑实证患者肠黏膜屏障损伤及其所引起 ETM 症的变化,并观察复方大承气汤的影响。

(一)主要研究方法和结果

1. 主要方法

(1)实验对象:具有阳明腑实证表现的腹部外科感染患者共 20 例,包括急性胰腺炎、急性胆系感染、急性肠梗阻、腹部手术后腹腔感染等。其中,男 11 例,女 9 例。年龄最小 15 岁,最大 81 岁,平均(54.45±15.64)岁。

(2)入选条件:临床表现为腹痛、腹胀、不大便或大便秘结、发热,体温高于 37.6℃,脉率>100 次/分。腹部有压痛、反跳痛及不同程度的肌紧张。无糖尿病、肾病病史。

(3)分组及处理:阳明腑实证患者随机分为常规治疗组及中药治疗组两组,同时设立非阳明腑实证对照组。对照组为非肠道、肿瘤、感染性疾病的患者及健康者共 10 例;常规治疗组为阳明腑实证患者 10 例,男 6 例,女 4 例,平均年龄(57.52±14.20)岁;中药治疗组为阳明腑实证患者 10 例,男 5 例,女 5 例,平均年龄(52.41±16.79)岁。

(4)治疗方法:常规治疗组采用常规治疗方法,包括饮食控制、胃肠减压、抗生素以及静脉输液等。中药治疗组在常规治疗基础上给予中药复方大承气汤。方剂由大黄(后下)、芒硝(冲服)、枳实、厚朴、双花、连翘等组成,水煎服,每剂 200ml,每日 1 剂,早晚分服,不能口服者则从胃管注入或经肛管保留灌肠。以每日排便 2~3 次为宜,大便次数超过 3 次则减少药量。一般情况下中药见效后再用 2 日,不超过 5 日,如需连续用药,则根据病情辨证加减,或选用健脾和胃,益气养血之品。

(5)实验指标检测方法:血浆内毒素(endotoxin,ET)用鲎试剂偶氮基质显色法定量检测,结果用 EU/ml 表示;血清二胺氧化酶(diamine oxidase,DAO)用比色法,结果用 U/L 表示;尿中乳果糖与甘露醇排泄率比值(L/M)用带特殊电化学检测器的高效液相色谱法(HPLC-PED)。

2. 研究结果

(1)两组大便次数变化比较:两组患者治疗前大便次数均减少,经治疗后大便次数增加($P<0.01$),尤以中药治疗组增加更为显著($P<0.01$)。

(2)肠黏膜通透性变化比较:与对照组相比,治疗前阳明腑实证患者尿 L/M 比值显著增

高($P<0.01$)，表明阳明腑实证患者肠黏膜通透性增高。经过治疗后，其比值均明显降低（$P<0.01$）。中药治疗组与常现治疗组相比，其比值下降的水平更为显著（$P<0.05$），但尚未达到对照组水平。

（3）血清 DAO 含量变化比较与对照组相比，阳明腑实证患者血清中 DAO 含量显著增高（$P<0.01$）。经过治疗后，其含量均明显降低（$P<0.01$）。两治疗组间比较，差异无显著性（$P>0.05$）。

（4）血浆 ET 含量变化比较与对照组相比，阳明腑实证患者的血浆 ET 水平显著增高（$P<0.01$）。经治疗后，两组均有明显降低（$P<0.01$），中药治疗组较常规治疗组 ET 水平下降更为显著（$P<0.01$），但尚未达到对照组水平。

（二）研究结果的分析及意义

1. 肠道屏障的损伤和破坏在 MODS 发生发展中具有重要意义

以前的研究发现，阳明腑实证和 ETM 互为因果，形成恶性循环。ETM 很可能就是阳明腑实证的主要病理基础，ETM 又能反过来进一步提高肠黏膜通透性，促使肠道中的细菌和 ET 不断侵入体内形成恶性循环。此外，ET 能够激活体内多种炎症介质，如肿瘤坏死因子-α（tumor necrosis factor-α，TNF-α）、一氧化氮（nitric oxide，NO），通过后者的作用加重肠黏膜的损伤，肠黏膜屏障功能进一步削弱，肠黏膜通透性进一步增高。

2. 肠黏膜和外周血中 DAO 的活性能可靠地反映肠上皮细胞成熟度和完整性，其变化可反映肠黏膜屏障的功能状态

肠组织缺氧、缺血或营养障碍会引起肠黏膜 DAO 活性下降，继而导致血中 DAO 活性下降。肠黏膜受到严重损伤时，由于上皮破坏致大量 DAO 入血反而引起血中 DAO 一过性增高。该研究证明，阳明腑实证患者发病初期血清 DAO 升高，并与血中 ET 及 TNF-α 水平呈正相关，后两者均可破坏肠黏膜。表明患者正处于肠黏膜破坏期，为大量 DAO 入血所致。经治疗后，血中 DAO 含量逐渐下降，肠黏膜通透性与 DAO 含量呈正相关。

3. 复方大承气汤能保护肠道屏障，减少肠源性内毒素血症的发生

主要用枳实、厚朴、芒硝、大黄四味，枳实消痞散结，厚朴除满行气，芒硝软坚润燥，大黄清热泻下，辅以双花、蒲公英、栀子、牡丹皮清热、泻火、解毒。用复方大承气汤攻下后，大便解，热结去，腹满除，津液回，胃气和，阴阳平，则病愈人安。该研究证实，应用复方大承气汤治疗的阳明腑实证患者肠黏膜通透性和血中 ET 水平较用药前均显著降低。

结合陈海龙及李新宇等的研究结果，复方大承气汤保护肠黏膜屏障、防治肠源性ETM 的可能机制为：增强胃肠道运动功能，增加肠血流量，降低肠黏膜通透性；抑制革兰氏阴性细菌生长和繁殖，排出肠道积滞，使肠道内细菌和 ET 排出体外，减少肠源性 ET 的产生和吸收，减少细菌移位，达到菌毒兼治的目的；降低巨噬细胞活性，减少 TNF-α、NO等炎性细胞因子的产生和释放；增强网状内皮系统的吞噬能力和提高机体免疫力，保护肠黏膜屏障等作用。因此，临床上可应用通里攻下法对阳明腑实证及其造成的肠源性 ETM进行有效防治。

二、阳明腑实证时内毒素与炎症介质的变化

阳明腑实证是临床常见的证候，外科多种疾病状态都可出现。目前，对其所产生的ETM、TNF-α、NO 等的变化正受到越来越多的关注。为进一步明确阳明腑实证发生发展的病理生理机制及防治方法，本部分选择临床上具有阳明腑实证表现的腹部外科患者，观察其

血 ET 和炎症介质的变化情况,同时利用中医通里攻下法复方大承气汤进行治疗,以观察其对 ET 及炎症介质的影响从而对今后临床治疗提供理论依据。

（一）主要研究方法和结果

1. 主要方法

（1）实验对象:选择临床上阳明腑实证 20 例,其中包括急性胰腺炎、急性胆系感染、急性肠梗阻、腹部手术后腹腔感染等。男 11 例,女 9 例;年龄最小 15 岁,最大 81 岁,平均(54.45±15.64)岁。

（2）筛选条件:临床表现为腹痛、腹胀、不大便或大便秘结,发热(体温大于 37.6℃),脉率＞100 次/分。腹部压痛、反跳痛及不同程度肌紧张。无糖尿病病史,无肾病病史。中医临证:口苦咽干目眩,谵语,潮热,脉迟数或脉沉迟,或弦数,舌质红,苔黄厚腻或燥,腹满痛,拒按,大便硬、燥结或不大便,尿短赤,气短或喘。

（3）实验分组:对照组健康志愿者 10 名;常现治疗组阳明腑实证患者 10 人,男性 6 人,女性 4 人,平均年龄(57.52±14.20)岁;中药治疗组阳明腑实证患者 10 人,男性 5 人,女性 5 人,平均年龄(52.41±16.79)岁。

（4）治疗方法:基础常规治疗包括饮食控制、胃肠减压、抗生素以及静脉输液等。中药治疗组在常规治疗基础上给予中药复方大承气汤。方剂由大黄(后下)、芒硝(冲服)、枳实、厚朴、双花、连翘等组成,水煎服,每剂 200ml,1 剂/天,早晚分服,不能口服者则从胃管注入或经肛管保留灌肠。以排便 2～3 次/天为宜,大便次数超过 3 次,则减少药量。一般情况下中药见效后再用 2 天,不超过 5 天,如需继续用药,则根据病情辨证加减,或选用健脾和胃、益气养血之品。

（5）鲎试剂偶氮基质显色法定量检测血浆 ET;硝酸还原酶法检测血清 NO;放免法检测血 TNF-α。

2. 研究结果

（1）血浆 ET 含量变化:与对照组相比阳明腑实证患者的血浆 ET 的含量显著增高($P<$0.01)。两组阳明腑实证患者经治疗后,两组均有明显降低($P<$0.01),但中药治疗组同常规治疗组相比,ET 的水平下降更为显著($P<$0.05)。

（2）血清 TNF-α 含量变化:与对照组相比阳明腑实证患者的血清 TNF-α 的含量显著增高($P<$0.01)。两组阳明腑实证患者经治疗后,均有明显降低($P<$0.01),但中药治疗组同常规治疗组相比,血清 TNF-α 的水平下降更为显著($P<$0.05)。

（3）血清 NO 含量的变化:与对照组相比阳明腑实证患者血清 NO 的含量显著增高($P<$0.01)。两组阳明腑实证患者经治疗后,均有明显降低($P<$0.01),但中药治疗组同常规治疗组相比,血清 NO 的水平下降更为显著($P<$0.05)。

（二）研究结果的分析及意义

1. 阳明腑实证与内毒素血症互为因果

国内外研究已经证实在创伤及感染等应激情况下,肠黏膜屏障功能受到了削弱或损害,使肠道细菌、ET 侵入血液循环造成肠源性感染和 ETM,并在一定条件下激发细胞因子和其他炎症介质的连锁反应,形成瀑布样效应,引起严重的细胞损伤,严重的可致 MODS,最终导致多系统器官功能衰竭(multiple system organ failure,MSOF)而死亡。

汉代医家张仲景在其所著的《伤寒论》中,阳明篇第 180 条有:"阳明之为病,胃家实是也。"胃家实就是指阳明腑实证。所谓胃家实,是指邪热,尤以阳明之热入胃,与肠中糟粕相合化燥而言。故阳明腑实证是指在外感热病病程中出现的邪热内炽，又伴有腹部实证症状的一组全身性综合证候。包括急性胰腺炎、急性胆系感染、急性肠梗阻等急腹症以及腹腔感染等。阳明腑实证时，燥热之邪与肠中糟粕相结而成燥屎，影响腑气通降，胃肠道内革兰氏阴性菌过度繁殖且菌种比例变动，菌群失调，毒力剧增，细菌 ET 经由淋巴或门静脉大量吸收入血而形成肠源性 ETM。ETM 反过来又可使胃肠功能紊乱，肌张力下降，肠蠕动减弱，肠管扩张，毛细血管通透性增加，大量炎性渗出，肠道细菌透过肠壁黏膜屏障而发生移位，出现更为严重的胀满和疼痛症状，使腑实证进一步加重。因此，阳明腑实证和 ETM 互为因果，形成恶性循环。这个恶性循环如果不能及时打破，病证将不会出现转机。ETM 是阳明腑实证过程中发生热、惊、厥、闭、脱及其脏器衰竭之主要原因，ETM 很可能就是阳明腑实证之主要病理生理基础。

2. 炎症介质在阳明腑实症发展中的作用

(1)肿瘤坏死因子-α 的作用：该研究结果证实在阳明腑实证时 TNF-α 明显增高，且与 ET 水平呈明显正相关。TNF-α 的释放是机体对各种外源性或内源性刺激的反应，ET 是 TNF-α 释放的强有力刺激物，已有实验证实肠组织 TNF-α 的增高是肠巨噬细胞受 ET 刺激活化的结果，肠巨噬细胞是肠道产生 TNF-α 的主要细胞。ET 和 TNF-α 单独可造成机体的损伤，两者结合可产生协同作用。TNF-α 除了通过内分泌作用进入血液循环，产生远隔器官的损害外还通过旁分泌形式对邻近肠上皮细胞发生作用，从而影响肠道的屏障功能。如其持续释放或产生过多或与其他细胞因子的关系失调或协同作用，会引起机体的发热、休克、组织或器官坏死。对于肠道局部具体表现为：①回肠黏膜呈不同程度的损伤，范围不等的肠绒毛被覆上皮缺失；②肠通透性增加；③大量肠细菌移位和内毒素移位。

(2)一氧化氮的作用：近年来，NO 在危重病中的作用越来越引起人们的关注。该实验结果发现阳明腑实证患者血中 NO 含量明显增高而其水平与肠黏膜通透性呈明显正相关。一般认为 NO 是炎症介质网络的最后共同途径，是导致器官功能损害的重要介质。细菌 ET 和炎性细胞因子刺激的 NO 过度产生为败血症性休克病理发生过程关键性中介机制。NO 导致损伤作用的机制可能为：①NO 可引起血管过度扩张、血流瘀滞，导致组织器官低灌流；②对组织器官有直接毒性作用，可以灭活与能量代谢或抗氧化有关的酶，还可以直接损伤 DNA 导致能量衰竭和细胞死亡；③NO 可引起肠通透性增高，导致细菌移位和 ETM。

3. 复方大承气汤的作用机制

复方大承气汤是在大承气汤的基础上加用清热解毒、理气开郁的中药组成。大承气汤是我国汉代著名医家张仲景《伤寒论》的经典名方，是通里攻下的代表方剂，是在临床上治疗阳明腑实证的有效方剂。本组病例表明，应用中药复方大承气汤治疗的阳明腑实证患者，血中 NO、TNF-α、ET 显著降低，同常规治疗组相比也有显著降低。结合文献可把复方大承气汤防治肠源性 ETM、降低炎症介质的可能机制归纳为：①增强胃肠道运动功能，增加肠血流量，降低肠黏膜通透性；②抑制革兰氏阴性菌的生长和繁殖，排出肠道积滞，使肠道内细菌和 ET 随肠内容排出体外，减少肠源性 ET 的产生和吸收，减少细菌移位；③下调巨噬细胞活性，减少 TNF-α、NO 等炎性细胞因子的产生和释放；④对抗氧自由基，防止过氧化损伤；⑤稳定线粒体和溶酶体膜，维持机体内稳态；⑥增强网状内皮系统的吞噬能力和提高机体免疫力。因此，临床上可根据中药通里攻下的作用对阳明腑实证所造成的肠源性 ETM 进行有效防治。

三、大承气汤修复阳明腑实证大鼠肠神经-ICC-DMP 间信号传导通路损伤

阳明腑实证是指在外感热病病程中所出现的邪热内炽，又伴有腹部实证症状的一组全身性综合证候，以"痞、满、燥、实、坚"为主症。阳明腑实证可出现在许多疾病过程中，如急性传染性疾病、严重腹腔感染、急腹症、严重创伤、大面积烧伤和大手术后等，具有发病急、病情重、变化快、并发症多等特点。如不及时诊治常可引起休克、ARDS 等，导致 MODS，最终危及生命。阳明腑实证的重要机制为邪热传里与肠中糟粕相搏而成燥屎内结，腑气不通。阳明腑实证患者在临床上均有不同程度的腹部胀满、疼痛、大便秘结等胃肠运动功能障碍表现。肠道作为体内最大的"储菌所"和"内毒素库"，其功能一旦受到损害，将会出现肠道内细菌大量繁殖，肠道菌群移位，大量 ET 被吸收，引发胃肠道或全身性不可控制的促炎介质过度释放和炎症反应。所以胃肠道功能的好坏已成为判断危重患者预后的一项重要指标。胃肠动力的恢复是纠正胃肠功能损伤最初和最关键的步骤。促进胃肠动力的疗法能够改善胃肠运动、分泌和吸收等功能，在阳明腑实证的防治中有积极作用。因此，探讨阳明腑实证胃肠运动功能障碍的本质，寻找有效治疗阳明腑实证胃肠运动功能障碍方法十分必要。

胃肠道内的肠神经系统（enteric nervous system，ENS）、肠肌层及 Cajal 间质细胞（interstitial cells of Cajal，ICC）共同参与维持胃肠道的正常功能。ENS 释放多种神经递质和调质来行使胃肠道的感受、运动、分泌和中间联络等多种功能。ICC 是一种非神经但与神经和平滑肌细胞关系密切的间质细胞，广泛存在于胃肠组织中。其中深部肌间丛（deep myenteric plexus，DMP）能够传导神经信号，并在胃肠运动功能的调控中起重要作用。该实验以阳明腑实证大鼠为研究对象，观察肠神经-ICC-DMP 间信号传导通路的表达变化以及大承气汤治疗作用，探讨阳明腑实证致胃肠运动功能障碍的本质和大承气汤治疗阳明腑实证机理。

（一）主要研究方法和结果

1. 主要方法

（1）药物：中药"大承气颗粒冲剂"由天津南开医院药厂提供，成分为：芒硝 6g，大黄 12g，厚朴 9g，枳实 9g。

（2）动物：健康成年 Wistar 大鼠 100 只，体重 200～250g，雌雄各半。③实验分组：对照组 20 只，阳明腑实证组 40 只，阳明腑实证组＋大承气汤（DCQD）治疗组 40 只。

（3）给药方法：根据每只大鼠的公斤体重计算其给药量（20g/kg）。每天用附子、肉桂、干姜水煎剂灌胃。用药 12 天后，禁食（不禁水）12 小时，给 100g/L 大鼠自身粪便混悬液 2ml 灌胃，每天 2 次，连续 2 天；第 3 天用 $8×10^8$ 个/ml 大肠杆菌灭活菌液，0.1ml 腹腔内注射。对照组用等剂量的生理盐水。

（4）实验检测方法：连续治疗后取各组大鼠小肠组织，采用激光扫描共聚焦显微镜、免疫组化检测小肠肌层 ICC 细胞和肠神经-ICC-DMP 间 PKA、PKC、caveolin-1 的表达情况。

2. 研究结果

（1）动物的一般表现：阳明腑实证组大鼠行动迟缓，精神萎靡，挣扎无力，但触之易激惹，进食量较少，体重略有下降，尿量减少并色黄，排便次数减少时间延长，且大便干结并成圆珠或串珠状。5 天后的死亡率 27.5%。治疗组大鼠精神稍欠佳，治疗后第二天精神好转，活动渐多，挣扎有力，进食量逐日增加，大便稀软，偶有成形，呈棕褐色。治疗 5 天后死亡率 17.5%。

（2）胃肠大体标本肉眼所见：对照组大鼠胃肠形态正常，无粘连，肠管呈粉红色，胃肠蠕动正常；阳明腑实证组大鼠胃肠极度扩张，大量内容物和气体滞留于胃肠内，浆膜充血肿胀，腹腔内少量渗出液，部分出现血性腹水，略混浊，肠道蠕动较差，腹腔内存在感染现象；治疗组大鼠胃肠道内储留物较少或胃内无物滞留，肠壁和系膜无水肿，肠壁红润，肠道蠕动基本正常。

（3）激光扫描共聚焦显微镜观测：①ICC-DMP 网络及肠神经-ICC-DMP 间信号传导通路 PKA 的变化：对照组大鼠环形肌深部肌间神经丛 ICC-DMP 形态清晰，胞体饱满，并通过其上发出的多个突触相互连接形成网络样结构。PKA 在 ICC-DMP 的胞体和突触上均有分布，密度均一。阳明腑实证组大鼠 ICC-DMP 细胞数量和荧光 IOD 值较对照组明显减少，形态模糊，突触数量减少，相互间的细胞间隙较大，网络样结构受到明显的破坏。PKA 的荧光 IOD 值较对照组明显降低，在 ICC-DMP 上的分布不均，在突触上的分布明显减少甚至消失。大承气汤治疗组大鼠 ICC-DMP 细胞数量和荧光 IOD 值较阳明腑实证组明显增加，突触数量明显增多，分布较为连续，ICC-DMP 网络状结构得到明显的修复。PKA 的荧光 IOD 值较阳明腑实证组明显增加，在 ICC-DMP 的胞体和突触上的分布较均一。显示阳明腑实证组小肠肌层 ICC-DMP 数量和荧光 IOD 值较对照组明显减少，ICC 网络受到明显破坏；PKA 荧光 IOD 值较对照组明显降低，PKA 蛋白表达明显减少；DCQD 治疗能够明显增加小肠肌层 ICC-DMP 数量和荧光 IOD 值，修复其网络结构；增加 PKA 荧光 IOD 值，增加 PKA 蛋白表达。②ICC-DMP 网络及肠神经-ICC-DMP 间信号传导通路 PKC 的变化：对照组大鼠环形肌深部肌间神经丛 ICC-DMP 形态清晰，胞体饱满，并通过其上发出的多个突触相互连接形成网络样结构。PKC 在 ICC-DMP 的胞体和突触上均有分布，密度均一。阳明腑实证组大鼠 ICC-DMP 细胞数量和荧光 IOD 值较对照组明显减少，形态模糊，突触数量减少，相互间的细胞间隙较大，网络样结构受到明显的破坏。PKC 的荧光 IOD 值较对照组明显降低，在 ICC-DMP 上的分布不均，在突触上的分布明显减少甚至消失。DCQD 治疗组大鼠 ICC-DMP 细胞数量和荧光 IOD 值较阳明腑实证组明显增加，突触数量明显增多，分布较为连续，ICC-DMP 网络状结构得到明显的修复。PKC 的荧光 IOD 值较阳明腑实证组明显增加，在 ICC-DMP 胞体和突触上的分布较均一。阳明腑实证组小肠肌层 ICC-DMP 数量和荧光 IOD 值较对照组明显减少，ICC 网络受到明显破坏；PKC 荧光 IOD 值较对照组明显降低，PKC 蛋白表达明显减少；DCQD 治疗能够明显增加小肠肌层 ICC-DMP 数量和荧光 IOD 值，修复其网络结构；增加 PKC 荧光 IOD 值，增加 PKC 蛋白表达。③ICC-DMP 网络及肠神经-ICC-DMP 间信号传导通路 caveolin-1 的变化：对照组大鼠环形肌深部肌间神经丛 ICC-DMP 形态清晰，胞体饱满，并通过其上发出的多个突触相互连接形成网络样结构。caveolin-1 在 ICC-DMP 的胞体和突触上均有分布，密度均一。阳明腑实证组大鼠 ICC-DMP 细胞数量和荧光 IOD 值较对照组明显减少，形态模糊，突触数量减少，相互间的细胞间隙较大，网络样结构受到明显的破坏。caveolin-1 的荧光 IOD 值较对照组明显降低，在 ICC-DMP 上的分布不均，在突触上的分布明显减少甚至消失。DCQD 治疗组大鼠 ICC-DMP 细胞数量和荧光 IOD 值较阳明腑实证组明显增加，突触数量明显增多，分布较为连续，ICC-DMP 网络状结构得到明显的修复。caveolin-1 的荧光 IOD 值较阳明腑实证组明显增加，在 ICC-DMP 胞体和突触上的分布较均一。阳明腑实证组小肠肌层 ICC-DMP 数量和荧光 IOD 值较对照组明显减少，ICC 网络受到明显破坏；caveolin-1 荧光 IOD 值较对照组明显降低，caveolin-1 蛋白表达明显减少；DCQD 治疗能够明显增加小肠肌层 ICC-DMP 数量和荧光

IOD 值,修复其网络结构;增加 caveolin-1 荧光 IOD 值,增加 caveolin-1 蛋白表达。

(4)免疫组化结果:C-DMP 间信号传导通路 PKA、PKC、caveolin-1 蛋白表达:对照组 ICC 在黏膜下、环层肌深部和环纵层肌间呈连续性的条带样分布,形态清晰。PKA、PKC、caveolin-1 分布均匀,在 ICC 周围分布较集中;阳明腑实证组:ICC 呈散在分布,较对照组表达量明显减小,条带样结构的连续性受到破坏。PKA、PKC、caveolin-1 蛋白荧光强度较对照组明显减小,分布不均。DCQD 治疗组 ICC 表达量较阳明腑实证组明显增加,在黏膜下、环层肌深部和环纵层肌间条带样结构基本保持完整。PKA、PKC、caveolin-1 蛋白荧光强度较阳明腑实证组相比明显增加。结果显示阳明腑实证组 ICC 表达量较对照组明显减小,条带样结构的连续性受到破坏。PKA、PKC、caveolin-1 蛋白荧光强度较对照组明显减小,分布不均,肠神经-ICC-DMP 间信号传导通路受到损伤。DCQD 治疗能够明显增加 ICC 表达量在黏膜下、环层肌深部和环纵层肌间条带样结构基本保持完整。PKA、PKC、caveolin-1 蛋白荧光强度较阳明腑实证组相比明显增加,肠神经-ICC-DMP 间信号传导通路基本修复。

(二)研究结果的分析及意义

1. 阳明腑实证是中医六经辨证的综合症候

关于该证的系统论证首见《伤寒论》。书中论本证即着"胃家实"三字提挈总纲,提示阳明腑实之主要特征。阳明腑实证可概括为两大类的实证:一为燥热亢盛,胃肠无燥屎阻结的热证;二为燥热之邪与肠中糟粕相搏结而成燥屎的实证。而中医学认为大肠小肠均属胃,意即大肠小肠胃均为传化之腑,功能上密切配合。实者,《内经》云:邪气盛则实。余无言注伤寒此条曰"胃家实之'实'字,约有二义,食物积滞而实者,实也。表热传里而实者,亦实也。"之论。可知六腑属阳,气当下行,以通为用。胃肠传化,当更实更虚,若实则诚"阳明之病根"。临证常有痞、满、燥、实、坚诸候;是为胃肠之为腑运化失职,是临床急腹症,严重创伤,严重腹部感染,大面积烧伤和大手术后等危急重病的常见演进进程与转归,具有发病急,病情重,变化快等特点。临床处理较棘手,易转化为 SIRS/MODS。

2. 肠道是 SIRS/MODS 的始动器官与靶器官

胃肠道是人体的储菌中心,其内栖息至少 400 种以上细菌。常驻菌群与宿主的微生态空间相互作用平衡,与肠道黏膜一起构成了人体的一道生物屏障,同时胃肠道黏膜还是人体最大的免疫屏障。一旦此屏障受损将使机体暴露于严重的 ET 与细菌的攻击之下,从内部将机体防御击溃。因此肠道被认为是 SIRS/MODS 的始动器官与靶器官。陈海龙等研究发现阳明腑实证患者肠黏膜屏障受损,通透性增加。导致肠道细菌反向移位,大量肠源性 ET 弥散入血。致使患者血中 ET、TNF-α、NO 明显增加,进而诱发 ETM 与炎症反应。二者相互促进形成恶性循环。张西波等认为在阳明腑实证的发生发展过程中,ET、IL-6、IL-10、TNF-α 可能起到了重要的作用。其中 ETM 时肠液分泌减少、肠蠕动减弱。炎症因子过度活化可能作为诱发因子,诱使机体炎症反应失控,进而表达、产生和释放大量炎症介质,造成组织损伤、功能破坏,最终导致休克、脓毒症、MODS、MSOF 甚而引起死亡。

3. 肠神经-ICC-平滑肌细胞网络与胃肠动力

最近的研究表明"肠神经-ICC-平滑肌细胞网络"是胃肠动力功能的基本单位。肠神经冲动信号可激活肠神经和 ICC-DMP 之间的神经递质,活化的神经递质和 ICC-DMP 细胞膜上相应的受体结合,将神经发出的信息传导到 ICC-DMP 再通过膜上 G 蛋白偶联激活同样处于膜上的酶或离子通道,产生胞内第二信使,才能完成跨膜信号传导,最终导致细胞反应,从而调控胃肠活动。因此研究肠神经－ICC-DMP 间信号传导通路的表达变化,对揭示胃肠运动障碍的本质有着重要的意义。①阐明信号传导机制对于认识胃肠疾病的本质和发病机制具有重要的理论意义,并为新的诊断及治疗技术提供靶位。信号传导系统会受到外界环境各种因素的刺激后启动,某些信号传导分子的活性会被抑制,某些则会发生持续的活化,减弱了细胞对环境的适应能力从而产生疾病。因此,各种疾病的发生和发展都可以直接或间接的归因于某种信号传导分子和信号传导过程的异常。信号传导过程的异常可以发生在各个阶段。从受体接受信号直至最后细胞功能的读出信号都可能发生异常。其中蛋白激酶A(protein kinase A,PKA)、蛋白激酶C(protein kinase C,PKC)是细胞内关键的信号分子之一,caveolin-1能与多种信号分子的共同序列相互作用并且对许多关键信号分子活性状态起直接调控作用。目前了解到PKA、PKC存在许多亚型,并且各个亚型的功能不尽相同。该实验所测PKA、PKC为总PKA、PKC活性,其各亚型活性变化如何有待今后研究。②cAMP-PKA信号通路是通过G蛋白偶联受体介导胞外信号与其膜受体结合,调节膜内的腺苷酸环化酶的活力,并通过cAMP水平变化,将胞外的信号转变为胞内信号,进而调节基因的转录。研究表明cAMP的许多生理功能都是通过其依赖的PKA来实现。蛋白磷酸化是体内所有生物反应最终起作用的通路,而蛋白激酶则是催化体内蛋白质磷酸化的酶类。PKA作为cAMP依赖性蛋白激酶,是整个cAMP作用的分子基础,在真核细胞内几乎所有cAMP的作用都是通过活化PKA使底物蛋白发生磷酸化而实现的。PKA是由两个催化亚基和两个调节亚基构成的异四聚体。在每个调节亚基上都有两个与cAMP高度亲和的结合部位,这两个结合部位与PKA全酶的激活及解聚有关,而且cAMP的结合与全酶的激活呈强的正协同效应。当cAMP不存在时,PKA以无活性的全酶状态存在,当cAMP与PKA的调节亚基相结合时,调节亚基的结构发生变化,从而与催化亚基解离,产生由2个催化亚基单体和1个调节亚基二聚体组成的活化PKA。PKA具有广泛的底物,它几乎存在于所有的动物细胞中。活化的PKA催化亚基可以通过胞内的转位而接近不同的底物蛋白,通过对底物蛋白激酶或转录因子的磷酸化反应,调节基因的转录或翻译,从而介导细胞对外界刺激的反应。在不同类型的细胞中,含有不同的PKA底物蛋白,因此所对应的cAMP效应也不相同。③特定的G蛋白能够激活磷脂酶Cβ(PLCβ)从而特异性地水解膜成分-磷脂酰肌醇4,5-二磷酸(PIP2)进而生成DAG和IP3。DAG在Ca^{2+}和磷脂酰丝氨酸的配合下激活PKC。研究已证实PKC在平滑肌细胞收缩调节中也发挥重要作用。PKC可抑制肌球蛋白轻链磷酸酶的活性,增强收缩单元对钙的敏感性,促进平滑肌细胞收缩。胃肠道上皮屏障对于防止细菌、内毒素等有害物质侵入肠道黏膜,进入血液循环具有重要意义。研究报道PKC具有抑制上皮细胞分泌功能及降低细胞屏障功能。霍海如等研究发现PKA、PKC的活性对胃肠运动有很大的影响。

　　4. 阳明腑实证状态下大鼠肠运动神经和ICC-DMP间信号传导通路损伤

　　该研究前期研究已证实阳明腑实证大鼠胃肠运动功能障碍,蠕动消失。这可能与ICC-DMP自身的损伤以及ICC之间、ICC和肠神经之间相互连接的结构破坏,导致肠神经-ICC-DMP网络以及相互间协调功能的受损有关。大承气汤可修复ICC-DMP自身的损伤以及修复ICC之间、ICC和平滑肌细胞之间相互连接的结构破坏,进而协调肠神经、ICC、平滑肌三者间网络样结构功能,恢复肠道运动功能,防治阳明腑实证。该研究在相关研究的基础上,进一步研究阳明腑实证大鼠肠神经-ICC-DMP间信号分子PKA、PKC、caveolin-1的表达变化,旨在揭示阳明腑实证时大鼠肠神经-ICC-DMP间信号传导通路损伤对其胃肠道功能的影响,更深层次上探讨大承气汤防治阳明腑实证的机制。

该实验参考樊新荣等方法,以中医理论为指导,成功建立阳明腑实证模型。实验大鼠出现精神和行为改变,出现纳差,便秘,胃肠功能受损和腹腔感染中毒现象。这可能是模型组动物死亡(27.5%)的原因之一。阳明腑实证大鼠胃肠内细菌大量繁殖,胃肠道显著扩张,肠黏膜受到破坏,肠蠕动明显减弱,胃肠运动功能障碍加重。大承气汤治疗阳明腑实证组大鼠死亡率明显降低(17.5%),胃肠道内储留物较少,肠壁无水肿,蠕动基本正常,胃肠运动功能障碍得到改善。

免疫组化结果与共聚焦显微镜检测结果相互印证。我们可以推断阳明腑实证胃肠运动障碍机制可能是:①阳明腑实证会引起炎症反应,而产生大量的巨噬细胞、中性粒细胞等炎症细胞,这些炎症细胞可浸润肌层和肌间隙并产生多种炎症介质(如白介素-1β、TNF-α 等),而对 ICC 膜的结构和突起造成一定的损伤。正常的胃肠道运动需要肠神经-ICC-平滑肌作为功能单位,共同参与发挥作用;阳明腑实证时 ICC-DMP 数量减少,分布不连续损坏了 ICC-DMP 网络结构,从而破坏了小肠电活动、起搏功能的基础,影响 ICC-DMP 神经信号介导的作用,导致神经信号传导受阻。②小肠肌层中 PKA、PKC、caveolin-1 蛋白表达受抑制,破坏过多且分布不均匀,损伤了肠神经和 ICC-DMP 间信号传导通路,影响神经递质的传递。由于神经信号传导途径被阻断,导致平滑肌收缩及舒张功能的紊乱,从而造成胃肠运动功能障碍。③大承气汤能够减轻 ICC-DMP 细胞损伤,维持 ICC-DMP 网络结构完整,修复肠神经和 ICC-DMP 间信号传导通路,使由肠神经发出的冲动信号能顺利的激活神经递质将信息传导到 ICC-DMP。保证了肠神经和 ICC-DMP 网络以及相互间协调功能的完整,恢复了胃肠道运动功能。

5. 大承气汤治疗能够有效地防治 ICC-DMP 损伤、修复肠神经-ICC-DMP 间信号传导通路

临床研究发现,《伤寒论》中关于阳明腑实证论治以下法为主,而下法的治疗方剂为大承气汤。大承气汤由大黄、厚朴、芒硝、枳实四味中药配伍而成。主治邪传阳明之腑,入里化热,与肠中燥屎相结,肠道不畅,腑气不通所致的阳明腑实证。方中大黄为君药,荡涤肠胃积滞,为通里攻下之要药。芒硝为臣药,软坚润燥,泻热通便。两者相须为峻泻热结,急下存阴。厚朴、枳实消痞除满,行气破结,助大黄、芒硝泻结下实,均为佐药。四药共用,共奏峻下热结、泻热除满之功效。通里攻下法治疗通过保护肠道屏障功能,阻止或有效减少了 ETM 的发生和细菌移位。从不同水平阻断炎性因子的连锁反应,维护肠道屏障,提高机体免疫力,恢复促进胃肠运动,以达到治疗阳明腑实证的目的。现代临床与实验研究显示通里攻下在阳明腑实证的治疗中发挥着重要的作用。大承气汤、大黄能改善肠梗阻时小肠组织超微结构的损伤,降低中性粒细胞的数量,促进线粒体和粗面内质网功能和形态恢复,增强肠道黏膜防御屏障功能;能够直接增强肠管平滑肌细胞的电活动的兴奋性,降低了细胞膜上通道电导,促进肠道收缩运动;能够改善术后胃电节律的紊乱,提高移动性运动复合波(migrating motor complex,MMC)Ⅲ期的幅度和时间,减少胃肠逆蠕动的发生,增加血中胃动素水平,减少口-盲传输时间,促进胃肠运动功能的恢复。

该研究结果提示,阳明腑实证大鼠 ICC-DMP 自身损伤以及肠神经-ICC-DMP 间信号传导通路破坏,进一步加重了胃肠动力障碍。大承气汤治疗能够有效地防治 ICC-DMP 损伤、修复肠神经-ICC-DMP 间信号传导通路,有效地治疗阳明腑实证,降低阳明腑实证病死率,明显改善胃肠动力障碍,恢复了胃肠蠕动功能。大承气汤对阳明腑实证 ICC-DMP 的影响和对肠神经-ICC-DMP 间信号传导通路干预机制以及其对胃肠动力学的影响可能是多靶向的、多方面的,确切的机制尚有待于进一步研究。

四、阳明腑实证大鼠小肠平滑肌层神经递质表达的改变

阳明腑实证是诸有形无形内实于腑的临床病证,常有痞、满、燥、实、坚诸候,是为胃肠运化失职所致,是临床急腹症,严重创伤,严重腹部感染,大面积烧伤和大手术后等危急重病的常见兼证与恶化开端,具有发病急,病情重,变化快等特点,易转化为 SIRS/MODS。胃肠道是人体的储菌中心。常驻菌群与宿主的微生态空间相互作用平衡,与肠道黏膜一起构成了人体的一道生物屏障,同时胃肠道黏膜还是人体最大的免疫屏障。一旦此屏障受损将使机体暴露于严重的 ET 与细菌的攻击之下,从内部将机体防御击溃。因此肠道被认为是 SIRS/MODS 的始动器官与靶器官。鉴于此,寻找有效的改善胃肠运动的途径,促进胃肠动力恢复的方法意义深远。

该实验以阳明腑实证大鼠模型为研究对象,观察 MODS 大鼠模型和大承气汤治疗后的小肠神经-ICC-平滑肌细胞网络信号传导通路损伤,并探讨阳明腑实证胃肠运动障碍和大承气汤治疗阳明腑实证的机制。

(一)主要研究方法和结果

1. 主要方法

(1)造模方法及实验方法同前。

(2)实验指标检测方法:采用荧光显微镜检测肠内神经-ICC-SMC 网络、小肠肌层 VAchT、SP、VIP、NOS 表达的变化、采用透射电镜下观察大鼠 ICC 稀疏细胞形态及亚细胞结构的改变。

2. 研究结果

(1)阳明腑实证大鼠一般情况:建模 5 天后,对照组大鼠共 20 只,均存活;阳明腑实证组大鼠共 40 只,死亡 11 只,死亡率为 27.5%,与对照组相比,具有显著差异($P<0.01$);DCQT 治疗组共 40 只,死亡 7 只,死亡率 17.5%,与阳明腑实证组相比,具有显著差异($P<0.01$)。大鼠早期(4~7 天)进饮食量骤增,活动增加,尿黄。中后期(10~15 天)饮食量锐减,好静恶动,倦怠易怒,挣扎无力,粪便燥结呈串珠样。DCQT 治疗组两服即有燥结粪便排下,色黑,恶臭难近。大鼠饮食运动恢复正常即停药。

(2)腹腔肉眼所见:对照组大鼠胃肠形态自然,张力适中,肠管粉红色,无粘连,无渗出,无水肿,可见胃肠蠕动;阳明腑实证组大鼠肠管极度扩张,肠管暗红色,极度瘀血肿胀,网膜有出血斑点,腹腔内大量渗出液,肠腔内燥粪潴留硬结恶臭,肠黏膜多处片状出血和糜烂坏死灶;DCQT 治疗组胃肠有所充盈,腹腔少量渗出液,肠腔内少量食物残渣,肠管为红色,有轻度充血水肿,可见胃肠蠕动波。

(3)荧光显微镜检测:①肠内神经-ICC-SMC 网络的变化:对照组 ICC 在环纵行肌间和环形肌深部肌间神经丛(DMP 区域)表现较多,构成均匀薄层。ENS,ICC 与 SMC 形成密集的网络样结构。阳明腑实证组 ICC 荧光数量较对照组明显减少($P<0.01$),荧光点之间不连贯,时有断辍,网络样结构的完整性受到损害;细胞荧光强度(IOD)值对照组明显减弱($P<0.01$)。DCQD 治疗组 ICC 数量比阳明腑实证组明显增加($P<0.01$),分布较为连续,所形成薄层基本完整;细胞的荧光强度 IOD 值比阳明腑实证组明显增加($P<0.01$)。②小肠肌层 VAchT、SP、VIP、NOS 表达的变化阳明腑实证组:VachT、SP、VIP、NOS 表达较对照组减少($P<0.01$),荧光 IOD 值较对照组减少($P<0.01$)。DCQD 治疗组 ICC 数量及荧光 IOD 值较阳明腑实证组明显增加($P<0.01$),VachT、SP、VIP、NOS 表达较阳明腑实证

组增加($P<0.01$),荧光 IOD 值比阳明腑实证组明显增加($P<0.01$)。

(4)电镜观察结果

阳明腑实证组大鼠电镜下 ICC 稀疏细胞形态及亚细胞结构破坏明显。ICC 与周围细胞距离增加,缝隙连接减少,连接后电子致密物显著减少。线粒体破坏明显,内质网,高尔基体减少。染色质边集不典型,核纤层增宽。大承气汤治疗组大鼠 ICC 形态结构明显好于病例组。细胞呈长梭形或椭圆形。与周围细胞连接紧密。细胞质电子密度均匀,靠近细胞膜有较多量小泡。线粒体丰富,无明显水肿破坏,光面内质网,成熟高尔基体较多。细胞核椭圆形,染色质边集明显。

(二)研究结果的分析及意义

1. ENS-ICC-SMC 三者构成调控胃肠运动的特殊功能单位

上皮吸收过程和平滑肌收缩功能失常,是胃肠道主要病理变化。而肌层的常见病是由分泌、激素、旁分泌介质和肠神经系统调控整合功能的紊乱。这种神经内分泌调控失常引起的综合征远多于有明确解剖含义的实体疾病。其中 Cajal 间质细胞(ICC)是胃肠起搏细胞,并具有传导神经递质的作用,在神经信号的传导中起着重要的作用。近年来研究表明 ENS-ICC-SMC 三者构成调控胃肠运动的特殊功能单位。在 ENS 和 SMC 之间 ICC 形成网络结构。彼此间有紧密的信号交通。小肠中的 ICC 主要被分为两类。其中肌间神经丛一组(ICC-MY)作为起搏细胞产生并传导小肠中的慢波。另一组则紧附于深肌层(ICC-DMP),充当 ENS 传入到胃肠 SMC 的媒介。而 SMC 则是直接执行胃肠道运动的电耦合体。研究发现 ICC-DMP 能够被 Ach,VIP,SP,NOS 等多种神经支配,且 ICC-DMP 与肠运动神经末梢和邻近平滑肌细胞间存在特殊的连接。运动神经纤维末梢释放出的神经递质与 ICC 表达的受体结合改变受体结构,引发下游信号传导与效应机制发生。ICC 与 ICC 之间,ICC 与邻近的平滑肌细胞之间以及平滑肌细胞之间则通过缝隙连接传导兴奋性或抑制性后电位,产生兴奋或抑制性反应。ENS-ICC-SMC 网络结构,通过神经递质与缝隙连接有效的将外来神经的信息传递给平滑肌细胞,调控胃肠运动。对于胃肠 ENS-ICC-SMC 网络及其递质表达的深入研究将有助于揭示胃肠运动的深层机制,进一步阐明胃肠运动障碍的发病机理。

2. 肠神经系统是独立调节胃肠道活动的完整神经系统,通过多种信号分子与神经递质调节胃肠道感觉、运动与分泌等活动

目前认为其抑制性递质主要有 NO、VIP,兴奋性递质主要有 Ach、SP。NO 以自分泌和旁分泌形式广泛参与细胞间信号传递。而 NO 合成酶(nitric oxide synthase,NOS)的是 NO 生成的关键酶。通过研究 NOS 推测 NO 在某一细胞或组织的作用。NOS 广泛分布与胃肠道肌层内,介导下行性抑制反应,参与胃肠舒张、黏膜分泌的调节过程,与肾上腺素能、胆碱能和肽类神经递质等一道维持胃肠道道张力正常。VIP 分布于多种属的胃肠道肌层及黏膜层中,主要通过旁分泌方式作用于局部,研究报道高浓度 VIP 为抑制性神经递质。ACh 是在神经元的胞质中由胆碱和乙酰辅酶 A 经胆碱乙酰化酶(CHAT)催化合成,合成后被小泡乙酰胆碱转运体(VAChT)运送到小泡中储存,是胃肠道动力研究的重要观察指标。SP 则是这类肽能递质中研究较为深入的,其广泛分布于肠壁各层,刺激胃肠道运动,抑制分泌。SP 的异常导致继发性的肠道传输功能受损。

3. 阳明腑实证动物 ENS-ICC-SMC 网络遭到明显破坏

该实验显示,阳明腑实证动物小肠 ICC 受到损伤凋亡增加,ENS-ICC-SMC 网络遭到明显破坏。胃肠蠕动显著减弱,瘀血水肿,高度扩张,肠黏膜屏障严重破坏,胃肠功能下降。中药大承气汤能够有效的降低阳明腑实证大鼠死亡率,有效通下燥结宿便,显著的改善胃肠麻痹扩张,促进胃肠吸收功能恢复。该研究提示,大承气汤能够显著促进胃肠蠕动,缓解由细菌反向弥散引起的内毒素血症与全身炎症反应,改善胃肠运动障碍,促进胃肠吸收功能恢复。ICC 和 VAChT、SP、VIP、NOS 免疫荧光双标记结果显示,治疗组大鼠小肠 ICC 细胞数量和荧光 IOD 值均较病例组有所增多,ICC 凋亡减少,分布均匀连贯,保持基本网络结构,与平滑肌细胞之间连接比较紧密,无明显的间隙;VAChT、SP、VIP、NOS 表达数量和荧光 IOD 值都较病例组为多。该研究显示大承气汤能够有效地治疗阳明腑实证,降低其病死率,推测与其有效的修复 ICC 网络、阻断 ICC 凋亡启动,维持和恢复肠神经-ICC-平滑肌网络结构和信号传导功能的完整性有关。

4. 大承气汤对阳明腑实证时 ENS-ICC-SMC 网络损伤具有修复作用

该研究结果显示,大承气汤治疗后,ICC 自身网络结构基本保持完整,凋亡减少,小肠 VIP、NOS 等表达以及肠运动神经-ICC-平滑肌网络结构和信号传导通路的完整性基本保持,胃肠运动明显改善。但同时应注意到阳明腑实证胃肠运动障碍的具体病理生理机制,不同类型 ICC 在阳明腑实证时的损伤程度有待进一步深入研究;大承气汤对阳明腑实证胃肠运动的影响可能是多靶向的、多维度的,以及大承气汤通过何种途径阻断细胞凋亡启动等,尚有待于进一步研究开发。

(陈海龙 王长淼 闻庆平)

参 考 文 献

[1] 陈海龙,关凤林,周俊元.从中西医结合角度对阳明腑实证本质的探讨[J].中国中西医结合杂志,1993,13(11):690-691.

[2] Wilmore DW,Smith RJ,O'Dwyer ST,etal.The gut:a central organ after surgical stress[J].Surgery,1988,104(5):917-923.

[3] 陈海龙,吴咸中,关凤林.中医通里攻下法对多器官功能不全综合征时肠道屏障功能保护作用的实验研究[J].中国中西医结合杂志,2000,20(2):120-122.

[4] 樊新荣,王荣田,朱文锋,等.阳明病肠热腑实证大鼠模型的建立与机制[J].世界华人消化杂志,2007,15(21):2290-2294.

[5] Ward SM,McLaren GJ,Sanders KM.Interstitial cells of Cajal in the deep muscular plexus mediate enteric motor neurotransmission in the mouse small intestine[J].J Physiol,2006,573(Pt 1):147-59.

[6] Ward SM,Beckett EA,Wang X,et al.Interstitial cells of Cajal mediate cholinergic neurotransmission from enteric motor neurons[J].J Neurosci,2000,20(4):1393-403.

[7] Ward SM,Sanders KM,Hirst GD.Role of interstitial cells of Cajal in neural control of gastrointestinal smooth muscles[J].NeurogastroenterolMotil,2004,16 Suppl 1:112-117.

[8] Daniel EE,Wang YF.Control systems of gastrointestinal motility are immature at birth in dogs [J].NeurogastroenterolMotil,1999,11(5):375-92.

[9] Pestana CR,Phelippin DP,Polizello AC,et al.Effects on mitochondria of mitochondria-induced nitric oxide release from a ruthenium nitrosyl complex[J].Nitric Oxide,2009,20(1):24-30.

[10] Shah V,Lyford G,Gores G,et al.Nitric oxide in gastrointestinal health and disease [J].Gastroenterology,2004,126(3):903-913.

[11] 何俊堂,刘海峰,房殿春,等.慢传输型便秘大鼠结肠肌间神经丛内 VIP 能神经、SP 能神经的免疫组化

研究[J].消化外科,2004,3(2):122-124.

[12] Vittoria A,Costagliola A,Carrese E,et al.Nitric oxide-containing neurons in the bovine gut,with special reference to their relationship with VIP and galanin[J].Arch Histol Cytol,2000,63(4)：357-368.

[13] Dinan TG,Scott LV,Brady D,et al.Altered hypothalamic cholinergic responses in patients with nonulcer dyspepsia：a study of pyridostigmine-stimulated growth hormone release[J].Am J Gastroen-terol,2002,97(8)：1937-1940.

[14] Gomariz RP,Martinez C,Abad C,et al.Immunology of VIP：a review and therapeutical perspectives [J].Curr Pharm Des,2001,7(2)：89-111.

[15] 李毅,齐清会.多器官功能障碍综合征大鼠小肠神经-Cajal 间质细胞网络变化及意义[J].中华实验外科杂志,2007,24(12):1540-1542.

[16] 梁国刚,谢明征,曹万龙,等.阳明腑实证大鼠小肠神经-ICC 网络形态学损伤和下法施治研究[J].大连医科大学学报,2013,35(6):520-525.

第四章 | 肺与大肠相表里的理论和现代研究

在人体十二经脉和脏腑的相互联系中,肺与大肠一阴一阳,一表一里互相交合,联系极为密切。而且源于《黄帝内经》的"肺与大肠相表里"理论在长期的临床实践中得到充分证实,并经过后世医家不断发展,该理论已成为中医脏腑表里学说的重要组成部分之一。我们从中医学理论及中西医结合研究现代进展等方面探讨"肺与大肠相表里"的研究状况,以期对该理论有进一步的认识。

第一节 中医学对"肺与大肠相表里"的认识

《黄帝内经·灵枢·本输》曰:"肺合大肠,大肠者,传导之腑"。《灵枢·经脉》曰:"肺手太阴之脉,起于中焦,下络大肠,还循胃口,上隔属肺","大肠手阳明之脉……络肺下隔属大肠"。另外两条经脉分布区域比邻,走向相反,沿桡骨、肋骨的内外侧呈逆平行状态。肺经之脉通于大肠经的脉络,大肠之脉络也上连于肺。故有"肺脉络大肠上隔,大肠脉络肺下隔"之说,表明二者表里相通。

《素灵微蕴》卷四有:"肺与大肠表里同气,肺气化精、滋灌大肠,则肠滑便易。"《医经精义·脏腑之官》曰:"大肠之所以能传导者,以其为肺之腑。肺气下达,故能传导。"这种生理上的密切联系,是二者病理上相互作用,相互影响的基础。正如《素问·咳论》曰:"肺咳不已,则大肠受之。大肠咳状,咳而遗失。"《灵枢·四时气》曰:"腹中常鸣,气上冲胸,喘不能久立,邪在大肠。"《证因脉治·卷三》曰:"肺气不清,下遗大肠,则腹乃胀"。《黄帝内经灵枢集注·卷五》曰:"大肠为肺之腑而主大便,邪痹于大肠,故上则为气喘争……故大肠之病,亦能上逆而反遗于肺"。

由上可知,肺与大肠通过经脉联系,构成脏腑阴阳表里两经的络属关系,阴阳表里相对,其相互关系可用如下特点概括:

第一、肺主宣发是大肠得以濡润的基础,使大肠不致燥气太过而便秘,犹如"河道不枯,舟能行之"大便自然畅通无阻,顺利导下。

第二、肺主肃降是大肠传导功能的动力,魄门为肺气下通之门户,故可为"肺上窍开于鼻,下施于魄门"。

第三、肺主通调是大肠主燥气之条件,即肺通过促进水液代谢和维持水液平衡之作用,使大肠水分不致过多,以保证大肠的"燥化"功能。

第四、发生病变时,肺与大肠可互传,即脏病及腑,腑病亦可及脏。

第二节　肺与大肠相表里的现代研究

一、客观病理基础

肺与大肠，在病理上可以认为脏"病"及腑、腑"病"及脏和脏腑相关。不仅有其理论基础，也有其客观基础。肠表面活性物质相关蛋白主要作用是降低肺泡表面张力，维持肺泡稳定和正常的呼吸功能，在肺内含量极其丰富。最近有人在结肠和小肠表面也发现有表面蛋白 A（surface protein A，SP-A）基因存在和蛋白表达，表明肠道表面和肺表面有内在的密切联系。气管、支气管来源于原始肠子的一个皱襞。这种胚胎发育上的共同起源，就为肺与大肠存在功能上的内在联系奠定了发育学基础；同样，也为二者存在某种共同弱点提供了相类似的组织学基础。因而肺、肠有共同的病理联系及相互影响也就成为可能。

在呼吸系统疾病中多为脏"病"及腑，在外科领域特别是急腹症外科方面更加注重腑"病"及脏。

二、肠道功能紊乱与肺损伤

王今达等报道了许多严重肠道功能异常的患者多伴发急性呼吸衰竭，在 48 例符合成人 ARDS 的患者中，25 例在发病前就有肠道功能异常，而这些患者既往均无急性肺部异常及慢性心肺病史，提示严重肠道功能紊乱可以导致肺损伤。严兴科等曾经在一篇综述中总结到，许多学者通过肠缺血及再灌注实验发现，肠缺血或再灌注后，除肠道病理改变外，远隔部位的肺脏也有水肿、炎症、通气功能的异常以及微血管紊乱、渗透性增大等病理改变出现。

三、阳明腑实证与肺损伤

汉代医家张仲景之《伤寒论》阳明病篇 180 条有："阳明之为病，胃家实是也。"胃家实就是指阳明腑实证。所谓胃家实，是指邪热，尤以阳明之热入胃，与肠中糟粕相合化燥而言。故阳明腑实证是指在外感热病病程中出现的邪热内炽，又伴有腹部实证症状的一组全身性综合证候，包括急性胰腺炎、急性胆系感染、急性肠梗阻等急腹症以及腹腔感染等疾病的某个阶段。阳明腑实证时，燥热之邪与肠中糟粕相结而成燥屎，影响腑气通降，胃肠道内革兰氏阴性杆菌过度繁殖且菌种比例变动，菌群失调，毒力剧增，细菌内毒素是经由门静脉大量吸收入血而形成肠源性内毒素血症（endotoxemia，ETM）。ETM 反过来又可使胃肠功能紊乱，肌张力下降，肠蠕动减弱，肠管扩张，毛细血管通透性增加，大量炎性渗出，肠道细菌透过肠壁黏膜屏障而发生移位，出现更为严重的胀满和疼痛症状，使腑实证进一步加重。因此，阳明腑实证和 ETM 互为因果，形成恶性循环。这个恶性循环如果不能及时打破病症将不会出现转机。ETM 是阳明腑实证过程中发生热、惊、厥、闭、脱及其脏器衰竭之主要原因。在阳明腑实证所致 SIRS 及 MODS 的发生、发展过程中，急性肺损伤（acute lung injury，ALI）发生的最早，且发生率最高。在机体出现过度炎症反应时，被激活的中性粒细胞、肺泡Ⅰ型上皮细胞、单核巨噬细胞和血小板等效应细胞释放大量炎性细胞因子和炎症介质，引起 SIRS。肺脏含有丰富的肺泡Ⅰ型上皮细胞和肺毛细血管内皮细胞，在 SIRS 发生早期，大量的中性粒细胞、单核巨噬细胞和血小板等向炎症区域趋化、游走和聚集，出现微肺不张、动-静脉分流和难以纠正的低氧血症，均是导致 MODS 的重要原因。在 MODS 发生、发展过程中,ALI 出现最早和发生率最高,并贯穿于 MODS 全部过程,是 MODS 在肺内的具体表现。因此,可以说 SIRS 是 MODS 共同的发病基础,ALI 是 MODS 的主要组成部分。

四、肠-肝-肺轴的功能改变

大连医科大学陈海龙等在以酵母多糖 A(zymosan A)腹腔注射制备大鼠 MODS 模型的一项研究中,以外周血内毒素(endotoxin,ET)水平为因变量,以门静脉内毒素水平(portal vein endotoxin,PET)、肠过氧化脂质丙二醛(methane dicarboxylic aldehyde,MDA)、血二胺氧化酶(blood diamine oxidase,BDAO)、肠二胺氧化酶(intestine diamine oxidase,IDAO)和肠肿瘤坏死因子(intestine tumor necrosis factor,ITNF)等指标为自变量进行多元逐步直线回归分析,其复相关系数 R=0.9640,剩余标准差为 9.9290。方差分析表明各观察指标间的多元回归具有十分显著的意义。

结果表明,肠组织过氧化损伤和 TNF-α 等细胞因子的释放造成了肠道屏障的损伤和破坏,表现为 IDAO 下降和 BDAO 升高,而使肠腔内的内毒素由肠壁吸收入门静脉增多,造成门静脉内毒素血症,进而经肝脏进入体循环产生 ETM。IDAO 含量与 ETM 的形成关系最为密切,而 BDAO 含量又与 IDAO 含量密切相关,由此可以表明 BDAO 和 IDAO 含量的变化是反映肠道屏障功能的良好指标。

研究还发现,由于 ET、氧自由基等作用造成肠黏膜屏障受损后,大量的细菌 ET 由肠黏膜通过肠壁进入门静脉造成门静脉 ETM;这些 ET 经门静脉到达肝脏刺激肝脏库普弗细胞,使之释放炎性细胞因子,引起连锁反应和毒性网络。一方面对肝细胞造成直接损害,影响肝细胞 DNA 和蛋白质合成,导致肝脏功能衰竭;另一方面这些介质还能引起多形核中性粒细胞产生脱颗粒,释放氧自由基;致肺脏引起内皮细胞损伤,最终会进展到组织缺血和 MODS。生理性肠-肝-肺轴转变成病理性肠-肝-肺轴成为 MODS 病理生理机制中的重要一环。

第三节　肺与大肠相表里的病机探讨

一、阳明腑实证的病机

就是邪热与肠中糟粕相结而成燥屎,腑气不通,下消化道菌群上移,细菌繁殖、ETM 产生,其间显示为炎症、微循环障碍、发热、水电解质代谢和酸碱平衡紊乱、缺氧、休克、DIC 及心力衰竭、呼吸衰竭、肾衰竭等不同病理变化。轻者仅演进一二个阶段,"不传"而"自止";重者传经、直中、合病、并病,并迅速发展至兼数个阶段,"难治"、"不治"而濒于死亡。临床上则出现谵语、烦躁,或郁郁微烦、甚或出现"若剧者,发则不识人,循衣摸床,惕而不安,微喘直视","独语如见鬼状","目中不了了","睛不和"等症状。

二、肺与大肠的病机

"肺者,相傅之官,治节出焉。"人体新陈代谢是通过脏腑气化来实现的,升降出入运动是气化的具体表现形式,升降运动的原动力在命门,轴心是脾胃,而皆受肺治节。肺主肃降,"行气于腑",则六腑之气皆通,传化糟粕,实现大肠"传导之官,变化出焉"的功能。大肠以通为用,肺气以降为和,二者通和降是相互依赖,互为因果的。如痰火水饮壅肺,阻塞气机,肺失肃降,腑气不通,则大肠变化失职,可引起大便秘结;大肠热结,循经上扰,熏灼肺经,肺气不利,能出现咳、喘等症状。当肺部因炎症等因素影响到肺内通气换气功能,导致血液中气体分压增高,肠管气体吸收障碍,使肠道充气,机能紊乱,继而肠道黏膜通透性增大,产气、产酸、产毒交相发生,肠道功能紊乱日益加重。此为"脏不容邪还之于腑"。而当肠道热邪积滞或因缺血-再灌注损伤,肠内细菌与毒素大量增加并被吸收入血到达肺部,造成肠源性损害;肠道产气使腹内压升高与血中 CO_2 分压增高,使肺换气负担加重,影响了肺的呼吸功能。此即"腑气不通,上逆于肺"。从解剖生理学角度看,肠源性 ET 经下腔静脉回到右心,首先到达肺,而后才经左心和动脉及毛细血管灌流到其他脏器,所以肺脏受到损害的时间最早,影响较大。

三、肺与大肠的定位

仅就肺与大肠相表里而言"肺"的定位与西医学基本一致,"大肠"则定位于整个肠道,"肺与大肠相表里"实为"肺与肠道相表里"。尤其在肺主肃降与肠道传导通降功能方面关系更为明显。临床上肺部疾病与肠道疾病的相互影响,实为肺肠协调关系失宜所致,从而出现"腹满而喘"、"喘冒而不能卧者"的病理表现。

中医对大小肠的定位更注重于从功能出发,小肠以消化吸收为主,以"受盛之官,化物出焉"概括之,而略其传导功能,六腑的特性是以通为顺,以降为用,可见六腑之一的小肠是有通导功能的。而大肠在大便形成中居于主导地位,起最终决定作用,其"传导之官,变化出焉"功能也应该包括了小肠在大便形成中的部分作用,但以大肠为主而概括之。由此得出"肺与大肠相表里"实为"肺与肠道相表里",也就是肺与肠道传导通降功能关系密切。肺主宣发是肠道得以濡润之基础,肺主肃降是肠道传导功能的动力;肠道传导通畅,使肺气不致于壅滞,肠道以通为用,肺气以降为和,二者通降相宜,互为因果。从而能够更好地反映或解释临床研究中出现的肺肠相关的生理、病理现象。

第四节　通里攻下从肠治肺的探讨

许多研究认为败血症、创伤、休克、急性胰腺炎等导致的肺损伤与肠源性内毒素这一隐匿性病源因素的持续存在有关。因为机体受到严重打击之后肠道屏障损伤可以导致肠源性ETM发生。由这类疾病继发的肺损伤多以呼吸窘迫、发绀、便秘、鼓肠等为主要表现。而这些症状表现与阳明腑实喘满症颇为相似。中医理论认为"肺与大肠相表里"。若肺气被邪毒所遏,失其宣肃,则逆而为喘促息数,呼吸窘迫。传入阳明,与肠道糟粕搏结,肺气不通,而浊气又不能从下而出,则腹满痞胀益甚,如此恶性循环,扰乱了"肺与大肠相表里"的生理状态,引起上喘下满的病理变化。而出现"喘"、"满"症情,两者彼此相互影响互为因果,愈喘愈满,愈满愈喘,病情恶化,最后喘满造成正气脱竭而死。故选用通里攻下法治疗上述病理情况下的肺损伤。

大承气汤是通里攻下法的代表方剂,是张仲景《伤寒论》的经典名方,世代相传,屡建奇效。以大承气汤为主方,辨证加减的茵陈蒿汤、清胰汤、清胆汤等可泻下热结,荡涤积滞,通畅腑气,起到"釜底抽薪"的良好功效。其通腑利肠泻肺实,使肺气得以宣发肃降,对治疗肺系感染或有关肺损伤有显著疗效。综合下法中药的作用机制可概括如下:

1. 初期采用通里攻下有利于肠麻痹的解除,能促进腹腔内肠腔内和血管内毒性物质的排除,从而有助于顺利度过第一个 MODS 高峰,为下一步治疗创造条件。

2. 通里攻下与清热解毒法是预防与治疗肺源性感染与内毒素血症的有效措施,有助于减轻坏死胰腺的感染及脓肿形成,从而可减少感染性并发症及缓解第二个 MODS 高峰。

3. 通里攻下与清热解毒中药对内毒素具有降解作用,能抑制内毒素介导的细胞因子及其他炎症介质引起的过度炎症反应。

4. 通里攻下和活血化瘀药物能改善腹腔内脏器的血液循环,促进炎性渗出物的吸收。在 MODS 情况下对机体的重要器官具有不同程度的保护作用。

5. 某些临床观察还证实,通里攻下药物能够调节在严重腹腔感染时出现的异常免疫反应,使之较快地恢复常态。

6. 在恢复期合理地使用健脾和胃、补气养血药物,有助于促进消化吸收功能的恢复及周身情况的改善。

(陈海龙　张经文　陈　博)

参 考 文 献

[1] 李杰,程欣,贾钰华.肺与大肠相表里物质基础研究方法的探讨[J].中国中西医结合杂志,2011,31(2):256-259.

[2] 孙学刚,范钦,王启瑞,等.大承气汤对内毒素血症小鼠肺与大肠 TLR4 及 TNF-α 表达的影响[J].中国中西医结合杂志,2011,31(2):244-248.

[3] Huang X,Wang S,Fan Y,et al.Role of heme oxygenase-1 in dachengqitang ameliorating lipopolysaccharide-induced acute lung injury in mice[J].Zhongguo Zhong Yao Za Zhi[J],2012,37(2):250-254.

[4] Yang S,Shen L,Jin Y,et al.Effect of Dachengqi decoction on NF-kappaB p65 expression in lung of rats with partial intestinal obstruction and the underlying mechanism[J].J Huazhong Univ Sci Technolog Med Sci,2010,30(2):217-221.

[5] Wan MH,Li J,Tang WF,et al.The influence of dachengqi tang on acute lung injury and intra abdominal hypertension in rats with acute pancreatitis[J].Sichuan Da Xue Xue Bao Yi Xue Ban,2011,42(5):707-11.

[6] Liu G,Zhang J,Chen H,et al.Effects and mechanisms of alveolar type Ⅱ epithelial cell apoptosis in severe pancreatitis-induced acute lung injury[J].Exp Ther Med,2014,7(3):565-572.

[7] Huang X,Wang S,Fan Y,et al.Role of heme oxygenase-1 in dachengqitang ameliorating lipopolysaccharide-induced acute lung injury in mice[J].Zhongguo Zhong Yao Za Zhi,2012,37(2):250-4.

[8] 王今达,高天元,崔乃杰,等.祖国医学"肺与大肠相表里"学说的临床意义及其本质探讨[J].中西医结合杂志,1982,2(2):77-80.

[9] 陈海龙,关凤林,周俊元.从中西医结合角度对阳明腑实本质的探讨[J].中国中西医结合杂志,1993,13(11):690-691.

[10] 陈海龙,关凤林,吴咸中,等.肠道屏障在多器官功能不全综合征中的发病学意义探讨[J].中华普通外科杂志,1998,13(1):50-53.

[11] 韩国栋,常繁华,冯学瑞,等.对"肺与大肠相表里"理论的实验研究——大承气汤对改进动物模型肺脏的影响[J].中医杂志,1990,31(2):48-50.

[12] 闻庆平,陈海龙,关凤林.清胰汤对大鼠重症急性胰腺炎时急性肺损伤治疗作用的观察[J].中国中西医结合外科杂志,2003,9(4):302-306.

[13] 陈海龙,关凤林,闻庆平,等.肺与大肠相表里的理论和现代研究[J].中国医师进修杂志,2006,29(9):71-73.

第二篇

肠道屏障损伤的中西医结合研究

第五章　肠道屏障的损伤和防护

肠道是与外界相通的器官。近年来,随着危重症医学和临床营养学的发展,肠道的屏障(gut barrier)功能已引起了人们极大的关注。肠道不再被看作是一个单纯吸收和消化的器官,同时还具有重要的代谢、内分泌和免疫功能,而且还是机体非特异性抗感染防御系统中的重要组分,还是调控机体应激反应、生成炎症介质的重要器官。其中肠道屏障功能的健全是诸多肠道功能得以维持正常的基础。肠道是机体最大的细菌和内毒素贮库,为一重要的隐匿性感染源。在创伤和感染等应激情况下,肠道的屏障功能受到削弱或损害,就可使大量细菌和内毒素经由门静脉和淋巴系统侵入体循环,造成肠源性感染(gut origin sepsis)和内毒素血症(ETM),并在一定条件下激发细胞因子和其他炎症介质的连锁反应,引起全身各器官的损害。因此,Carrico 认为胃肠道是导致多系统器官功能衰竭的"动力部位"和靶器官;Meakins 则把胃肠道称为多器官功能衰竭的始动器官。

因此研究肠道屏障的构成,肠道屏障的损伤的病理生理机制和防护措施等相关问题具有极其重要的意义。

第一节　肠道屏障的构成

生理条件下肠黏膜是一道有效的防御屏障。它能有效地限制定植于肠道黏膜表面的常驻菌穿透黏膜进入组织而移位。广义的肠道屏障包括机械屏障、生物屏障、化学屏障和免疫屏障。

一、机械屏障

(一)黏膜结构

肠黏膜是人体最大的黏膜面,在漫长的进化过程中,已形成了一道严密的屏障。该屏障主要由肠黏膜上皮细胞、上皮细胞侧面的细胞连接和上皮下的固有膜等成分组成。

肠上皮细胞是肠道上皮屏障中最重要的部分,它具有吸收及屏障功能,组织灌注不良或较长时间肠腔内无营养底物,可导致肠黏膜细胞萎缩,肠细胞间紧密连接分离,间隙增宽,细菌及其产物内毒素等将从细胞旁通路,进入肠系膜淋巴结及门静脉循环。

肠上皮细胞为单层柱状上皮,有柱状细胞及杯状细胞。柱状细胞呈高柱状,数量多,约占90%,核椭圆形,位于细胞基部;杯状细胞分布在柱状细胞之间,数量较少,胞体膨大如杯形,它能分泌黏液,有润滑和保护黏膜的作用。

上皮细胞游离面有许多微绒毛,是上皮细胞伸出的细小指状突起,是小肠特有的结构。只有在电镜下才能辨认清楚,在高倍光镜下可见细胞游离面呈纵纹状缘或刷状缘。微绒毛表面有一层由糖蛋白构成的糖衣。糖蛋白与细胞膜的蛋白质和脂质结合牢固,可保护顶端的细胞表面免受肠道酶的消化。黏液、糖衣和细胞膜可在一定程度上阻挡病原微生物和有害物质的正面破坏。

肠道黏膜是机体中生长最快的组织之一,其上皮不断更新成为保持黏膜屏障完整性的重要机制。

一般认为,肠道细菌移位主要发生在小肠。移位的细菌必须穿过覆盖小肠绒毛的黏膜层、绒毛上皮及固有层才能进入肠外组织。正常情况下,肠黏膜上皮细胞不断衰老、脱落,而肠绒毛隐窝处的幼稚细胞在上皮细胞更新时向绒毛顶端移动。这种肠黏膜突出区域的暂时缺失,可能是细菌移位的突破口。正常鼠的肠系膜淋巴结细菌培养,也可有 10% 的阳性率。在肠缺血和直/间接损伤造成黏膜上皮大量脱落或黏膜萎缩时,病原菌的侵入更易发生。

（二）紧密连接

紧密连接(tight junction)位于单层柱状细胞之间,呈箍状环绕细胞的顶端。电镜技术及冷冻蚀刻技术研究证明,相邻细胞膜外层呈网格状融合,细胞间隙消失;而未融合处,有 $10\sim35nm$ 的间隙。紧密连接除有机械性连接作用外,还有效地封闭了相邻细胞顶部,防止细胞间隙中的物质溢出,也阻止大分子微生物和代谢产物的侵入,防止内毒素血症和细菌移位等现象的发生。

（三）黏液和黏蛋白

生理状态下,肠道的黏液形成一种弹性凝胶层被覆在肠黏膜表面,组成一道肠道细菌不能自由逾越的物理屏障,亦是肠道细菌的滞留区。黏液层中主要的功能成分是由肠黏膜中杯状细胞分泌的糖蛋白,又常称之为黏液糖蛋白。是分子量为 2×10^6 的巨大糖蛋白,因其末端含有唾液酸和硫酸酯类成分而呈酸性。此黏液一方面起物理性的润滑作用,保护肠黏膜免受物理性损伤;另一方面,它具有一定的缓冲作用,结合酸性或碱性消化液,从而保护肠黏膜免受酶、酸性或碱性消化液的侵蚀。此外,黏液层中的糖蛋白还通过非特异性的黏性或黏蛋白上的寡糖与细菌特异性结合以阻挡条件致病菌的定植。

黏液层有三个基本功能:①保护肠黏膜免受化学和机械性损伤;②润滑肠黏膜表面;③通过结合和捕获细菌,阻止条件致病菌在肠黏膜表面的黏附和定植。黏液层不但能将致病性沙门氏菌滞留在黏液中,其中的黏蛋白也能够牢固地和大肠杆菌相结合,从而减少肠道中条件致病菌与肠黏膜表面接触的机会。

研究还发现,在肠黏膜表面的黏液层中有专供厌氧菌结合的特异性受体,专性厌氧菌可能是栖息在黏液层中发挥其定植抗力作用。

（四）菌膜

存在于黏膜上皮细胞上的肠道细菌特异性受体使定植于肠内的常驻菌有序地嵌入上皮细胞间,构成有层次的菌膜结构,能有效地阻止细菌穿透黏膜进入深部组织。

二、生物屏障

（一）肠道生物屏障的构成

在正常人类机体和动物的肠道内栖居着大量细菌,至少在 400 种以上,占大便湿重的 $20\%\sim30\%$,其中绝大部分是厌氧菌。超过需氧菌(包括兼性菌在内)的 1000 倍。1g 粪便(干重)中厌氧菌菌群约 2000 亿~4000 亿个。在正常情况下,正常菌群之间也保持着相当稳定的比例关系。肠道常驻菌与宿主的微空间结构形成一个相互依赖又相互作用的微生态系统,它们与肠道黏膜结合、或黏附、或嵌合,形成有一定规律的膜菌群,构成了肠道的生物屏障。

在此情况下,肠道菌群的定植性、繁殖性和排他性作用使外籍菌无法在肠道定植和优势繁殖(overgrowth)并向肠外移位。因而被称之为"定植抗力"(colonization resistance,CR)。

肠道微生物生态学性质具有很大的代谢和生理性差异,一般可分为三种不同的环境:腔内粪流、黏蛋白层和黏膜表面。其中黏膜表面是微生物与肠黏膜细胞紧密接触的环境。近端小肠内的微生物密度低,主要为兼性(需氧)菌丛,而远端小肠和结肠内黏膜表面则主要是厌氧菌。厌氧菌在肠道内数量最多,其对潜在性致病的兼性菌和需氧菌的定植抗力在维持肠道的微生态平衡中起着重要作用。它们既能抑制其他细菌的优势繁殖,又能阻止其黏附于肠上皮细胞。在黏液层中,厌氧菌产生的糖苷酶能够将碳水化合物的残基与黏液层中的黏蛋白牢固地结合在一起。厌氧菌产生的蛋白酶通过降解黏液层中的肽类物质,为肠道细菌提供合适的氮源。Berg 等将普通无特殊致病菌(specific pathogen free,SPF)动物盲肠中完整菌群接种到无菌动物的肠道中,一周后,在无菌动物的肠系膜淋巴结中依次分别培养到大肠杆菌、乳酸杆菌、肠球菌、肺炎克雷伯和变形杆菌,而对照 SPF 动物的肠道中也接种了相同的菌群,一周后,肠系膜淋巴结的培养是阴性的;同时无菌动物肠道中的菌量比对照组的 SPF 动物高出 1000 倍。原因是无菌动物的肠道中缺乏具有抗定植作用的正常肠道菌群。

(二)正常肠道菌群对人体具有多方面的有利作用

1. 生物学屏障 正常肠道菌群通过其生物拮抗作用和免疫机能构成宿主的生物学防线,对入侵的微生物予以抵制。

2. 营养作用 肠道细菌在肠腔内分解蛋白质和尿素产生氨,其可以进入再循环。结肠细菌双糖酶可将未吸收的糖分解及发酵产生短链脂肪酸、乙酸、丙酸和丁酸,通过结肠黏膜吸收。双歧杆菌、乳酸杆菌等可产酸,造成酸性环境,促进维生素 D、钙及二价铁的吸收。正常菌群还能合成硫胺素、核黄素、烟酸、生物素、叶酸、泛酸等 B 族维生素及维生素 K,但这些维生素的吸收有一定限度,并不能代替食物来源的维生素。

3. 免疫作用 正常菌群可促进宿主免疫器官发育成熟,并作为广谱抗原刺激宿主产生免疫应答。在正常人的血清、唾液、尿中可检测出抗大肠埃希菌的 IgG、IgM 和 IgA。在健康人粪便中发现各种肠杆菌表面覆盖有 IgA 抗体,这些抗体对具有交叉抗原成分的病原菌有一定抑制作用。

4. 抗肿瘤作用 动物实验表明,双歧杆菌、乳酸杆菌有抗肿瘤作用,主要是通过激活吞噬细胞活性而提高机体抗肿瘤能力。

三、化学屏障

胃肠道分泌的胃酸、胆汁、各种消化酶、溶菌酶、黏多糖、糖蛋白和糖脂等化学物质组成肠黏膜的化学屏障。胃酸主要在小肠起始端起作用,可以灭活进入胃肠道的细菌,抑制细菌的黏附和定植。肠腺潘氏细胞等产生的溶菌酶排入肠腔后,能在肠上皮的表面及肠腔破坏细菌的细胞壁,使细菌裂解。胆汁中的胆盐可以降解内毒素分子,从而减少内毒素经肠壁的吸收。另外,存在于肠上皮表面的水解酶对病原微生物也有辅助灭活作用。黏液中含有的补体成分可提高溶菌酶及免疫球蛋白的抗菌作用。

临床上严重的感染、创伤等危重患者,绝大多数处于禁食状态,以全胃肠外营养(total parenteral nutrition,TPN)进行营养支持,大量高浓度的营养物质绕过胃肠道直接进入外周组织,而胃肠道处于无负荷状态,这使胃酸、胆汁、溶菌酶、黏多糖和蛋白分解酶等物质减少;部分患者由于持续胃肠吸引,使得胃酸、胆汁、胰液等大量丢失;另外危重患者中为预防应激性溃疡而使胃内酸度下降,这些因素均可导致化学杀菌作用减弱,可能促进了外籍菌的优势繁殖。

四、免疫屏障

(一)构成

肠是人体最大的免疫器官之一。肠黏膜抗感染免疫性防疫系统是由肠相关淋巴组织(gut associated lymphoid tissue,GALT)构成。包括派尔集合淋巴结、肠系膜淋巴结、浆细胞、B 细胞和 T 辅助淋巴细胞。派尔集合淋巴结表面覆有一层经过特殊分化的膜细胞——M 细胞,M 细胞在摄取和处理肠腔内的细菌抗原后将其传递给下层的淋巴细胞,促使后者分化为 T、B 淋巴母细胞,这些母细胞化的淋巴细胞经过血液循环又定植在肠黏膜下层,进一步分化成熟为 T 辅助/T 诱导淋巴细胞。

(二)分泌型免疫球蛋白 A(secretary immunoglobulin A,sIgA)

肠黏膜表面主要的体液免疫成分是分泌型免疫球蛋白 A,它是机体内分泌量最大的免疫球蛋白,成人肠道平均每天约分泌 3g,超过其他抗体产量的总和。分泌型免疫球蛋白 A 在肠黏膜表面的主要保护功能包括抑制肠道中细菌吸附到肠黏膜上皮细胞表面并阻止其在肠黏膜表面定植、中和肠道中的毒素和抑制抗原的吸收。肠道细菌黏附到肠黏膜上皮细胞表面,涉及到非特异性的疏水功能和受体结合过程。分泌型免疫球蛋白 A 能够干扰肠疲乏细菌的这两个作用。sIgA 通过结合细菌将肠道细菌聚集起来,形成抗原体复合物并刺激肠道黏液的分泌以及加速黏液在黏膜表面的移动,这将有助于排泄肠道中细菌和内毒素。实验证实分泌型免疫球蛋白 A 对肠道革兰氏阴性杆菌具有特殊的亲和力,人和啮齿动物肠道中 60%~80% 的革兰氏阴性杆菌被分泌型免疫球蛋白 A 包裹,革兰氏阳性杆菌只有 10%~20% 被分泌型免疫球蛋白 A 包裹。实验证明,被分泌型免疫球蛋白 A 包围的细菌向肠黏膜上皮细胞表面特异性受体移动的能力,以及与受体相结合的能力均被抑制。由于在创伤后移位的细菌及引起脓毒症的细菌多为这些革兰氏阴性杆菌,因此分泌型免疫球蛋白 A 对保证肠道屏障功能,防止细菌移位及创伤后脓毒症的发生具有重要作用。

分泌型免疫球蛋白 A 通过二硫键与黏液层中的黏蛋白相结合,其分子铰链区内氨基酸和碳水化合物的性质与黏蛋白相同。这一分子结构上的特点使得分泌型免疫球蛋白 A 在黏液层中的游动性较大,从而使其在肠腔和肠黏膜的交界面上形成一个抗感染的抗体单层屏障。因此,在肠道中,黏蛋白和分泌型免疫球蛋白 A 的协同作用可以更有效地结合和聚集细菌,防止肠道细菌和肠黏膜相接触,然后通过正常的肠蠕动将捕获在黏液层中细菌和毒素完全"清除"出去。在没有分泌型免疫球蛋白 A 存在的条件下,黏液层捕获肠道细菌的能力则显著降低。另外,其还能够中和病毒、毒素和酶等生物活性抗原,与补体、溶菌酶协同还具有杀菌作用。

(三)肠巨噬细胞

肠巨噬细胞主要位于肠黏膜固有层,对于吞噬外来细菌、毒素等具有重要作用,是肠道屏障的重要组成部分。但它在受到内毒素等刺激后又产生和释放肿瘤坏死因子,因此也在全身炎症反应过程中起重要作用,反过来又可能影响肠屏障功能。单核巨噬细胞分泌肿瘤坏死因子的规律及相关抑制药物的研究已备受关注,但对于肠巨噬细胞,尤其是对单独分离出来的肠巨噬细胞分泌肿瘤坏死因子的规律的研究尚不多见。有实验通过体外单独培养的肠巨噬细胞、肠上皮细胞及二者混合的细胞,通过脂多糖刺激,探讨肠巨噬细胞和肠上皮细胞肿瘤坏死因子-α(TNF-α)、二胺氧化酶及一氧化氮的分泌的作用。结果表明,肠巨噬细胞在正常情况下有低量的肿瘤坏死因子-α分泌,无明显基因表达。在脂多糖(10μg/ml)作用下,肿瘤坏死因子-α分泌及其信使 RNA 表达都明显增加,3 小时、6 小时增加明显,6 小时相对较高,12 小时、24 小时逐渐降低,但仍高于正常水平。此结果与国内于力总结的大鼠肾系膜细胞在脂多糖诱导下的肿瘤坏死因子-α蛋白质和基因表达规律基本一致。

五、肠黏膜屏障功能改变的研究方法

(一) 二胺氧化酶

二胺氧化酶(diamine oxidase,DAO)是人类和所有哺乳动物小肠黏膜上皮绒毛中具有高度活性的细胞内酶,在组胺和多种胺代谢中起作用。已证实,二胺氧化酶活性与黏膜细胞的核酸和蛋白质结合成密切相关。它不但能反映肠黏膜的完整性和损伤程度,而且能通过无创测定外周血中二胺氧化酶活性变化反映肠黏膜的状态。

有实验发现,多器官功能障碍综合征时肠黏膜组织中二胺氧化酶含量明显降低,而血中二胺氧化酶含量则明显增高。其含量与血内毒素水平、肠黏膜组织过氧化损伤情况密切相关。因此,二胺氧化酶活性变化是反映肠道屏障功能状态的良好指标。

(二) 肠黏膜通透性的改变

1. 肠黏膜的组织结构由多种生物功能不同的细胞和细胞产物所共同构成,肠黏膜上皮细胞本身则是这道屏障的主要结构基础。肠上皮细胞之间的一种特殊的膜性结构-紧密连结(tight junction),是维持肠黏膜通透性的重要组织成分,生理情况下只能允许 $2\mu m$ 大小的离子或小分子物质通过,以沟通机体内、外环境,便于新陈代谢的需要。同时肠黏膜屏障的完整与否还与各种非免疫性和免疫性的屏障成分密切相关。任何原因使肠黏膜的屏障成分发生改变,或直接损伤了肠黏膜,都会造成肠黏膜的屏障功能衰竭,使肠黏膜对肠内容物的通透性增高,细菌得以非正常的侵入体内,从而激起一系列病理生理改变,发生肠源性感染和多器官功能障碍综合征。

2. 测定方法

(1) 稀有金属镧具有很高的电子密度,平均直径 4nm。镧盐(如硝酸镧、氯化镧等)溶液在碱性条件下形成氢氧化镧。一般认为它不能通过完整的细胞膜而沉积在细胞外,在电镜技术中可用它作为示踪剂,以显示细胞间隙及细胞外连接结构,以及作为探测某些生物屏障通透性改变的一个标志。当胞膜通透性发生改变而胞膜的形态尚完整的时候,镧颗粒便能通过直径超过 2nm 的细胞孔而进入到细胞内。

陈海龙以酵母多糖 A(zymosan A)腹腔注射复制大鼠多器官功能障碍综合征模型,在实验中用硝酸镧作示踪剂在电镜下观察多器官功能障碍综合征大鼠肠黏膜通透性的改变。发现多器官功能障碍综合征时电子密度高的镧颗粒沿着细胞周缘沉积在肠上皮细胞间隙中;在部分标本中镧颗粒透过细胞膜进入到细胞内。表明多器官功能障碍综合征时肠黏膜通透性和细胞膜通透性均明显增高。

(2) 有学者用带特殊电化学检测器的高效液相色谱法(HPLC-PED)测定尿中乳果糖与甘露醇排泄率比值(L/M)代表肠黏膜通透性的变化。可以定量测定,结果稳定,是肠黏膜通透性比较准确的直接测定方法。更重要的是可以在活体(动物或患者)上观察肠黏膜通透性的变化。

陈海龙等以双糖探针法测定 10 名阳明腑实证患者肠黏膜通透性,结果显示在阳明腑实证时肠黏膜通透性明显增高。

肠黏膜通透性的增高,使得肠黏膜屏障功能减弱,肠道中细菌和内毒素侵入体内,通过激活体内多个脏器中的吞噬细胞,释放一系列具有损伤作用的生物活性介质,引起全身多个器官代谢功能发生改变,这在多器官功能障碍综合征的发生和发展中起着十分重要的作用。

(三)肠黏膜的组织病理改变

以 MODS 大鼠肠黏膜形态学改变为例来说明。

1. 光镜所见可分轻、中、重三度。

(1)轻度:肠绒毛排列略不规则,间质排列疏松呈水肿表现。肠上皮细胞尚完整,但肠上皮细胞的胞浆下方出现空泡变性。

(2)中度:肠黏膜明显水肿,肠绒毛排列极不规则,并融合成片,肠上皮细胞变性萎缩。

(3)重度:表现为肠黏膜严重的应激性坏死。肠上皮细胞层完全坏死脱落,间质裸露,充血水肿的肠黏膜间质中大量炎症细胞浸润。

2. 电镜所见

(1)肠黏膜上皮细胞呈现程度不等的空泡变性。表现为上皮细胞胞浆中的细胞基质明显减少,细胞胞浆呈絮网状结构;线粒体明显肿胀、变性、断裂、消失。严重者细胞核也呈空泡变性。核基质明显减少,细胞呈液化性坏死。

(2)肠上皮细胞表面微绒毛发生肿胀变性。表现为数量减少、参差不齐,排列很不规则。与微绒毛相连的细胞终末网也表现为变性、消失。

(3)肠黏膜上皮细胞胞浆内出现"灶性变性病灶",这些病灶多无完整的膜性结构包裹,内容物多为变性的细胞器。这是细胞损伤后的一种退行性改变。

(4)肠黏膜上皮细胞内髓样小体数量增多。

(5)高尔基体、内质网及核周隙等均呈程度不等的扩张状态,内质网脱颗粒。

第二节　肠道屏障损伤的病理生理机制

大量的临床和实验研究发现,多种因素都能够削弱或破坏肠道屏障功能,进而诱发细菌移位和内毒素血症。这些因素包括:严重创伤、烧伤、出血性休克、肠缺血、肠梗阻、胆道梗阻、腹腔炎症、急性胰腺炎、蛋白质营养不良、广谱抗生素的长期应用、免疫抑制剂、电离辐射等。

关于肠道屏障损伤的机制尚不完全清楚,但目前多数认为主要有以下三种情况:①肠道屏障的机械性破坏(如低血容量性休克、肠缺血);②机体免疫防御机能低下(如严重创伤、营养不良);③肠道内细菌生态学紊乱(如使用广谱抗生素)。实际上,几种发病因素往往合并存在,相互间具有协同致病作用,并可能通过下述病理生理过程,造成肠道屏障功能损伤和衰竭。

一、肠黏膜缺血/再灌注损伤

(一)缺血性小肠损伤

近年来,有学者证实小肠缺血后再灌流时,产生大量氧自由基,而致肠黏膜通透性增高,小肠黏膜损伤,降低钠钾-三磷酸腺苷酶(Na^+-K^+-ATP 酶)活性和使营养物质吸收障碍。Masten 观察到阻断肠系膜上动脉 1 小时后肠黏膜绒毛顶端水肿和破坏,继之出现肠壁的水肿和出血;缺血3小时后黏膜上皮脱落,并有明显的炎症细胞浸润;缺血6小时黏膜上皮大部分坏死脱落,肠壁各层广泛出血。彭毅志的实验表明大鼠烫伤后回肠黏膜脂质过氧化物丙二醛(malondialdehyde,MDA)增高,伤后12小时达高峰;光镜观察绒毛固有层裸露和坏死,电镜观察微绒毛断裂和缺损,上皮细胞间连接分离,出现裂隙。还有实验发现缺血后肠壁对分子量680~68 000kDa的物质的通透性明显升高。Rhodes发现失血性休克可造成肠黏膜上皮细胞间连接开放,使肠壁对辣根过氧化物酶的通透性增高。

(二) 缺血小肠氧自由基的来源

1. 来源于缺血组织细胞内黄嘌呤氧化酶系统　研究已经证实,黄嘌呤氧化酶(xanthine oxidase,XOD)是组织缺血/再灌注损伤时氧自由基产生的最主要来源。肠道(特别是黏膜绒毛顶部)含有丰富的XOD,在通常情况下,此酶90%以D型(黄嘌呤脱氧酶)的形式存在,它是一种XOD的前体,相对无活性或活性不高。但当组织处于缺血缺氧等病理情况下,就由D型向O型转变,大量的黄嘌呤脱氧酶迅速转化为XOD,而且活性大大提高,并催化组织中由于缺氧不能进一步代谢和分解而积聚的次黄嘌呤的氧化反应,产生大量的氧自由基(O_2^-、OH^-、H_2O_2和O_2)。一般认为D型酶转变为O型酶是通过Ca^{2+}激活的蛋白酶和胰蛋白酶的水解作用,也可能是D型酶的巯基氧化的结果。

2. 来源于活化的中性粒细胞　活化的中性粒细胞发生"呼吸爆发"(respiratory burst)。呼吸爆发时90%以上的氧耗是用于产生过氧阴离子(O_2^-);而80%的过氧阴离子被歧化为过氧化氢(H_2O_2)。H_2O_2通过Haber-Weiss反应或Fenton反应生成氢氧根(OH^-),OH^-非常活跃而不稳定,在体内又无相应的清除酶,一旦形成很容易造成组织损伤。Grisham发现缺血小肠黏膜的髓过氧化物酶(myeloperoxidase,MPO)活性增高,谷胱甘肽含量减少及超氧化物歧化酶(superoxide dismutase,SOD)活性降低。大鼠体表烧伤后14分钟肠系膜微血管壁有白细胞黏附,1小时达高峰,提示缺血肠组织内有中性粒细胞聚集活化而产生过氧阴离子,参与肠损伤。

(三) 氧自由基引起肠损伤的机制

肠组织缺血/再灌注后产生大量的氧自由基,它们的外层轨道上都有未配对的电子存在,具有高度反应性,几乎可与机体各种组织(包括肠上皮细胞)发生反应,使生物膜中的多不饱和脂肪酸(polyunsaturated fatty acid,PUFA)过氧化,导致生物膜中PUFA含量明显减少,膜的液态性、流动性和通透性发生改变。Ohyashiki报道,猪小肠黏膜刷状缘脂质流动性(lipid fluidity)随脂质过氧化增强而降低。细胞膜通透性增加,大量阳离子(包括钙离子Ca^{2+})涌入细胞内。如红细胞膜通透性增加,出现溶血。细胞内Ca^{2+}的堆积激活特异的钙依赖性磷脂酶和蛋白酶,引起细胞损伤和死亡;线粒体膜通透性增加,影响能量代谢;溶酶体膜通透性增加,溶酶体破裂,大量的溶酶体酶释放导致细胞损伤或溶解。自由基及其脂质过氧化物还可与蛋白质和酶发生过氧化、交联、聚合等反应,使肽键断裂,结构破坏,生物活性物质(包括酶)失活,从而导致细胞的代谢紊乱、功能丧失。

有实验观察到,在MODS时肠黏膜组织中的XOD活性明显增高。谷胱甘肽(glutathione,GSH)对自由基有较强的清除能力,MODS时肠组织中GSH含量明显减少,因此对自由基的清除必定发生障碍。所以一方面肠黏膜组织中由于XOD量升高,使氧自由基产生增多;另一方面GSH含量减少,又使生成的氧自由基不能及时清除。于是这些活性氧成分与细胞膜上的多不饱和脂肪酸发生脂质过氧化,结果导致肠组织细胞损伤进一步加剧。MODS时肠组织中XOD明显增高,GSH含量减少,导致脂质过氧化产物MDA含量增加,三者变化平行一致。同时组织病理学上出现黏膜固有层上皮细胞变性、坏死、脱落、肠绒毛水肿、间隙增宽。因此表明肠黏膜的机械性破坏是肠道屏障损伤的重要因素。

二、内毒素血症

在严重创伤、全身感染、肠缺血、肠梗阻、急性重症胆管炎、急性胰腺炎时都可发生内毒素血症。主要是由于肠道内革兰氏阴性杆菌过度生长繁殖产生大量内毒素,经肠壁吸收入门静脉系统,如果肝脏网状内皮系统吞噬功能低下或内毒素含量超过了肝脏的清除能力,内毒素就可"泛溢"(spill over)进入体循环形成 ETM,因此称之为肠源性 ETM。Papa 等证实 ETM 可发生于肠道缺血的早期。ETM 与肠黏膜损害之间常形成恶性循环,肠屏障损伤可导致 ETM,ETM 反过来又可以加重肠屏障损害。Wilkinson 报道 9 例急性肝衰并发消化道出血,8 例有 ETM,尸检证实胃肠道黏膜糜烂。

内毒素损伤屏障的机制尚不清楚。目前研究认为可能与内毒素介导的缺血和过氧化损伤有关。内毒素可致肠血流减少,造成缺血性损伤。Navaratnam 等人给羊静脉注射内毒素 1.5mg/kg 后发现,肠系膜血流下降 50%。内毒素攻击后最初表现为黏膜血管扩张、间质水肿与出血。微循环障碍导致细胞代谢紊乱,氢离子(H^+)逆相弥散,加之酶的活化和介质释放加重黏膜细胞损害,重则出现黏膜糜烂、溃疡和出血。

近年的研究还发现,内毒素入血可刺激单核巨噬细胞系统表达、产生和过度释放肿瘤坏死因子-α、血小板活化因子、白细胞介素等细胞因子以及前列腺素等花生四烯酸代谢产物,进而激活血管内皮细胞,促进白细胞黏附贴壁,引起自由基释放、过氧化损伤、血管通透性增加和肠黏膜上皮细胞坏死、脱落。

三、蛋白质营养不良

营养不良是外科临床常见并发症。长期的全胃肠外营养(total parenteral nutrition,TPN)和要素饮食极易造成蛋白质营养不良。大量的临床和实验研究发现,蛋白质营养不良是破坏肠道屏障功能的重要因素之一。

(一)蛋白质营养不良损伤肠道机械屏障

20 世纪 80 年代中期,Koga 在实验中发现给予 TPN 后 4～8 周的幼犬,与普通犬食组相比,肠的长度、重量和肠壁各层厚度都显著减少,肠黏膜上皮细胞分裂指数下降 40%。Hosoda 实验发现,与经肠饮食组相比,在经 TPN 营养两周的鼠,其末端回肠黏膜绒毛高度降低,上皮细胞增殖缓慢,黏膜二胺氧化酶活性显著降低。从而提示蛋白质营养不良可破坏肠结构和功能的完整性,造成肠黏膜萎缩,提高肠黏膜对肠道中大分子物质的通透性,从而直接促进肠道细菌和内毒素侵入体内。

(二)蛋白质营养不良破坏肠道的免疫屏障

蛋白质营养不良削弱机体抗感染防御功能的作用是多方面的。

1. 干扰肠黏膜中 B 淋巴细胞分化,使 sIgA 分泌减少,从而降低肠黏膜抗感染的免疫功能。Roux 发现,蛋白质营养不良大鼠肠道集合淋巴组织的重量以及其中细胞数量均显著下降。B 淋巴细胞数量下降 4～7 倍,免疫球蛋白 A(IgA)同型 B 淋巴细胞消失。这证明蛋白质营养不良使集合淋巴组织中 B 淋巴细胞分化受阻,sIgA 浆细胞成熟障碍,从而造成肠黏膜 sIgA 的分泌量降低。此外,T 淋巴细胞的功能障碍和经过再循环的淋巴母细胞在肠黏膜中的定位过程也受到损害。

2. 破坏肠黏膜中杯状细胞功能,使黏膜和黏蛋白生成减少,从而降低肠黏膜非特异性屏障功能。

3. 直接抑制机体 T 淋巴细胞免疫功能,使机体全身抗感染防御功能处于抑制状态。

四、机体免疫防御功能受抑制或损害

研究表明,严重创伤、休克或烧伤等因素可以破坏肠道免疫屏障功能。创伤后肠道 sIgA 的合成明显受到抑制,主要表现在 IgA 含量的减少,肠壁组织中产 sIgA 浆细胞数量减少以及被 sIgA 包裹的革兰氏阴性杆菌减少三个方面。Alverdy 等发现给大鼠注射糖皮质激素,模拟创伤后糖皮质激素应激性升高,进行 TPN 或内毒素攻击,不但能使胆汁中的 sIgA 明显减少,肠道菌群中被 sIgA 包裹的革兰氏阴性细菌数量也相应减少,而且能吸附到肠上皮的细菌增多,进而导致肠道细菌在肠上皮表面定植、繁殖,以至于发生细菌移位。Ozkan 等在创伤和烧伤患者血浆中分离出一种低分子蛋白多肽(SPA),SPA 在体外能抑制淋巴细胞和中性粒细胞活性,体内可促进前列腺素 E2(prostaglandin E2,PGE$_2$)合成。Hoyt 用弹性蛋白酶水解纤维连接蛋白(fibronectin,FN)得到一种低分子多肽,性质与 SPA 相似,推测创伤时纤维连结蛋白分解增多,水解片段可抑制免疫反应。业已证明,前列腺素 E2、内毒素、肿瘤坏死因子-α、白介素-1 等均与创伤后免疫失调有关。神经内分泌系统也可能参与创伤后免疫功能失调。另外,化疗药物的应用、恶性肿瘤外照射治疗以及糖皮质激素的长期应用均可损害机体的免疫防御功能。

五、肠道细菌微生态失调

宿主肠道中的厌氧菌群以数量上的绝对优势控制着肠道中其他革兰氏阴性和革兰氏阳性细菌的菌量,其中梭状杆菌(clostridium piliforme)起主要作用。梭状杆菌可能通过释放多种挥发性脂肪酸发挥抗定植作用。研究发现,动物盲肠在维持正常肠道菌群的生态平衡中非常重要。将动物盲肠切除后梭状杆菌菌量显著下降,多种挥发性脂肪酸浓度降低,对沙门氏菌等致病菌的抗定植能力也随之下降,同时动物肠道中革兰氏阴性杆菌增殖。动物实验结果表明,盲肠切除后 2 周,动物肠道内革兰氏阴性杆菌菌量显著增长,同时 74% 的动物发生肠道中革兰氏阴性杆菌移居到肠系膜淋巴结,63% 动物肠道中革兰氏阴性杆菌还同时侵入到肝脏和脾脏。在肠道菌群紊乱的情况下,肠道优势繁殖的细菌从肠道移居体内是一个长期、持续的过程。此外,有报导 T 淋巴细胞功能缺陷的无胸腺小鼠也不能够维持稳定的正常肠道厌氧菌群。

临床上抗生素的长期、大量和广谱的应用最常引起肠道菌群紊乱,是革兰氏阴性杆菌优势繁殖以及肠道细菌发生移位的重要因素。它除导致耐药性菌株产生外,还因破坏厌氧菌群而使得肠道菌群定植抗力降低。给清洁级小鼠口服青霉素抑制了动物肠道中某些厌氧菌群后,耐药性革兰氏阴性杆菌菌量增加 1000 倍,这些优势繁殖的革兰氏阴性杆菌将持续移居到肠系膜淋巴结。但当动物停止服用青霉素之后,肠道中厌氧菌群的菌量逐渐增多,革兰氏阴性杆菌不仅菌量逐渐下降,移居也随之停止。用氯林可霉素或甲硝唑类得到的实验结果也是相同的。提出短期使用抗生素也足以造成肠道细菌侵入体内。如果给动物分别口服上述三种抗生素,然后给动物肠道中接种链霉素耐药性菌株—大肠杆菌 C$_{24}$,观察其移居情况。结果发现由于厌氧菌群的抑制,大肠杆菌 C$_{24}$ 在动物肠道中的菌量不仅达到 10^{10} 这样异常高的水平,而且持续侵入肠系膜淋巴结中长达 30 天之久。提示肠道正常菌群的抑制,革兰氏阴性杆菌的优势繁殖以及移居,显著增加了宿主对肠源性感染的易感性。而给没有口服抗生素的清洁级动物肠道内接种大肠杆菌、肺炎克雷伯杆菌或铜绿假单胞菌,它们在动物肠道中增殖的时间仅 3～4 天,然后迅速消失,根本不发生移居。这也说明健康机体的正常肠道菌群是能够有效地抵抗肠道中条件致病菌的产生和定植。研究发现,白血病患者对肠源性细菌易感性较高的原因不单纯是因为这些患者的免疫功能低下以及因抗生素造成肠道中产生的耐药菌株的缘故,这些患者肠道中正常菌群质量较差,条件致病菌比较容易定植也是其发病因素之一。

有实验应用 zymosan 诱发大鼠 MODS 模型,由于 zymosan 是无菌制剂,不会引发外源性细菌入侵和感染,因此极其适合于研究肠道细菌微生态学改变。结果发现,MODS 时肠菌群发生了显著的变化。具体表现为:①数量改变。肠道内需氧的革兰氏阳性肠球菌和革兰氏阴性肠杆菌数量增多,肠道内专性厌氧的双歧杆菌、乳酸杆菌和类杆菌数量明显下降;②比例变动。作为肠道内生态平衡和肠道生物学屏障重要指标的双歧杆菌与大肠杆菌比值(即 B/E 比值)和厌氧与需氧菌总数比值发生明显变化,出现比例倒置。

综上所述,肠道屏障损伤的机制不是单一的,多种因素往往合并存在,相互间具有协同致病作用。临床上严重创伤患者及其他类型的危重患者,肠屏障功能的损伤是全身防御功能下降、肠黏膜损伤以及肠道菌群紊乱诸因素所共同作用的结果。单一因素或暂时以某一因素为主,只造成肠道细菌移居至肠系膜淋巴结;而多种因素同时存在或是持续存在,肠道细菌就不单纯移居到肠系膜淋巴结,同时还进一步侵入到肝、脾、肺、腹腔以及血液循环形成肠源性全身感染。

第三节　肠道屏障损伤的后果

一、细菌移位

以 Berg 和 Deitch 为先导,经过 10 余年的研究,证明正常肠道常驻菌在一定条件下可以穿过肠道黏膜屏障进入肠以外组织,到达肠系膜淋巴结、肝、脾、肺、肾等脏器和体循环内,成为内源性感染源,这种肠内细菌向肠外组织迁移的现象,称为细菌移位(bacterial-translocation,BT)。

现代有关 BT 的假说认为,肠细胞首先通过"胞吞"作用吞食原寄居在肠道内的革兰氏阴性菌,然后以"胞吐"方式释放出来,再由吞噬细胞运至肠系膜淋巴结。在此过程中,肠细胞和吞噬细胞协同作用促发肠道细菌向肠道外播散,同时还可能有肠细胞交接处的结构完整性受损因素的参与。细菌移位可随机发生于健康机体,其本身很少甚至没有不良后果,也可能这体现了区域性引流淋巴结的"前哨"作用。但细菌移位的重要性在于是危重患者感染的潜在来源。革兰氏阴性菌感染是危重患者中重点关注的问题。一旦发生感染,常涉及多种耐药的菌株。菌血症有很高的死亡率,其中大肠杆菌、克雷伯氏杆菌、肠杆菌科和假单胞菌就是常见的致病菌。Steffen 通过实验观察不同种类肠细菌在无菌动物体内的移居情况,结果发现,革兰氏阴性杆菌以极高的几率移位,革兰氏阴性菌移居的阳性率次之,而专性厌氧菌移居的发生率极低。

近年来,有关细菌移位在严重创伤后病理生理改变过程中所起的重要作用已引起了人们极大的关注。对细菌移位与出血性休克、热烧伤、肠梗阻、胆道梗阻、蛋白质营养不良等的关系的研究已日益深入。

二、内毒素血症

（一）内毒素和内毒素血症

内毒素是革兰氏阴性细菌细胞壁外层的一种脂多糖（LPS）成分，它的主要成分是类脂A（lipid A），具有十分广泛的生物活性。1890 年 Pfeiffer 首先提出内毒素血症（Endotoxemia，ETM）的概念。正常情况下，胃肠道细菌代谢所释放的内毒素可被肠壁吸收入门静脉。Greene 证明门静脉血中的内毒素通过肝脏后大部分被清除，所以正常情况下不会引起人体病理变化，但如果内毒素大量入血超过了肝脏的解毒能力，则可经四条途径进入血液循环。①门静脉；②门—体静脉交通支；③肠道淋巴管；④经肠黏膜进入腹腔，但无论哪种途径，其起源都是肠道，如果肠道的屏障功能完好无损，就不会有大量内毒素的吸收，就不会出现 ETM 而致人体损害。

（二）肠道内毒素和内毒素池

在正常情况下唯有肠道中存在有大量的革兰氏阴性杆菌和内毒素，因此说肠道是机体最大的内毒素和细菌贮存库，为一重要的隐匿性感染源。完整的肠黏膜屏障一般只允许极少量的内毒素从肠腔"漏入"到循环中，机体的网状内皮系统尤其是肝脏库普弗细胞负责清理掉这一部分漏过的内毒素，所以尽管肠腔内存在着大量的内毒素，但对机体并没有明显的致病作用。通常情况下，人们只注意到了血液循环中内毒素的致病作用，但对于肠道中的游离内毒素的病理作用却很少注意。人体肠腔中游离内毒素的90%以上来源于肠腔内革兰氏阴性菌（gram-negative bacteria，GNB）的释放与裂解，肠道内毒素池（endotoxin pool）的变化与革兰氏阴性杆菌菌量之消长密切相关。陈海龙等应用酵母多糖（zymosan）所致的大鼠MODS 模型对此进行了深入研究。结果发现，杆菌肽可使盲肠内双歧杆菌、乳酸杆菌等专性厌氧菌明显减少，而游离内毒素含量明显升高，门静脉和外周血内毒素则无明显变化。而给杆菌肽的模型组大鼠其盲肠内肠杆菌数量、肠腔内游离内毒素含量，以致于门静脉和外周静脉血中内毒素的含量均明显高于单纯模型组。这充分说明：①肠道内毒素池的扩大是由于肠腔内 GNB 数量的增加所致；②单纯肠腔内游离内毒素的增加而不伴有肠道黏膜屏障的机械性损伤和破坏，并不能引起循环内毒素血症；③各种原因所致的肠道屏障的损伤和破坏，增加了机体对肠腔中游离内毒素的敏感性。

（三）阳明腑实证与内毒素血症

汉代医家张仲景之《伤寒论》阳明病篇180 条有："阳明之为病，胃家实是也。"胃家实就是指阳明腑实证。所谓胃家实，是指邪热，尤以阳明之热入胃，与肠中糟粕相合化燥而言。故阳明腑实证是指在外感热病病程中出现的邪热内炽，又伴有腹部实证症状的一组全身性综合证候。包括急性胰腺炎、急性胆系感染、急性肠梗阻、腹部术后腹腔感染等急腹症。证候表现日晡潮热，汗出连绵，大便秘结，腹部硬痛拒按，烦躁，甚则神昏谵语，脉沉实有力，舌苔黄燥或焦黄芒刺。痞、满、燥、实、坚可谓其腹部实证的精炼归纳。阳明腑实证时，燥热之邪与肠中糟粕相接而成燥屎，影响腹气通降，胃肠道内革兰氏阴性菌过度繁殖且菌种比例变动，菌群失调，毒力剧增，细菌内毒素经由门静脉大量吸收入血而形成肠源性内毒素血症。内毒素血症反过来又可使胃肠功能紊乱，肌张力下降，肠蠕动减弱，毛细血管通透性增加，大量炎性渗出，肠道细菌透过肠壁黏膜屏障而发生移位，出现更为严重的胀满和疼痛症状，使腑实证进一步加重。因此，阳明腑实证和内毒素血症互为因果，形成恶性循环。这个恶性循环如果不能及时打破,病症将不会出现转机。内毒素血症是阳明腑实证过程中发生热、惊、厥、闭、脱及其脏器衰竭之主要原因,内毒素血症很可能就是阳明腑实证之主要病理基础。内毒素在临床上有十分广泛的生物活性,它不仅能直接对心、肝、肺、肾等重要器官造成损害,而且还能激活补体、激肽、纤溶、凝血等系统,从而引起人体一系列病理生理改变。近年来研究还发现,内毒素/脂多糖是机体内单核—巨噬细胞系统的强有力的激活物,从而使单核—巨噬细胞系统过度释放各种炎症介质,诱发细胞因子的连锁反应而致休克、DIC、ARDS、MSOF,产生严重后果。

三、多系统器官功能衰竭

如果说 BT 和 ETM 是肠屏障功能损伤的直接后果,那么 MSOF 则可以看成是肠屏障功能损伤的间接后果,或最终结果。目前,虽然关于 MSOF 的发生机制还不完全清楚,但已基本形成四种假说,即感染假说,巨噬细胞假说,微循环假说和肠道假说。根据一系列体内外研究,显示肠屏障功能状态、库普弗细胞功能、超高代谢反应与远处器官损伤之间存在重要的联系。肠源性细菌或内毒素是触发、延长和加重脓毒性状态的"扳机"。肠源性内毒素能调节库普弗细胞功能,能影响肝细胞功能。肝脏的网状内皮系统,在清除从门静脉来的细菌或内毒素中起重要作用,它的损害会允许肠源性细菌或内毒素到达全身循环而增加肠屏障功能衰竭,将加重脓毒性反应。

大量的体内、体外实验都已证明,细菌内毒素/脂多糖可以刺激巨噬细胞过度或持续活化,导致产生表达和释放过多的细胞因子和其他炎性因子,通过一个连锁效应,导致许多炎性效应细胞的活化以及活化凝血系统和补体系统,通过这种失控的炎症反应,损伤血管内皮细胞以及远处器官。当促炎症介质,如肿瘤坏死因子、白介素、花生四烯酸代谢产物,氧自由基产物调节失控,并进入体循环,会引起宿主的脓毒性反应和多器官功能衰竭。

实际上在很多临床情况下,肠黏膜屏障功能衰竭的发生要早于其他脏器功能衰竭的发生时间。由于肠黏膜的损伤使得肠腔中的细菌内毒素得以侵入体内,这种肠源性细菌移位和 ETM 又能够正反馈性的破坏肠黏膜屏障的完整性,促使肠道中的细菌和内毒素继续侵入体内,从而在体内形成一恶性循环。目前这一循环被认为在不可逆休克以及 MSOF 的发生中起重要作用。

第四节　肠道屏障的防护措施

由于肠道屏障功能衰竭在肠源性感染和 MSOF 发生发展中的重要作用,对肠道屏障功能的适时和有效的防护措施就显得至关重要。目前虽然还没有一种完善的办法能够对结构和功能如此复杂的肠道屏障损伤进行有效防护,但临床和实验研究已经显示出一些基本措施对于保护肠屏障功能、预防可能发生的 MSOF"瀑布效应"是有益的。

一、营养支持

(一)正确选择营养方式,早期经肠道营养

据 Moore 报告,严重创伤后应用 TPN 支持治疗显著增加脓毒症发生率。实验研究和近来的临床研究提出,早期经肠营养(enteral nutrition,EN)对减少应激患者的脓毒性并发症,对预防 MSOF 可能是有益的。肠黏膜细胞增殖迅速并覆盖很大的面积。肠道内食物是

最重要的刺激黏膜生长因素,EN通过刺激一些因子调节黏膜细胞更新,其机理包括绒毛末梢细胞的脱落、激活对黏膜具有营养作用的激素和足够营养的供给等。

另外,创伤后肠结构和功能与代谢状态密切相关。创伤后早期EN能通过保护肠结构和功能的完整性对应激激素的分泌产生影响,防止或减轻高代谢和分解代谢。同时也提出,高代谢反应与肠道密切相关,先行的TPN可增强反调节激素反应,增加细胞因子的产生,进而提高严重应激后的高代谢和分解代谢反应,加重全身脏器的损伤。

(二)谷氨酰胺(GLN)是肠黏膜细胞的重要呼吸燃料

现有证据表明,GLN在维持肠代谢、肠结构和功能上起重要作用,但在当前的静脉营养配方中GLN缺如,而在肠道营养制剂中也含量不足。一个以葡萄糖为基础的非肠道营养配方,若以每2g/d剂量的GLN代替其他非必需氨基酸,空肠、回肠、结肠的黏膜细胞密度可明显增加。在创伤或感染时给机体提供充足的GLN,则可提高小肠黏膜厚度,黏膜细胞中DNA和蛋白质含量,增强肠机械屏障并显著减轻肠黏膜萎缩,并可保留肠道细胞群,以及淋巴组织,得以维持sIgA水平,预防细菌附着于黏膜细胞,GLN也可直接影响巨噬细胞介导的杀细菌活性,抑制肠道细菌移位和降低血浆内毒素水平。因此,GLN很可能是一个重要的肠道免疫调节剂。具有增强肠道免疫屏障的功能。

(三)营养激素和生长因子

在短肠综合征早期,在某些胃肠道废用及出现肠萎缩的疾病中应用某些胃肠激素(如五肽胃泌素、神经紧张素、铃蟾肽等)对维持正常胃肠道结构和功能可能是十分有益的,营养激素Bombesin的应用明显降低了烧伤大鼠细菌移位的发生率。对烧伤鼠投用重组人表皮细胞生长因子(r-hEGF),能较好地维持肠黏膜绒毛的长度和完整性。成纤维细胞生长因子(bFGF)可减少烧伤后细菌移位的发生率,有助于维护肠黏膜的完整性。在严重烧伤后用胰岛素样生长因子(IGF-1)可减轻肠黏膜的萎缩,减少细菌易位。

二、选择性消化道脱污染

许多学者认为针对肠道革兰氏阴性需氧菌采取选择性消化道脱污染(selective decontamination of digestive tract,SDD)的防治措施,能抑制肠道细菌移位与减少内毒素的过量入血。SDD的抗感染机制比较复杂,主要是选择性抑制革兰氏阴性菌,提高了机体的定植抗力,从而防止了条件致病菌的过度繁殖与侵袭机体,避免了感染的发生。

目前临床上进行SDD普遍采用的是PTA方案,即多黏菌素E(polymixinE)、妥布霉素(tobramycin)及两性霉素B(amphotericin B)。近几年的临床实践认识到,第三代头孢菌素头孢氨噻肟(cefotaxime)很适合外科ICU患者SDD早期预防性肠道外使用。

三、抗自由基,防止或减轻过氧化损伤

由于肠壁富含产生氧自由基的(oxygen-derived free radicals,OFR)的黄嘌呤氧化酶,因而易致OFR损伤,而外源性OFR清除剂可防止这种损伤。一些实验研究表明,凡能清除OFR和氢氧根离子的物质都能防止或减轻OFR对组织的过氧化损害。例如:别嘌呤醇(allopurinol)、脱苷脱氨酶抑制剂(EHNA)、维生素C、维生素E等。

清除氧自由基的酶类包括超氧化物歧化酶(SOD)、过氧化氢酶(CAT)和谷胱甘肽过氧化物酶(GSH-PX)等,它们可在不同反应阶段起作用。

其他清除或对抗氧自由基的物质包括二甲基硫脲(dimethylthiourea)、去铁胺(deferoxamine)、甘露醇、β-胡萝卜素、泛醌、硒、钨等。

四、抗内毒素治疗

目前对内毒素血症的治疗主要有如下措施。

(一)减少肠道内毒素的产生或吸收

1. SDD通过抑制肠道内革兰氏阴性杆菌数量而减少了肠道内毒素的产生;

2. 全肠道灌洗通过减少肠内菌群和排除肠腔内毒素而使肠腔内毒素含量减少。

3. 口服非肠道吸收抗生素,杀灭肠道细菌而减少内毒素的产生和吸收。但实验研究表明,目前几乎所有抗生素非但没有抗内毒素作用,反而因杀灭大量革兰氏阴性菌,菌体破裂而产生更多的内毒素,引起更严重的临床症状。

(二)中和或拮抗内毒素

1. 多黏菌素B(polymixin B)　多黏菌素B是一种阳离子多肽抗毒素。它可与内毒素相互作用,使之毒性大部分丧失。在梗阻性黄疸大鼠应用多黏菌素B降低了内毒素血症的发生率。有人认为在人类治疗剂量范围内不能用于预防人的ETM,剂量过大又会造成肾损害。

2. 乳果糖　乳果糖是一种无毒的合成双糖(半乳糖苷果糖)。几项研究已经表明它的口服应用可以预防或消除系统ETM。乳果糖通过减少或改变肠内菌群从而降低可被吸收的内毒素的量,也有人认为它具有直接的抗内毒素作用。

3. 胆盐　已经证实,术前口服胆盐在动物和人都可以预防系统ETM的发生。胆盐可以抑制肠内厌氧菌丛的繁殖,防止肠道内毒素的吸收。胆盐的作用可能是对血液循环中的内毒素直接破坏作用,即起到一种去污剂的作用。

(三)抗内毒素免疫治疗

1. 抗类脂A单克隆抗体E5　是直接针对脂多糖类脂A的鼠抗人免疫球蛋白M(IgM)抗体。它可以同各种与临床有关的革兰氏阴性菌的脂多糖结合。在小鼠,它可以对抗致命性大肠杆菌J5内毒素。人对E5抗体治疗完全能够耐受。

2. 抗核心糖脂抗体HA-1A　是一种内毒素核心糖脂的人单克隆抗体。实验证实,HA-1A能使革兰氏阴性菌菌血症患者的死亡率从49%下降至30%,并发休克者死亡率从47%降至33%。HA-1A可降低脂多糖的生物利用率,降低肿瘤坏死因子的毒性。

3. 脂多糖受体单克隆抗体　脂多糖受体系位于脂多糖效应细胞膜表面的各种脂多糖结合蛋白,如单核细胞表面CD14分子,白细胞表面CD18分子等。应用相应单克隆抗体可阻断这些与细胞激活有关的抗体,从而减少细胞因子的释放与组织受损,以对抗内毒素休克的发生与发展。

4. 其他　抗脂多糖制剂还有杀菌通透性增加蛋白(bactericidal/permeabilityincreasing protein,BPIP)。BPIP是人类中性粒细胞释放产生的一种蛋白质,可和类脂A结合,防止巨噬细胞活化。

(四)针对细胞因子及其他炎症介质的治疗

已经明确,在脓毒症、急性呼吸窘迫综合征、多器官功能衰竭的发生发展的病理机制中,内毒素除了直接激活单核巨噬细胞系统释放白介素类、肿瘤坏死因子等细胞因子外,内毒素也是血浆或组织中内皮素、降钙基因相关肽和心钠素等调节肽合成和释放的强烈刺激因子,还作为"扳机",启动一系列炎症连锁反应(inflammatory cascade),引起氧自由基、前列腺素类、内啡肽类等介质的产生,产生细胞毒效应、微循环障碍、代谢紊乱,进一步损害全身各器官功能。这些细胞因子和炎症介质不仅参与内毒素介导的病理生理变化过程,还能对心、肺、肝、肾等重要脏器造成损伤,也可以直接损伤肠道的屏障功能。所以针对这些炎症介质和细胞因子进行相应治疗,对减轻内毒素的病理效应和保护肠道屏障都具有非常重要的意义。

地塞米松有强大的抗炎作用,能对抗各种原因如物理、化学、生物、免疫等引起的炎症。Beulter 等证实,地塞米松即使在纳摩尔水平也能较强的抑制肿瘤坏死因子-α 基因转录及信使 RNA 动员,从而阻止肿瘤坏死因子-α 的合成,若肿瘤坏死因子-α 信使 RNA 翻译已经开始,地塞米松就不能阻止 TNF-α 的产生与分泌。该实验结果证实,地塞米松(10^{-6} mmol/L)可以从蛋白质和核酸水平,较强的抑制脂多糖诱导的肠巨噬细胞 TNF-α 的产生。其可能机制是与信使 RNA 的起始点结合,影响 RNA 的转录水平,同时影响蛋白质的翻译过程,即地塞米松通过抑制基因转录和翻译过程使 TNF-α 合成减少,认为地塞米松是肠巨噬细胞产生TNF-α 的较强抑制剂。

目前研究和应用较多的有:抗 TNF 抗体、白细胞介素-1 受体拮抗剂(IL-lra)、血小板活化因子拮抗剂、内皮素抗血清、前列腺素 E(PGE)以及其他类症反应抑制剂等。

五、中药对肠道屏障的保护作用

随着研究的不断深入,近年来发现中医药疗法通过抗内毒素、抗自由基、抗细胞因子的机制可能对肠屏障功能具有保护作用,虽然工作刚刚开展,但已显示出其巨大潜力。

（一）抗内毒素

1. 减少内毒素的产生和吸收　通里攻下法是中医八法之一,已在临床上用于治疗ETM。主要是排除胃肠积滞,使大量细菌和内毒素随肠道内容物排出体外。减少了大剂量抗生素的使用,避免了细菌裂解而在肠道产生高浓度的内毒素,减少了内毒素的来源,缩小了肠道内毒素池(endotoxin pool)。下法方剂中常用的大黄,除具有攻下作用外,还能促使肠管蠕动,降低毛细血管通透性,提高血浆渗透压,以达到扩容和改善微循环的目的,减少了内毒素的吸收。

2. 中和或破坏内毒素,消除其毒性　穿心莲、蒲公英、板蓝根和元参四种中药在试管内对内毒素有明显的作用中药清解灵(大黄、蒲公英、败酱草、白头翁、玄参、甘草)"热毒清"(金银花、大青叶、鱼腥草)处理的大肠杆菌内毒素在电镜下大部分失去原来的链状结构而被裂能成杆状、短片状或完全解聚。

3. 增强机体免疫力,促进内毒素灭活　某些中药能调动机体正气,通过提高网状内皮系统吞噬功能来加强该系统对内毒素的吞噬和消化功能,以清除"逃逸"到肝、脾、肺等脏器的内毒素。实验表明黄芪具有类肾上腺皮质激素样作用;穿心莲具有增强机体非特异性免疫功能的作用。由柴胡、黄芩等十味中药组成的清胆注射液有促进特异性抗体形成、增强炎症细胞的吞噬功能作用。参附注射液能增强网状内皮系统的吞噬功能。泻热汤能增强中性粒细胞的比例和吞噬能力,增加血清总补体水平。

（二）抗自由基

近年来实验和临床研究已发现若干中草药具有清除和抑制氧自由基的作用,包括丹参酮、生脉散、山莨菪碱、灯盏花、红参、当归、五味子、赤芍、茜草及女贞子等。山楂、茜草等可以提高组织中 SOD 的活性。中药栀子具有抑制组织中 XOD 活性的作用。中药"热毒清"注射液能对抗内毒素所致脂质过氧化损害。

（三）抗细胞因子

体外实验表明,高浓度的承气合剂(大黄、枳实、厚朴、白芍、败酱草)可抑制以脂多糖刺激小鼠腹腔巨噬细胞产生肿瘤坏死因子-α(TNF-α),且与氢化可的松间呈协同效应。中药方剂厌氧灵(黄连、黄芩、木通、大黄、丹参)可在体外抑制由脂多糖诱生的单核巨噬细胞TNF-α、IL-1、IL-6的分泌量。赵琪的研究发现,大承气汤可以抑制脂多糖诱生的TNF-α和IL-12的信使RNA的表达,并且具有量效关系。但中药抑制脂多糖诱生的细胞因子的表达和分泌的机制尚有待于进一步研究。

复方大承气汤是大连医科大学中西医结合急腹症研究所组方配制,广泛应用于临床的常用方剂。由经典通里攻下名方大承气汤加减而成。主要用于治疗急性肠梗阻、急性阑尾炎、急性胰腺炎、急性腹腔感染等疾病。有关实验表明,此方有增强胃肠道推进运动作用,增加肠血流量,降低血管通透性,以及抑菌抗感染,保护胃肠黏膜等作用。但此药对肠巨噬细胞及其分泌肿瘤坏死因子-α的影响,还未见深入研究。该实验通过复方大承气汤直接作用于体外培养的肠巨噬细胞,结果表明,其可以较强抑制炎症介质肿瘤坏死因子-α的分泌和信使RNA的表达。作用机制尚不完全清楚,估计可能与调节细胞内环磷酸鸟苷和环磷酸腺苷的比例有关。

总之,这三种药物都可不同程度抑制肿瘤坏死因子-α介导的炎症反应,但从作用环节和药理效应方面看,地塞米松又是一个对机体免疫功能具有一定损害作用的免疫抑制药,而且主要作用于基因转录阶段,当炎症进展,蛋白质已经大量表达时就显得无能为力。肿瘤坏死因子-α单克隆抗体只是对已经表达的蛋白质具有中和作用,对于炎症反应的初始步骤基因水平的阻抑则不起作用,而且生产工艺复杂,价格昂贵,广泛应用于临床尚需时日。

中药药源广泛、价廉、易得。它的作用又是多方面多层次的,不仅在基因转录、蛋白质表达水平,还是在效应阶段都起作用。另外它在整体水平上可以通过扶正祛邪、改善微循环、增强内稳态,直接中和、拮抗抑制细菌内毒素、保护肠道屏障功能和其他脏器功能等发挥作用。如果与地塞米松、肿瘤坏死因子-α单克隆抗体等配合应用,将是一种很好的中西医结合形势。必将优势互补、相得益彰,为临床上保护肠屏障,防治MODS提供有效方法。

（陈海龙　张经文　贺雪梅）

参 考 文 献

[1] Meakins JL, Marshall JC. The gastrointestinal tract: the 'motor' of MOF[J]. Arch Surg, 1986,121: 196-208.

[2] 王兴鹏主编.肠道屏障功能障碍—基础与临床[M].上海:第二军医大学出版社,2006:167.

[3] 李永渝,王兴鹏,陈海龙.消化病理生理学高级教程[M].第1版.上海:同济大学出版社,2012:49.

[4] 陈海龙,吴咸中,关凤林,等.大承气汤对MODS时肠道细菌微生态学影响的实验研究[J].中国微生态学杂志,2007,19(2):132-134.

[5] 张经文,陈海龙,王玉玺,等.重症急性胰腺炎肠道屏障损伤时 $sPLA_2$ 的表达及清胰汤的影响[J].世界华人消化杂志,2013,21(32):3537-3542.

[6] Wilmore DW, Smith RJ, O'Dwyer ST, et al. The gut: A central organafter surgical stress[J]. Surgery, 1988,104(5):417-423

[7] 陈海龙,关凤林,齐清会.急性胰腺炎相关性肺损伤的中西医结合治疗[J].中国医师进修杂志,2009,32
　　(23):4-8.

[8] 盛志勇,姚咏明.脓毒症与多器官功能障碍综合征[J].中华急诊医学杂志,2003,1(10):653-654.

[9] Hassoun HT,Kone BC,Mercer DW,et al.Post-injury multiple organ failure:the roleof the gut[J].
　　Shock,2001,15(1):1-10.

[10] 姚咏明,董胜利,于勇,等.创伤后肠道细菌/内毒素移位的发病机制及意义[J].世界感染杂志,2004,4
　　(3):433－437.

[11] Gando S.Kameue T.Matsuda N.Hayakawa M.et al.Combined activation of coagulation and inflammation
　　has animportant role in multiple organ dysfunction and poor outcome after severe trauma [J].
　　Thrombosis&.Haemostasis,2002,88(6):943-949.

第六章 | 肠道屏障损伤的临床和实验研究

一、重症急性胰腺炎肠黏膜屏障功能改变的临床研究

严重感染、创伤等应激情况下,肠黏膜屏障功能受到损伤和破坏,可使肠内大量细菌、内毒素经门静脉和淋巴系统侵入体循环,造成肠源性感染和内毒素血症,并在一定条件下激发肿瘤坏死因子和其他炎症介质的连锁反应,引起全身各器官的损害。重症急性胰腺炎(severe acute pancreatitis,SAP)常可引起休克、急性呼吸窘迫综合征(acute respiratory distress syndrome,ARDS)、多器官功能障碍综合征(multiple organ dysfunction syndrome,MODS)而危及生命。该研究应用双糖探针法测定重症急性胰腺炎患者肠黏膜通透性,观察重症急性胰腺炎患者肠黏膜屏障损伤及其所引起内毒素血症和炎性细胞因子的变化。

(一) 主要研究方法和结果

1. 主要方法

(1)临床资料:重症急性胰腺炎 20 例,男 11 例,女 9 例。年龄最小 39 岁,最大 68 岁,平均(44.5±15.6)岁。其中有胆道病史者 9 例,暴饮暴食者 3 例,饮酒者 4 例,余无特殊诱因。起病至入院时间 5~36 小时。均有不同程度急性腹膜炎、肠麻痹、血性腹水、淀粉酶升高等症状。以上病例依据临床、生化、腹穿液、彩超及 CT 明确诊断,符合中华医学会外科学会关于急性重症胰腺炎诊断及分级标准。入院当日留取静脉血。禁食水 10 小时后给予口服或胃管注入乳果糖、甘露醇混合液 50ml(含乳果糖 10g,甘露醇 5g),留取口服糖探针后 6 小时尿液,计量后取 20ml 防腐保存。另以 10 名健康志愿者为对照组,年龄最小 18 岁,最大 59 岁,平均(36.8±12.6)岁,同法留取尿液及血液标本。

(2)血液标本检测指标:血浆内毒素(endotoxin,ET):鲎试剂偶氮基质显色法定量检测;血清一氧化氮(nitric oxide,NO):硝酸还原酸法;血清肿瘤坏死因子-α(rumor necrosisfactor-α,TNF-α):放免法;血清二胺氧化酶(diamine oxidase,DAO):比色法。

(3)尿中乳果糖与甘露醇排泄率比值(L/M):采用带特殊电化学检测器的高效液相色谱法(HPLCPED)测得尿中乳果糖与甘露醇的色谱图,用 CoulArray for Windows 软件对色谱图进行处理,测得峰面积并建立乳果糖和甘露醇的标准计算公式。根据标准曲线公式算出标本中甘露醇和乳果糖浓度,得出浓度后与摄入量相除而得出排泄率。

2. 研究结果

(1)重症急性胰腺炎时,肠黏膜通透性增高,患者尿中乳果糖与甘露醇排泄率比值较对照组明显升高,差异有统计学意义($P<0.01$);患者血清中二胺氧化酶的浓度较对照组明显升高,差异有统计学意义($P<0.01$)。

(2)重症急性胰腺炎患者的血浆内的毒素及血清肿瘤坏死因子-α、一氧化氮的浓度较对照组明显升高,差异有统计学意义($P<0.01$)。

(二) 研究结果的分析及意义

1. 肠黏膜通透性增高,是机体肠黏膜屏障功能受损的重要表现

肠黏膜屏障功能的丧失,破坏了机体内环境的稳定,给肠腔内细菌移位以可乘之机。在肠黏膜形态学出现明显变化之前,肠黏膜通透性增高已经发生,故肠黏膜通透性增高可反映早期肠黏膜屏障的损伤。当肠黏膜通透性增高到一定程度时,大分子物质如细菌和脂多糖即能穿越损伤后的肠黏膜进入组织,向肝、脾、骨髓、淋巴和血液系统发生细菌移位(bacterial translocation,BT)。目前,虽然肠黏膜通透性改变的路径及其机制尚未完全阐明,但由于肠黏膜通透性变化可反映肠黏膜屏障功能状态,对预示疾病过程转归具有重要意义。所以对危重患者进行肠黏膜通透性检测,对监测肠源性感染的发生并及早采取有效措施具有重要意义。

2. 重症急性胰腺炎时肠黏膜通透性明显增高

肠黏膜屏障一般由机械屏障、免疫屏障、生物屏障和化学屏障四部分构成。肠黏膜通透性是评价肠黏膜屏障的重要指标之一。明确重症急性胰腺炎时肠黏膜屏障功能的改变是研究重症急性胰腺炎时病理生理改变的重要环节之一。该研究以双糖探针法测定急性重症胰腺炎患者肠黏膜通透性,结果显示在重症急性胰腺炎时肠黏膜通透性明显增高,血中内毒素、肿瘤坏死因子-α、一氧化氮水平也明显增高。其增高机制可能为:在重症急性胰腺炎时由于失液及感染等造成全身血容量减少及血液重新分布,引起肠黏膜缺血及以后的再灌注引起肠黏膜的损伤、原发病引起的内毒素血症、呕吐与禁食等原因引起的肠黏膜营养状态下降共同造成了肠黏膜屏障的损害,导致肠黏膜通透性增高。肠道中的细菌和内毒素都能侵入体内形成肠源内毒素血症。内毒素血症又能反过来进一步增加肠黏膜通透性,促使肠道中的细菌和内毒素不断侵入体内形成恶性循环。另外内毒素能够激活体内多种炎症介质如肿瘤坏死因子-α、一氧化氮,通过后者的作用加重肠黏膜的损伤,肠黏膜屏障功能进一步削弱,肠黏膜通透性进一步增高。

3. 二胺氧化酶活性变化可反映肠黏膜屏障的功能状态

二胺氧化酶(DAO)是人类和所有哺乳动物肠黏膜上皮层绒毛细胞中具有高度活性的细胞内酶,肠黏膜和外周血中DAO活性能可靠地反映肠上皮细胞成熟度和完整性,其变化可反映肠黏膜屏障的功能状态。肠组织缺氧、缺血或营养障碍会引起肠黏膜DAO活性下降,继而导致血中DAO活性下降,但肠黏膜遭到严重损伤时,由于上皮破坏致大量DAO入血反而引起血中DAO一过性增高。该实验研究证明,重症急性胰腺炎患者发病初期血清DAO升高,并与血中内毒素及肿瘤坏死因子水平正相关,反映患者正处于肠黏膜破坏期,大量DAO入血。

4. 乳果糖和甘露醇排泄率比值(L/M)是评价肠黏膜通透性的主要方法

用乳果糖和甘露醇排泄率比值来评价肠黏膜通透性的方法已在正常国人中应用。乳果糖和甘露醇在肠道不被代谢、无毒性,无免疫性,在尿中原型代谢。甘露醇是单糖分子较小,主要通过肠黏膜细胞膜上的水溶性微孔透过肠黏膜;乳果糖是双糖,分子较大,主要通过肠黏膜细胞间紧密连接直接通过细胞膜,这也是细菌及内毒素通过肠黏膜的途径。因此,乳果糖的通透性可反映肠黏膜屏障的功能。在疾病状态下肠黏膜可能萎缩,吸收面积减少,甘露醇通过减少,同时,细胞间紧密连接受到破坏,乳果糖通过增加,这样可使乳果糖与甘露醇排出率比值增加,并可排除一些非特异性因素如年龄、胃排空、肠蠕动、肠黏膜表面积、心排出量和肾清除率的影响。

在重症急性胰腺炎患者中,肠黏膜屏障受损,肠黏膜通透性增高。内毒素、一氧化氮、肿瘤坏死因子-α单独或协同参与肠黏膜屏障的损害。二胺氧化酶可反映肠道黏膜的完整性。

保护重症急性胰腺炎患者的肠黏膜屏障的完整性并针对性的采取措施将有助于重症急性胰腺炎的治疗。

二、肠道屏障在多器官功能障碍综合征中的发病学意义

目前,肠道屏障功能已引起人们极大的兴趣和关注。在创伤和感染等应激情况下,肠道的屏障功能受到削弱或损害,可使大量细菌、内毒素经门静脉和淋巴系统侵入体循环,造成肠源性感染和内毒素血症,并在一定条件下激发细胞因子和其他炎症介质的连锁反应。引起全身各器官的损害。因此,研究肠道屏障的损伤机制、肠道屏障在多器官功能障碍综合征(multiple organ dysfunction syndrome,MODS)中的发病学意义等相关问题具有极其重要的意义。

(一)主要研究方法和结果

1. 主要方法

(1)实验动物分组:将 24 只 SD 大鼠随机分成模型组和对照组,每组 12 只。其中模型组采用大鼠腹腔注射无菌酵母多糖与无菌液体石蜡混悬液的方法,制备 MODS 模型,对照组大鼠腹腔注射等体积液体石腊。造模 48 小时后,麻醉下取部分末段回肠组织和动静脉血。

(2)检测指标和方法:采用鲎实验偶氮基质显色法测定血浆内毒素含量,采用荧光测定法测定血清及肠组织中还原型谷胱甘肽(glutathione,GSH)含量,采用 NBT 比色法检测血清及肠组织中黄嘌呤氧化酶(xanthine oxidase,XOD)活性,采用改良的八木国夫法检测血清及肠组织中丙二醛(Malondialdehyde,MDA)含量,采用放免法检测血清及肠组织中 TNF-α 含量,采用 Lowry 法测定肠组织蛋白含量,采用分光光度法测定血清及肠组织中 DAO 含量,通过光学显微镜和电子显微镜观察肠组织病理改变。

2. 研究结果

(1)MODS 时外周血和门静脉血中内毒素水平的变化:无菌性腹膜炎诱发大鼠 MODS 后,外周血和门静脉血中内毒素水平分别是(108.07 ± 21.56)pg/ml 和(234.98 ± 28.04)pg/ml 均明显高于对照组(41.41 ± 12.27)pg/ml 和(59.48 ± 11.53)pg/ml$(P<0.01)$;对照组门静脉血的内毒素水平稍高于本组外周血$(P<0.05)$,模型组门静脉血的内毒素水平则明显高于本组外周血$(P<0.05)$。

(2)血和小肠组织中 TNF-α 含量的变化模型组血清和肠匀浆中 TNF-α 含量分别是$(2.70\pm0.33)\mu g$/ml 和(3.44 ± 0.40)ng/mg pro,明显高于对照组$(1.62\pm0.27)\mu g$/ml 和(1.17 ± 0.27)ng/mg pro$(P<0.05)$。

(3)血和小肠组织 DAO 含量的变化:MODS 时模型组血 DAO 含量是(23.83 ± 3.39)mg/ml,明显高于对照组(6.21 ± 1.90)mg/ml$(P<0.01)$;模型组肠组织中 DAO 含量是(4.84 ± 1.88)mg/ml pro,明显低于对照组(14.24 ± 2.90)mg/ml$(P<0.01)$。

(4)血液中 XOD、MDA 和 GSH 的变化:模型组血液中 XOD 和 MDA 含量分别是(130.64 ± 14.43)U/L 和(14.46 ± 2.4)mmol/ml。明显高于对照组(77.99 ± 14.75)U/L 和(3.16 ± 0.27)nmol/ml$(P<0.01)$。而模型组血 GSH 含量是$(1.03\pm0.45)\mu g$/ml,明显低于对照组$(3.45\pm0.34)\mu g$/ml$(P<0.01)$。

(5)肠组织中 XOD、MDA 和 GSH 含量的变化:模型组肠组织中 XOD 和 MDA 含量分别是(160.83 ± 10.08)U/g pro 和(17.06 ± 1.08)nmol/mg pro,均明显高于对照组的

(83.93±3.06)U/g 和(12.83±2.46)nmol/mg($P<0.01$);模型组肠组织 GSH 含量是(1.53±0.19)μg/mg pro,比对照组(3.86±0.58)μg/mg 明显减少($P<0.01$)。

(6)肠黏膜的形态学变化:与对照组相比较,光镜和电镜下均见模型组出现明显病理损害。

(7)肠黏膜通透性和肠细胞膜渗透性的改变:在 MODS 大鼠肠标本中,可看到电子密度高的镧颗粒沉积在肠细胞间隙中,沿细胞周缘呈线条状分布,线条粗细不尽相等,有时随细胞间隙走向呈弯曲或缠绕成不规则圈网状,有的镧颗粒可呈串珠状分布。部分标本的镧颗粒透过细胞膜进入细胞内。对照组肠标本中,肠上皮细胞间连接处、细胞外间隙和细胞内均未见有沉积的镧颗粒。

(8)多元直线回归分析:以外周血中内毒素水平(ET)为因变量,以门静脉血中内毒素水平(PET)、肠过氧化脂质丙二醛、血二胺氧化酶和肠肿瘤坏死因子等 5 项指标为自变量进行多元直线回归分析,其复相关系数 $r=0.9640$,剩余标准差为 9.9292。方差分析表明各指标间的多元回归具有十分显著的意义($P<0.01$)。

(二)研究结果的分析及意义

1. 肠道屏障损伤是导致 MODS 的重要环节

应用无菌酵母多糖制剂腹腔注射,成功地诱发了 MODS,其脏器功能与病理变化符合 MODS 标准,本部分重点研究了肠道屏障功能的地位和作用。

(1)二胺氧化酶(DAO)的变化:DAO 是人类和所有哺乳动物小肠黏膜上皮绒毛中具有高度活性的细胞内酶,在组胺和多种多胺代谢中起作用。DAO 活性与黏膜细胞的核酸和蛋白质合成密切相关,它能够反映肠黏膜的完整性和损伤程度。该实验发现,MDOS 时肠黏膜组织中 DAO 活性明显降低。DAO 活性与血内毒素水平、肠黏膜组织过氧化损伤情况密切相关。因此,DAO 活性变化是反映肠道屏障功能状态的良好指标。

(2)肠黏膜组织的过氧化损伤:实验观察到,在 MODS 时肠黏膜组织中 XOD 的活性明显增高;GSH 含量明显减少。由于 XOD 的升高,使氧自由基产生增多;而 GSH 含量的减少,又使生成的氧自由基不能及时清除。于是这些活性氧成分与细胞膜上的多不饱和脂肪酸发生脂质过氧化,结果导致肠组织细胞损伤的进一步加剧。该实验发现,MODS 时肠组织病理学的改变为黏膜固有层上皮细胞变性、坏死、脱落、肠绒毛水肿、间隙增宽。表明肠黏膜的机械性破坏是肠道屏障损伤的重要因素。

(3)肠黏膜通透性的改变:实验用硝酸镧作示踪剂,在电镜下观察肠黏膜通透性的改变。发现 MODS 时电子密度高的镧颗粒沿细胞周缘沉积在肠上皮细胞间隙中,在部分标本中镧颗粒透过细胞膜进入细胞内。表明 MODS 时肠黏膜通透性和细胞膜通透性均明显增高。肠黏膜通透性的增高,使得肠黏膜屏障功能减弱。肠道中细菌和内毒素进入体内,通过激活体内多脏器中的吞噬细胞,释放一系列具有损伤作用的多种生物活性介质,引起全身多个器官代谢功能发生改变,这在 MODS 的发生和发展中起着十分重要的作用。实际上在很多情况下,肠黏膜屏障功能衰竭的发生要早于其他脏器。因此 Meakins 等将肠道称之为创伤后多脏器功能衰竭的起源。Wilmore 将肠道称之为"外科应激条件下的中心器官(central organ)"。

2. 肠源性内毒素是 MODS 的重要致病因子

(1)采用大鼠腹腔内注射酵母多糖的方法,制备出非细菌感染性 MODS 动物模型,并测定门静脉和周围静脉血中的内毒素水平发现其含量均明显高于对照组。同时我们还测定了血清和肠组织匀浆中肿瘤坏死因子-α（TNF-α）的含量，发现模型组明显高于对照组。相关分析还表明，肠组织中 TNF-α 含量、肠组织 DAO 含量、门静脉血和外周血内毒素水平之间明显相关。结果表明，肠组织过氧化损伤和 TNF-α 等细胞因子的释放造成了肠道屏障的损伤和破坏，使大量内毒素由肠壁吸收入门静脉，造成门静脉内毒素血症，再经肝脏进入体循环产生内毒素血症。机体单核巨噬细胞系统受到过度或持续的活化和刺激，进而导致产生、表达和释放过多的细胞因子及其他产物。通过细胞因子连锁反应和毒性网络，不仅可导致机体代谢与血流动力学异常，其持续存在还可造成自身组织、细胞结构和功能的广泛损害，最终会引起宿主脓毒性反应和 MODS。而细菌内毒素或脂多糖是这个连锁反应中最重要的诱发因素。

（2）肠匀浆中 TNF-α 代表着肠组织中巨噬细胞受内毒素攻击而释放的细胞相关性 TNF-α 水平，它除了通过内分泌作用进入血液循环造成远隔器官损害外，还可通过旁分泌形式对邻近肠上皮细胞发生作用从而影响肠道的屏障功能。

该实验表明，无菌性炎症所致的 MODS 仍然存在肠源性内毒素血症，而肠源性内毒素是 MODS 的重要致病因子，是 MODS 发生和发展的"扳机"。因此保护肠道屏障、减少肠源性内毒素的产生和吸收、防止过氧化损伤将成为防治 MODS 的重要措施。

三、大承气汤对 MODS 时肠道细菌微生态学的影响

肠道屏障功能衰竭进而产生的肠源性内毒素血症和细菌移位与多器官功能障碍综合征（MODS）的发生和发展密切相关，其中肠道细菌微生态的变化具有重要意义。中医的通里攻下法在保护肠道屏障功能中具有重要作用。但它对肠道的生物学屏障有何影响，它是否具有选择性消化道脱污染（selective digestive decontamination，SDD）的作用？该实验应用酵母多糖（zymosan）诱发的大鼠非细菌性 MODS 模型，研究通里攻下法对肠道细菌微生态学的影响，进一步明确其防治肠源性内毒素血症的作用机制。

（一）主要研究方法和结果

1. 主要方法

（1）实验动物分组：将 32 只 SD 大鼠随机分成四组。对照组（8 只）、模型组（8 只）、模型加大承气汤组（简称中药组，8 只）和模型加氨苄青毒素组（简称氨苄组，8 只）。对照组：腹腔注射等量液体石蜡。模型组：腹腔注射 zymosan A 制备 MODS 模型。中药组：造模后立即灌服大承气汤水煎剂，每日 2 次，连续 2 天。氨苄组：造模后立即灌服氨苄青毒，每日 2 次，连续 2 天。造模 48 小时后，麻醉下取外周静脉血和门静脉血。

（2）检测指标和方法：采用鲎试验偶氮基质显色法测定内毒素含量；取肠系膜淋巴结进行细菌定量培养，取回肠和盲肠内容物采用偶氮基质显色法进行肠腔内游离内毒素测定；取盲肠内容物进行肠道细菌微生态学分析。

（3）统计学处理：所得数据以 $\bar{x} \pm s$ 表示，结果以 SPSS10.0 统计软件进行 t 检验，以 $P < 0.05$ 为检验差异有显著性标准。

2. 研究结果

（1）MODS 时血清内毒素含量的变化：模型组外周血和门静脉血内毒素水平明显高于对照组（$P < 0.05$），表明酵母多糖所致 MODS 时存在着内毒素血症。大承气汤能明显降低周围静脉和门静脉血中的内毒素水平（$P < 0.05$），而氨苄青毒素对于降低血内毒素水平无明显作用（$P > 0.05$）。

（2）MODS 时肠道游离内毒素含量的变化：正常动物回肠内游离内毒素含量极低，为 $(5.57\pm1.23)\mu g/g$，而盲肠内较高为 $(65.92\pm6.00)\mu g/g$ 是回肠内游离内毒素含量的 12 倍之多。模型组肠腔内游离内毒素含量均明显高于正常对照组 $(P<0.05)$；与模型组相比大承气组肠腔内毒素水平明显下降 $(P<0.05)$，氨苄组无明显变化，且有增高趋势。表明酵母多糖诱发 MODS 时肠腔内游离内毒素含量明显增加；大承气汤具有降低肠腔内游离内毒素含量的作用，氨苄青毒素作用不明显。

（3）MODS 时肠道细菌微生态学改变：与对照组相比，模型组肠道菌群出现明显变化。其中，肠球菌、肠杆菌数量明显增加，而双歧杆菌和乳酸杆菌数量出现明显下降，类杆菌数量亦出现明显下降 $(P<0.05)$。大承气汤能明显减少肠球菌、肠杆菌的数量，而使双歧杆菌和乳酸菌下降的程度明显减少；与模型组相比，氨苄组肠球菌和肠杆菌进一步降低，乳酸杆菌、双歧杆菌和类杆菌亦有不同程度的下降。

（4）MODS 时肠道菌群比例的变化：与对照组相比，模型组厌氧菌总数明显下降而需氧菌总数明显增加，同时厌氧菌总数/需氧菌总数的比值和 B/E 比值呈相应下降，发生倒置；大承气组使模型状态下进行镜检、耐氧试验和微量生化反应试验，以鉴定细菌的类型并计算菌落数上述指标发生逆转性变化；与模型组相比，氨苄组需氧菌总数继续下降，厌氧菌总数轻度下降、因此使厌氧/需氧、双歧/肠杆的比值增大。

（5）MODS 时肠道细菌移位情况：正常对照组未发现肠道细菌向肠系膜淋巴结的移位；而模型组细菌移位阳性率是 83.33%，大承气汤明显减少肠道细菌移位的发生率，而氨苄青毒素无明显作用。

（二）研究结果的分析及意义

1. 肠道的生物学屏障是肠道屏障的重要组成部分

在正常情况下，机体与正常菌群之间保持着动态的微生态平衡，而且正常菌群之间也保持着恒定的比例关系，肠道常驻菌与宿主的微空间结构形成一个相互依赖又相互作用的微生态系统。一旦这种微生态平衡受到破坏，就有可能导致机体疾病的发生。我们以前应用酵母多糖（zymosan）诱发的大鼠非细菌性 MODS 模型进行的研究发现，MODS 时大鼠肠道内细菌微生态发生明显变化，表现为：①数量改变：肠道内需氧的革兰氏阳性肠球菌和革兰氏阴性肠杆菌数量增多，肠道内专性厌氧的双歧杆菌、乳酸杆菌和类杆菌数量明显下降；②比例变动：作为肠道内生态平衡和肠道生物学屏障重要指标的双歧杆菌与大肠埃希菌比值（即 B/E 比值）和厌氧与需氧菌总数比值发生明显变化，出现比例倒置。同时发现，肠腔内游离内毒素含量明显增多，出现肠源性内毒素血症和细菌移位。在 MODS 的发生发展中具有重要作用。

2. 肠黏膜的损伤是一个恶性循环

近年来，人们逐步认识到，肠黏膜的损伤可使肠腔中的细菌和内毒素侵入体内，这种肠源性的细菌移位和内毒素血症反过来又将破坏肠黏膜屏障的完整性，促使肠道中的细菌和内毒素继续侵入体内，从而在体内形成一个恶性循环。目前这一循环被认为在不可逆休克以及多脏器功能衰竭的发生中有着重要作用。因此人们试图采用多种办法，以肠道为着眼点，以清除或控制内毒素血症为目标打破这一恶性循环，但进展十分缓慢。抗生素虽然有较强的抗菌能力，但在大量杀灭敏感细菌的同时，不仅因杀灭大量细菌、菌体破裂而产生更多的内毒素，还因为可能破坏肠道细菌的微生态平衡，破坏肠道生物学屏障而进一步促使恶性循环重新建立起来。

3. 肠道屏障损伤的防治措施

近年来许多学者认为针对肠道需氧菌采取 SDD 的防治措施,能抑制肠道细菌移位与减少内毒素的过量入血。虽然实验研究取得了一定成果,但临床观察认为疗效不确切,不能改善患者的预后,有待于进一步研究改进。在这种情况下中医药疗法越来越受到了人们的重视。几年来在应用中医通里攻下法防治肠源性内毒素血症和细菌移位、保护肠道屏障、防治MODS 方面取得了较好的效果,显示出广阔的前景。

4. 肠道细菌微生态和肠腔中游离内毒素含量值得引起重视

(1)通里攻下中药能显著减少肠道内革兰氏阴性菌(GNB)的数量,显著提高双歧杆菌和乳酸杆菌的数量,增加了机体对外来细菌的定植抗力(colonization resistance,CR);同时具有一定的选择性消化道脱污染的作用。

(2)通里攻下中药通过排除肠道内的细菌及其产生的内毒素能显著地降低肠腔中游离内毒素的含量,从而缩小了肠道内毒素池,因而可能降低门静脉血和外周静脉血中内毒素含量,起到了"釜底抽薪",荡涤肠道细菌和内毒素的作用。

(3)通里攻下法明显降低肠源性细菌移位的发生率和组织中移位细菌的数量。

(4)通里攻下法有助于打破前面提到的恶性循环,建立了良性循环,即减少肠道中革兰氏阴性菌数量→降低肠腔游离内毒素含量→降低门静脉和周围静脉中内毒素含量、降低细菌移位发生率→减少氧自由基产生、减轻过氧化损伤→保护肠道屏障功能。因此,该实验以直接的证据证实了通里攻下法防治肠源性内毒素血症和细菌移位的有效性,进而减少和对抗细胞因子的过度产生,减轻或控制过氧化损伤,保护肠屏障,控制 MODS 的发生发展并改善预后。

四、复方丹参对肠缺血再灌注损伤的防治作用

肠缺血再灌注损伤(ischemia-reperfusion injury,I/R)是外科实践中常见的组织器官损伤之一,在严重感染、创伤、休克、心肺功能不全、肠缺血性疾病、肠移植等病理过程中起重要作用。肠 I/R 过程中产生和释放的大量氧自由基不仅可以引起消化道局部的组织损害,而且可以导致肠黏膜屏障功能破坏,产生肠源性内毒素血症,促使机体单核巨噬细胞系统和中性粒细胞系统活化,进而导致大量相关炎症介质和细胞因子的释放,诱发全身炎症反应综合征(SIRS),引起肠、肺、肝肾等多个器官的损伤,甚至发生多器官功能障碍综合征(MODS)而致死亡。因此近年来肠 I/R 越来越受到重视,其发生发展机理及防治措施的研究也成为外科领域的重点课题之一。该实验采用大鼠小肠缺血/再灌注模型,通过测定肠 I/R 时血清和小肠组织中超氧化物歧化酶(superoxide dismutase,SOD)、丙二醛(MDA)浓度的变化,探讨它们在 I/R 中的作用。并观察丹参对上述指标的影响,以期对临床工作提供理论依据和方法论的指导。

(一)主要研究方法和结果

1. 主要方法

(1)实验动物分组:将 30 只清洁级雄性 Wistar 大鼠随机分为 3 组;假手术对照组(SO,n=10),分离肠系膜上动脉后不作阻断;肠缺血再灌注组(I/R,n=10),用无损伤动脉夹夹闭肠系膜上动脉起始部,阻断血流 60 分钟后打开腹腔,去除血管夹,再灌注 60 分钟;复方丹参组(SM,n=10),再灌注前 30 分钟阴茎背静脉注射复方丹参 10g/kg。操作过程中所有动物腹腔注入 37℃生理盐水 0.5ml/kg,以保持血流动力学稳定。

（2）检测指标和方法：采用比色法检测血清和小肠组织中的 SOD 和 MDA 含量，采用真空空气干燥法检测肠组织含水质量分数[w(H_2O)＝(湿组织质量－干组织质量)/湿组织质量]，采用 HE 染色光学显微镜观察肠黏膜绒毛高度和肠黏膜损伤程度。

（3）统计学处理：所得数据以 $\bar{x} \pm s$ 表示，结果以 SPSS12.0 统计软件进行完全随机设计资料的方差分析；计数资料行秩和检验；两指标间的相关性用 Pearson 相关分析。$P < 0.05$ 为有显著性差异。

2. 研究结果

（1）血清及小肠组织中 SOD、MDA 含量的变化：I/R 组血清及小肠组织中 SOD 含量明显低于 SO 组（$P < 0.01$）；与 I/R 组相比，SM 组 SOD 含量升高（$P < 0.05$）。I/R 组血清及小肠组织中 MDA 含量明显高于 SO 组（$P < 0.01$）；SM 组其小肠组织中含量较相应的 I/R 组有所降低（$P < 0.05$），血清中的含量虽有降低，但无统计学意义。

（2）肠组织含水量测定：I/R 组大鼠小肠组织含水量明显高于 SO 组（$P < 0.01$）。与 I/R 组相比，SM 小肠组织含水量明显降低（$P < 0.01$）。

（3）肠黏膜绒毛高度测定：I/R 组肠黏膜绒毛高度在三组中最低，与 SO 组相比 $P < 0.01$；与 I/R 组比较，SM 组有所升高（$P < 0.01$）。

（4）肠黏膜损伤程度：I/R 组部分绒毛上皮脱落，黏膜下水肿充血，隐窝及肌层轻度水肿。小血管内见少量多形核白细胞聚集，伴淋巴细胞浸润。SM 组黏膜下层、肌层水肿及出血减轻，黏膜层有移行修复表现。

（二）研究结果的分析及意义

1. 肠黏膜缺血再灌注损伤的发生与氧自由基有密切关系

生理情况下，体内自由基的生成与清除处于一种动态平衡中，但在组织 I/R 时，可通过黄嘌呤脱氢酶/黄嘌呤氧化酶系统、中性粒细胞的"呼吸爆发"、线粒体"钙稳态失衡"及儿茶酚胺自身氧化通路等途径使自由基生成增多。自由基具有极为活泼的反应性，它一旦生成，即可经过其中间代谢产物不断扩展生成新的自由基，形成连锁反应。自由基可以与细胞成分如细胞膜磷脂、蛋白质、核酸等反应，最终使细胞膜的完整性遭到破坏，并进一步使细胞的功能代谢也发生障碍。MDA 是氧自由基与膜内多价不饱和脂肪酸作用，使之发生过氧化过程中释放出的代谢产物，其含量变化可间接反映组织中氧自由基含量的变化和组织损伤的程度。而 SOD 是机体抗氧化防御系统中一种重要的抗氧化酶，对机体的氧化与抗氧化平衡起着至关重要的作用，当体内氧自由基生成增多时，它与超氧阴离子反应生成过氧化氢，再由过氧化氢酶和谷胱甘肽过氧化酶转变成为水，从而使自由基清除，保护细胞免受损伤。Grotz 等观察到阻断肠系膜上动脉 1 小时后肠黏膜绒毛顶端水肿和破坏，继之出现肠壁的水肿和出血；缺血 3 小时后黏膜上皮脱落，并有明显的炎症细胞浸润。Yassin 等报道大鼠下肢 I/R 2 小时可引起小肠黏膜厚度、绒毛高度下降，用碳 14 标记聚乙二醇 4000 迁移率显著增加。该实验结果显示，在肠 I/R 时血清及肠组织中 MDA 含量明显上升，SOD 活性明显下降，小肠组织湿干质量比上升，光镜下可见部分肠绒毛上皮脱落，黏膜下充血水肿等肠黏膜损伤的征象，说明了肠 I/R 大鼠体内有大量氧自由基产生；肠黏膜通透性增高，并造成了组织损害。

2. 丹参对肠黏膜缺血再灌注损伤具有保护作用

丹参为唇形科鼠尾草属植物丹参的干燥根部，味苦，性微寒，具有活血祛瘀，安神除烦，凉血消痈之功效。丹参含有多种药理活性成分，临床观察和动物实验都证明它具有广泛而复杂的药理作用,初步认为清除氧自由基可能是丹参的重要药理机制之一。邱振中等发现,丹参能明显改善大鼠烧伤后肠黏膜上皮细胞细胞色素氧化酶活力,明显减少氧自由基的产生及 SOD 的消耗,有利于肠黏膜的保护。黄为的实验也证实复方丹参能减轻自由基造成的膜脂质过氧化,对抗内毒素休克时 SOD 活性降低现象,保护溶酶体、线粒体的结构和功能完整。还有研究发现丹参可增加肝脏保存再灌注液中内源性 SOD 活性,有效清除氧自由基,减低肝组织脂质过氧化反应。在该实验中肠 I/R 时应用复方丹参降低了血液中氧自由基的终产物 MDA 的水平,同时提高了机体内在抗氧化物 SOD 的活性,使肠黏膜损伤分级较 I/R 组Ⅲ、Ⅳ度减少,Ⅱ度增加;绒毛高度在 SM 组较 I/R 组增加,小肠组织含水量减少,肠黏膜损伤明显减轻。这些结果提示复方丹参对肠 I/R 损伤具有保护作用,作用机制与其清除氧自由基及提高机体总体抗氧化能力有关。

五、重症急性胰腺炎肠道屏障损伤时 sPLA2 的表达

重症急性胰腺炎(severe acute pancreatitis,SAP)是一种外科常见急腹症,早期常可因为伴发全身炎症反应综合征和多器官功能障碍综合征而导致患者死亡,而这些严重伴发症的形成往往是由肠道屏障损伤后肠道内的大量细菌和内毒素,通过血液循环和淋巴途径作用于全身各个脏器,激活了体内单核巨噬细胞系统,释放大量的 TNF-α、干扰素、白介素等炎性因子,通过"扳机样作用"触发炎症介质的"瀑布样级联反应",进一步加重组织损伤,分泌型磷脂酶 A2(secretedphospholipaseA2,sPLA2)能通过大量水解生物膜上的卵磷脂成分激发体内炎症介质的大量释放。清胰汤能有效的通腑利肠泻肺实,中和内毒素降低其毒性,促进肠内有毒物质的排出保护肠道屏障,其对 SAP 时肠道屏障损伤的防治作用及作用机理已成为近年来研究的热点。因此,我们通过制备 SAP 大鼠模型,观察 sPLA2 在 SAP 大鼠肠组织的表达情况,探讨 sPLA2 在 SAP 肠道屏障损伤中的作用及清胰汤的干预作用,为临床有效调控炎症因子,保护肠道屏障提供理论基础。

(一)主要研究方法和结果

1. 主要方法

(1)实验动物分组:将 40 只 SD 大鼠随机分为四组。假手术组(sham operation,SO 组)10 只、SAP 模型组 10 只、清胰汤组(QYT 组)10 只、地塞米松组(DEX 组)10 只,采用胆胰管内逆行注入 1.5% 去氧胆酸钠,建立大鼠 SAP 肠道屏障损伤模型。SO 组于开腹后仅轻翻胰腺数次后关腹。DEX 组于造模后立即、6 小时和 12 小时静脉注射地塞米松。QYT 组造模前 0.5 小时、造模后 6 小时和 12 小时再次中药清胰汤灌胃各组动物造模后 24 小时,麻醉下开腹,腹主动脉采血,留血清－80℃保存。

(2)检测指标和方法:采用 HE 染色观察胰腺和肠组织病理组织学变化,采用化学法检测血清二胺氧化酶含量,采用全自动生化分析仪检测血清淀粉酶含量,采用酶联免疫吸附法测定血清 TNF-α 含量,采用 RT-PCR 法检测肠组织 sPLA2 mRNA 表达水平,采用 Western Blot 法检测肠组织 sPLA2 蛋白表达水平。

(3)统计学处理:各检测结果数据用 $\bar{x}\pm s$ 表示,通过 SPSS13.0 统计软件,采用单因素方差分析的方法对各组均数进行显著性检验,指标间的分析采用 pearson 积矩相关分析来说明相关性,$P<0.05$ 具有显著性差异。

2. 研究结果

(1)胰腺和肠组织病理学改变:各组大鼠的胰及肠组织病理改变差异明显,其中 SO 组

胰腺小叶和肠黏膜结构清晰未出现水肿出血，SAP组胰腺小叶结构模糊，大量炎症细胞浸润出现大片出血，坏死面积超过50%，肠黏膜上皮细胞出现片状坏死。而QYT、DEX组病理损伤较SAP组明显减轻，QYT组肠黏膜上皮细胞肿胀但大体形态正常，DEX组除细胞肿胀变形外还有不同程度的炎症细胞浸润。

(2)血清淀粉酶检测结果：与SO组相比较，SAP组大鼠的血淀粉酶显著升高（$P<0.01$）。与SAP组比较QYT、DEX组大鼠血淀粉酶降低明显（$P<0.05$），其中QYT组降低更为明显。

(3)血清TNF-α含量变化：与SO组相比较，SAP组血清TNF-α含量显著升高（$P<0.01$）。与SAP组相比较，QYT、DEX组血清TNF-α含量显著降低（$P<0.05$）。

(4)血清DAO含量变化：与SO组相比较，SAP组血清二胺氧化酶（DAO）显著升高（$P<0.01$）。与SAP组相比较QYT、DEX组血清DAO含量显著降低（$P<0.05$），其中QYT组的DAO降低更为明显。

(5)sPLA2 mRNA在肠组织中的表达变化：与SO组相比较，在SAP组肠组织sPLA2 mRNA的表达显著升高。与SAP组比较，QYT、DEX组肠组织sPLA2 mRNA的表达显著降低。同时其在QYT、DEX组的表达较SO组有不同程度升高（$P<0.05$）。

(6)sPLA2蛋白在肠组织中的表达变化：与SO组相比较，sPLA2蛋白在SAP组肠组织中表达显著升高，与SAP组比较，QYT、DEX组sPLA2蛋白的表达明显下降，以QYT组表达下降更明显，QYT、DEX组该蛋白表达较SO组有明显升高（$P<0.05$）。

（二）研究结果的分析及意义

1. sPLA2在SAP肠道屏障损伤发病机制中具有重要作用

sPLA2广泛存在于哺乳动物的组织和细胞中，其可以在磷脂重建、传递细胞信号等生理过程中发挥重要的作用。但在SAP时，过度表达的sPLA2，不仅降解肺泡表面活性物质，使肺顺应性下降，还能加重全身损害和多器官功能障碍。现已证实肠黏膜中也含有大量sPLA2，sPLA2的过度表达，是小肠缺血再灌注损伤的重要因素。sPLA2可以通过降解细胞膜的磷脂成分从而直接损伤肠黏膜，也可间接引起微循环障碍，从而对肠道屏障发起攻击。SAP时，降低了肠管的运动能力，可引起麻痹性肠梗阻，肠道内致病菌大量繁殖，在大量炎症因子和致伤因素的联合作用下，肠黏膜上皮细胞大量凋亡和坏死，破坏了肠黏膜机械屏障，并释放大量如磷脂酶和二胺氧化酶等活性物质。同时Wilmore等首次提出的，即认为肠道屏障损伤可能是引发SIRS或MODS的始动因素之一。因此，研究sPLA2在SAP肠道屏障损伤发病机制中的作用具有重要的意义。研究结果发现，在SAP大鼠模型建立24小时后，胰腺和肠组织损伤性病理变化明显，血清AMY、TNF-α、DAO水平明显升高，RT-PCR和Western blot法检测sPLA2 mRNA和蛋白的表达显著升高，且二者呈正相关关系。该实验以血清AMY水平和胰腺病理变化来判定胰腺组织损伤程度，以血清DAO水平和肠组织病理变化来判定肠道屏障损伤程度。该实验中显示，肠道屏障损伤程度与sPLA2 mRNA和蛋白的表达呈正相关关系，sPLA2的过度表达同时发生在转录和翻译水平，其在SAP肠道屏障损伤的发生过程中具有重要作用。

2. 清胰汤能有效减轻胰腺和肠组织的损伤

实验显示，清胰汤、地塞米松两组药物均能减轻胰腺和肠组织的损伤，可以降低血清AMY、TNF-α、DAO水平，降低sPLA2 mRNA和蛋白的表达，其中以清胰汤疗效更为突出。

清胰汤以通里攻下、清热解毒、活血化瘀辅以益气营血为主要治则。组方中大黄、芒硝具有通里攻下，泻热通腑，荡涤积滞，通畅腹气，排出糟粕的作用，结合该方中元胡活血化瘀，配合木香、柴胡、白芍可起到疏肝理气之功效。通里攻下有利于减轻肠麻痹的症状，能促进肠腔内过度表达的磷脂酶、血管活性物质及毒性物质的排除，减少肠道细菌的增殖，降低因细菌移位及大量内毒素入血引起的毒性作用，对抗炎症介质过度表达的损伤作用。但清胰汤对SAP 肠道屏障损伤时 sPLA2 表达水平的影响，尚未见深入研究。该实验通过观察清胰汤对SAP 大鼠的干预效果发现，其可以在转录和翻译水平有效降低 sPLA2 的表达水平，减轻肠道屏障的损伤程度。而且，该前期实验结果显示，单位时间内肠黏膜内 sPLA2 表达明显高于肺组织内 sPLA2 表达，具有显著的统计学意义。表明 sPLA2 在肠道屏障损伤中的作用值得引起注意。

在对两种药物干预效果进行比较后发现：在大鼠 SAP 模型建立后的前 6 小时内，地塞米松干预组大鼠的生命活力优于清胰汤组，但在模型建立后 24 小时的生存状态明显差于清胰汤组。清胰汤组大鼠的病情进展较为平缓，清胰汤的治疗作用虽起效较慢，但其作用时间较长，且作用较地塞米松更为稳定。在临床对重症急性胰腺炎特别是伴发肺损伤的治疗中，目前根据急性胰腺炎的临床分期、病情演变等特点，应用中医辨证论治、因人、因地、因时制宜的理论，充分利用中药的整体观和综合治疗作用，将清胰汤与地塞米松、胰酶抑制剂、抗氧化剂、抗生素等西药有机结合起来使用，并不失时机地选择外科手术引流、腹腔灌洗、床旁血滤等微创和介入治疗方法，发挥其各自的优点，降低急性胰腺炎肺损伤等并发症的发生率和死亡率。

六、大鼠肠巨噬细胞及上皮细胞分泌炎症介质的规律

TNF-α 是机体的早期炎症介质，在炎症介质连锁反应中起重要作用。二胺氧化酶（DAO）活性变化是反映肠道屏障功能状态的良好指标，一氧化氮（NO）是炎症介质网络的最后共同途径，是导致器官功能损害的重要介质。在肠道屏障受损时，血液中这三种物质的浓度会不同程度增高。何种细胞受诱导分泌这三种物质增加，至今尚不十分明确。肠巨噬细胞主要位于肠黏膜固有层，对于吞噬外来细菌、毒素等具有重要作用，是肠道屏障的重要组成部分。但它在受到内毒素等刺激后又产生和释放肿瘤坏死因子-α，因此也在全身炎症反应过程中起重要作用，反过来又可能影响肠屏障功能。单核巨噬细胞分泌肿瘤坏死因子-α 的规律及相关抑制药物的研究已备受关注，但对于肠巨噬细胞，尤其是单独分离出来的肠巨噬细胞分泌肿瘤坏死因子-α 的规律的研究尚不多见。该实验通过体外单独培养的肠巨噬细胞、肠上皮细胞及二者混合的细胞，通过脂多糖刺激及地塞米松、TNF-α 单克隆抗体及复方大承气汤作用，探讨肠巨噬细胞和肠上皮细胞 TNF-α、二胺氧化酶及一氧化氮的分泌以及以上三种药物的作用，并动态观察肠巨噬细胞分泌 TNF-α 的规律，特别是在脂多糖刺激下 TNF-α mRNA 表达及地塞米松、TNF-α 单克隆抗体和复方大承气汤对 LPS 诱导的肠巨噬细胞 TNF-α 分泌及 TNF-α mRNA 表达产生的影响。以进一步明确机体炎症反应的发生机制、病理损害，为临床上正确调控炎症反应，保护肠道屏障提供理论依据和方法论指导。

（一）主要研究方法和结果

1. 主要方法

（1）肠上皮细胞和巨噬细胞：将雄性 SD 大鼠以密闭 CO_2 笼处死，迅速取全肠，用 50ml

冷 PBS(pH＝7.4)液冲洗肠腔。纵向剖开，置入含 0.1％EDTA 的无钙、镁 Hanks 平衡盐溶液中，37℃水浴中振荡 20 分钟，收集上清，分离出肠上皮细胞和巨噬细胞。

(2)实验一分组：第一组肠巨噬细胞组：取三孔作为正常对照，其余各取三孔分别加入 40μl 脂多糖，20μl 脂多糖及 20μl 地塞米松，20μl 脂多糖及 20μl TNF-α 单克隆抗体，20μl 脂多糖及 20μl 复方大承气汤。对照组加 40μl 生理盐水。第二组肠上皮细胞组：取三孔作为正常对照，其余各取三孔分别加入 40μl 脂多糖，20μl 脂多糖及 20μl 地塞米松，20μl 脂多糖及 20μl 复方大承气汤。对照组加 40μl 生理盐水。第三组肠巨噬细胞及肠上皮细胞混合组：取三孔作为正常对照，其余各取三孔分别加入 40μl 脂多糖，20μl 脂多糖及 20μl 地塞米松，20μl 脂多糖及 20μlTNF-α 单克隆抗体，20μl 脂多糖及 20μl 复方大承气汤。对照组加 40μl 生理盐水。培养板于 37 ℃，5％CO₂ 培养箱中培养 6 小时，取上清液检测 TNF-α、DAO 及 NO。

(3)实验二分组：第一组：对照组，细胞上清液中加入 0.05ml 培养基。第二组：脂多糖诱导组，加 0.05ml 脂多糖。第三组：地塞米松处理组，加 0.025ml 脂多糖，同时加入地塞米松 0.025ml。第四组：TNF-α 单抗处理组，加 0.025ml 脂多糖，同时加入 TNF-α 单抗 0.025ml。第五组：复方大承气汤处理组，加 0.025ml 脂多糖，同时加入复方大承气汤 0.025ml。每组分四个时相：3 小时、6 小时、12 小时、24 小时。每时相 6 个孔，分别取上清液，-70℃ 保存，用于检测 TNF-α。细胞用于提取 RNA，RT-PCR 法检测 TNF-α mRNA。

(4)统计学处理：所有数据均以($\bar{x}\pm s$)形式表示，结果以 SPSS 10.0 统计软件进行方差分析，以 $P<0.05$ 为检验显著性标准。

2. 研究结果

(1)培养 6 小时后，肠巨噬细胞、肠上皮细胞及混合细胞上清液中 TNF-α 浓度：肠巨噬细胞正常时可分泌少量 TNF-α，经脂多糖刺激后分泌量明显增加($P<0.01$)。地塞米松处理后 TNF-α 明显下降($P<0.01$)。单克隆抗体处理组及复方大承气汤处理组也呈下降趋势($P<0.05$)。肠上皮细胞各组无明显变化($P>0.05$)，混合细胞经 LPS 诱导后，TNF-α 浓度显著增加，各药物处理组都比诱导组显著降低($P<0.01$ 或 $P<0.05$)。

(2)培养 6 小时后，肠巨噬细胞、肠上皮细胞及混合细胞上清液中 NO 和 DAO 浓度：肠巨噬细胞经 LPS 诱导后，NO 和 DAO 浓度显著增加($P<0.01$)，各药物处理组都比诱导组显著降低($P<0.01$)。肠上皮细胞经 LPS 诱导后，DAO 浓度无显著变化，各药物处理组与诱导组比较，都无显著性差别($P>0.05$)。混合细胞经 LPS 诱导后，NO 和 DAO 浓度显著增加($P<0.01$)，各药物处理组都比诱导组显著降低($P<0.01$)。

(3)各组肠巨噬细胞上清液中 TNF-α 浓度：正常肠巨噬细胞(对照组)培养上清液中 TNF-α 浓度较低，经脂多糖刺激后，各时相均明显增高，($P<0.01$)，3 小时增加明显，6 小时达到高峰，12 小时开始下降，24 小时逐渐降低。应用地塞米松、TNF-α 单克隆抗体及复方大承气汤处理后，各时相上清液 TNF-α 浓度均较相应的脂多糖诱导组明显降低，($P<0.01$)。

(4)肠巨噬细胞 TNF-α mRNA 表达：正常肠巨噬细胞(对照组)无明显 TNF-α mRNA 表达，经脂多糖诱导后 TNF-α mRNA 表达增加，3 小时增加明显，6 小时达到高峰，12～24 小时逐渐降低。地塞米松处理组、复方大承气汤处理组 TNF-α mRNA 表达与 LPS 诱导组比较，3 小时皆无显著性差异($p>0.05$)，6 小时、12 小时、24 小时则明显降低($P<0.05$)。TNF-α 单克隆抗体处理组与 LPS 诱导组比较，各时相皆无明显差异。

(二)研究结果的分析及意义

1. 肠巨噬细胞及肠上皮细胞是肠道屏障的重要组成部分

它们功能的稳定对维持肠道屏障功能具有重要作用。肠道屏障受损时,各自的生理功能也会出现相应的改变。该实验从 TNF-α、NO 及 DAO 的分泌情况来观察内毒素诱导下的肠巨噬细胞及肠上皮细胞的功能改变,并探讨药物的保护作用。

2. 大鼠肠上皮细胞及肠巨噬细胞分泌肿瘤坏死因子-α、一氧化氮和二胺氧化酶的规律及不同药物的影响

(1)大鼠肠上皮细胞及肠巨噬细胞分泌肿瘤坏死因子-α规律及不同药物的影响:TNF-α是一个具有 157 个氨基酸的蛋白质,主要来源于巨噬细胞。正常时不易检出,TNF-α 的释放是机体对各种外源或内源性刺激的反应。革兰氏阴性菌胞壁成分特别是内毒素脂多糖(LPS)是 TNF-α 释放的强有力刺激物。TNF-α 是机体的早期炎症介质。该实验表明,肠组织中 TNF-α 的增高是肠巨噬细胞受内毒素刺激活化的结果,而肠上皮细胞则无明显作用。应用地塞米松、TNF-α 单克隆抗体及复方大承气汤处理后,可明显抑制肠巨噬细胞 TNF-α 的产生。可见地塞米松、TNF-α 单克隆抗体及复方大承气汤对保护肠道屏障,抑制早期炎症反应有明显作用。

(2)大鼠肠上皮细胞及肠巨噬细胞分泌一氧化氮的规律及不同药物的影响:一般认为NO 是炎症介质网络的最后共同途径,是导致器官功能损害的重要介质。该实验结果表明,LPS 刺激后,肠巨噬细胞释放 NO 明显增加,应用地塞米松、TNF-α 单克隆抗体及复方大承气汤处理后,肠巨噬细胞释放 NO 与诱导组相比均显著降低。我们认为,LPS 是肠巨噬细胞有效的激活剂,地塞米松、TNF-α 单克隆抗体及复方大承气汤均可通过抑制 NO 释放来保护肠道屏障。肠上皮细胞在 NO 释放增多的过程中无明显作用。

(3)大鼠肠上皮细胞及肠巨噬细胞分泌二胺氧化酶的规律及不同药物的影响:二胺化酶(DAO)是人类和所有哺乳动物小肠黏膜上皮绒毛中具有高度活性的细胞内酶,在组胺和多种多胺代谢中起作用:DAO 活性与黏膜细胞的核酸和蛋白质合成密切相关,它能够反映肠黏膜的完整性和损伤程度。有研究发现,DAO 活性与血内毒素水平,肠黏膜组织过氧化损伤情况密切相关。DAO 活性变化是反映肠道屏障功能状态的良好指标。MODS 时肠黏膜组织中 DAO 活性明显降低,而血 DAO 活性却明显增高,机理不明。该实验结果表明 DAO不但存在于肠黏膜上皮细胞内,同样存在于肠巨噬细胞内。并且在内毒素作用下,肠巨噬细胞 DAO 活性明显增高,而肠黏膜上皮细胞 DAO 活性无显著变化。应用地塞米松、TNF-α单克隆抗体及复方大承气汤处理后,肠巨噬细胞 DAO 活性与 LPS 诱导组相比均见显著下降,而对 LPS 刺激的肠黏膜上皮细胞 DAO 活性无明显作用。我们认为:肠巨噬细胞中也含有大量的 DAO。肠巨噬细胞 DAO 活性表现为动态变化的过程,即肠巨噬细胞受内毒素刺激而活化,DAO 活性明显增强,分泌到细胞外,从而导致 MODS 时血 DAO 活性增高。肠黏膜上皮细胞 DAO 活性相对比较稳定,受内毒素刺激无变化。MODS 时肠黏膜上皮部分细胞死亡或脱落,从而导致肠黏膜组织中 DAO 活性明显降低。地塞米松、TNF-α 单克隆抗体及复方大承气汤皆可降低 LPS 诱导的肠巨噬细胞 DAO 活性,因此有保护肠黏膜屏障的作用。TNF-α 单克隆抗体有此作用,应与其中和肠巨噬细胞释放的 TNF-α 作用有关。可以设想巨噬细胞受内毒素刺激而活化,释放 TNF-α 增加,TNF-α 又通过某种未知的途径引起DAO 合成和释放增加。TNF-α 的分泌与 DAO 的关系以及 DAO 在肠道屏障中的意义还需进一步研究。

(4)肠巨噬细胞活化,TNF-α、NO 及 DAO 的分泌量改变:肠巨噬细胞活化,分泌 TNF-α、NO 及 DAO 显著增加,成为血清中这三种物质浓度增高的重要原因之一。肠上皮细胞在这一现象中没有明显作用。从另一个侧面也可表明,肠上皮细胞本身的功能尚不能代表着肠屏障的整体功能,但肠巨噬细胞受刺激活化而产生的大量炎症介质势必会通过旁分泌或内分泌作用形式,影响到肠上皮细胞本身的功能,导致细胞坏死、溶酶体破裂、线粒体呼吸功能衰竭,以至于整体肠道屏障功能受到严重影响。地塞米松、TNF-α 单克隆抗体及复方大承气汤均有保护肠道屏障的作用。这为我们临床上保护肠黏膜,预防肠源性感染提供药物参考。

3.大鼠肠巨噬细胞的肿瘤坏死因子-α 蛋白质和基因表达规律及中西药物的影响

(1)大鼠肠巨噬细胞的肿瘤坏死因子-α 蛋白质和基因表达规律:有文献报导宿主体内单核巨噬细胞系统在创伤和感染的情况下,可由静止状态转变为活化状态,甚至过度激活而诱生释放 TNF-α、白细胞介素、前列腺素等多种炎症介质。这些细胞因子不仅可导致机体代谢与血流动力学异常,其持续存在还可造成自身组织、细胞结构和功能的广泛损害,其中以 TNF-α 的作用最为显著。肠巨噬细胞是肠产生 TNF-α 的主要细胞。受内毒素攻击而释放大量的 TNF-α,它除了通过内分泌作用进入血液循环,产生远隔器官损害外,还可通过旁分泌形式对邻近肠上皮细胞发生作用,从而影响肠道的屏障功能。该实验又表明,肠巨噬细胞在正常情况下有低量的 TNF-α 分泌,无明显基因表达。在 LPS($10\mu g/ml$)作用下,TNF-α 分泌及 TNF-α mRNA 表达都明显增加,3 小时,6 小时增加明显,6 小时相对较高,12 小时,24 小时逐渐降低,但仍高于正常水平。此结果与国内于力总结的大鼠肾系膜细胞在 LPS 诱导下的 TNF-α 蛋白质和基因表达规律基本一致。

(2)不同药物对大鼠肠巨噬细胞的肿瘤坏死因子-α 蛋白质和基因表达的影响:肠巨噬细胞分泌 TNF-α,主要通过以下两种途径产生局部及全身的损害。首先,与 TNF-α 受体结合,直接介导组织损害,导制肠道屏障破坏及其他损伤。另外,还可以介导其他因子如白介素-1、白介素-6、前列腺素等作用于组织,使效应进一步放大。目前较多应用地塞米松、TNF-α 单克隆抗体及中药来阻断 TNF-α 损伤作用。

4.从蛋白质和基因两个方面探讨不同药物对 LPS 诱导的肠巨噬细胞分泌 TNF-α 的影响

(1)地塞米松对 LPS 诱导的肠巨噬细胞 TNF-α 分泌及基因表达具有明显的抑制作用:地塞米松有强大的抗炎作用,能对抗各种原因如物理、化学、生物、免疫等引起的炎症。Beulter 等证实,地塞米松即使在纳摩尔水平也能较强的抑制 TNF-α 基因转录及 mRNA 动员,从而阻止 TNF-α 的合成,若 TNF-α mRNA 翻译已经开始,地塞米松就不能阻止 TNF-α 的产生与分泌。该实验结果证实,地塞米松(10^{-6} mmol/L)可以从蛋白质和核酸水平,较强的抑制 LPS 诱导的肠巨噬细胞 TNF-α 的产生。其可能机制是与 mRNA 的起始点结合,影响 mRNA 的转录水平,同时影响蛋白质的翻译过程,即地塞米松通过抑制基因转录和翻译过程使 TNFα 合成减少,有学者认为地塞米松是肠巨噬细胞产生 TNF-α 的较强抑制剂。

(2)TNF-α 单克隆抗体对 LPS 诱导的肠巨噬细胞 TNF-α 蛋白质分泌有明显的抑制作用,而对基因表达无抑制作用:TNF-α 介导的损害已引起人们极大的关注,应用 TNF-α 单克隆抗体拮抗 TNF-α 的研究也随之方兴未艾。我们从体外培养的肠巨噬细胞证实了 TNF-α 单克隆抗体单独作用,可直接从蛋白质水平减少 TNF-α 的产生与分泌,但对 TNF-α mRNA

表达无明显影响。这主要因为其具有直接中和 TNF-α 蛋白的功能,但对核酸物质没有作用。以往实验证明,静脉注射 TNF-α 单克隆抗体可以从蛋白质和基因水平抑制 TNF-α 的产生,有学者认为这不是 TNF-α 单克隆抗体一种物质直接作用的结果,可能因为在体内有补体等其他多种物质参与作用所导致。

(3)复方大承气汤可抑制 LPS 诱导的肠巨噬细胞 TNF-α 的分泌及基因表达:复方大承气汤是广泛应用于临床的常用方剂,由经典通里攻下名方大承气汤加减而成。主要用于治疗急性肠梗阻、急性阑尾炎、急性胰腺炎、急性腹腔感染等疾病。有关实验表明,此方有增强胃肠道推进运动作用,增加肠血流量,降低血管通透性,以及抑菌抗感染,保护胃肠黏膜等作用。但此药对肠巨噬细胞及其分泌 TNF-α 的影响,还未见深入研究。该实验通过复方大承气汤直接作用于体外培养的肠巨噬细胞,结果表明,其可以较强抑制炎症介质 TNF-α 的分泌和 mRNA 的表达。作用机制尚不完全清楚,估计可能与调节细胞内 cGMP 和 cAMP 的比例有关。

(4)三种药物抑制 TNF-α 介导的炎症反应的对比分析:这三种药物都可不同程度抑制 TNF-α 介导的炎症反应,但从作用环节和药理效应方面看,地塞米松又是一个对机体免疫功能具有一定损害作用的免疫抑制药,而且主要作用于基因转录阶段,当炎症进展,蛋白质已经大量表达时就显得无能为力。TNF-α 单克隆抗体只是对已经表达的蛋白质具有中和作用,对于炎症反应的初始步骤基因水平的阻抑则不起作用,而且生产工艺复杂,价格昂贵,广泛应用于临床尚需时日。中药药源广泛、价廉、易得。它的作用又是多方面多层次的,不仅在基因转录、蛋白质表达水平,还是在效应阶段都起作用。另外它在整体水平上可以通过扶正祛邪、改善微循环、增强内稳态,直接中和、拮抗抑制细菌内毒素、保护肠道屏障功能和其他脏器功能等发挥作用。如果与地塞米松、TNF-α 单克隆抗体等配合应用,将是一种很好的中西医结合形势。必将优势互补、相得益彰,为临床上保护肠屏障,防治 MODS 提供有效方法。

(陈海龙 王 辉 白晓刚)

参 考 文 献

[1] Wilmore DW,Smith RJ,O'Dwyer ST,et al. The gut: a central organ after surgical stress[J]. Surgery,1988,104(5):917-23.

[2] 陈海龙,吴咸中,裴得凯,等.肠道屏障在多器官功能不全综合征中的发病学意义探讨[J].中华普通外科杂志,1998,13(1):50-53.

[3] 陈海龙,吴咸中,关凤林,等.大承气汤对 MODS 时肠道细菌微生态学影响的实验研究[J].中国微生态学杂志,2007,19(2):132-134.

[4] 冯立民,王建立,陈海龙,等.重症急性胰腺炎肠粘膜屏障功能改变的临床研究[J].中国现代普通外科进展,2004,7(5):297-299.

[5] 张经文,陈海龙,王玉玺,等.重症急性胰腺炎肠道屏障损伤时 sPLA2 的表达及清胰汤的影响[J].世界华人消化杂志,2013,21(32):3537-3542.

[6] 王长友,陈海龙,张贵华.复方丹参对肠缺血再灌注损伤防治作用的实验研究[J].中华实用中西医杂志,2005,18(16):677-679.

[7] 吴锦鸿,许国根,郭英辉.急性胰腺炎患者血浆磷脂酶 A2 的变化及维拉帕米的治疗效应[J].中国急救医

学杂志,2007,27(2):103-105.

[8] 袁耀宗,汤玉茗.重视肠屏障功能的研究[J].中华消化杂志,2006,26(9):577-578.

[9] 刘晓臣,白顺滟,彭燕.重症急性胰腺炎时肠屏障功能障碍的发生机制[J].泸州医学院学报,2007,30(1):77-80.

[10] 吴咸中.腹部外科实践[M].第3版.天津:天津科学技术出版社,2004.

[11] 王辉,陈海龙,范琦,等.大鼠肠巨噬细胞分泌肿瘤坏死因子的规律及复方大承气汤影响的研究[J].中国中西医结合外科杂志,2002,8(6):11-14.

第七章 | 细菌移位和内毒素血症

第一节　细菌移位与外科疾病

多年来,临床学家在防治感染方面虽费尽心机,但其发病率和病死率仍停留在一个不再下降的水平。脓毒症是严重创伤后常见的并发症,也是创伤后生存 48 小时以上患者的主要死亡原因。虽然多数感染的原发灶能够找到,但仍有部分病例的原发感染灶即使在尸检时也不能明确。这些感染均为革兰氏阴性杆菌、肠球菌以及白念珠菌等肠道常驻菌所致。20世纪 80 年代以来,人们注意到了肠道细菌移位的问题,认为肠道往往是这种原因不明感染的潜在来源。

许多学者认为,细菌移位而形成肠源性感染是临床上感染发生率难以降低的一个不可忽视的原因。

一、肠道是肠源性感染时移位细菌的来源地

近年来的研究证实,在肠黏膜屏障受损时,可以发生肠源性细菌感染和肠源性内毒素血症。Fry 和 Garrison 提出"肠道是外科临床患者全身感染的起源"。Jacob 等经大量研究证实,肠道是内毒素和革兰氏阴性杆菌的来源。Stone 等亦证实,"肠道是全身性念珠菌感染的原发病灶"。Marshall 等发现 16 例危重患者中,15 例的全身感染致病菌与其上消化道中的细菌类型完全相同。已阐明在粒细胞低下患者,胃肠道是致病菌的大本营,其分泌物中多见为肠球菌属、大肠杆菌和葡萄球菌属。在严重创伤后的多器官功能衰竭中,肠道起有十分重要的作用。所以 Wilmore 将肠道称之为"外科应激条件下的中心器官"。细菌移位是涉及兼性革兰氏阴性杆菌(常是大肠杆菌)的过程,可见胃肠道是潜在感染的播散源。

二、细菌移位的机理

近年来,肠道细菌移位所致的肠源性感染作为重要的病理现象已得到较为广泛的关注,虽然尚未完全阐明其发生机理,但人们对这一客观事实的认识有了很大的进步。

现代有关细菌移位的假说认为,肠细胞首先通过"胞吞"作用吞食原寄居在肠道内的革兰氏阴性菌,然后以"胞吐"方式释放出来,再由吞噬细胞运至肠系膜淋巴结。在此过程中,肠细胞和吞噬细胞协同作用促发肠道细菌向肠道外播散,同时可能还有肠细胞交接处的结构完整性受损因素的参与。细菌移位可随机发生于健康人,其本身很少甚至没有不良后果;也可能这体现了区域性引流淋巴结的"前哨"作用。但细菌移位的重要性在于它是危重患者感染的潜在来源。

细菌移位的病因主要有:电离放射、内毒素血症、严重创伤、营养障碍、腹膜炎症、肾衰竭、肠梗阻、肠道菌丛改变、肠黏膜变化、出血性休克、细胞交接处结构薄弱、分泌型 IgA 不足、吞噬细胞功能缺陷、TPN 以及大面积烧伤等。以上病因主要促成以下三种情况:①肠黏

膜的机械性破坏；②机体的免疫防御功能下降；③肠道微生态学紊乱。在三种因素中，肠道细菌过度生长为细菌移位提供了前提；肠黏膜屏障的破坏为细菌移位提供了可能；免疫功能抑制则为细菌移位的完成提供了条件。

细菌移位是人类发病的因素，但必需同时存在某些潜在情况。联合应用抗生素和免疫抑制剂，细菌移位可引起腹膜炎或脓毒症；如分别给予，则细菌仅移位到肠系膜淋巴结而非更远处。鼠烧伤模型实验证实，烧伤增加细菌移位，加用青霉素则抑制肠道专性厌氧菌，兼性肠道菌生长增加、过度繁殖而移位至肠系膜淋巴结和肝、脾、腹膜等远处器官。蛋白质营养不良本身不促进细菌移位，但伴有内毒素性黏膜损害时，情况就较严重，可能两者具有协同作用。在重危和免疫损害患者，细菌移位是发生肠源性门脉脓毒症的关键性过程。细菌移位的发生机理主要依据于动物实验结果，其确切的机理及其病理生理作用尚待进一步研究。

三、细菌移位与常见外科疾病

近年来在外科领域中，对细菌移位在严重创伤后所发生的一系列病理生理改变过程中所起的重要作用已引起人们极大的关注。现就常见疾病分述如下。

（一）出血性休克

自 20 世纪 80 年代以来，感染经常成为出血性休克的主要死亡原因。而且，在死于感染的创伤患者中有 30％的菌血症找不到明确的感染灶。Sori 等证实，出血性休克后细菌由肠道向血液迅速迁移并可由此而引起败血症。Rus 等最近报道，在出血性休克后 2 小时，血液循环中可见以革兰氏阴性杆菌为主的多种肠道细菌。休克后 8 小时，血培养阳性动物的病死率是 100％；而血培养阴性动物的生存率竟高达 83％。Bakes 的鼠出血性休克实验证实，肠系膜淋巴结、肝、脾、血液中有大肠杆菌和肠球菌的存在。

研究发现，出血性休克时，肠黏膜血流减少，过氧化物酶通透性增加，细胞膜的连结遭受破坏，肠绒毛受到损害以至肠黏膜分裂、出血、坏死脱落和溃疡形成。自由基的释放又可加重黏膜损害。结果肠黏膜破损，屏障功能丧失、发生细菌移位。但在有些出血性休克实验中不一定发生细菌移位现象。另外，目前的休克模型尚未考虑到内出血对细菌移位的影响，因为血液产物是在其他感染过程中的关键性辅佐剂。

（二）烧伤

烧伤患者的感染问题一直比较突出，脓毒症是烧伤患者的主要并发症。Deitch 等曾证实大鼠烧伤能造成肠道中铜绿假单胞菌侵入体内，形成烧伤后肠源性铜绿假单胞菌的全身性感染。动物在遭受 20％面积烧伤时无细菌移位发生。烧伤面积达 40％时，细菌可移位至肠系膜淋巴结，在抗生素的作用消失后可见远处移位现象。烧伤后肠黏膜通透性增高及严重的物理性损伤是细菌移位的主要原因。另外，烧伤后免疫功能减退，呈低血流量和营养缺乏状态烧伤时使用广谱抗生素、肠道致病菌定植可使肠道微生态学发生破坏、菌群失调等都可促使细菌移位发生。

（三）肠梗阻

人们早就发现在肠梗阻后，肠道的运动、吸收以及分泌功能均发生改变。实验证明，肠梗阻后 4 小时可在血液或器官内培养出细菌。随着梗阻时间的延长，不但细胞移位的发生率增高，侵入到小鼠内脏中的细菌量也增多。小鼠的病死率随之上升。

关于肠梗阻后发生细菌移位的机理，考虑有以下两点。

1. 细菌紧密接触其至黏附到肠黏膜上皮表面,是细菌移位的第一步。正常的肠蠕动能有效地阻止肠道内容物的郁滞,防止细菌与肠黏膜长时间紧密接触,使其无法在上皮细胞表面黏附、定值进而穿越上皮细胞层,蠕动波起到持续"冲洗"作用。机械性肠梗阻改变了肠道菌群正常生态,使某些细菌优势繁殖引起细菌移位。

2. 无菌鼠肠梗阻后肠黏膜并不发生明显损伤。单纯性细菌优势繁殖而无肠梗阻,黏膜损伤也不出现。由此看来,两者同时存在才会发生细菌移位,即肠梗阻时的肠黏膜容易受到肠内细菌及其产物的损伤。

（四）梗阻性黄疸

感染和内毒素血症仍然是梗阻性黄疸患者的主要死因之一。实验证明,胆总管梗阻 7 日后,能造成 30% 的动物发生细菌移位。组织学分析表明,胆道梗阻后动物肠黏膜整个绒毛出现黏膜下水肿,黏膜刷状缘遭到破坏,使得肠黏膜对细菌和内毒素的通透性增加,循环中的内毒素又促使肠黏膜通透性进一步增加而致细菌移位;在胆道梗阻时,肠道中胆盐缺乏造成肠道菌群紊乱、革兰氏阴性菌过度增殖;另外,肠道中胆盐缺乏,IgA 含量下降,促进肠黏膜损伤;胆道梗阻和内毒素血症都常伴有严重的特异性和非特异性免疫功能失调。这些都有利于促进肠源性细菌和内毒素持续侵入体内。

（五）蛋白质营养不良

由于创伤能造成机体代谢紊乱、分解代谢亢进,所以营养不良是外科常见并发症之一。临床上伴有营养不良的各类外科患者,术后感染的发生率和病死率均明显增高。

多方面的研究证实,营养不良可以损害机体的免疫防御功能,影响肠道的正常细菌生态学、损害肠黏膜的完整性,有利于细菌迁移和内毒素血症的发生。营养不良时,小肠黏膜严重萎缩,肠黏膜分泌型免疫球蛋白 A（secretory immunoglobulin A,sIgA）生成的量下降;同时肠黏膜中黏液和黏蛋白产生的绝对量也减少。而肠黏膜分泌的黏液和黏蛋白以及 sIgA 则是肠黏膜抗感染屏障的重要成分,在抵御肠道菌群定植和侵入性感染的发生中起重要作用。

研究发现,长期的胃肠外营养（total parenteral nutrition,TPN）容易促发细菌移位。由于肠道外营养液中缺乏谷氨酰胺而使肠黏膜发生萎缩,影响了肠道的屏障功能。此外,TPN 还可引起 sIgA 数量明显下降。而 sIgA 在阻止肠腔内细菌与黏膜细胞的黏附上具有重要作用。肠腔内 sIgA 水平下降与细菌移位的严重程度密切相关。

四、肠道细菌移位的临床意义

细菌移位的临床意义取决于宿主的生理和免疫状态,仅有肠道防御系统受损虽可促使细菌移位,但宿主最终可清除细菌而存活。而在多个系统防御受损时,移位细菌可经肠系膜淋巴结扩散至多个器官而引起致死的肠源性感染。对肠道屏障功能研究的日益深入,为改善临床患者的治疗提供了依据。

在梗阻性黄疸患者,可设法将内毒素血症的不利影响降至最低限度。如术前应用胆盐明显地降低了梗阻性黄疸患者门体循环中内毒素血症的发生率。严重创伤而应设法减少肠道内革兰氏阴性需氧菌和酵母菌的数量,从而减少内源性感染的危险。在这个过程中,正常的优势厌氧菌得以保持而防止耐药菌丛的定植或过度生长,这种现象定义为"定植抗力"（colonization resistance）。Stoutenbeek 采用这种方法使总感染率由原来的 81% 降至 16%。胃肠道内营养支持可以改善肠道的屏障功能、减少内毒素血症和细菌移位的发生。要素膳或完全胃肠外营养液中加入一种非必需氨基酸—谷氨酸胺会显著缓解胃肠黏膜萎缩。胃肠道激素对小肠黏膜的营养作用及维持黏胶组织完整性,对减少细菌移位发生率可能是十分重要的。在短肠综合征早期,在某些胃肠道废用及出现肠萎缩的疾病中应用某些胃肠激素(如五肽胃泌素、神经紧张素、铃蟾肽等)对维持正常胃肠道结构和功能可能是十分有益的。营养激素 Bombesin 的应用明显降低了烧伤大鼠细菌移位的发生率。能否用于人类尚需进一步研究。

综上所述,消化道内的细菌通过胃肠黏膜屏障发生细菌迁移,进而引起肠源性感染导致脓毒症和多器官功能衰竭以至死亡。肠道是病原体的来源场所。肠黏膜的机械性破坏、宿主的免疫防御机能降低和肠道内细菌生态学紊乱以及它们之间的共同作用是发生细菌移位的主要因素。临床上,对于严重创伤患者及失血性休克、热烧伤、梗阻性黄疸、肠梗阻以及 TPN 等情况下的患者要设法将细菌移位的不利影响降至最低限度。对细菌移位的确切机理、生理作用、病理损害、临床意义以及预防和治疗方法,还需进行深入的研究。

第二节 梗阻性黄疸时的内毒素血症

尽管梗阻性黄疸患者手术时的麻醉和围手术期的监护有了很大的改善,过去的三十年中,梗阻性黄疸患者术后高的并发症发生率和死亡率仍然没有改变。有人认为内毒素血症(endotoxemia,ETM)是梗阻性黄疸患者术后出现并发症和死亡的一个主要原因。因此人们对梗阻性黄疸时 ETM 的发生机理、肾功能的改变以及 ETM 的治疗等方面进行了探索和研究。

一、梗阻性黄疸时 ETM 的发生率

一些研究报告指出,梗阻性黄疸患者术后 ETM 的发生率是 50%~75%。Ingoldby。报告的结果更高,达 81%。关于梗阻性黄疸患者术前 ETM 的发生率的报告不多,仅有两篇报告。Wardie 的报告是 24%,Ingoldby 是 68%。两者相差较大的原因可能是定性测定内毒素时终点的选择不同和去除血浆中抑制蛋白因子的方法不同造成的。另外,Ingoldby 还发现梗阻性黄疸患者术中门静脉血 ETM 的发生率是 70%,与 Bailey 报告的结果 67%差异不大。

二、梗阻性黄疸时 ETM 的发生机理

梗阻性黄疸患者出现持续增高的内毒素血症的机理还不完全明了,但主要与下列因素有关。

(一)肠道内胆盐缺乏,使肠源性内毒素产生和吸收增加

Ingoldby 等指出,近于 1/3 的黄疸患者术后在体循环静脉血中存在着这样高浓度的内毒素(0.4~0.8ng/ml)而没有脓毒症的证据,这是很值得人们重视的事实。在非黄疸患者中,无论在术前、术中还是术后 ETM 的发生率几乎为零,表明 ETM 不是原来的疾病过程的影响,而是胆道梗阻的结果。

大量的资料表明肠道内的胆盐对吸收入门静脉的内毒素是一个重要的免疫屏障。①肠道内的胆盐可以阻止内毒素从肠道吸收入门静脉,这是由于内源性胆盐对内毒素的结合作用。②胆酸和胆盐是去污剂。已经表明它们在体外对内毒素的主要成分脂多糖具有直接的作用,而且证明胆酸可以在试管内改变大肠杆菌内毒素,以致于它不再引起鲎裂解物的凝

聚,因而表明这可能是由于把内毒素分裂成无毒性的亚单位或成微聚物。③Williams 给正常健康人口服胆盐明显地降低了肠内厌氧菌的数量,减少了内毒素的来源。而在梗阻性黄疸时,肠道内胆盐减少,不仅影响了内毒素的正常灭活,而且导致了肠内微生物群的增加,内毒素池扩大,大量的内毒素吸收入门静脉。这是梗阻性黄疸时 ETM 产生的直接原因。

但 Roughneen 持不同意见,认为肠道内胆盐缺乏与肠源性 ETM 的吸收无内在联系。

(二) 网状内皮系统功能受抑,内毒素"泛溢"人体循环

正常情况下吸收人门静脉的内毒素可以被肝脏的 Kupffer 细胞移除。在梗阻性黄疸状态时,这种网状内皮细胞功能明显受抑。Drivas 证实至少有 50% 以上的梗阻性黄疸患者肝脏的 Kupffer 细胞的吞噬能力下降。Tanaka 等用 99m Tc_2S_7,标记的胶体测定梗阻性黄疸大鼠的网状内皮系统的吞噬功能发现,胆道梗阻的第一周即出现了肝脏的胶体摄入率的下降,从而证明长期的胆道梗阻将使肝脏的网状内皮系统的功能明显下降。Collier 等对结扎胆总管大鼠的肝组织进行免疫组化测定,结果发现 Kupffer 细胞数量增多,但这些细胞无活性,Vane 的实验也证实梗阻性黄疸的肝脏 Kupffer 细胞活性受抑制。

(三) 细胞免疫功能受抑

有研究表明梗阻性黄疸,特异性和非特异性细胞免疫功能明显受抑制。Roughneen 证明胆总管结扎大鼠 T 淋巴细胞功能被抑制。vane 亦报道胆总管结扎兔淋巴细胞对 PHA、conA 和美州商陆丝裂原(pokeweed mitogen,PWM)反应均下降。这种宿主免疫状态的改变可能严重地损害了机体对内源性细菌感染的局部和全身免疫力,革兰氏阴性细菌逃逸进入体循环并繁殖就使梗阻性黄疸患者更易发 ETM 及其相应的并发症。

这样,一方面由于胆道梗阻,肠道内胆盐减少,肠道内毒素池扩大,大量肠源性内毒素吸收入门静脉;另一方面,长期的胆道梗阻使肝脏的网状内皮系统功能明显受抑,对内毒素的吞噬和消化能力大大降低,再加之细胞免疫功能低下,门静脉中的内毒素便"泛溢"(spill over)入血液循环,从而引起严重的 ETM。

三、ETM 与梗阻性黄疸时的急性肾衰竭

人们早已注意到肾衰竭是梗阻性黄疸患者手术后常见的死亡原因。而且,梗阻性黄疸患者一旦发生肾衰竭则病死率很高,为 32%～100%。Wait 在一篇综述文章中统计 1960—1985 年 2007 例因黄疸而手术的患者,手术死亡率为 16%,术后急性肾衰竭的发生率为 9%,死亡率高达 76%。而非黄疸组 2358 例行胆道手术的患者,仅 3 例死于肾衰竭,且这几名患者原来就伴有肾脏疾病。

近年来内毒素对梗阻性黄疸时肾功能的损害作用受到人们极大的关注。在一项研究中,Wilkinson 等人发现梗阻性黄疸患者术后有一半的患者发生 ETM,而这些患者则全部发展为肾衰竭。同样地,Bailey 报道术后出现肾损害的 18 个黄疸患者中有 13 个患者有持久的 ETM。Allison 等也指出了梗阻性黄疸术后的 ETM 和肾衰竭之间的相关关系。但内毒素在肾衰竭的发生发展过程中的作用机制还没有完全清楚。众多的临床和实验研究已经提出了一些可能的机制。

(一) 内毒素使梗阻性黄疸患者肾脏血流分布异常

有人在灵长类中证实静脉注射内毒素后由于肾血管阻力增加而引起肾血流量减少,而这些变化发生在心输出量或血压改变之前。在内毒素休克的狒狒中,血清肌酐增加 3 倍。提示内毒素对肾血管有强烈的收缩作用,引起肾脏的血流动力学变化,使肾内血流重新分

布,肾皮质缺血。并可引起肾交感神经兴奋性增高,激活肾素-血管紧张素系统,提高血管对儿茶酚胺的敏感性,引起血管收缩,肾脏缺血缺氧,以致功能改变。

(二)内毒素造成肾小管和肾皮质的坏死

1935年就已发现两个间隔剂量的内毒素可以使实验动物出现肾皮质坏死。连续应用内毒素可以产生皮质坏死、肾小球血栓形成和肾小管周围的毛细血管的血栓形成。

临床和动物实验已经表明在急性肾衰竭初期有血管内凝血的发生,这是由胆道阻塞时出现的ETM引起的。换言之,急性肾衰竭也是Shwartzman反应的等同物。

另外,肾的脉管系统内纤维蛋白的沉积也是加速肾小管和肾皮质坏死的一个原因。

Clarkson等报告在急性肾衰竭时肾小球内有纤维蛋白的沉积。ET时,花生四烯酸代谢加快,前列腺素增多,血栓素亦明显增多。血栓素具有强烈的缩血管作用,并能激活血小板发生凝聚反应。内毒素尚能激活Ⅺ、Ⅻ因子,从而激活内源性凝血连锁反应。加之凝血前物质血小板因子Ⅲ、Ⅵ对血小板膜的损害加速了纤维蛋白和微小血管内栓子的形成和沉积。另外,梗阻性黄疸时纤溶作用抑制更增加了局部纤维蛋白的沉积,使肾脏缺血缺氧更为严重,发生肾小管坏死和肾皮质坏死,导致不可逆肾衰。

四、梗阻性黄疸时ETM的治疗

ETM已经被认为是梗阻性黄疸患者发生的肝、肾、凝血紊乱的主要原因,这些病理状态构成了黄疸患者高死亡率和高并发症发生率的基础。所以,长期以来,人们一直致力于寻找一种有效的防治方法。多年来的临床和实验研究已经取得了不少进展。现就其主要治疗方法分述如下。

(一)胆盐

已经证实术前口服胆盐在动物和人都可以预防系统ETM的发生。胆盐可以抑制肠内厌氧菌丛的繁殖,防止肠道内毒素的吸收,促进肾功恢复。但最近有人发现梗阻性黄疸患者肠内菌群没有明显的改变。而胆盐的作用可能是对血液循环中的内毒素的直接破坏作用,即起到一种去污剂的作用,这已在体外实验中得到了证明。但Thompson在对梗阻性黄疸患者口服鹅脱氧胆酸的随机对照实验中发现它对内毒素没有多大作用。胆盐的抗内毒素作用和口服胆盐的选择还有待于进一步研究。

(二)多黏菌素B

多黏菌素B是一种阳离子多肽抗毒素。它可与内毒素相互作用,使之毒性大部分丧失这种作用在ETM的模型中保护了实验动物。Ingoldby证明在梗阻性黄疸大鼠应用多黏菌素产生了明显的保护作用。但他认为在人类治疗剂量范围内不能预防人的ETM,剂量过大又会造成肾损害。

(三)乳果糖

乳果糖是一种无毒的合成的双糖(半乳糖甘果糖)。几项研究已经表明它的口服应用可以预防或消除系统ETM。乳果糖通过减少或改变肠内菌丛从而降低可被吸收的内毒素的量,但有人认为它具有直接的抗内毒素作用。Pain等的研究表明,乳果糖可以减轻梗阻性黄疸患者的ETM并能预防术后肾功能的损害。

(四)其他药物

血管扩张剂多巴胺、糖皮质激素地塞米松等可使中毒症状减轻,肾血管扩张,从而增加肾血流量,提高肾小球滤过率,但疗效尚未肯定。在黄疸动物应用吲哚美辛(环氧合酶抑制剂)、血栓素合成抑制剂(Dazoxiben),以及前列环素(PGI_2),可减低有收缩血管作用的血栓素(TXA_2)的水平,减轻肾纤维蛋白的沉积,降低 ETM 时的死亡率。

(五) 全肠道灌洗和肠道准备

全肠道灌洗能减少肠内菌群的数量,因而可以减轻梗阻性黄疸患者从肠道吸收的内毒素的量,但是胆盐和乳果糖具有同样的效果,而且还可以在每天的基础上发挥作用。

有人提出通过肠道准备可以减少释放内毒素的革兰氏阴性杆菌的数目和缩小肠道内毒素池,从而预防使阻性黄疸时内毒素的吸收。

然而,Hunt 的研究发现在 16 例黄疸患者中肠道准备没有益处。因为革兰氏阴性杆菌的破坏,增加了可以吸收的游离内毒素的量,所以口服抗生素可能是有害的。因此,作为一种预防措施,术前口服抗生素必须加以避免。

(六) 术前胆道引流

在过去的十几年里,为了降低梗阻性黄疸患者的手术死亡率和并发症发生率,广泛地应用术前胆道外引流。然而几个对照研究已经报告术前胆道引流没有益处。Gouma 认为这是由于引流后 ETM 持续存在的结果。他们用胆道梗阻大鼠进行内引流和外引流后 ETM 的研究,结果发现内引流后,体循环和门静脉 ETM 的发生率明显下降,而外引流组的发生率却明显升高。外引流后血清胆红素水平恢复正常,却有持续的 ETM 存在,从而引起死亡率的增加。

上述这些治疗措施中,有的尚处于实验阶段,有的治疗价值还存在着争议,有待于今后作更多的研究和观察。

梗阻性黄疸时易于发生 ETM 的机理尚不完全清楚,尤其是术后 ETM 的发生率明显增高的机理尚需阐明;梗阻性黄疸发生后肠内胆盐浓度的改变,肠内菌群的变化还需进一步研究,统一认识;各种经济、易得、有效的抗内毒素药物仍需尽快开发;术前内、外引流对 ETM 的影响还需要更多的临床和实验研究。

第三节　内毒素、肠道菌群及细菌移位

一、血浆内毒素的定量测定

随着内毒素检测方法的不断改进与提高,人们对内毒素血症的研究不断深入,内毒素血症及其临床意义倍受重视。几年来,我们应用鲎试验偶氮基质显色法进行血浆内毒素的定量测定,并将其应用于临床。

(一) 主要研究方法

1. 临床资料:1988 年—1992 年间,分别选择梗阻性黄疸患者 43 例、急性胆管炎患者 42 例、急性胰腺炎患者 24 例分别采取肘或(和)门静脉血进行内毒素测定,并同时对 50 名健康成人进行血浆内毒素测定。

2. 内毒素的检测:用人工合成鲎三肽作显色基质,利用鲎试剂(Limulus amebocytelysate,LAL)中被内毒素激活的凝固酶水解鲎三肽中的精氨酸肽链,释放出对硝基苯胺,游离的硝基苯胺和偶氮试剂反应,最终形成偶氮兰复合物显色(呈玫瑰红色)。在适当条件下,酶原激活量和被释放出来的硝基苯胺呈线性关系,从而反映出被测定物中的内毒素浓度。严格无菌条件下采取肘静脉血 2ml 用以代表周围静脉血,也可在术中抽取肠系膜静脉血或直视穿刺门静脉抽血 2ml 用以代表门静脉血,置于无热原肝素抗凝管中(80u/ml),立即盖上橡皮塞,500rpm 离心 10 分钟,然后分离血浆,保存于－20℃待测。

(二)研究结果及方法学的探讨

1. 器材去热原处理

本方法用以检测微量内毒素,稍有污染都有可能影响结果的准确性。因此该实验中凡与鲎试剂接触的物品均需去热原。抗凝剂肝素需要用 120℃间断干烤 48～56 小时后使用;玻璃器材(包括试管、刻度吸管等)清洗干净后要经 250℃干烤 2 小时后方可使用;塑料或橡胶制品(包括橡皮塞、加样器头等)清洗干净后在 30％双氧水中浸泡 4 小时,再用无热原水冲洗后,中火煮开 15 分钟,在 60℃中烘干使用。

2. 标本预处理

血浆中存在多种干扰因素,易产生假阳性和假阴性结果,故对临床检测标本要作去抑制因子的预处理。方法有多种,通常用氯仿提取法和加热稀释法。我们采用加热稀释法,效果较好。适当的稀释和加热有助于清除血浆酸胺酶抑制因子和黄疸对测定的干扰。血浆稀释度以 1∶4 为宜,沸水浴以 10～15 分钟。即取 0.1ml 血浆、加入 0.2ml 无热原生理盐水、0.2ml Tris-HCI 缓冲液混合均匀,置于 100℃水浴中加热 10 分钟,取上清液进行检测。

3. 血浆内毒素的正常值范围和内毒素血症的定义

(1)抽取 50 名健康献血队员的肘静脉血进行内毒素定量测定:平均血浆内毒素水平是(75.15±15.57)pg/ml(范围 45.00～92.27pg/ml)。由于测定方法的不同、操作技术以及试剂质量的差异,目前国内外尚无内毒素血症的统一标准。我们参照国内外标准,结合测定的实际情况,把血浆内毒素水平等于或大于 100pg/ml 定义为内毒素血症。

(2)血浆内毒素测定的临床意义:ETM 可出现于多种疾病过程中,例如:大面积烧伤、重症急性胆管炎、重症急性胰腺炎、化脓性腹膜炎、梗阻性黄疸、重症肝炎、肝硬化等,内毒素可以诱导氧自由基、白三烯、前列腺素等十几种体液介质的释放而引起休克、DIC、ARDS、MSOF 等一系列严重的变化,成为上述疾病恶化的因素。研究的结果表明,43 例梗阻性黄疸患者术前、术中、术后 ETM 的发生率分别高达 36％、63％和 79％;42 例急性胆管炎患者 ETM 的发生率是 64.3％,24 例急性胰腺炎患者血浆内毒素含量也明显高于对照组。而且,这些疾病的 ETM 多随病情恶化而加重,随病情缓解而减轻。

因此,内毒素可以作为一个衡量病情和判断预后的一项参考指标,也可以用于指导临床治疗、判定疗效和筛选恰当的药物。随着研究的不断深入,方法的不断改进,多种临床疾病时内毒素血症的发生率、内毒素的动态变化规律将被一一明确;内毒素的吸收途径、内毒素对机体的危害也将被逐渐阐明,那些廉价、易得、高效的抗内毒素药物也终将筛选而出。但鲎试验由于其去热原等的要求高,而使其作为一种检测内毒素的常规方法在临床上普遍推广应用还受到很大限制。目前也急需开发能够方便在临床上使用的新的测定方法。

二、正常大鼠肠道菌群及细菌移位的研究

实验动物的生物学数据是医学研究一项重要基础,无论对生理学、病理学或实验诊断学和治疗学均有无可置疑的参考价值。鉴于国内一些著名的医药研究方法中都未刊登实验动物正常大鼠肠道菌群、细菌易位等较为全面的参考数据,为此该文结合现时国内动物的实际情况,将以大鼠为对象的有关实验资料介绍如下。

（一）主要研究方法和结果

1. 主要方法

将 16 只 SD 大鼠随机分为两组：8 只大鼠作肠道正常菌群检查，另 8 只大鼠作细菌移位分析。制备 *E.coli* 混悬液并标记，大鼠灌胃标记 *E.coli*，每只 1ml，继续观察 4 小时后分别采集髂静脉血和门静脉血，并取左肺、右肾、脾、肝左叶和肠系膜淋巴结等部分组织约 100mg，80℃消化 1 小时，再加闪烁液在液闪计数仪测定 DPM 值。测定结果，血以 DPM/ml 表示，组织以 DPM/g 表示。

2. 研究结果

（1）正常大鼠肠道的各种细菌中，以肠杆菌为少，类杆菌为多，其余介于二者之间。

（2）正常大鼠的厌氧菌高于需氧菌的数量，双歧杆菌的数量高于肠杆菌，差异有统计学意义（$P < 0.05$）。

（3）正常大鼠脏器的细菌移位数量介于 621～904，其中以肝脏为最高；而血液以门脉血为最高，差异有统计学意义（$P < 0.05$）。

（二）研究结果的分析及意义

1. 在生物体的肠道内存在大量的细菌

正常情况下，生物体与正常菌群之间保持着动态的微生态平衡，而且正常菌群之间也保持恒定的比例关系，肠道常驻菌与宿主的微空间结构形成一个相互依赖又相互作用的微生态系统，它们与肠黏膜结合、黏附、淤塞，形成有一定规律的肠道菌群，构成肠道的生物学屏障。肠道中稳定的常驻菌能够阻止非常驻菌在肠道中定植和优势繁殖，因而被称之为"定植抗力"。正常存在肠道中的专性厌氧菌，是宿主正常肠道菌群发挥抗定植作用的主要菌群。有些学者认为，厌氧菌对潜在性的兼性菌和需氧菌的定植抗力对维持肠道的微生态平衡起重要作用。一旦这种生态平衡被破坏。就可使大量的细菌和内毒素经门静脉系统侵入体循环，造成肠源性内毒素血症和细菌移位，并在一定条件下激发细胞因子和其他炎症介质的连锁反应，引起全身器官的损害。因此，维持肠道细菌的微生态平衡是十分重要的。

2. 细菌移位及移位的途径

由于肠道屏障功能衰竭而使肠道内细菌进入肝、脾、淋巴结以至全身血液循环的过程称为细菌移位。细菌移位途径有 2 条：一是经肠系膜静脉汇入门静脉入肝而到体循环和全身其他器官；二是经肠系膜淋巴结汇入胸导管，绕过肝脏直接进入体循环和其他器官组织。在这 2 条途径中，哪条是主要的？一些学者认为，炎症较轻时，细菌移位主要通过淋巴系统；炎症较重时，2 条途径同时起作用，而门静脉途径尤其重要。

三、正常大鼠内毒素、肿瘤坏死因子-α 和脂质过氧化的检测

实验动物的生物学数据是医学研究的一项重要基础，无论对生理学、病理学或实验诊断学和治疗学均有无可置疑的参考价值。鉴于国内一些著名的医药研究方法中都未刊载实验动物血清内毒素、肿瘤坏死因子-α（TNF-α）与脂质过氧化等较为全面的参考数据，为此，该文结合现时国内动物实验的实际情况，将以大鼠为对象的有关实验资料介绍如下。

（一）研究的主要方法和结果

1. 主要方法

12 只 SD 大鼠，雌雄各半，采用鲎试验偶氮基质显色法检测内毒素含量，采用荧光测定

改良法检测还原型谷胱甘肽(GSH),按吴晓生等介绍的 NBT 比色法检测黄嘌呤氧化酶(XOD)活性,采用改良的八木国夫法测定丙二醛(MDA)含量,采用放免法测定 TNF-α 含量,采用分光光度法测定 DAO 含量。

2. 研究结果

(1)正常组大鼠门静脉血内毒素水平为(59.48±6.53)ng/L,明显高于外周血内毒素水平的(41.41±6.27)ng/L,差异有统计学意义($P<0.05$)。

(2)正常大鼠血清中 XOD、MDA 和 GSH 含量为(77.99±10.75)U/L、(3.16±0.27)μmol/L 和(3.45±0.34)mg/L,均低于肠匀浆的含量,分别为(83.90±3.06)U/L、(10.83±2.46)μmol/L 和(3.68±0.58)mg/L,差异有统计学意义($P<0.05$)。

(3)正常大鼠血清 DAO 的含量(6.21±1.90)mg/L,较肠匀浆 DAO 的含量(1.75±2.11)μg/L 显著降低,差异有统计学意义($P<0.05$);而血清 TNF-α 的含量(1.62±0.29)μg/L,较肠匀浆 TNF-α 的含量(1.17±0.85)μg/L 显著升高,差异有统计学意义($P<0.05$)。

(二)研究结果的分析及意义

1. TNF-α 在内毒素产生的组织损伤中起着重要的作用

TNF-α 是一个具有 157 个氨基酸的蛋白质,主要来源于巨噬细胞,在内毒素产生的组织损伤中起着重要的作用。正常血清和组织中 TNF-α 含量很少,而细菌感染时,血清及组织中均可检出较高水平的 TNF-α。TNF-α 加重内毒素的细胞毒性作用,导致机体对脂多糖的敏感性增强。机体的各器官组织除红细胞无 TNF-α 受体外,其余各器官都有 TNF-α 受体。当 TNF-α 与受体结合时,产生一系列生物效应。即使 TNF-α 已经排除,但它激发的连锁反应仍继续 24~26 小时。因此,TNF-α 是一种作用很强的细胞因子。它对组织的损伤随其在组织中的含量而不同,少量时引起局部组织的炎症反应,大量释放即导致组织细胞损伤、不可逆休克及死亡。TNF 在内毒素休克时各器官的损伤及功能障碍中起重要作用。

2. 内毒素是炎症反应的主要触发因素,可引起一系列细胞因子的产生、造成组织的广泛损伤

正常情况下,肠道内细菌呈共生状态,在严重创伤、感染和休克时,可破坏肠黏膜屏障,引起菌群失调,细菌繁殖,大量细菌和内毒素入血,导致革兰氏阴性杆菌脓毒症和内毒素血症。内毒素是炎症反应的主要触发因素,可引起一系列细胞因子的产生、造成组织的广泛损伤。如肝功能障碍时使肠道毒素经侧支直接进入体循环,内皮细胞系统障碍导致免疫功能受抑,解毒能力下降,这些都可引起内毒素血症,因而门静脉血内毒素高于外周血内毒素水平。

3. DAO 是一个观察肠道屏障功能的可靠指标

DAO 在肠黏膜细胞中含量非常丰富,是肠黏膜细胞代谢不可缺少的酶,当肠黏膜受到损伤时其活性降低。因此,DAO 是一个观察肠道屏障功能的可靠指标。近年来,脂质过氧化被给予一定关注。研究证实,机体内含有丰富的黄嘌呤氧化酶,在通常情况下,此酶的前体,相对无活性。但当组织处于缺血缺氧等病理情况下,就由 D 型向 O 型转变,大量的黄嘌呤脱氢酶迅速转化为 XOD,而且活性大大提高,并催化组织中由于缺氧不能进一步代谢和分解而积聚的黄嘌呤氧化反应,产生大量的自由基。自由基的产生是机体在正常或病理条件下的常见现象,与此同时,机体还存在着一系列对抗自由基、防止其损伤的系统,如胞浆中的还原型谷胱甘肽与还原型辅酶Ⅱ在某些酶如过氧化氢酶、谷胱甘肽过氧化物酶协同作用

下，能还原过氧化氢、过氧化脂质、二硫化物及某些自由基形成。若二者比例发生失，就可以造成对机体损伤。

四、MODS 时肠道菌群及内毒素的变化

现已发现许多危重疾病，如创伤、手术、休克和感染等常继发肠道黏膜屏障功能被破坏，肠腔中的细菌、内毒素即可通过损伤的肠黏膜侵入到肠系膜淋巴结和体内其他脏器即所谓的"细菌移位"或"肠源性感染"，引起多器官功能障碍综合征（multiple organ dysfunction syndrome，MODS）。该研究应用酵母多糖 A 腹腔注射制备大鼠 MODS 模型，探讨肠道菌群与内毒素血症之间的相互关系。

（一）主要研究方法和结果

1. 主要方法

将 16 只 SD 大鼠随机分为对照组、模型组，每组 8 只。对照组腹腔注射等量液体石蜡，而模型组腹腔注射酵母多糖 A 制备 MODS 模型。采用鲎试验偶氮基质显色法进行定量测定血内毒素含量，采用偶氮基质显色法定测量肠道游离内毒素含量。

2. 研究结果

（1）与对照组比较，MODS 组大鼠肠杆菌、肠球菌明显增加，而类杆菌、双歧杆菌和乳酸杆菌显著降低，差异有统计学意义（$P<0.05$）。

（2）MODS 时厌氧菌总数明显下降而需氧菌总数明显增加，同时厌氧菌总数/需氧菌总数比值与双歧杆菌/肠杆菌比值，呈相应下降，发生倒置，差异有统计学意义（$P<0.05$）。

（3）与对照组比较，MODS 组外周血、门静脉血和肠道游离内毒素含量明显增加，并且门静脉血内毒素含量均一致地高于外周血，差异有统计学意义（$P<0.05$）。

（二）研究结果的分析及意义

1. 用酵母多糖 A 诱发大鼠 MODS 模型适合研究肠道细菌微生态学改变

用酵母多糖 A 诱发大鼠 MODS 模型，由于酵母多糖 A 是无菌制剂，不引入外源细菌和感染，因此极其适合研究肠道细菌微生态学改变。结果发现，MODS 时肠道细菌发生了明显的变化。首先表现为数量的改变，肠道内需氧的革兰氏阴性肠球菌和革兰氏阴性肠杆菌数量显著增多，肠道内专性厌氧的双歧杆菌、乳酸杆菌和类杆菌数量明显下降，特别是双歧杆菌数量的下降尤其明显。双歧杆菌是人体重要的生理性细菌，具有拮抗致病菌，抗感染，增强免疫力和抗肿瘤等多方面的功能，它的减少很可能削弱人体的整体肠道屏障功能。其次为比例变化，作为肠道内生态平衡和肠道生物学屏障重要指标的双歧杆菌与大肠埃希菌比值、厌氧菌与需氧菌总数比值发生明显变化，出现比例倒置。这是在 MODS 时肠道生物学屏障功能受损的直接证据。

2. 内毒素是炎症反应的主要触发因素，可造成组织的广泛损伤

内毒素是革兰氏阴性杆菌细胞壁上的一种脂多糖成分，是炎症反应的主要触发因素，可引起一系列细胞因子的产生、造成组织的广泛损伤。在严重感染、创伤等情况下，胃肠道屏障功能破坏或革兰氏阴性杆菌感染都造成大量内毒素释放入血；肝功能障碍使肠道内毒素经侧支直接进入体循环；内皮细胞系统障碍导致免疫功能受抑，解毒功能下降；这些条件都可引起内毒素血症。通常情况下，人们只注意到了血液循环中内毒素的致病作用，但对于肠道中游离内毒素的病理作用却很少注意。人体肠腔中游离内毒素的 90% 以上来源肠腔内革兰氏阴性杆菌的释放与裂解，革兰氏阴性杆菌增多、肠腔内毒素含量增多，肠腔内毒素池扩

大,大量肠腔内毒素经肠壁通过门静脉进入血液循环,产生内毒素血症,激活机体的激肽、补体、凝血和纤溶系统以及细胞因子连锁反应和毒性反应,对机体多器官产生损害,引起多器官功能障碍综合征。因此,肠道内毒素的变化与革兰氏阴性杆菌菌量的变化密切相关。

五、内毒素致肝损害中库普弗细胞的作用

库普弗细胞(kupffer cells,KC)是肝脏网状内皮系统的重要功能细胞,是清除从门静脉引流血液中细菌和内毒素(ET)的重要场所。但他还有重要的分泌功能,在受到 ET 脂多糖(LPS)活化后能产生和释放多种炎症递质,进而激活炎症递质毒性网络和连锁反应,使机体炎症反应失控,导致组织和器官微循环障碍、过氧化损伤等导致肝、肾、肺、心脏等多个重要脏器的功能不全(MODS)而死亡。肝脏是最先受到肠源性 ET 影响的器官,除了 ET 的直接作用外,KC 必然对肝细胞(hepatocyte,HC)产生一定的影响,调节其功能或导致其功能不全。因此了解 KC、ET 和 HC 三者之间的相互作用对于进一步认识 MODS 的发病机制,特别是认识肝功能衰竭,指导临床上注意肝功能保护,正确调控肝脏 KC 功能具有重要意义。该实验通过大鼠 HC 和 KC 的分离和培养方法,直接在细胞水平上研究 ET 作用下 HC DNA 合成情况。KC 酶的溢出以及 KC 介导 ET 所致肝损伤的作用,并观察中药大承气汤的调节作用,以期对 HC 保护和 KC 的正确调控提供进一步的实验依据。

(一)主要研究方法及结果

1. 主要方法

雄性 SD 大鼠,乙醚吸入麻醉后固定体位,显露游离门静脉距肝门 3cm 处插入 18 号导管,注入 D-Hanks 液,2 分钟后下腔静脉切开放出积血积液,迅速插入固定导管。门静脉改用 37℃通 O_2 的 0.5g/LCollagenase Ⅳ 50ml 迅速灌入,由下腔静脉插管收集,循环灌注约 10 分钟(3~4 次)待肝脏韧性消失,加 2.5g/L trypsin 继续消化 20 分钟,Hanks 液终止,100 目尼龙网过滤,加 DMEM 50ml 制成混和 HC 悬液,分离培养 HC 和 KC。培养和 ET 刺激 24 小时后,中药应用:如上接种 HC,HPC:HC 和 NPC 三种细胞于 96 孔板上,24 小时后加入 LPS 使终浓度为 100mg/L,然后向各不同处理孔分别加入精制中药制剂大承气汤终浓度为 100mg/L,同时设立对照孔,只加 LPS,不加中药。继续孵育 24 小时以上。在细胞培养结束前 4 小时向各孔内加入 ^{3}H-TDR,74kBq/孔。继续培养 4 小时后终止培养。然后向每孔内加入 0.2ml 0.5mol/LNaOH(含 0.5g/L TritonX-100)以溶破细胞。加入 0.1ml 10% 三氯醋酸(TCA)使蛋白质变性。然后以多头细胞收集器将沉淀收集到玻璃纤维滤膜经烘干后,移入到液闪杯中,在液闪仪上计数 cpm 值。采用 ELISA 法测定混合培养 HC 和单独培养 KC 上清液 TNFα 浓度,按药盒说明书进行 HC 酶活性测定。细胞培养结束前取 HC 培养上清液在 Backman 全自动生化分析仪上用速率法测定 ALT,LDH 活性。所有数据均以均数±标准差($\bar{x}\pm s$)表示,结果按 Student't 检验进行统计分析,以 $P<0.05$ 为检验显著性标准。

2. 研究结果

(1)LPS 对 HC DNA 合成的影响:低剂量的 LPS 能使 HC 的 DNA 合成轻度增加,到 1mg/L 时出现明显增加,差异有统计学意义($P<0.05$),但 LPS 剂量再加大,则出现 DNA 合成的抑制,因此 ET 对 HC 的 DNA 合成呈双相影响。在没有 LPS 存在下,KC 对 HC DNA 合成无明显影响($P>0.05$);LPS 对与 KC 混合培养的 HC 的 DNA 合成呈现明显的抑制性作用($P<0.01$),而且随着 LPS 浓度加大,这种抑制作用愈加明显。

(2)LPS 对 HC 培养上清液中 ALT,LDH 活性的影响:当 HC 培养液中 LPS 量逐渐升

高时,上清液中 ALT 和 LDH 含量亦随之升高,差异有显著统计学意义($P<0.01$),当 LPS 浓度达到 1g/L 的高浓度时,可见 ALT 和 LDH 含量明显减少,差异有显著统计学意义($P<0.01$)。

(二) 研究结果的分析及意义

1. 库普弗细胞与肝细胞之间的相互作用

库普弗细胞(KC)独特地位于肝窦状隙和肝实质细胞或肝细胞(HC)之间。当 HC 与 KC 共同培养时,HC 的蛋白合成比其单独培养时明显增多,当暴露于细菌或 ET 后,KC 则使共同培养的 HC 的蛋白质合成明显下降,而细菌或 ET 作用于单独培养的 HC,则对其蛋白合成没有影响。虽然机制还不很清楚,但 KC 对 HC 的影响使人们深刻认识到细胞—细胞之间的相互作用以及 KC 受刺激活化后所释放的炎症递质对感染和创伤后所发生的肝功能衰竭甚至 MODS 的发生和发展具有重要意义。

2. LPS 对 HC 的作用

当 HC 培养液中 LPS 量逐渐升高时,上清液中 ALT 和 LDH 含量亦随之升高,细胞内酶逸出增多,提示 HC 细胞膜通透性增加。但当 LPS 浓度达到 1g/L 的高浓度时,ALT 和 LDH 不仅不见增高,反而明显减少,可能是由于 LPS 对 HC 的 DNA 合成的极度抑制,基因转录失活,不能合成细胞内酶的缘故。ET 具有一定的直接损伤 HC 的作用还可以表现在,非特异性地结合于 HC 膜,从而干扰信息传递。降低细胞色素 P-450 水平,影响线粒体的呼吸功能,诱导 HC 发生凋亡等。

3. KC 的介导作用

(1)除了 ET 对 HC 的直接损伤作用外,KC 介导的作用可能更有实际意义。KC 在 ETM 状态下对 HC 的影响极其复杂,既有吞噬细菌和 ET 保护 HC 的积极作用,又参与 ET 对 HC 的损害。这可能是 MODS 过程中肝功能不全的病理机制之一。现已证明,ET 除直接作用于肝脏,造成 HC 损伤外,主要通过激活 KC 释放炎症递质或细胞因子而造成 HC 的损害。主要有肿瘤坏死因子(TNF-α)、白介素-1(IL-1)、前列腺素类(PGs)、前凝血质(PCA)和溶酶体酶等。Schmann 等发现肝脏的 KC 在 T 细胞活化诱发的肝损害中起重要作用,这个作用是通过释放 TNF 而实现的。另外,ET 还刺激 KC 合成和释放氧自由基、白三烯、干扰素、补体成分及其他淋巴因子或细胞因子调节或影响 HC 功能。

(2)对 HC 和 KC 进行分离培养发现,低浓度的细菌 ET 脂多糖能使单独培养的 HC DNA 合成轻度增加,到危险浓度时则出现 DNA 合成的抑制,这是 ET 对 HC 具有直接损伤作用的证据之一。而 HC 和 KC 混合培养时,同样在 ET 存在情况下,HC 的 DNA 合成呈现明显的抑制状态,且随着 ET 浓度加大抑制作用更加明显。结果表明,KC 介导了 ET 所致的肝细胞功能损伤。该实验还发现,细菌 ET 刺激不能使 HC 产生和释放 TNF-α,但能刺激 KC 分泌 TNF-α,且随着 ET 浓度增大,KC 分泌 TNF-α 增加,说明 KC 对 ET 刺激非常敏感。

4. TNF-α 对 HC 的刺激作用

TNF-α 能刺激正常肝脏 HC DNA 的合成。但是大量 TNF-α 则会发生细胞毒作用,不但细胞内 DNA 复制过程受阻,而且膜性结构受损。TNF-α 会通过抑制线粒体呼吸链复合物而使能量代谢发生障碍,大剂量 TNF-α 能刺激 HC 内的氧化反应,细胞内过氧化物增多,同时 ATP 消耗增加;能抑制肝细胞 NO 的产生,从而损害了 NO 对肝细胞的保护作用。而应用某些物质减少了 KC 对 TNF-α 的产生和释放,则能明显减轻肝细胞的损害。因此,虽然 TNF-α 有刺激 HC 增生的作用,但大量的 TNF-α 产生的细胞毒效应使细胞产能减少和毒性物质蓄积,结果细胞非但不能增生而且发生结构损伤或细胞凋亡,这可能是严重感染或创伤导致肝功能障碍的因素之一。因此对于在 MODS 时肝脏功能的保护上要注意对 KC 功能的正确调控。

5. 大承气汤对 HC 的保护作用

近年来的研究中发现,一些通里攻下、活血化瘀、清热解毒的中药复方或单方,例如大黄、大腹皮、当归、热毒清、清胰汤、复方大承气汤等,在保护脏器功能,抑制单核巨噬细胞活化和细胞因子的表达方面有较好的效果。我们应用大承气汤对 KC 介导的 HC DNA 合成的抑制作用进行调节,结果发现其对 HC DNA 合成的抑制作用具有明显的逆转效应,并能抑制 KC 过量分泌 TNF-α,减少 HC 内酶的逸出,从而达到下调 KC 活化。抑制 TNF-α 等炎性细胞因子和 OFR 等炎症递质的表达、产生和释放,保护 HC 功能的作用。结合以前的研究结果,认为其机制可能有以下几方面:①抑制 LPS 刺激下 KC 的活化;②抑制 LPS 诱生的 TNF-α 等细胞因子的表达;③促进 KC 分泌 PGE2,而 PGE2 对 KC 分泌细胞因子有明显的抑制作用;④促进机体网状内皮系统产生纤维连接蛋白,增强 KC 的吞噬功能;⑤直接中和 ET,减轻其毒性;⑥在整体水平上,缩小肠道 ET 池,保护肠道屏障功能,减少内毒素的产生和吸收,从而降低门静脉中 ET 水平,减少对 KC 的刺激;⑦改善组织器官微循环,减少氧自由基的产生、防止组织细胞的过氧化损伤,从而达到直接保护肝细胞的作用。

六、梗阻性黄疸时内毒素血症的临床研究

梗阻性黄疸患者术后病死率高达 16%~30%,这样高的病死率主要是由肾衰竭引起的。临床和实验研究已经证实,内毒素血症(ETM)是梗阻性黄疸患者术后并发症和死亡发生的主要原因。近年来国内外不少学者应用胆盐、乳果糖、多黏菌素 B 等防治梗阻性黄疸时的 ETM。但这些药物或因作用还有争议,或因毒副作用较大,而使在临床上普遍应用受到一定限制。

在已经证明清热解毒方剂对 ETM 有一定作用的基础上,陈海龙等结合自己的实践,在大承气汤的基础上,拟出了清下兼施的方剂"复方大承气汤"。

该研究观察了复方大承气汤对梗阻性黄疸时 ETM 的防治作用,并对复方大承气汤的作用机理进行了探讨与分析。

(一)主要研究方法和结果

1. 主要方法

(1)病例选择:从 1989 年 4 月—1990 年 3 月期间以经手术证实的血清胆红素在 75μmol/L 以上的肝外梗阻性黄疸患者 43 例作为观察对象,随机分为黄疸对照组(n=19)和中药防治组(n=24)。两组患者在年龄、性别、恶性肿瘤比例、血浆总蛋白和血清总胆红素水平的比较上无明显差异。两组患者在治疗前均有不同程度的腹胀、消化不良、大便燥结、食欲不振及恶心、呕吐等症状。同时设立无黄疸对照组(n=17),这些患者均接受胆道手术而无梗阻性黄疸的存在。

(2)采用产色基质偶氮显色法定量测定肘静脉血和门静脉血血浆中内毒素的含量。内毒素定量检测之试剂盒(批号:870811)由上海市临床检验中心提供;所有病例均在术前和术后 3 天采血以苦味酸法进行 24 小时内生肌酐清除率(C_{24})测定;以单向免疫扩散法进行血

浆纤维结合素(Fibronectin,Fn)含量的定量测定。纤维结合素标准品和抗血清(批号:8903)由上海生物品制所提供。

(3)ETM 的定义:抽取 50 名健康献血员的肘静脉血进行内毒素定量测定,平均血浆内毒素水平为(75.15±15.75)pg/ml(范围 45.00～92.27pg/ml)。为了该研究的目的,把血浆内毒素水平≥100pg/ml 定为 ETM。④给药方法:对照组在手术前不服用任何中药制剂,仅按常规治疗;中药防治组除按常规治疗外在手术前 5 天服用中药复方大承气汤。复方大承气汤由大黄、芒硝、枳实、厚朴、茵陈、丹皮、栀子、银花、蒲公英、黄芩等 10 味中药组成,以水煎取法(大黄后下、芒硝冲服)制成 100%的药液 100ml,每日 1 剂,早晚分服。

2. 研究结果

(1)临床症状:恶心、呕吐、食欲减退等症状在服用中药后明显减轻或消失,腹胀和便秘明显减轻。中药防治组患者服用中药后平均每天大便 2.8 次,而黄疸对照组患者平均每天大便 0.8 次。中药防治组患者对复方大承气汤均能良好耐受,未见任何副作用及不良反应。

(2)复方大承气汤对 ETM 的影响:无黄疸对照组术前没有 ETM 的发生,术中门静脉和术后周围静脉血 ETM 的发生率也极低。而在黄疸患者中无论在术前、术中、还是术后,ETM 都是很常见的。说明 ETM 不是手术本身造成的,而是胆道梗阻的结果。与黄疸对照组相比,中药防治组术中门静脉血 ETM 的发生率和术后周围静脉血 ETM 的发生率均出现了明显的下降($P < 0.05$)。

(3)复方大承气汤对肾功能的影响:三组患者术前 C_{24} 无明显差异($P > 0.05$)。黄疸对照组术后 3 天平均 C_{24} 与术前相比出现了明显的下降($P < 0.001$),而无黄疸对照组和中药防治组手术前后 C_{24} 未出现明显变化($P > 0.05$)。中药防治组患者术后平均 C_{24} 明显高于黄疸对照组($P < 0.01$),而与无黄疸对照组相比差别无显著性。说明了复方大承气汤对黄疸患者肾功能具有良好的保护作用。

(4)复方大承气汤对血浆纤维结合素的影响:三组患者术后 3 天血浆 Fn 含量均出现了不同程度的下降。但术后 3 天,中药防治组 Fn 含量与黄疸对照组相比明显上升,二者差别有显著性($P < 0.01$),与无黄疸对照组相比已无显著性差别($P > 0.05$)。说明复方大承气汤有效地预防了由于梗阻性黄疸而引起的血浆 Fn 含量的下降。

(二)研究结果的分析及意义

1. 目前研究的局限性

(1)对梗阻性黄疸时 ETM 发生机理的研究:ETM 已被公认为是梗阻性黄疸患者手术后并发症和死亡发生的主要原因。梗阻性黄疸时 ETM 发生的机理还不完全清楚。肠源性内毒素的转运途径越来越受到重视。梗阻性黄疸时由肠道吸收入门静脉血的细菌内毒素增加,肝脏的网状内皮系统特别是 Kupffer 细胞的吞噬功能受抑,可能是其发生的重要因素。

(2)目前采用的西药:长期以来,许多学者一直致力于寻找防治 ETM 的有效药物。目前采用的西药主要有胆盐、乳果糖和多黏菌素 B 等,但在临床普遍应用尚受到一定限制。近年来,国内学者已经注意到了中药清热解毒方剂的抗内毒素作用,但却不能有效地预防和控制肠源性内毒素的产生和吸收。

2. 中药复方大承气汤的作用

中药复方大承气汤是由《伤寒论》中的大承气汤加清热、祛湿、活血等中药而成。其组方原则是:清下兼施(清热解毒、通里攻下)、菌毒并治(抑制细菌生长繁殖、排除和拮抗内毒素)、标本同治(防治 ETM,保护肝肾功能)。该研究应用复方大承气汤明显地降低了梗阻性黄疸患者术中门静脉血和术后周围静脉血 ETM 的发生率。其治疗作用主要体现在以下四个方面。

(1)减少内毒素的产生和吸收：大黄、芒硝是典型的通里攻下药，能排除胃肠积滞，使大量细菌和内毒素随肠道内容物排除体外，减少了大剂量抗生素的使用，避免了细菌菌体裂解而在肠道内产生高浓度的内毒素，减少了内毒素的来源，缩小了肠道内毒素池。同时，大黄、丹皮、栀子等药有较强的抑制革兰氏阴性和阳性菌的能力，抑制了细菌的生长和代谢，减少了内毒素的产生和吸收。

(2)调动体内因素、促进内毒素的灭活：文献报道，中医下法可以改善微循环，降低毛细血管的通透性，减轻和消除炎症。某些中药在体外虽然无抗内毒素作用，可是在体内有抗内毒素作用，能增加中性粒细胞比例，增加血清补体水平，调动了机体的非特异性免疫功能。另外，还发现，复方大承气汤能明显提高黄疸患者血浆 Fn 的含量。已知 Fn 是一种调理素蛋白，对机体增加细胞趋化、吞噬等均有作用，可作为网状内皮系统的一个非侵入性指标。复方大承气汤可能具有增强网状内皮细胞功能的作用。这在 ETM 的治疗上是一个不可忽视的作用。

(3)对血液中的内毒素产生直接拮抗作用：方中大黄、蒲公英、黄芩已证实在体外有较强的直接抗内毒素作用，很可能在体内对侵入血液循环中的内毒素产生直接的作用。

(4)对肾功能的保护作用：人们早已注意到肾衰竭是梗阻性黄疸患者术后常见的死亡原因。术后肾衰竭的发生可能与内毒素引起肾皮质血流重分布、肾小管坏死以及肾小球纤维蛋白沉积有关。复方大承气汤很好地预防了梗阻性黄疸患者术后 C_{24} 的下降，从而保护了肾功能。因此，复方大承气汤针对梗阻性黄疸时肠源性内毒素的吸收，通过清热解毒、通里攻下的双重机制，与抗生素合用，菌毒并治，标本兼治，祛邪扶正，确实可提高疗效。

第四节　急性出血坏死性胰腺炎时内毒素血症的研究

急性出血坏死性胰腺炎(acute hemorrhagic necrotizing pancrestitis，AHNP)，在病因和发病机理方面是多源性的，具有病情重、发展快、并发症多和死亡率高的特点。导致这些特点发生，除了通常认为的多种酶活性物质外，还发现与内毒素血症(ETM)密切相关。近年来作者对此进行了系列实验研究与临床观察，现予总结和报告如下。

一、实验研究

(一) AHNP 与 ETM

1. 主要方法

(1)制备动物模型：将 Wistar 大鼠麻醉后无菌操作，首先夹闭肝外胆管始部和靠近十二指肠的终端。将激活剂原液(0.25％胰蛋白酶—3％胆汁酸盐溶液)的不同浓度，经穿刺针于30秒内匀速注入胆胰管(1ml/kg 体重)，3 分钟后拔针、关腹，制成 AHNP 及其阳明腑实证模型。

(2)实验系列分组：大鼠 56 只分三个系列；第一系列 30 只大鼠随机分三组，分别以激活剂原液的 20％、25％和 30％浓度制成 AHNP 模型，10 小时后取血测定血浆中内毒素(ET)含量。第二系列，将 15 只大鼠分五组，每组均用 25％原液浓度的激活剂制成模型，分别测定10、48、96、120 和 240 小时 ET 含量。第三系列，将 11 只大鼠，制成 25％原液激活剂模型，测定 12hET 含量,并观察 5 天内死亡组和存活组 ET 含量。

2. 研究结果及意义

(1)致病原浓度与 ET 含量及 AHNP 严重程度的关系:第一系列三组 ET 含量分别为 (674.12±85.21)pg/ml、(1504.13±186.20)pg/ml 和(3034.14±425.11)pg/ml。三组两两比较差别有显著性($P<0.05$)。表明随致病原浓度加大 ET 含量升高而病情加重。

(2)AHNP 时 ET 含量变化的时限规律:第二系列所分五组 ET 含量变化的时限特征是 10 小时升至(1606.71±141.91)pg/ml,48 小时达高峰(2516.71±465.11)pg/ml,而后开始下降,96 小时(1373.12±155.21)pg/ml,120 小时(663.12±87.22)pg/ml,24 小时恢复正常。

(3)AHNP 时 ET 含量变化与存亡的关系:第三系列模型后 5 天内死亡组 5 只、存活组 6 只,12 小时 ET 含量分别为(1954.21±223.11)pg/ml 和(1483.12±96.51)pg/ml,差异显著($P<0.005$)。

(二) 合方对 AHNP 时 ETM 的防治作用

1. 主要方法

(1)模型制备方法:方法同前。

(2)实验系列分组:第一系列 126 只,均以 25% 原液浓度激活剂制成模型,自由摄食,观察 5 天内死亡率。随机分成四组:对照组 30 只,胃内灌注生理盐水;葡聚糖治疗组 32 只,尾静脉注射葡聚糖 3ml,每日 2 次,2 天后改成皮下注射,连续 3 天;合方治疗组 32 只,造模后 4 小时灌服中药合方(茵陈、栀子、枳实、厚朴、大黄、芒硝)煎剂(含生药 1g/ml),每日 2 次,每次 2ml,两天后改为每次 1ml,连续 3 天;合方防治组 32 只,造模前 2 天胃内灌入合方煎剂,每日 1 次,每次 2ml,造模后按合方治疗组方法继续应用。第二系列 32 只分成 4 组,分别按第一系列各组相应处理,制成模型后 10 小时和 96 小时分别取股动脉血测量 ET 含量和血清胰型淀粉同功酶(PIA)含量,并观察一般表现和病理学改变。

2. 研究结果及意义

(1)合方对 AHNP 预后的影响:进行治疗的三个组均有一定疗效($P<0.01$)。其中以葡聚糖为差,合方治疗组居中,合方防治组最优。表明合方的提前投服具有提高疗效的作用。

(2)合方对 ET 含量的影响:第二系列大鼠时限 ET 含量和疗效观察表明术后 10 小时 ET 含量明显升高($P<0.01$)。合方防治组提前用药,ET 含量降低更为明显($P<0.01$);随着用药时间延长,药效均有发挥,仍以合方防治组最佳。

(3)合方对 PIA 含量的影响:第二系列各组大鼠术后 10 小时 PIA 含量已显著升高($P<0.01$),96 小时各组药效发挥 PIA 含量下降($P<0.05$);合方疗效显著($P<0.01$),并以预防应用为佳。

(4)合方对 AHNP 大鼠组织病理变化的影响:对第二系列死亡大鼠和存活大鼠进行了肉眼和组织病理学观察:死亡大鼠病理改变肉眼可见口鼻出血、腹胀如鼓;胰外脂肪组织坏死、胰腺出血坏死,并可见血性腹水、肺出血和胸腔积液。以对照组最为严重,其他三组相对较轻。光镜下可见对照组胰腺实质坏死、腺泡分离、出血广泛、伴有炎症细胞浸润和白细胞栓塞;胰外脏器发现肺炎、肺水肿、心肌间质炎性改变和肾出血等。其他三组病理损害与对照组相似,但胰外损害较少。存活大鼠病理改变肉眼未见鼻出血,腹部平坦;胰腺组织增厚,色泽苍白,出血已被吸收;胰外脂肪坏死存在,轻重不一,一般无腹水。光镜下可见胰腺实质灶性坏死,周围炎症细胞浸润,并有大量成纤维细胞和结缔组织包绕;未坏死的腺小叶呈退行性变,间质结缔组织增生;各组之间病理改变无明显差别。胰外脏器未见明显异常。

二、临床观察

(一)主要研究方法和结果

1. 主要方法

(1)病例选择和分组:急性胰腺炎(AP)患者 24 例,随机分成常规组和中西组,各 12 例。并选择 20 例健康者作为正常对照组。

(2)分型和测定 ET 含量:全部病例在入院 48 小时内按 Ranson 指标分级评估;0~2 分为轻型,≥3 分为重型。入院后第 1、3、5 和 8 天分别采集肘静脉血测定 ET 含量。

(3)治疗方法:常规组,入院后即开始禁食、补液、对症和抗感染等常规治疗;疑有出血坏死或腹腔积液甚多者,酌需手术治疗。中西组,在常规治疗同时,于入院第 2 天始服中药合方煎剂,每日一剂,早晚分服。

2. 研究结果

(1)AP 与正常者 ET 含量比较:24 例 AP 患者入院时 ET 含量为(86.95±61.35)pg/ml 与 50 例正常对照者的(38.95±13.35)pg/ml 相比较差异显著($P<0.05$)。结果说明,AP 时血浆 ET 含量明显高于正常人成为 ETM。

(2)AP 的轻型和重型 ET 含量比较:5 例重型 AP 病例血浆 ET 含量是(130.25±84.90)pg/ml,明显高于 19 例轻型病例(80.30±49.40)($P<0.05$)。结果表明,AP 时血浆 ET 含量随病情加重而升高,并影响预后。

(3)AP 分组治疗前后 ET 含量比较:结果证明,治疗后血浆 ET 含量明显下降,中西组第七天由治疗前的(108.60±74.75)pg/ml 降为(34.10±10.05)pg/ml,组内差异显著($P<0.05$),而常规组则由(70.35±39.45)pg/ml 降为(52.10±2.05)pg/ml,差异不明显($P>0.05$)。说明合方加入常规治疗后,可促使 ET 含量迅速下降。

(二)研究结果的分析及意义

1. ETM 参与着 AP 的疾病过程并导致阳明腑实证

长期以来按胰腺酶学理论认识并处理 AP 的效果并不满意,因此产生了存在某种重要因素参与着该种疾病过程的设想。国外学者 Caridis 于 1972 年首次作了 AP 时血液中发现 ET 的报告,继之于 1974 年 Fossard 和 Kakkar 二人作了 3 例伴有腹膜炎和 ETM 的 AP 患者的报告。从而便开始了对 AP 时 ETM 等有关问题的全面研究阶段。该研究从全面深入的实验研究结果和初步临床验证,确定了 ETM 参与着 AP 的疾病全部过程。并且进一步发现,随着致病原浓度加大,ET 含量增高,而 AP 或 AHNP 的病情加重;相同致病原浓度作用后血 ET 含量的时限特点是,48~72 小时疾病高峰时,ET 含量也达高峰,疾病好转后 ET 含量随之下降;反之亦然。还观察到,血 ET 含量与 AP 临床表现中的阳明腑实证轻、中、重程度密切相关。即:痞满瘀滞期 ET 含量轻度升高;燥实化热期中度升高;毒血败乱期持续高峰。ET 含量随着胃肠功能的恢复而下降;反之,则持续升高。因此初步确认 ETM 在 AP 的病理进程中具有重要作用,而且很可能是 AP 时引起的阳明腑实证的本质。

2. AP 的病因与 ETM 形成机制初探

对 AP 的病因,是不是外侵的细菌微生物所致的质疑越来越多。该研究认为,某些非细菌因素,诱发体内细菌发生异常变化,即以外侵为"因",内生为"果"而导致的胰腺急性病变。

临床观察表明,在 ETM 形成之前,多有胃肠功能受抑阶段。此时,在外邪的作用下,影响腑气通降,糟粕秽气瘀积,革兰氏阴性菌种过度繁殖,菌群失调,毒力剧增;同时,由于胃肠功能紊乱,肠管膨胀、蠕动减弱、"内冲洗力"锐降,肠黏膜损伤、通透性增加而致肠血屏障破坏,使大量革兰氏阴性菌种在病损的肠黏膜表面黏附、定植、增殖,进而形成肠源性细菌移位和肠源性 ETM,使肠道功能更加受抑,如此形成恶性循环,疾病不断发展,导致严重后果。

3. AP 时 ET 生物学特性及影响预后的因素

就 AP 中的部分病例而言,特别是 AHNP,病情凶险、变化多端,往往迅速死于胰外并发症。该研究中未予治疗大鼠 5 天内死亡率 53.3%;临床上及时治疗的 AP 的死亡,笔者报告为 2.7%,国外报告为 5%～7%,而其中的重型则高达 20%～30%。如此严重的预后,已在该研究的病理组织学所示的胰、肝、肾、心、肺等脏器的严重损害中得以印证。其影响因素,主要在于含量过高的 ET 生物学特性。内毒素是革兰氏阴性细菌细胞壁的脂多糖成分(LPS),在细菌代谢过程中或死亡裂解后释放出来,类脂 A 是其主要毒性成分。它能与机体细胞生物膜的磷脂相互作用并产生多种生物活性物质,导致凝血、纤溶、补体系统紊乱和微循环障碍;内毒素还可以增加脂质过氧化速率,导致大量组织脂质过氧化,加重重要器官的炎性损害。从而对肺、肾、脑、肝、胃肠等器官功能和机体血流动力学等多方面产生严重影响,导致 ARDS、休克、DIC、肾功不全、肝功受损和胃肠出血等复杂病变的发生。因此 ET 含量增加,大鼠死亡率上升,并出现多脏器损害。所以设法降低 ET 含量或阻断其生物学作用至关重要。

4. 合方防治 AP 时 ETM 作用机理

该研究证实预防投服合方和治疗投服,对于降低血液中 ET 含量均有显著作用;临床中同样证实中西医结合治疗组 ET 含量比常规治疗组下降的早而快;病死率相差 2.9 倍。因此,该研究肯定了中药茵陈蒿合承气汤对急性胰腺炎时 ETM 的防治作用。

这种效果的产生,可能是通过以下机制实现的:

(1)通里攻下使胃肠道疏通,将瘀积上逆的糟粕秽气荡涤体外,减低胃肠内压,增强蠕动功能,实现"内冲洗"效力,防止革兰氏阴性菌在肠黏膜黏附、定植、增殖,将大量细菌和内毒素排除体外,从而达到截断肠源性 ET 的来源和维持肠血屏障的目的。

(2)通过降低胃肠内压,松弛 oddi 括约肌,增加胆汁分泌和排出,增加肠道内胆盐含量,从而达到降低胆道内压,截断胆源性 ET 的来源和维持胆血屏障的目的。

(3)通过改善微循环,降低毛细血管通透性,减轻和清除炎症的过程,达到调动体内抗病因素,增加补体水平和免疫功能,加强网状内皮系统功能而促使进入体内的 ET 中和、拮抗和灭活,使其含量下降或毒性降低。

因此,应用茵陈蒿合承气汤配合常规治疗的中西医结合疗法是防治急性胰腺炎时内毒素血症及其不良影响的有效措施。

第五节　中西医结合治疗内毒素血症

内毒素血症(ETM)可出现于多种疾病过程中。诸如:大面积烧伤、急性梗阻性化脓性胆管炎、急性出血坏死性胰腺炎、化脓性脑膜炎、肠梗阻、梗阻性黄疸、重症肝炎、肝硬化等,并常引起休克、DIC、ARDS、MOF 等一系列严重的病理变化,成为上述疾病恶化的因素。长期以来,人们一直把寻找治疗 ETM 的有效方法,认为是当今医学研究的重要课题之一。

本部分扼要简述中西医结合研究和治疗 ETM 已经取得的新进展。

一、内毒素的含义和吸收途径

内毒素是革兰氏阴性细菌细胞壁外层的一种脂多糖成分,它具有十分广泛的生物活性。1890 年 Pfeiffer 首先提出 ETM。随着研究的不断深入,肠源性内毒素的吸收途径愈来愈引起人们的重视。

中医学中虽然没有关于内毒素的同名记载,但中医对某些疾病及某些症候的描述以及对这些病症的辨证施治就包含了 ETM 在内。吴氏在《温疫论》中提到"毒",如"元气胜者毒易传化","内壅一通,则毒邪亦从外解","邪毒最重,复瘀到胃,急投大承气汤"。清代余师愚认为"窍因气闭,气因毒滞",陈平伯在《外感温病篇》中又说"热毒内壅,络气阻遏"。可以认为,中医的"温毒"、"热毒"、"毒热"、"毒火"、"脓毒"之毒似乎包含着内毒素之"毒"的含义。

周俊元应用鲎试验法测定了阳明腑实证患者及非阳明腑实证患者血中细菌内毒素的含量,结果发现阳明腑实证组患者血中内毒素的含量明显高于对照组,两者之间差异显著。认为内毒素很可能就是许多疾病过程中出现阳明腑实证的共同发病环节。ETM 和阳明腑实证互为因果。正常情况下,胃肠道细菌代谢所释放的内毒素可被肠壁吸收入门静脉。Greene 等证明家兔门静脉血中的内毒素通过肝脏后大部分被清除。肝脏是内毒素清除和解毒的主要部位,对内毒素的清除主要是通过贴附于肝窦的库普弗细胞的吞饮作用而进行的。如果肝脏的网状内皮系统功能降低,或吸收入门静脉的内毒素量超过了肝脏的解毒能力,则门静脉血中的内毒素便通过肝脏进入体循环而产生 ETM。

目前认为,肠源性内毒素可经四条途径进入外周血中。①吸收入门静脉的内毒素在肝脏未能被网状内皮系统灭活时,经肝脏静脉进入外周血中;②经门-体静脉交通支进入外周血中;③经肠道淋巴管进入淋巴系统,经胸导管而进入外周血中;④经肠黏膜进入腹腔,继由腹膜吸收入血。

二、ETM 的治疗概况

长期以来,人们一直致力于寻找一种治疗 ETM 的有效方法。开始时人们就把希望寄托于众多的抗生素上,但实验研究表明,目前几乎所有的抗生素非但没有抗内毒素作用,反而因杀灭大量革兰氏阴性菌、菌体破裂而产生更多的内毒素,引起更严重的临床症状。目前采用的其他药物有乳果糖、多黏菌素 B、巴龙霉素、胆盐及抗内毒素抗体等。目前,对乳果糖和胆盐的抗内毒素作用还有争议,多黏菌素 B 被证实有抗内毒素作用,但由于它的毒副作用较大,尤其是对神经系统和肾脏的损害,在临床上普遍应用尚受到一定限制。曾有报告用含超免疫内毒素抗体之血浆,能保护革兰氏阴性细菌败血症患者,使病死率从 64% 降至 10%,但由于抗体之生产工艺复杂、药源少、价格昂贵,故推广尚需时日。近年来,国内在应用中药防治 ETM 的研究方面作了不少努力,并提出了菌毒并治的原则,为防治 ETM 提供了新的有效方法。

三、中西医结合治疗 ETM 的进展

大量的实验研究和临床观察已经证明中药对 ETM 的治疗主要是应用清热解毒药、通里攻下药、活血化瘀药以及补益药、凉血药等通过拮抗、破坏、排除、抑菌、稳膜和防害的途径

发挥作用。

（一）拮抗

即扶正祛邪，增强机体免疫力，促进内毒素灭活。中医学认为"正气存内，邪不可干"。因此治疗 ETM 也应从调动机体正气、增强机体免疫力出发。经研究发现，黄芪是一种调动机体免疫功能、抗感染、抗肿瘤、抗自身免疫病的广谱免疫兴奋剂。它能扶正固本、促进吞噬细胞功能、促进淋巴细胞转化、促进免疫球蛋白合成和诱导干扰素的产生，具有类肾上腺皮质激素样作用。穿心莲是一种清热解毒药，尚有增强机体非特异性免疫功能的作用。实验表明穿心莲对家兔的致死性内毒素过敏反应有明显的保护作用，并可使内脏损害程度减轻。竺稽能等用由柴胡、黄芩、龙胆草、蒲公英、金银花、连翘、丹参、姜半夏、枳实、大黄等十味中药组成的清胆注射液对内毒素休克进行研究，发现清胆注射液有促进特异性抗体形成、增强炎症细胞的吞噬功能，降低毛细血管通透性和抗炎作用。体外和体内的抗内毒素实验，能使大肠杆菌内毒素含量明显减少，有减毒灭活作用。晁恩祥用参附注射液进行动物实验认为该药能明显改善末梢循环、增强机体免疫力、增强网状内皮系统的吞噬能力。王家泰等以中药泻热汤（大黄、芒硝、元参、甘草）进行动物实验，结果表明：泻热汤有抗感染、抗内毒素作用，能加速血中内毒素的消除，并提示抗感染作用不在于直接抑菌，主要是增强了中性粒细胞的比例和吞噬能力，增加了血清总补体的水平。以上所提及的中药及复方都有利于调动体内因素，通过提高网状内皮系统吞噬功能来加强该系统对内毒素的吞噬和消化能力，以清除"逃逸"到肝、脾、肺等脏器的内毒素。具有拮抗内毒素作用的中药主要有：川芎、丹参、人参、黄芪、赤芍、香菇、灵芝等。

（二）中和（破坏）

即与进入血液循环中的内毒素相互、作用，破坏其结构，消除其毒性。王今达等对 24 种清热类中药进行了抗内毒素的筛选实验，结果发现穿心莲、蒲公英、板蓝根和元参等四种中药在试管内对内毒素有明显的作用。胡家石等以中药清解灵（大黄、蒲公英、败酱草、白头翁、玄参、甘草）治疗急性重症胆管炎取得了较好疗效。并经电镜研究发现，清解灵可使内毒素结构发生破坏。林菊生等研究发现，经中药制剂"热毒清"（金银花、大青叶、鱼腥草）处理的大肠杆菌内毒素在电镜下大部分失去原来链状结构而被裂解成杆状、短片状或完全解聚。从而提示该药对内毒素有一定程度的直接降解作用。而且，还发现"热毒清"可以增强肝脏库普弗细胞的吞噬功能、从而拮抗内毒素 DIC 之生物效应。

中医学不少清热解毒方剂中包括有抗内毒素的药味，在临床上收到了退热快、中毒症状消失快和病死率低的效果。从而提示，中医的清热解毒包含着解内毒素之毒的内容。具有中和或破坏内毒素的中药主要有：穿心莲、蒲公英、板蓝根、元参、山豆根、黄连、败酱草、鱼腥草等。

（三）排除

即排除肠道内产生内毒素的细菌和已经产生的内毒素，减少毒素的产生和吸收。通里攻下是中医八法之一，在临床上已经得到广泛应用。何时希认为"秽滞不除、热毒不解，如聚薪于灶：通下秽滞、去其凭借，则移薪灭火之意"。用通里攻下法治疗 ETM，主要是排除胃肠积滞，使大量细菌和毒素随肠道内容物排出体外。减少了大剂量抗生素的使用，避免了细菌裂解而在肠道内产生高浓度的内毒素，减少了内毒素的来源。所以王家泰的泻热汤中用大黄和芒硝，胡家石的清解灵中用大黄，都是取其通里攻下之功用。下法方剂中常用的大黄，除具有攻下作用外，还能促使肠管蠕动，降低毛细血管的通透性，提高血浆渗透压，以达到扩容和改善微循环的作用,减少了内毒素的吸收。这类药物主要是大黄、芒硝等。

(四) 抑菌

即抑制细菌产生长繁殖,降低内毒素的产量。内毒素系由革兰氏阴性细菌裂体产生,细菌繁殖快、数量多,则内毒素产量就大,病理危害就重。据资料提供的证据表明,抗生素治疗可以增加内毒素的释放,在某些情况下会使菌血症患者增加休克的发生率,并可加重内毒素休克的临床症状。但中药不仅能抑菌,还具有抗内毒素作用,正好弥补了这一不足。

国内外不少研究证明,大承气汤中大黄与厚朴有明显的抑菌作用。体外抑菌实验表明,大黄中的大黄酸、大黄素及芦荟大黄素在 $100\mu g/ml$ 以下就能对 14 种细菌产生抑制作用。金银花、连翘、蒲公英、紫花地丁四种药物在 100% 浓度下对肠道菌群均有不同程度的抑菌作用,若联合应用则其抑菌效果较单味药更强。日本学者荒川和男认为大黄对肠内厌氧菌有特异性抑制作用,而改善特定菌异常增殖所致的肠内菌丛的异常。

具有抑菌作用的中药主要有大黄、厚朴、丹参、丹皮、栀子、银花、连翘、蒲公英、紫花地丁、黄连、黄芩等。其中有的又具有抗内毒素作用,如与前述中药合用,对 ETM 的治疗会相得益彰。

(五) 稳膜

即稳定线粒体膜和溶酶体膜,保护细胞器。线粒体和溶酶体都是重要的细胞器。线粒体是"细胞动力厂",溶酶体是"细胞内消化器"。当感染性休克 DIC 时,组织缺血缺氧、加以内毒素的直接攻击,膜的通透性发生改变。线粒体肿胀,结构破坏,功能减低,影响溶酶体膜的通透性;溶酶体膜的通透性发生改变,释放大量的溶酶体酶,导致细胞自毁,变性的线粒体亦被噬融,最后所有的细胞器都发生紊乱,细胞即趋于死亡。如机体重要器官的细胞严重损伤,则易发生多脏器功能衰竭(MOF)。因此,在治疗 ETM 时,注意保护细胞器是非常重要的。李鸣真等研究发现中药热毒清注射液能保护线粒体结构、呼吸功能和活力。同时体内实验也表明热毒清对内毒素所致溶酶体损伤有保护作用。这是令人振奋的发现。

(六) 防害

即抗自由基,防止大量自由基对机体造成的危害。研究发现,实验动物在注射内毒素后,发生微循环紊乱和组织细胞缺血缺氧,使黄嘌呤氧化酶(XOD)活性增加、超氧化物歧化酶(SOD)活性受到抑制,导致电子传递系统解偶联生成较多的自由基,而且内毒素刺激多形核白细胞和巨噬细胞,从而释放氧自由基,同时清除减少,造成氧自由基大量堆积。过多的氧化活性很强的自由基可迅速引起组织细胞脂类过氧化,致使血浆和组织液中的过氧化脂质(LPO)增高。LPO 的积聚可使蛋白变性,生物膜疏基酶类失活,因而使膜结构和功能破坏,最终细胞乃至器官功能衰竭。中药热毒清注射液能对抗内毒素所致脂质过氧化损害。这可能是其抗内毒素的机制之一。

四、中西医结合治疗 ETM 的原则

实验研究和临床实践都表明,对于 ETM 的治疗,必须发挥中医学的优势,提倡中西医相结合。因此,特对 ETM 提出如下治疗原则。

(一) 扶正祛邪

对 ETM 可以辨证使用独参汤、生脉散、参附汤、泻热汤、四逆汤等中药方剂,挑选具有增强单核-巨噬细胞吞噬功能的中药,如人参、香菇、灵芝、黄芪等。辨证加减,提高人体正气,增强抗内毒素的能力,同时应用西药干扰素、胸腺素、转移因子等提高机体免疫力,用新

鲜血浆、白蛋白等加强支持疗法。

（二）菌毒并治

选用敏感抗生素，抑制或消灭细菌繁殖。同时针对内毒素之毒选用清热解毒方药如清肺汤、热毒清、清瘟败毒饮、犀角地黄汤加减以抑制细菌生长繁殖，拮抗和破坏内毒素。

（三）清下兼施

在选用相应的清热解毒药对内毒素进行直接摧毁、破坏外，兼用泻下中药如大黄、芒硝等进行通里攻下，排除胃肠积滞，泻下通便，泻火解毒，排除内毒素，排除细菌以减少产生内毒素的来源。常用方剂有大承气汤、大柴胡汤、龙胆泻肝汤、茵陈蒿汤等。如此清下兼施、清热通腑、通腑泄热、相辅相成。

（四）辨证论治

对 ETM 引起的休克、DIC、ARDS、MSOF 等并发症，除了应用西医的纠酸、扩容和应用血管活性药物外，还要及时应用活血化瘀的中药如丹参、川芎嗪、生脉饮、血府逐瘀汤以及清热解毒的热毒清等，以疏通微循环、稳定溶酶体膜、保护线粒体等细胞功能、保护心肾肺等重要脏器功能。

关于清热解毒药、通里攻下药、活血化瘀药的应用要根据病情来掌握。一般在急性期以通里攻下，清热解毒为主，活血化瘀为辅；通下成功后减少通里攻下下药，继续使用清热解毒药。活血化瘀药要早期、长期应用，出现并发症时加大用量。对于清热解毒药也宜大量持久地应用。

（五）内外结合

对于有明确病灶的 ETM 在中医内治法的同时，还要根据病情的特点及时配合现代医疗手段和外科手术治疗。如：对于急性出血坏死性胰腺炎，可根据病情发展，在应用清下中药控制 ETM 的同时施行手术治疗，及时清除腐胰组织，以防止坏死组织进一步增多，大量含有酶性物质及炎症介质的毒素及肠源性内毒素入血。对于急性梗阻性化脓性胆管炎（AOSC），其主要原因就是胆道梗阻引起胆汁淤积、胆道感染、胆源性内毒素及肠源性内毒素入血产生 ETM，在应用清热解毒及通里攻下法控制内毒素进一步吸收的同时，应及时解除梗阻、疏通胆道、通畅引流。胡家石等以 ERBD-清解灵治疗 AOSC 取得了较好的疗效。

五、治疗 ETM 尚需解决的问题

随着研究的不断深入，人们正致力寻找防治 ETM 更为有效的方法。近年来，中西医结合的治疗方法为 ETM 的治疗开创了一个新的局面，有着十分广阔的前景。但中药对内源性 ETM 的作用机理尚未完全明了，有待于进一步阐明。中药在治疗 ETM 方面还有很多可待筛选。

同时，在治疗时不应忽视与 ETM 有关证型的辨证施治，才能提高疗效。总之，ETM 的进一步解决，有赖于对内毒素的产生、传输途径、内毒素对机体的损害和机体对内毒素的反应等规律有更清楚的了解。从而在未产生 ETM 之前进行有效预防；产生 ETM 之后，则及早予以有效的治疗；同时，还要很好消除 ETM 对机体产生的危害。

第六节　中西医结合治疗急腹症与现代临床思维

在中西医结合治疗急腹症概念的提出、理论体系的形成过程中，在急腹症的诊断、治疗、

研究的原则、手段和方法上无不贯穿着科学方法论的指导。本节从现代思维方式的角度对中西医结合治疗急腹症进行方法学的探讨,以期对临床和科研有所裨益。

一、临床思维方法的突破

中医学最显著的特征集中表现为"整体观念"和"辨证论治"。所以中医对疾病的认识是通过"望、闻、问、切",将收集到的各种资料进行综合分析,以推测机体内在的病变,预知疾病的寒热虚实,从而对疾病作出证候的判断。这种"以表知里"、"司外揣内",整体的、宏观的、联系的、动态变化的,全过程地综合分析认识疾病的方法,是中医临床思维的显著特点。然而,西医学则是建立在近代自然科学发展基础上的一门人体科学,主要表现为对人体的组织结构认识比较详细;重视人体组织的病理生理变化,强调局部与整体、结构与功能、内涵与外延的一致性,对疾病定位准确,并尽可能使有关指标定量化。这就是西医学临床思维的基本方法。

在我国开展中西医结合治疗急腹症的实践过程中,广大中西医结合工作者大胆突破了以上两种思维方法的界限,逐渐形成了"辨病与辨证相结合","宏观辨证与微观辨证相结合"的临床新思维。在临床上既利用西医学各种先进技术和方法,发挥西医对疾病定性定位诊断上的长处,同时又不拘于西医,严格按照中医的理论方法对疾病进行全面分析,作出相应的辨证诊断;既重视局部的病理变化,又重视在疾病过程中的整体反应和动态变化。这种新型的中西医结合思维方式,不仅克服了中医对疾病微观认识不足和辨证思维方法上的某些局限性,同时也弥补了西医对疾病过程中的机体整体反应和动态变化等重视不够的弊端。使临床医生可以综合运用中医和西医两种医学的知识和方法,并借助中西医结合研究的新经验及其他多学科研究中医的新成果。在临床实践中更有效地分析问题和解决问题,拓宽了临床医生的思路,这对提高临床的诊疗水平无疑是一较大的突破。

二、透过现象、抓住本质

中西医结合治疗急腹症,关键在于辨证与立法处方。应在正确运用中医"望、闻、问、切"和"理、法、方、药"的基础上,结合西医学的先进手段以及实验室检查结果,按急腹症的发生发展规律及病理生理特点,作出全面分析推理,从整体观念出发,透过复杂多变的临床表象,抓住症结所在,属虚属实,宜补宜攻,审证立法,选方用药,当收显效。这就要求临床医生不仅要熟悉急腹症的病理生理和病理解剖,还要了解各种急腹症的发病原因,掌握各种急腹症的发展变化规律。

另外,中西医结合要抓住"证"这一疾病的客观存在,将其置于西医学的客观检测之下,研究分析机体所处的病理生理状态,找到揭示中医在"证"本质的客观指标。如:阳明腑实证是许多急腹症发展到一定阶段的共同环节。研究发现,阳明腑实证时血中细菌内毒素明显升高,并可出现细菌移位,伴随着血中 C 反应蛋白含量的升高和纤维结合素水平的明显下降,肠黏膜屏障破坏,血管通透性增加和细胞钙稳态的破坏。因此有人认为内毒素血症是阳明腑实证的病理生理基础。胃阴虚证患者也出现血浆内毒素含量增高,T 淋巴细胞的 ANAE 和 LTT 值明显减少以及微循环障碍和血液流变学异常;血瘀证患者可有病理性肿块、血管异常、微循环障碍、血液流变性异常等。实热症患者尿中儿茶酚胺和环核苷酸排出量均明显增高等等。上述研究结果,为临床诊断和治疗提供了新的理论依据。目前有许多指标已经结合到一些中医证候的诊断标准中去,对判断病情和进行疗效评估产生了积极的作用,达到了"微观辨证和辨证微观化"的新高度。都是"辨证与辨病"相结合的新发展,必将使中医的"辨证论治"提高到一个新水平,同时也使"同病异治"和"异病同治"的中医理论得到了现代科学的客观论证。

三、养成良好的思维素质

(一) 多种思维形式的交互作用

急腹症的诊治过程突出个"急"字。临床医师从接触患者的一瞬间就立即启动自己的思维活动,自觉或不自觉地运用了多种思维形式,包括逻辑思维、形象思维、灵感思维、模糊思维和经验思维等。这些思维形式在不同患者或同一患者的疾病的不同阶段往往交互运用,既表现思维形式的前后相随、互相转化的纵向联系,又表现相互渗透、相辅相成的横向联系。

1. 形象思维与逻辑思维相统一

形象思维是通过直观形象描述客观事物,是用可以感觉到的色彩、线条、形状等具体形象的东西去进行思维活动;抽象思维是在感性认识的基础上,运用概念、判断、推理等形式来反映客观事物。急腹症系指一大类急性腹痛疾病,其特点是突然发病,腹痛剧烈难忍,被迫到急诊室就医。有的必需立即施行手术才能抢救,而有的手术却是禁忌。因此临床医生在接触这类患者后就必须进行详细的病史询问、全面的体格检查和必要的辅助检查从而收集资料和信息。然后把这些信息进行综合输入大脑形成简单印象,例如,是不是急腹症,是外科急腹症、妇科急腹症,还是内科急腹症。然后临床医生根据这些形象在大脑对这些简单印象储存记忆的基础,运用所学病理学、病理生理学知识,将这些单一、分散的临床现象分门别类地加工成更能反映实质的形象。即是哪一类急腹症,感染、穿孔、梗阻、出血还是血运障碍。这是急腹症诊治的第一阶段。接下来临床医生依据诊断学知识和临床经验进一步通过抽象思维活动来分析、推论疾病的本质和阶段进而指导临床治疗。即是哪一种急腹症。

2. 正确运用经验思维

对于急腹症患者,必须在短时间内做出决断并及时进行合理治疗。有时临床医生就自觉或不自觉地启动经验思维。在长期大量的临床实践中,头脑中贮存着反复叠加的信息、诊断模式和诊断程序。经验越多,头脑中疾病模式就越多,一接触患者,大脑就可以习惯地、迅速地启动思路,运用熟知的概念来分析、判断,反映疾病的本质。有时对疾病的诊断只凭医生的直觉经验,掌握患者的总体特征,作出浓缩了的综合判断,使思维发挥出了较高的效率。但如果在较大强度上仅凭经验立据,不可避免存在臆测性和不定性。其结果偏离客观事物本质差距越小,正确性越高;偏离越大,错误愈多。因此对经验思维应该辨证应用。

3. 精确性与模糊性(模糊思维)的统一

临床经验越丰富经验思维所得到的诊断可靠性、准确性就越大。然而并非所有疾病凭直觉思维和经验思维都能做出早期诊断和治疗。因为有时疾病过程尚未充分展现,各种矛盾暴露不充分,而在有限时间内获得的资料又不很完善,在这种情况下为了不延误治疗,往往采用模糊思维来指导临床。例如一患者腹部压痛反跳痛,急腹症的诊断已经成立,尽管形成原因不甚清楚,应立即做好抗休克等急救治疗,并且为手术做好准备,不失时机地抢救患者。但还需指出,尽管模糊思维可以作为紧急措施的依据,但急腹症患者的手术指征应该精确无误,不能模糊不清模棱两可。况且"急腹症的剖腹探查术"并不是今日急腹症医师所追求的目标。

（二）强调动态思维

急腹症的一个显著特点就是病情复杂、变化多端。急腹症的临床思维也不是一次完成的，而是一个反复观察、反复思考、反复验证的动态过程。因此在急腹症的诊治过程中，要密切观察病情的变化。一是观察诊断是否有误。当出现新的症状、体征或经特殊检查有重要发现，需要修改原来的诊断时，应毫不迟疑地进行修正或补充；二是观察正在进行的治疗是否有效。对于有效的治疗方案不应轻易改动，如确无好转则应重新审定治疗原则及改进治疗措施，包括从非手术疗法改为手术疗法；三是观察治疗过程中症状、体征的变化规律，作出详细记载，为分析疗效及进而研究治愈机理提供依据或探讨的线索。另外，急腹症的辨证分型也是一个动态过程，随着病情的发展或好转，辨证分型也应随之而变，用药上也要有所调整。一型到底，一方到底都是不妥当的。

（三）克服思维凝滞和思维惯性

急腹症的临床诊断一般可分为最初印象、初步诊断和最后确诊的三个阶段。由于临床中多种主客观因素，使得最初印象和初步诊断不可避免地带有一定的推测性，甚至是一定的假说性。它的"概然性"是显而易见的。因此需经复诊进一步修正，需要在再实践—再认识过程中进一步修正、充实和完善。临床思维也应是一个不断完善、不断思考、不断验证、不断修正的动态过程。在医生的思维素质中必须具有辨证的否定意识，也必须相应地具有敏捷性、开放性、追踪性，否则将使自己的思维凝滞在初步印象、初步诊断或既往诊断中，很可能造成误诊，贻误病机。同时，在急腹症的诊断中要注意克服"思维定势"倾向，即习惯思维。这种倾向使临床思维易于被束缚在特定的习惯思维模式内，渐渐缩小对临床情境的知觉范围，简化诊断疾病中的分析方法，并定势于一个固定的框架内，把经验范围外的疾病误诊为相似的经验认识范围内熟悉的疾病，把已经变化了的疾病误诊为所熟悉的疾病。以急性阑尾炎为例，据有关统计，临床误诊率竟高达20%左右，其中很多误案，是由于习惯思维错将其他内、外科和妇科疾病诊断为急性阑尾炎的，甚至在手术后仍未找到腹痛的原因。

急腹症的早期诊断、早期治疗的原则不仅在疾病过程开始，而且贯彻疾病过程的始终。临床医生要想克服思维凝滞和思维惯性就必须从患者整体出发，全方位、全过程地观察患者，敏锐地观察临床症状的发展变化，预见疾病的发展趋势，要具有病前学和疾病预测学的观点。80年代以来，中西医结合治疗急腹症进入了向较高层次发展的新阶段。随着新的诊断与治疗仪器的引进，提高了诊断水平，出现了不少新的中西医结合治疗方法，临床疗效不断提高。通过中西医结合，在某些理论及指导思想上已开始发生变化，一些新的治疗指导思想和思维方式正在形成。中西医结合治疗急腹症必须在继承中求发展，在探索中去创新。中西医结合治疗急腹症发展的实践再次表明，要想攀登科学高峰就一刻也不能离开理论思维。我们不能只注重实证知识，还要注重获取这些知识的理论思维，正确的思维方式是科学发展和科学创造的有力杠杆。中西医结合治疗急腹症是临床思维方法的突破和发展。但这是一项艰巨而复杂的工作，虽然经过了几代人的努力，仍有大量的工作要做，尚未开辟的领域应积极探索，现有阶段性的研究工作应继续深入，已经取得的经验和成果应大力推广应用。只要在以上临床思维方法和思想的指导下，通过广大临床工作者的不懈努力，在现有工作基础上不断创新、不断总结、不断完善，中西医结合治疗急腹症必将为人类健康事业做出更大贡献。

（陈海龙　贺雪梅　于广海）

参 考 文 献

[1] Van Amersfoort ES,Van Berkel TJ,Kuiper J.Receptors.mediators,andmechanisms involved in bacterial sepsis and septic shock[J].ClinicalMicrobiology Reviews,2003,16(3):379-414.

[2] Li WD,Jia L,Ou Y,et al.Surveillance of intra-abdominal pressure and intestinal barrier function in a rat model of acute necrotizing pancreatitis and its potential early therapeutic window[J].PLoS One.2013.8 (11):e78975.

[3] Anastasilakis CD,Ioannidis O,Gkiomisi AI,et al.Artificial nutrition and intestinal mucosal barrier functionality[J].Digestion,2013,88(3):193-208.

[4] 王冬梅,田余祥,陈海龙,等.正常大鼠肠道菌群及细菌易位的变化[J].中国微生态学杂志,2005,17(5): 349-350.

[5] 陈海龙,吴咸中,关凤林,等.大承气汤对 MODS 时肠道细菌微生态学影响的实验研究[J].中国微生态学杂志,2007,19(2):132-134.

[6] 王冬梅,田余祥,陈海龙,等.正常大鼠内毒素及肿瘤坏死因子和脂质过氧化的检测[J].中国微生态学杂志,2005,17(5):30-31.

[7] 王冬梅,田余祥,陈海龙,等.肠道菌群及内毒素在多器官功能不全综合征时的变化[J].中国微生态学杂志,2005,17(5):107-108.

[8] 陈海龙,吴咸中,贺雪梅,等.内毒素致肝损害中库普弗细胞的作用及大承气汤的调节[J].世界华人消化杂志,2003,11(12):1919-1921.

[9] 陈海龙,周俊元.梗阻性黄疸时的内毒素血症[J].《国外医学》外科学分册,1990;17(6):342-343.

[10] 关凤林,陈海龙,周俊元.急性出血坏死性胰腺炎时防治内毒素血症的实验研究和临床观察[J].中国中西医结合外科杂志,1995,1(3):136-140.

[11] 陈海龙,周俊元.中西医结合治疗内毒素血症[J].中西医结合杂志,1991;11(3):184-187.

[12] 李鸣真,叶望云,涂胜家,等.热毒清防治内毒素性 DIC(续)——保护肝微粒体、钙稳态和抗自由基的实验研究[J].中国危重病急救医学,1993,5(5):262-265.

第三篇

SIRS、MODS的中西医结合研究

第八章　SIRS的中西医结合研究

第一节　SIRS 时中性粒细胞凋亡信号传导机制异常的研究

全身炎症反应综合征(systemic inflammatory response syndrome, SIRS)是创伤、烧伤、重症胰腺炎、心肺脑复苏等非感染性疾病及脓毒症等感染性疾病发展至 MODS 和 MOF 的前期表现,是大量炎性细胞因子、炎症介质、炎性免疫细胞相互作用,共同介导细胞、组织和器官的损伤而出现功能失常的病理过程,此过程中中性粒细胞(又称多形核嗜中性粒细胞, polymorphonuclear neutrophils, PMN)是引起组织损伤,乃至 MODS 的关键细胞。中性粒细胞凋亡延迟,过度激活,致使大量蛋白酶、炎症介质和氧自由基释放,是造成炎症反应过度和组织损害的主要原因。研究 PMN 凋亡机制以及 SIRS 时 PMN 凋亡的延迟机制,有助于提高对炎症过程的认识,从而为临床限制 SIRS 的不良进展寻找新的治疗方法。

一、SIRS 和 PMN 凋亡

(一) SIRS 概述

1992 年 8 月美国胸科医师协会和美国危重病医学会联席会议(ACCP 和 SCCM)正式提出了 SIRS 的概念,认为 SIRS 是由一些感染性、非感染性等因素引起的机体持续过度的炎症反应;感染性因素引起的 SIRS 按严重程度可分为 sepsis、severesepsis、septicshock;同时制定了 SIRS 的诊断标准:①体温<36℃或>38℃;②脉率>90 次/分钟;③呼吸频率>20 次/分钟,$PaCO_2$<4.267kPa(32mmHg);④外周血 WBC>12.0×10^9/L(12 000/mm^3)或<4×10^9/L(4000/mm^3),幼稚细胞>10%。以上 4 项中满足其中 2 项则诊断为 SIRS。SIRS 表现为 PMN 的过度激活和过量的炎症介质、细胞因子释放,是机体对创伤、感染、休克等应激所产生的非防御反应,但这种反应若继续扩大或得不到控制则将产生自身毒性作用,损伤自身器官甚至发生 MODS。Jimenez 在 SIRS 的临床研究中也发现外周血中 PMN 凋亡延迟,并且血清中存在抗凋亡因子,认为凋亡延迟引起的 PMN 寿命延长可能与 SIRS 或 MODS 发病有关。

(二) PMN 凋亡概述

PMN 是机体防御系统的主要组成部分,素有"机体卫士"之称,严重创伤(烧伤)、感染时,PMN 作为机体"第一道防御线"迅速渗出血管,达到炎症部位,通过释放蛋白酶和氧化代谢产物(氧自由基等)杀灭入侵的病原微生物和吞噬坏死组织,是机体对创伤、感染防御反应的关键环节,也是组织修复的最初步骤。PMN 的生理效应是通过其增殖和分泌功能等进行调节的,PMN 的数量和功能的变化与脓毒症的发生发展相关,因为 PMN 不仅可以释放氧自由基、蛋白酶和炎症介质,而且可以与刺激因素相互作用引起瀑布样级联反应(cascade reaction),诱发 SIRS。正常生理情况下,PMN 在循环中半衰期很短(约 6~10 小时),然而当其进入炎症部位时,其寿命将成倍延长,衰老的 PMN 在没有细胞因子和促炎物质条件下发生自发凋亡,凋亡的 PMN 不发生细胞膜的破裂,完整的被吞噬而不释放其毒性细胞内容物。这种把完整凋亡的 PMN 吞噬的方式,可以阻止其由于坏死而释放各种酶和毒性物质引起的组织损伤,而且巨噬细胞吞噬凋亡 PMN 不会激活巨噬细胞释放炎症介质。因此,凋亡被认为是机体清除具有潜在损害活性的 PMN 有效的生理调节机制。在急性炎症,由于 PMN 从循环中向炎症部位迁移,组织中 PMN 的数量将大大增加,而且炎症介质作用使其凋亡减少,这就使 PMN 持续被激活,最终可引起 MODS。

二、PMN 凋亡的信号传导通路

(一) Fas/FasL 通路

接受凋亡信号的受体位于细胞表面,称为死亡受体(death receptor,DR),与死亡配体结合后激活死亡蛋白酶系统(death caspase)可以在几小时内诱导细胞凋亡。死亡配体包括:肿瘤坏死因子家族的 TNF-α、Fas 配体(fas-ligand,FasL 或 CD95L)、TNF 相关凋亡诱导性配体(TNF-related apoptosis inducing ligand,TRAIL/APO2L)和 APO3L,它们能诱导细胞凋亡也被称为坏死因子(death factor)。

Fas/FasL 通路是多种细胞凋亡的基本信号传导通路,Fas/FasL 信号传导机制与 TN-FR1/TNF 类似,都以 Fas 相关死亡区蛋白为其连接分子,也是 NF-κB 依赖的。Fas 与 FasL 的结合可迅速引发白介素-1β-转换酶(interleukin-1β-converting enzyme,ICE)相关蛋白酶的水解活性,主要是 caspase-8 的活化。活化的 caspase-8 进一步活化效应 caspase(如 caspase-3 等),使细胞发生凋亡。中性粒细胞的膜上既有 Fas 也有 FasL 的存在。体外试验中,在培养液中加入抗 Fas 抗体或加入 FasL 均可以诱发中性粒细胞凋亡的增强。PMN 对 Fas 诱导的凋亡较敏感,在表达高水平 Fas 的同时也显著表达 FasL。有学者观察到感染血清中 FasL 的浓度与 PMN 凋亡率正相关,抗 FasL 抗体能对抗感染血清诱导的 PMN 凋亡。SIRS 过程中过量释放的炎症因子如 TNF-α、IFN-γ、IL-8、LPS 等被证明可通过调控 Fas 等凋亡基因的表达,抑制 PMN 的凋亡。

(二) caspases 级联反应传导通路

ICE 蛋白酶家族被认为是细胞凋亡过程中最重要的蛋白酶,它们均是半胱氨酸蛋白酶,且在天冬氨酸后的位点切割靶蛋白。除 FasL 及 TNF 外,来自于 p53 蛋白或神经酰胺等多条路径的信号均可引起 caspases 成员的激活。由于 caspases 直接水解与 DNA 断裂等凋亡特征性改变密切相关的蛋白,因而也被称为"死亡蛋白"。根据在细胞凋亡发生过程中被活化的时间先后和作用不同,caspases 可分为 3 大类,即起始或上游 caspase、放大 caspase、效应或下游 caspase,其代表分别 caspase-8、caspase-1(ICE)、caspase-3(CPP32)。caspases 在细胞凋亡中起中心杀手作用,其高表达可导致细胞凋亡。PMN 表达各种调节及效应 caspase,包括 caspase-1、caspase-3、caspase-4、caspase-8、caspase-9。据报道,在 PMN 自发性凋亡和 TNF 诱发的凋亡加速中 caspase-3 和 caspase-8 显著活化,在 G-CSF、IL-6、IL-15、GM-CSF 和 PS-G 诱导的凋亡延迟中 caspase-3 活性受抑,后两者还有 caspase-9 的活性降低。其他凋亡效应子 caspase-6 和 caspase-7 在 PMN 中未被发现。有研究认为,SIRS 时外周血 PMN 凋亡显著延迟,其机制为线粒体膜电位维持使从线粒体进入胞浆的细胞色素 C 减少,从而使 caspase-9 减少,同时 caspase-3 减少最终使 NF-κB 活化导致 PMN 凋亡延迟。caspase-3 被称为"死亡执行者",正常时以无活性的前体形式存在于细胞浆中。其激活是 PMN 凋亡的主要途径,激活的 caspase-3 通过蛋白水解作用激活 DNA 酶(caspase-activated

DNase,CAD),介导细胞染色体 DNA 碎裂和磷脂酰丝氨酸(phosphatidylserine,PS)移向膜外,启动细胞的凋亡,因此 PMN 中 caspase-3 激活减少就将导致细胞凋亡延迟。近期的研究表明:caspase-3 的活化是中性粒细胞自发性凋亡和 Fas 诱导的凋亡过程中一个必需环节,其下游的蛋白激酶 C 同工酶 δ(protein kinase C-δ,PKC-δ)的活化以及它向核的移位是确保核酸内切酶活化的关键。Power 等也发现通过抑制 caspase-3 活性能延迟 PMN 凋亡。另外,SIRS 时内毒素通过诱导产生 cIAP-2,能加速活化 caspase-3 的降解,从而延迟 PMN 的凋亡。

(三) MAPKs 信号传导通路

丝裂原激活蛋白激酶(mitogen activated protein kinase,MAPK)信号通路是多级激酶的级联反应,包括三个关键的激酶:MAPK、MAPKK 和 MAPKKK。哺乳动物细胞有 3 种 MAPKs:p42/p44 胞外信号相连蛋白激酶(ERK)(由磷酸化的 MEK 激活),p38MAPK 和 c-Jun N-端激酶(JNK)/应激激活 MAPK(SAPK)。尽管 3 种 MAPKs 在人类 PMN 都有表达,但是只有研究支持 ERK 和 p38MAPK 在 PMN 凋亡时发挥作用。

MAPKs 是细胞外信号调节蛋白激酶,是多种细胞表面受体调节信号传导通路的重要中介。PMN 在多种刺激因素作用下发生反应有赖于 MAPK 信号传导通路。p38MAPK 在中性粒细胞延长其生命期限的过程中扮演十分重要的角色。Alvarado-Kristensson 等认为,中性粒细胞自发性凋亡的初期 p38MAPK 的活性降低,在 Fas 诱导的凋亡中 p38MAPK 被抑制,而抑制这种酶可增加 caspase 的活性,加速细胞凋亡,这提示 p38MAPK 在 PMN 产生存活信号。他们的研究还提示,GM-CSF 等抑制凋亡的因素则通过增强 p38MAPK 的活性来延迟中性粒细胞的自发性凋亡。或许,p38MAPK 激活后,其下游产生的不同信号既能促凋亡又能延长细胞生存;也有可能来自其他信号系统的生存信号对 p38MAPK 产生的死亡信号进行调控。Luc Harter 等研究指出,p38MAPK 特异性抑制剂 SB203580 可以对抗 IFN-γ 引起的 PMN 凋亡延迟作用,而对 LPS 引起的 PMN 凋亡减少无影响,提示 IFN-γ 延迟 PMN 凋亡通过活化 p38MAPK 来达成的。

细胞外调节激酶(extracellular regulated protein kinases,ERK)包括 ERK1 和 ERK2,属于 MAPK 家族。Sheth 等的研究指出,细菌 LPS 延迟中性粒细胞自发性凋亡的作用是通过活化 ERK 来达成的,并认为 ERK 和 p38 MAPK 这两种调节途径之间存在着相互促进相互制约的关系。Luc Harter 等研究也证实,ERK 特异性抑制剂 PD098059 能对抗 LPS 引起的 PMN 凋亡减少。Klein 等也认为 ERK 的激活是 GM-CSF,IL-8 抑制 PMN 凋亡的信号传导通路之一,使用 ERK 特异性抑制剂 PD098059 可促进 PMN 凋亡。

(四) NF-κB 存活蛋白(survival protein)通路

SIRS 发生发展的病理生理基础在于过度失控的炎症反应,这种反应是促炎性细胞因子大量释放而导致的组织损伤和器官功能紊乱。核因子 kappa B(NF-κB)是一组重要的转录调节因子,已知 LPS、GM-CSF 和 TNF-α、IL-1β、生长因子、病毒蛋白、缺血-再灌注、创伤等,可使 NF-κB 活化,从细胞质到细胞核作用于靶基因,迅速诱导基因表达,即 NF-κB 连接到同源 DNA 的连接位点上引起促炎介质 mRNA 表达。研究发现多种 NF-κB 抑制剂(gliotoxin,SN-50,PDTC)能够促进体外培养人血 PMN 的自发凋亡,且对 TNF-α 诱导 PMN 凋亡具有协同作用。提示 NF-κB 是调控 PMN 凋亡的重要转录因子,炎症介质致 PMN 凋亡延迟与 NF-κB 的激活有关。Altavilla 研究也发现,在炎症反应中,NF-κB 通过表达细胞因子、酶和细胞黏附分子起作用。TNF-α 诱导 PMN 生存信号的产生可能通过激活转录因子 NF-κB,从而增加抗凋亡蛋白的转录。因此,在一定条件下,NF-κB 调节的基因产物可能对细胞因子介导的细胞生存有重要作用。然而,并不是所有延迟 PMN 凋亡的物质都能激活 NF-κB,如 GM-CSF 有延迟 PMN 凋亡的作用却不能激活 NF-κB。

三、SIRS 时 PMN 异常凋亡的影响因素

(一) PMN 凋亡与促/抗凋亡蛋白

细胞凋亡相关基因中最受关注的就是 Bcl-2 家族及 Fas-FasL。在 Bcl-2 基因家族中,对细胞凋亡具有抑制作用的基因有 Bcl-2、Bcl-XL、Mcl-1、A1 等,而促进细胞凋亡的基因有 Bax、Bak、Bad、Bcl-Xs 等,这两组作用相反的基因互相作用而对细胞的凋亡进行调控。Bax 与 Bcl-2 具有 21% 的氨基酸同源性,可自身形成同二聚体或多聚体通过激活 "caspase 瀑布" 途径促进细胞凋亡,也可与 Bcl-2 形成异二聚体以调节 Bcl-2 活性。有人认为 Bcl-2 的抑制凋亡的作用可能是通过其与 Bax 结合,中和 Bax 的活性得以实现。因此,常用二者的相对之比(Bcl-2/Bax)代表细胞对凋亡诱导的调节。

PMN 可表达多种 Bcl-2 家族蛋白,但诸多研究结果尚不一致。至今为止,所有的报道均显示,中性粒细胞不表达 Bcl-2 基因。而且,从末梢血新分离出的中性粒细胞虽然表达 Bcl-XL 和 Mcl-1 基因,然而在体外培养一定时间以后,这些基因表达就消失了,这与中性粒细胞自发性凋亡发生的进程密切相关。中性粒细胞本身表达促凋亡的 Bax、Bid、Bak 和 Bad,但是也有研究表明细胞因子诱导的 PMN 凋亡延迟中 Bax 表达减少。但 Harter L 等的研究显示,炎症 PMN 凋亡延迟时 Bax 的表达保持不变,这提示在炎症反应中可能存在其他重要的抑制凋亡机制。

人类 PMN 也表达抗凋亡蛋白的 mRNA,如 Mac-l,A1 和 Bcl-xl,但只有 Mac-l 的蛋白表达有确切的证据。Mac-1 蛋白在外周血 PMN 表达,其含量在凋亡发生前降低。A1 基因是中性粒细胞稳定表达的一个凋亡抑制基因。有报道,在 Al+ 小鼠,PMN 的自发凋亡增加。Leuenroth SJ 等以反义寡核苷酸证明了 Mcl-1 的表达水平减低是导致炎症反应时 PMN 凋亡延迟的一个原因。也有研究表明,炎症时该蛋白表达减少,但 mRNA 水平上调。

(二) PMN 凋亡与细胞因子

细胞因子根据其作用及产生时间可分为两类:促炎症细胞因子或前炎症细胞因子:如白介素-1β、IL-6、IL-8、TNF-α 等主要介导组织损伤;抗炎症细胞因子或远期细胞因子:如 IL-4、IL-10、IL-13、可溶性 TNF-受体(STNFR)、IL-I 受体拮抗剂(IL-IRA)等,可平衡前者的损伤效应,抑制促炎症细胞因子的产生。

在细胞因子中,IL-1、IL-2、IL-6、IL-8、IL-15、GM-CSF、G-CSF 等可以抑制中性粒细胞的自发性凋亡,其中 GM-CSF 对中性粒细胞自发性凋亡的抑制作用最强。用 SIRS 患者的血浆体外孵育从正常人外周血分离的 PMN,使 PMN 凋亡延迟,这与 GM-CSF 直接相关,并且 IL-10 能对抗 GM-CSF 导致的 PMN 凋亡趋缓从而影响 PMN 凋亡过程。IL-10 也能对抗 LPS 导致的 PMN 凋亡延迟。IL-6 是一多相性细胞因子,具有促炎和抗炎性细胞因子的性能,其浓度可作为疾病严重性和死亡率的有效预测指标,它不是 SIRS 的直接媒介物,而仅是提示神经内分泌和炎症反应的强度。IL-1β 和 IL-8 都以旁分泌的方式抑制 PMN 凋亡,但作用机制不同,IL-1β 上调 Bcl-xl 且能提高 NF-κB 的抗凋亡活性;IL-8 则与下调 Bax 表达有关,但二者都能延迟 Capases 的激活。

（三）PMN 凋亡与 HSP70

HSPs 作为高度保守的"分子伴侣"是一种应急蛋白,可以保护细胞抵抗周围环境刺激。目前有关 HSP70 表达与 SIRS 患者 PMN 凋亡及功能变化的关系的研究结果不尽一致。Naoyuki Hashiguchi 等的研究证实严重创伤及脓毒症患者的中性粒细胞 HSP27、HSP60、HSP70 及 HSP90 表达及合成均明显增加,而 PMN 凋亡抑制,呼吸爆发功能增强。Ogura H 和 Hashiguchi N 等的研究显示,重度烧伤患者 PMN 大量表达 HSPs,并伴随 PMN 氧化活性增强和 PMN 凋亡延迟。这些结果提示 SIRS 患者 PMN 凋亡延迟可能与血浆内源性物质刺激中性粒细胞 HSP70 表达有关。然而也有研究表明,虽然一些细胞因子刺激中性粒细胞 HSP70 表达并抑制其凋亡,但中性粒细胞凋亡的抑制并不依赖于 HSP70 的作用。上述结果提示,SIRS 诱发中性粒细胞 HSP70 表达,但 HSP70 对中性粒细胞凋亡及功能的确切关系尚待进一步澄清。

（四）其他

Avarado-Kristensson M 研究发现,PMN 凋亡时有蛋白质磷酸酶 2A(protein phosphatase 2A,PP2A)的早期瞬时性激活,PP2A 抑制剂能增强 Fas 诱导 PMN 凋亡过程中 p38 MAPK 和 caspase-3 的磷酸化水平,使 caspase-3 活性降低,从而延迟 PMN 凋亡。并且 Fas 诱导 PMN 凋亡中这几种信号酶(PP2A,p38 MAPK、caspase-3)存在时间依赖性。早期瞬时性激活 PP2A 不仅可以破坏 p38 MAPK 介导的 caspase-3 抑制,也可使 caspase-3 去磷酸化恢复活性。这些结果提示 PP2A 在诱导 PMN 凋亡中起双重作用。炎症时可溶性纤维蛋白原(Fibrinogen,Fbg)能延缓 PMN 凋亡,促进 PMN 功能。此外,有研究显示,巨噬细胞不仅能识别吞噬凋亡的中性粒细胞,而且能诱导 PMN 凋亡。

总之,PMN 的凋亡在 SIRS 的发展和转归过程中起着重要的作用。感染时,PMN 通过释放蛋白酶和氧化代谢产物(氧自由基等)杀灭入侵的病原微生物和吞噬坏死组织,是机体对创伤、感染防御反应的关键环节,另一方面,PMN 持续激活、凋亡延迟,最终可引起 MODS。SIRS 中多种因素作用导致了 PMN 凋亡时间的延长,但多种因素作用下对 PMN 凋亡的影响作用机制尚需进一步研究,对于该领域的研究将有助于寻找调控 PMN 凋亡的有效途径,为临床治疗提供新思路。

第二节 SIRS 时中性粒细胞凋亡的实验研究和临床观察

一、SIRS 时中性粒细胞凋亡的实验研究

中性粒细胞(PMN)是炎症反应的主要标志,有"机体卫士"之称,在炎症前期阶段对机体起保护作用,有研究发现在感染或创伤等应激状态下,随着炎症的发展 PMN 生命周期延长,凋亡延迟将加重炎症反应。O'NEILL 等提出 SAP 时炎症反应的消退依赖 PMN 凋亡,同时 PMN 凋亡延缓与炎症反应的持续及其继发的组织损伤有关。SAP 时 PMN 凋亡的延缓导致失控活化的 PMN 释放大量炎症因子及细胞内毒物,随着 PMN 在体内数量的积聚,增加了并发 SIRS 和 MODS 的可能。因此,通过诱导 PMN 凋亡,适时、适度地清除过多的 PMN,可以限制组织损伤并有利于炎症吸收,从而达到治疗和缓解 SAP。

本部分研究旨在通过动物模型深入探讨 PMN 凋亡调控机制与中药调节作用,从而阐明 SAP 时 PMN 凋亡异常机制和中药作用的有效性及其机理。

（一）主要研究方法和结果

1. 主要方法

（1）实验动物：健康 SD 大鼠 20 只，雌雄兼用。

（2）实验方法：①实验分组：该实验将 20 只 SD 大鼠随机分成重症急性胰腺炎 SIRS 模型组（SIRS 组）和假手术组（SO 组），每组 10 只。体外干预实验分组：将 SIRS 组和 SO 组分离的外周血 PMN 各自分为 4 组，即：对照组（CON 组）、地塞米松干预组（DEX 组）、大黄素干预组（EMO 组）、Emodin 联合地塞米松干预组（DAE 组）。②造模方法：SIRS 组：SD 大鼠造模前 12 小时禁食，自由饮水。用无菌 10% 水合氯醛腹腔内注射麻醉，逆行注入 1.5% 脱氧胆酸钠。③观察指标：SO 组：仅在开腹后轻轻翻动胰腺，其他操作同模型组。采集外周静脉血 5ml 肝素抗凝。体外实验将两组分离的 PMN 分别接种于 6 孔板中，两组均按照 DEX 干预组、EMO 干预组、DAE 干预组、CON 组的顺序，分别加入地塞米松；大黄素；大黄素加地塞米松；CON 组不给药。置入 CO_2 培养箱中培养 24 小时。最后，采用流式细胞仪（FACS）检测 PMN 线粒体跨膜电位变化。

2. 研究结果

（1）实验动物一般表现与大体观察：①SIRS 组：模型组大鼠造模后逐渐出现蜷缩、精神萎靡、运动迟缓、反应迟钝等表现。呼吸急促、浅快并随时间的延长呼吸窘迫逐渐加重，后期皮肤黏膜发绀，大鼠呈现嗜睡、昏迷状态，严重者死亡（SIRS 组死亡率约为 20%）。24 小时后开腹见胰腺出血坏死，腹腔内大量血性腹水。多有麻痹性肠梗阻表现，胃明显充盈如气球状。在大网膜和胆总管及小肠间可见浅黄色皂化斑。②SO 组：大鼠未出现精神萎靡、反应迟钝、皮肤黏膜发绀之表现，未见死亡。24 小时后仅见十二指肠附近肠黏膜轻度水肿，颜色略带暗红，腹腔内少见渗出，少见麻痹性肠梗阻表现，未见肠间皂化斑出现。

（2）光镜下胰腺组织病理学改变：①SIRS 组：胰腺组织出血坏死，腺泡凝固性坏死，小叶呈片状坏死，大小导管亦有明显坏死；大量红细胞淤积、漏出，血管扩张，血管壁纤维素样坏死；间质内可见大量 PMN 浸润。②SO 组：胰腺小叶结构清晰，未见出血、坏死等表现，偶见少量 PMN 浸润。

（3）流式细胞仪（FACS）检测 PMN 线粒体跨膜电位变化：①流式细胞仪检测 SIRS 组线粒体跨膜电位：在 SIRS 组内，地塞米松干预组（DEX 组）、大黄素干预组（EMO 组）、大黄素联合地塞米松干预组（DAE 组）较对照组（CON 组）线粒体跨膜电位都有不同程度的降低，其中以 DEX 组降低最明显（$P < 0.01$）。EMO 组和 DAE 组比较线粒体跨膜电位降低的程度没有显著性差异（$P > 0.05$）。②流式细胞仪检测 SO 组线粒体跨膜电位：在 SO 组内，各药物干预组与 CON 组比较线粒体跨膜电位都有不同程度的降低，其中以 DEX 组降低最明显（$P < 0.01$）。EMO 组与 DAE 组比较线粒体跨膜电位降低的程度没有显著性差异（$P > 0.05$）。③流式细胞仪检测线粒体跨膜电位 SIRS 组与 SO 组之间比较，相同干预条件下 SIRS 组线粒体跨膜电位明显低于 SO 组（$P < 0.01$），而两组的 CON 组之间线粒体跨膜电位没有显著性差异（$P > 0.05$）。

（4）Western Blot 测定 PMNs 线粒体内细胞色素 C（Cyt-c）：①Western Blot 检测 SIRS 组线粒体 Cyt-c 可以看出线粒体 Cyt-c 在 SIRS 组各组中均有表达，其中以 DEX 组表达量最高而 CON 组最低（$P < 0.01$）。EMO 组与 DAE 组比较线粒体 Cyt-c 的表达没有显著性差异（$P > 0.05$）。DEX 组、EMO 组、DAE 组与 CON 组比较线粒体 Cyt-c 的表达量明显升高（$P < 0.01$）。②Western Blot 检测 SO 组线粒体 Cyt-c：SO 组 PMN 线粒体 Cyt-c 的表达均为阴性。

（二）研究结果的分析及意义

1. SAP(SIRS)时 PMN 凋亡延迟

SAP 是引起 SIRS 的主要疾病之一，SAP 早期异常激活的胰酶引起胰腺本身的损伤，导致胰腺局部炎症反应；同时激活相关炎症细胞，产生并释放细胞因子和炎症介质进入血液循环，炎症介质升高的幅度与 AP 的严重程度密切相关，这些炎症介质导致 SIRS 的发生，并引起 SAP 并发症如 ARDS、休克、肾功能不全及 MODS 等，是 SAP 死亡的主要原因。同时，过度的炎症反应可导致机体免疫功能异常，器官功能受损，感染等并发症明显升高，进一步加剧 SAP 的发展。因此，阻断 SIRS 向 MODS 的进展是降低 SAP 病死率的关键。

PMN 是人体免疫防御系统的第一道防线，也是炎症反应的重要标志，在炎症的发生、发展和转归中发挥着关键的作用。但 PMN 在某些病理情况下对正常组织也有强大的损伤作用，过度激活可阻塞微循环、损伤血管，造成器官结构和功能的损害，导致炎症反应持续发展和加剧，诱发 SIRS 及 MODS。PMN 发生坏死时，会释放大量炎症因子及其他有害物质，使炎症进一步扩大。该研究前期研究结果提示 SAP/SIRS 时 PMN 生存周期延长，凋亡延迟，导致炎症反应加重。Anwar S 等也在 SIRS 的临床表现中发现外周血 PMN 凋亡延迟，认为凋亡延迟引起的 PMN 寿命延长可能与 SIRS 或 MOF 相关。PMN 凋亡延迟，大量的 PMN 将聚集于炎症部位，此时 PMN 会自身分泌大量的细胞因子，同时易被一些激活因素所激发，引起"呼吸爆发"，造成恶性循环，不仅达不到炎症消退的目的，反而加重 SIRS。所以 SAP 时 PMN 凋亡延迟与因炎症反应持续而继发的组织损伤有关。也提示 PMN 凋亡延迟预示胰腺炎恶化倾向。因此，通过诱导 PMN 凋亡，适时、适度地清除过多的 PMN，是限制组织损伤、SIRS 引起的高炎反应的有效途径。

2. 细胞色素 C 的释放及表达机制与 SAP 时 PMN 凋亡

目前认为细胞凋亡与细胞色素 C 的释放有密切关系。凋亡相关蛋白细胞色素 C 位于线粒体内膜外侧，在正常情况下它稳定地结合于线粒体内膜，不能通过外膜。在凋亡信号的刺激下，细胞色素 C 则从线粒体释放至胞质，诱导细胞凋亡。细胞凋亡存在着内源性（线粒体途径）和外源性（死亡受体途径）两条死亡途径，而细胞色素 C 是线粒体介导的细胞凋亡途径中不可缺少的重要因子，在凋亡过程中起着重要作用。线粒体在凋亡过程中起中心控制作用，而线粒体细胞色素 C 的释放则是支配细胞凋亡的关键因素。

细胞色素 C 参与细胞凋亡信号的传导，在细胞受到凋亡信号的刺激后，线粒体释放到胞浆的细胞色素 C 可通过与凋亡蛋白活化因子-1（apoptotic protease activating factor-1，Apaf-1）结合，招募 caspase-9 前体（procaspase-9）聚集，激活 procaspase-9；在 dATP 存在的情况下，caspase-9 可直接活化 procaspase-3，从而介导细胞凋亡。Taneja R 等认为机体发生炎症时从线粒体进入胞浆的细胞色素 C 减少，从而使 caspase-9 减少，同时 caspase-3 减少，导致 PMN 凋亡延迟。该实验中发现，在 SIRS 组，细胞色素 C 的表达水平显著下降，与之相比各治疗组均有不同程度的上调，提示当 SAP 时细胞色素 C 表达水平下降可能是导致 PMN 凋亡延迟的原因之一，同时也表明，可能正是因为细胞色素 C 表达增加，促进了 PMN 的凋亡，使各治疗组病情得以改善。

研究结果表明，SIRS 模型组内 EMO 组线粒体跨膜电位低于 CON 组（$P < 0.01$），并且 EMO 组线粒体 Cyt-c 的表达量明显高于 CON 组（$P < 0.01$）。推测 Emodin 诱导或促进 SIRS 时凋亡延迟的 PMN 凋亡的可能的机制是通过线粒体介导的细胞凋亡途径，降低线粒体跨膜电位，促进线粒体 Cyt-c 释放，进而导致 PMN 凋亡。

细胞凋亡的线粒体信号传导途径中 Bcl-2 家族成员起着重要的作用。Bcl-2 家族中凋亡调控基因,在细胞质中的相对浓度将是决定细胞面临生存或者死亡的重要调节手段,两者比例失衡可能是细胞凋亡异常的关键因素。其中,抑凋亡基因包括 Bcl-2、Mcl-1 及 Bcl-xL 等;促凋亡基因包括 Bax、Bid、Bak、Bim 等。目前一致认为,PMN 不表达重要的抑凋亡蛋白Bcl-2,持续表达促凋亡蛋白 Bax、Bid、Bak 和 Bad,而与之抗衡的抑凋亡蛋白 Mcl-1、Bcl-xL及 A_1 大都是生存期较短的蛋白,这可能是造成循环血中 PMN 寿命短暂的原因。在细胞的凋亡基因的平衡调节中,Bcl-xL 和 Bax 的相互制约是重要的一环。细胞受到凋亡刺激后,Bax 重新定位于线粒体外膜,使线粒体上 PT(permeability transition)孔道开放,导致线粒体外膜通透性增加,跨膜电位下降,导致细胞色素 C 释放,caspase-9 激活,促进细胞凋亡。Bax对凋亡的刺激作用是确定的,而 Bcl-2,Bcl-xL 则可以使细胞色素 C 不能通过外膜,可能是通过与 Bax 形成异源二聚体,堵塞 PT 或 Bax 产生的孔道起作用。该实验中发现,健康志愿者、SIRS 患者中促凋亡基因 Bax 的 mRNA 水平、蛋白水平的表达均无显著差异,大黄素对SIRS 患者 Bax 的表达也无明显的影响。但抑凋亡基因 Bcl-xL 在 SIRS 患者中的表达较健康志愿者的表达显著增加,这种趋势在 mRNA 水平、蛋白水平是一致的,正是这种增加,拮抗了促凋亡基因 Bax 的作用,使 SIRS 中 PMN 凋亡延迟。而大黄素能够使 SIRS 中表达增加的 Bcl-xL 下降,从而使升高的抑/促凋亡基因比例下调,这可能是大黄素发挥促凋亡作用的一个关键因素。而这个因素与细胞凋亡的线粒体途径密切相关,相互作用。由此也能说明细胞凋亡的线粒体途径在大黄素的促 SIRS 患者 PMN 凋亡中占有重要地位。

由上而知,线粒体途径在大黄素的促 PMN 凋亡中起着重要作用。但是由于凋亡是多基因参与的细胞"自杀"过程,所以试图找到一个关键的凋亡基因或凋亡蛋白是不现实的,在不同时间、地点发挥主要作用的基因或蛋白都可能不同,或者多种因子共同发挥作用。该实验研究结果表明:emodin 可以诱导或促进 SIRS 时凋亡延迟的 PMN 凋亡。其可能的机制是通过线粒体介导的细胞凋亡途径,降低线粒体跨膜电位,使得线粒体功能受损,促进线粒体 Cyt-c 释放,进而促进 PMN 凋亡,从而发挥其限制组织损伤、控制高炎反应、促进炎症吸收的作用。

二、SIRS 时中性粒细胞凋亡的临床观察

SIRS 是创伤、烧伤、重症胰腺炎、心肺脑复苏等非感染性疾病及脓毒症等感染性疾病发展至 MODS)和 MOF 的前期表现,是许多疾病恶化的常见原因,其共同特征是自身的免疫失控而致的过激的炎症反应损伤。SIRS 的发病过程,首先是各种损害引起机体强烈的应激反应,继而产生大量的炎症介质,由此产生级联放大效应。中性粒细胞则是炎症过程中的重要效应细胞,在 SIRS 的发生、发展和转归中起着关键作用。当病原菌侵袭机体时,PMN 被激活,并释放大量炎症介质,后者一方面在杀灭病原菌过程中起重要作用,另一方面过量的释放则损伤正常组织和细胞。正常情况下 PMN 以凋亡的方式死亡,并被巨噬细胞识别、吞噬而清除。PMN 的凋亡被认为是炎症反应得以无损伤收敛的一个重要机制。如果 PMN凋亡延迟,过度激活,则其除能自身分泌细胞因子之外,还易被一些激活因素所激发,引起"呼吸爆发",造成恶性循环,从而加重 SIRS。所以通过促进 PMN 凋亡控制炎症反应,是目前临床治疗炎症和感染性疾病的新观念。

大黄素(emodin,EMD)是大黄、何首乌、砂仁及百合等多种中药的有效成分之一,它具有显著的抗炎、抗癌、止咳、解痉、利尿等作用;白细胞介素-10(interleukin-10,IL-10)是重要的抗炎性细胞因子,能抑制多种炎症介质的释放;而糖皮质激素是体内最重要的抗炎介质,

但它们在 SIRS 中的作用及机理远未阐明。该研究以外周血 PMN 为靶细胞,观察并比较正常人和 SIRS 患者外周血 PMN 的凋亡情况,并揭示 SIRS 时 PMN 凋亡异常的分子机制;观察应用 EMD、IL-10 和地塞米松(dexamethasone,Dex)干预后对 SIRS 时 PMN 凋亡及凋亡相关蛋白 Fas/FasL 及 caspase-3 表达的影响,以探讨 EMD、IL-10 和 Dex 治疗 SIRS 的作用机理。从而为 SIRS 的治疗提供新的思路和依据。

(一) 主要研究方法和结果

1. 主要方法

(1)实验对象:收集某大型医院 2004 年 8 月—2005 年 4 月期间收治的 SIRS 患者外周血中的 PMN。

(2)实验方法:①实验分组:随机分为六个实验组:正常组,SIRS 组,EMD 干预组,IL-10 干预组,EMD 联合 IL-10 干预组,Dex 干预组。②观察指标:流式细胞仪定量检测 PMN 凋亡,TUNEL 法检测 PMN 凋亡,琼脂糖凝胶电泳法观察 PMN 凋亡情况,通过透射电镜观察 PMN 凋亡的形态学改变,使用 Western Blot 法检测 PMN 凋亡相关蛋白的表达。

2. 研究结果

(1)SIRS 患者 PMN 凋亡延迟,及 EMD、IL-10、Dex 对 PMN 凋亡的影响:采用流式细胞技术和 TUNEL 技术检测 PMN 凋亡情况,发现与正常组相比,SIRS 患者外周血 PMN 凋亡百分率明显低于正常健康者($P<0.05$)。与 SIRS 组比较,EMD 干预组的 PMN 凋亡百分率明显增加($P<0.05$);IL-10 干预组的 PMN 凋亡百分率有所降低,但无显著性差异($P>0.05$);EMD 联合 IL-10 干预组的 PMN 凋亡百分率虽有升高,但无显著性差异($P>0.05$);Dex 干预组的 PMN 凋亡百分率虽有降低,但无显著性差异($P>0.05$)。PMN 凋亡时通过核酸内切酶的作用使 DNA 先裂解为 300～500kbp,再裂解成 180～200bp 的整数倍的 DNA 片段,琼脂糖凝胶电泳时则形成 DNA ladder 现象。该实验采用琼脂糖凝胶电泳法检测 PMN 细胞核 DNA 断裂情况,可见正常组、EMD 干预组和 EMD 联合 IL-10 干预组出现较明显 DNA ladder 现象,其他组虽有 DNA 断裂但不显著。

透射电镜下观察 PMN 超微结构,可见正常 PMN 细胞表面有较多伪足,胞浆内颗粒样物质较丰富,细胞膜和核膜完整,细胞核及各细胞器形态正常;凋亡 PMN 则伪足减少或消失,出现染色质固缩,常聚集于核膜,呈境界分明的块状或月形小体,细胞浆浓缩或裂解成质膜包绕的碎片,细胞质可见基本完整的细胞器。并且镜下可见正常组和 EMD 干预组的细胞较其他组细胞凋亡现象明显。

(2)EMD、IL-10 及 DEX 对 PMN Fas/FasL、caspase-3 蛋白表达水平的影响:采用 Western Blot 法检测 Fas/FasL、caspase-3 蛋白表达水平,发现各组 PMN 在体外培养 24 小时后,可以检测到 Fas 和 caspase-3 蛋白的表达,但没有检测到 FasL 的表达。而且实验结果显示 SIRS 患者 PMN Fas 和 caspase-3 的表达水平明显低于正常健康者($P<0.05$)。与 SIRS 组比较,EMD 干预组的 PMN Fas 和 caspase-3 表达水平明显升高($P<0.05$);IL-10 干预组 PMN Fas 和 caspase-3 的表达水平无显著性差异($P>0.05$);EMD 联合 IL-10 干预组虽有升高,但无显著性差异($P>0.05$);DEX 干预组 Fas 和 caspase-3 蛋白表达水平也明显升高($P>0.05$)。

(二) 研究结果的分析及意义

1. SIRS 患者 PMN 凋亡异常

SIRS 是大量炎症的细胞因子、炎症介质、炎性免疫细胞相互作用,共同介导细胞、组织和器官的损伤而出现功能失常的病理过程。SIRS 临床特征均为继发于各种严重打击后的全身高代谢状态、高动力循环状态与过度的炎症反应。高代谢状态表现为高耗氧量、氧供、通气量增加,高血糖、蛋白分解过多,负氮平衡与高乳酸血症等。高动力循环状态表现为高心输出量,低外周血管压力等。过度炎症反应除表现于体温、心率、呼吸率及白细胞计数的变化外,尚有很多细胞因子及炎症介质的瀑布样释放,构成了 SIRS 的病理基础。

PMN 是 SIRS 及随后发生的 MODS 的基本效应细胞。凋亡的 PMN 不发生细胞膜的破裂,完整地被吞噬细胞吞噬而不释放其毒性细胞内容物,最终从炎症局灶清除。此外,巨噬细胞吞噬凋亡的 PMN 不会激活巨噬细胞释放炎症介质,而且它们产生趋化因子和细胞因子的能力大大减弱,这样就阻止了由于 PMN 坏死而释放各种酶和毒性物质引起的组织损伤。因此,凋亡被认为是机体清除具有潜在损害活性的 PMN 有效的生理调节机制。

SIRS 过程中过量释放的炎症因子如 TNF-α、IFN-γ、IL-8、LPS 等被证明可通过调控Fas 等凋亡基因的表达,抑制 PMN 的凋亡,从而使 PMN 在炎症反应中被过度激活、延迟清除或继发坏死,通过释放氧自由基和蛋白水解酶及其他有害内容物加重炎症反应和周围组织损伤,进而引起 MODS。有学者用流式细胞技术观察 16 例符合 SIRS 诊断的患者血中PMN 凋亡的情况,结果表明 PMN 凋亡确实受到抑制,并且 PMN 被明显激活,其呼吸爆发活性及表面黏附分子 CDI16 表达显著增加。该结果也表明,SIRS 患者 PMN 的凋亡百分率显著低于对照健康人,SIRS 患者 PMN 凋亡过程被延缓,说明 PMN 凋亡延迟是 SIRS 发生的一个重要原因。如果有效调控 PMN 的凋亡将有助于 SIRS 的缓解,阻断 MODS 的发生,缩短病程,改善预后。

2. SIRS 患者 PMN 凋亡异常的分子机制

细胞凋亡又称程序性细胞死亡过程,是由基因控制下的细胞的主动死亡。多种基因参与细胞凋亡的调控,Fas 是最主要的调控基因。Fas(CD95/AP0-1)属于肿瘤坏死因子/神经生长因子受体(TNFR/NGFR)家族,是分子量为 45kD 的单跨膜区糖基化受体蛋白,接受外界刺激后细胞表达 Fas 与其配体(FasL)结合介导凋亡信号在细胞内的传递。生理条件下,PMN 以自分泌和旁分泌的方式表达 Fas 和 FasL,调控细胞的凋亡,保持自身数量的稳定。Song-Chou Hsieh 等用流式细胞仪检测正常 PMN Fas 和 FasL 的动态表达,发现体外培养 0小时时 Fas 和 FasL 表达阳性百分率分别为 95.7%、96.3%,24 小时后为 95.1%、19.7%,48小时后为 74.3%、3.7%,说明 PMN 表面既表达 Fas 也表达 FasL,而且 FasL 要比 Fas 消失的快。该实验在 PMN 体外培养 24 小时后,经 Western Blot 没有检测到 FasL 的表达,提示可能与 FasL 的消失有关。

目前已知,Fas 启动的细胞内信号需要通过蛋白酶途径,而 caspase-3 是近年来的研究热点。caspase-3 被称为"死亡执行者",正常时以无活性的前体形式存在于细胞浆中。其激活是细胞凋亡的主要途径,激活的 caspase-3 通过蛋白水解作用激活 DNA 酶(caspasecaspase-activated Dnase,CAD),介导细胞染色体 DNA 碎裂和磷脂酰丝氨酸(phos-phatidylserine,PS)移向膜外,启动细胞的凋亡,因此细胞中 caspase-3 激活减少就将导致细胞凋亡延迟。有研究表明,PMN 凋亡延迟与 FasL 和 caspase-3,6,7,8 的表达下调有关。Taneja R 等认为,炎症患者外周血 PMN 凋亡延迟与 caspase-3,9 激活减少进而激活 NF-κB 有关。

结果显示,SIRS 患者 PMN 的 Fas 和 caspase-3 的表达显著低于对照健康人,提示 SIRS患者 PMN 凋亡延迟与 Fas 和 caspase-3 的表达减少有关。至于 SIRS 患者 PMN FasL 表达是否下调,以及大黄素、IL-10 及地塞米松对 FasL 表达的影响有待于进一步实验证实。

3. 大黄素、IL-10 及地塞米松对 SIRS 的作用及可能的机制

(1)大黄素的作用:大黄是常用中药,味苦性寒,功能为攻积导滞、泻火、凉血、活血祛瘀、利胆退黄等。大黄素(emodin,EMD)化学结构式为 3-甲基-1,6,8-三羟蒽醌,分子式为 $C_{15}H_{10}O_5$,分子量为 270.23,是大黄的主要成分之一。现代研究证实,EMD 具有抑酶、抑菌、抗炎、抗癌、导泻、利尿、解除 Oddi 括约肌痉挛及改善微循环、抗凝、抗血栓等作用。有关 EMD 抗炎方面的研究中未见 EMD 对全身炎症反应作用的报道,但在其对急性胰腺炎治疗作用的研究中发现,EMD 除对细胞保护等方面有影响外,对有关的免疫因素也有作用。另外,有研究显示 EMD 能强有力地抑制核转录因子(NF-κB)和黏附分子的表达,减少炎症介质释放,因此可治疗多种炎症。EMD 的抗炎机制与抑制巨噬细胞生物合成白三烯 B4(LTB4)有关。还有研究显示,EMD 能激活单核巨噬细胞分泌 TNF-α、IL-1、IL-6 及 IL-8,同时还能抑制由内毒素诱导的上述炎性细胞因子的分泌。虽然 EMD 能激活单核巨噬细胞分泌细胞因子,但所产生的量均低于由内毒素诱导所产生的量,推断 EMD 可能具有两方面的调节作用,一方面能抗炎,另一方面能增强机体的免疫功能。而该研究发现,EMD 干预组 PMN 凋亡百分率比 SIRS 患者组高($P < 0.05$);而且 Western Blot 分析结果显示 EMD 干预组的 PMNFas 和 caspase-3 表达量较 SIRS 患者组明显增加($P < 0.05$)。说明 EMD 可以抑制 SIRS 时 PMN 的凋亡延迟从而具有抗炎作用,并且其机制是通过诱导 PMN Fas 和 caspase-3 的表达,从而抑制 PMN 凋亡延迟,减轻炎症反应。

(2)白细胞介素-10 的作用:白细胞介素-10(interleukin-10,IL-10)是一种分子量为 35~40kDa 的酸敏感蛋白,由各种细胞如 T、B 细胞,单核细胞和单核巨噬细胞等产生,是一个有多种功能的细胞因子,它能抑制人单个核细胞、PMN 等许多种炎症细胞产生的各种炎性细胞因子,具有抗原递呈细胞的功能,使得与 T 细胞作用有关的细胞免疫反应受抑制,但它也能促进免疫球蛋白的产生,并增强体液免疫反应,被认为是重要的抗炎因子。有研究报道,用 SIRS 患者的血浆体外孵育正常人外周血 PMN,可使 PMN 凋亡延迟,这与血浆高 GM-CSF 直接相关,并且 IL-10 能对抗 GM-CSF 导致的 PMN 凋亡延迟,IL-10 也能对抗 LPS 导致的 PMN 凋亡延迟。张银中等的研究发现,单独应用 IL-10 并不影响 PMN 的自然凋亡和坏死,IL-10 的抗炎作用只发生在炎症反应在促炎因素的作用下已经达到一定程度时,提示 IL-10 的作用是一种免疫调节作用,说明 IL-10 不影响正常 PMN 的功能,但可抑制激活的 PMN 参与的炎症反应,具有一定的免疫调节作用。在该实验中,单独应用 IL-10 并不影响 SIRS 患者 PMN 的凋亡百分率,而且 IL-10 对 PMNFas 和 caspase-3 的表达也没有影响,提示 IL-10 对从 SIRS 患者外周血分离培养的 PMN 没有作用,可能与脱离高促炎因子的内环境有关,至少在影响 PMN 的凋亡方面,IL-10 并无免疫抑制作用。说明 IL-10 对 SIRS 的抗炎作用并不是通过直接抑制 PMN 的凋亡延迟实现的,可能与它抑制炎性细胞因子的分泌有关,提示 IL-10 的作用是一种免疫调节作用。

(3)地塞米松的作用:地塞米松(dexamethasone,Dex)作为临床常用的糖皮质激素,具有稳定溶酶体膜,降低血管通透性,抑制白细胞运动,抑制免疫应答和肉芽组织形成等多种抗炎作用。据报道,DEX 主要通过抑制核因子 κB(NF-κB)的活性及 κB 抑制蛋白(IκB)的降解,从而抑制多种细胞因子的转录,使炎性细胞因子在 SIRS 中释放减少,对炎症反应有强烈的抑制作用。有人认为 DEX 通过抑制 Fas 表达而抑制 PMN 凋亡。然也有研究认为 DEX 并不能诱导 PMN 凋亡,并且对 Fas 表达和 caspase-3 水平无显著影响。而该研究结果显示 DEX 对 SIRS 患者 PMN 凋亡无明显影响,但细胞内 Fas 和 caspase-3 表达增加,提示可能有

其他抑凋亡蛋白表达。说明 DEX 对 SIRS 的抗炎作用与是否影响 PMN 凋亡无关,而是通过使炎性细胞因子在 SIRS 中释放减少起作用。

总之,患者在 SIRS 过程中机体对炎症反应调节能力的不同可能导致 PMN 凋亡的差异及预后的不同。从该研究结果提示,SIRS 患者外周血 PMN 凋亡比正常健康者明显延迟,说明 PMN 凋亡延迟是 SIRS 发生的一个重要原因,且与 Fas 和 caspase-3 的表达降低有关;EMD 能通过诱导 PMN 中 Fas 和 caspase-3 的表达,对 SIRS 时 PMN 凋亡延迟具有抑制作用;IL-10 对 SIRS 时 PMN 的凋亡延迟及 Fas 和 caspase-3 的表达无明显影响;DEX 虽增加 Fas 和 caspase-3 的表达,但对 PMN 凋亡没有影响。促进炎症细胞凋亡应是控制炎症病变的重要途径,而阻断 PMN 凋亡受抑制的过程有望成为逆转 SIRS 向 MODS 发展的新的治疗靶点。

三、大黄素对 SIRS 时中性粒细胞凋亡的影响

全身炎症反应综合征(systemic inflammatory response syndrome,SIRS)是 1991 年 8 月由美国胸科医生协会(ACCP)和危重病医学会(SCCM)联席会议提出的一个新概念,同时制定了 SIRS 的诊断标准。这个概念反映了一个与原因无关的,机体固有的免疫反应被激活所导致的全身炎症反应综合现象。许多炎症细胞参与了这种全身性的非特异性炎症反应,释放多种炎症介质和细胞因子,最终导致机体对炎症反应的失控及免疫紊乱。不平衡或过度的炎症反应是造成脏器损害的病理基础,可引起微循环障碍,发生休克或 MODS。一旦 MODS 发生,治疗十分困难,医疗费用及死亡率都将大大提高。因此,阻断 SIRS 向 MODS 的进展是降低危重病病死率的关键。中性粒细胞是炎症细胞中功能最活跃,寿命最短的一种。是急性炎症期间参与非特异免疫反应的主要成分。通常情况下,PMN 以凋亡的形式被巨噬细胞等识别、吞噬而清除。如果在体内 PMN 不能被及时清除,则会释放炎症介质,如IL-6、IL-8 等细胞因子、蛋白酶以及氧自由基,引起“呼吸爆发”,造成恶性循环,从而加重SIRS。凋亡作用过强和过弱均可以引起一定的病理变化,特别是对 PMN 这种生命周期短暂的细胞,凋亡作用过弱导致的病理改变已引起人们的高度重视。目前普遍认为 PMN 凋亡滞后是 SIRS 的启动因素之一。而 PMN 的凋亡被认为是炎症反应得以无损伤收敛的一个重要机制。所以通过促进 PMN 凋亡控制炎症反应,是目前临床治疗炎症和感染性疾病的新观念。

大黄是许多中药组方的重要有效成分,在我国的药用历史悠久,临床上应用,对 SIRS 患者的病情有所改善。近年随着大承气汤等通里攻下方药在危重疾病治疗中的应用和深入研究,大黄在控制 SIRS 的作用方面的研究也取得较大进展。有研究表明大黄的有效成分大黄素(EMD)能够促进 SIRS 患者的 PMN 凋亡。但是,大黄素促进 PMN 凋亡的分子机制目前尚不清楚。caspase-9 途径是细胞凋亡的重要途径之一,又称为内源性途径,线粒体介导途径。在细胞毒药物诱导细胞凋亡的信号途径中,线粒体在促凋亡信号和 caspase 激活之间起着不可替代的作用,甚至有人认为线粒体在细胞凋亡中起着决定性作用,而在线粒体信号传导途径中 Bcl-2 家族成员起着重要的作用。该实验通过应用 caspase-9 抑制剂阻断 caspase-9 的作用,采用流式细胞技术检测大黄素对 SIRS 患者 PMN 凋亡影响的变化,同时分别应用聚合酶链式反应(RT-PCR)及免疫细胞化学技术检测 PMN 凋亡基因 Bax/Bcl-xL mRNA 水平及蛋白水平表达的变化,就大黄素影响 SIRS 患者 PMN 凋亡的分子机制与细胞凋亡的caspase-9 途径之间的关系做研究,从而为 SIRS 的治疗提供依据。

(一) 主要研究方法和结果

1. 主要方法

(1)实验对象:收集某大型医院 2005 年 9 月—2006 年 4 月期间入院 24 小时内的 SIRS 患者患者外周血中的 PMN。

(2)实验方法:①实验分组:该实验分为正常对照组(HC 组),EMD 干预正常组(EMD-N 组),SIRS 组(SI 组),EMD 干预 SIRS 组(EMD-S 组),caspase-9 抑制剂联合 EMD 干预 SIRS 组(C9-I-EMD 组)。②观察指标:采用流式细胞仪定量检测 PMN 凋亡(annexinV-FITC+/PI+双染法),RT-PCR 技术检测凋亡基因 Bax/Bcl-xL 的 mRNA 的表达,免疫细胞化学技术检测凋亡基因 Bax/Bcl-xL 蛋白水平的表达。

2. 研究结果

(1)大黄素促进 SIRS 患者 PMN 凋亡及 caspase-9 抑制剂的影响:采用流式细胞仪定量检测 PMN 凋亡发现,SIRS 患者外周血 PMN 凋亡百分率明显低于健康志愿者($P<0.05$);SIRS 患者中,大黄素干预组与对照组相比 PMN 凋亡百分率明显增加($P<0.05$);大黄素与 caspase-9 抑制剂共同作用组较大黄素干预组 PMN 凋亡百分率明显下降($P<0.05$)。但健康志愿者中大黄素组较对照组 PMN 凋亡百分率没有显著差异($P>0.05$)。

(2)大黄素对抗/促凋亡基因 Bcl-xL/Bax 的 mRNA 水平表达比例的影响:采用 RT-PCR 技术检测 Bax,Bcl-xL 基因 mRNA 水平表达发现,SIRS 患者促凋亡基因 Bax 的表达与健康志愿者相比没有显著差异($P>0.05$),而抑制凋亡基因 Bcl-xL 显著增加($P<0.05$),SIRS 患者中抗/促凋亡基因 Bcl-xL/Bax mRNA 表达的比例明显升高($P<0.05$)。SIRS 患者中,大黄素干预组与对照组相比 Bcl-xL 表达明显增加($P<0.05$);但未发现大黄素组较对照组 Bax 基因的表达有显著性差异($P>0.05$),大黄素组抗/促凋亡基因 Bcl-xL/Bax mRNA 表达的比例明显升高($P<0.05$)。

(3)大黄素对抗/促凋亡基因 Bcl-xL/Bax 的蛋白水平表达比例的影响:应用免疫细胞化学技术发现 Bax,Bcl-xL 蛋白以胞浆着色为主,部分伴有胞核着色。SIRS 患者 PMN 中促凋亡蛋白 Bax 表达与健康志愿者相比没有显著差异($P>0.05$),而抑制凋亡蛋白 Bcl-xL 显著增加($P<0.05$)。在 SIRS 患者中,大黄素干预组与对照组相比 Bax 蛋白表达没有明显差异($P>0.05$);大黄素组较对照组 Bcl-xL 蛋白的表达有显著下降($P<0.05$)。

(二) 研究结果的分析及意义

1. SIRS 患者 PMN 凋亡延迟

全身炎症反应综合征是一种伴有高并发症和死亡率的持续和逾常炎症状态。一些感染性和非感染性因素通过刺激机体免疫系统,激活炎症细胞引起的机体持续过度的炎症反应,包括细胞因子、自由基、补体系统和其他多种炎症介质的大量释放,以及随后发生的级联放大效应,导致 SIRS 的发生。其临床特征为继发于各种严重打击后的全身高代谢状态、高动力循环状态与过度的炎症反应。高代谢状态表现为高耗氧量、氧供、通气量增加,高血糖、蛋白分解过多,负氮平衡与高乳酸血症等。高动力循环状态表现为高心输出量,低外周血管压力等。过度炎症反应除表现于体温、心率、呼吸率及白细胞计数的变化外,尚有许多细胞因子及炎症介质的瀑布群样释放,构成了 SIRS 的病理基础。进一步发生内皮细胞功能破坏、微循环障碍、组织氧利用障碍和细胞损伤,从而演变为多器官功能障碍综合征。近年来,随着危重病诊治技术的不断提高和重症监护病房的设立,许多危重患者免于早期死亡。但随着治疗工作的继续,发生严重感染的机会增加,感染导致的 SIRS 及 MODS 随之增多,而后者一旦发生治疗将十分困难。

中性粒细胞(PMN)是人体中主要的炎症细胞,在宿主早期对抗入侵的感染中起中心作用,是机体固有免疫系统的重要效应细胞。外周血中 PMN 为成熟的终末分化细胞,在白细胞中寿命最短。一般认为,PMN 在血液中仅存在 6～10 小时,然后逸出血管进入组织至体腔内;PMN 在组织内可行使防御功能 1～2 天,然后发生自然凋亡。凋亡的 PMN 主要在肝、脾和淋巴结内被巨噬细胞识别、吞噬、降解。除了形态学上发生特征性改变外,凋亡的 PMN 还表现为其细胞表面一些分子表达的改变。如其表面失去 CD16 而暴露了由膜内翻转至膜外的磷脂酰丝氨酸(PS)高亲和力的膜联蛋白Ⅴ(annexinⅤ)的结合位点,巨噬细胞或组织细胞可通过胞浆膜外侧的 PS 而将其吞噬清除、降解,从而减少了 PMN 对自身组织的损伤,保证了组织结构的完整性。此外,吞噬细胞一旦吞噬了凋亡的 PMN,它们产生趋化因子和细胞因子的能力就大大减弱。这样就减少了炎症细胞向炎症局灶的聚集而使炎症得以收敛,从而在炎症反应中减少机体组织损伤,促进炎症消散。PMN 介导的炎症反应是通过其凋亡过程而终止的。因此,凋亡被认为是机体清除具有潜在损害活性的 PMN 的有效生理调节机制,而坏死的 PMN,伴随细胞膜通透性的改变,细胞器肿胀,早期膜破裂,溶酶体酶释放和活性氧的代谢,能引发周围细胞的损伤和组织炎症。

在创伤等全身炎症反应的情况下,PMN 凋亡延迟,造成组织中 PMN 聚集的数目增多,是导致组织损伤的重要原因。病理条件下,PMN 凋亡异常(增加或减少)或时相改变(延迟或提前)引起 PMN 功能及数量的改变,可能是 SIRS 的发病机制的重要环节之一。Jimenez 等在临床研究中也发现,SIRS 患者中外周血中 PMN 存活出现明显的变化,表现为凋亡延迟;正常人血中 PMN 离体培养 24 小时的凋亡率为 35%,而 SIRS 患者 PMN 凋亡率小于10%;用 SIRS 患者的血清培养正常 PMN 亦出现凋亡延迟现象,用健康人血清则无此现象。并在 SIRS 患者血清中发现了抗凋亡因子的存在。ARDS 患者支气管肺泡灌洗液(BALF)中 PMN 凋亡率明显降低;用 ARDS 患者的 BALF 体外孵育正常人血中 PMN,可以抑制其凋亡,延长其存活时间。林玲等研究发现,外周血延缓的 PMN 凋亡在急性胰腺炎发病机制中具有重要作用,是胰腺炎患者发生 SIRS 并进展为 MODS 的重要环节。而且该实验结果也证实 SIRS 患者和健康对照者比较,体外培养的 SIRS 组中 PMN 凋亡明显受抑。据此认为凋亡延迟引起的 PMN 寿命延长可能与 SIRS 及后继的 MODS 的发生有关。如果有效调控 PMN 的凋亡,可能避免 SIRS 的发生,或者有助于 SIRS 的缓解,并进而阻断 MODS 的发生,缩短病程,改善预后。

2. 大黄素对 SIRS 患者 PMN 凋亡的影响

中药大黄是许多中药组方的有效成分,在我国的药用历史悠久,《神农本草经》记载其"下瘀血、血闭寒热、破癥瘕积聚、留饮宿食、荡涤肠胃、推陈致新、通利水谷、调中化食,安和五脏"。《本草纲目》谓其主治"下痢赤白,里急腹痛,小便淋沥,实热燥结,潮热谵语,黄疸,诸火疮"。本品性寒、味苦,具有攻积导滞、泻火、凉血、活血祛瘀、利胆退黄等功效。其主要成分为大黄素、大黄酸和鞣酸等。近年随着大承气汤等通里攻下方药在危重疾病治疗中的应用和深入研究,大黄在控制 SIRS 的作用方面的研究也取得较大进展。研究证明,大黄有退热、抗感染及排除肠道多种有害物质的作用,而且具有良好的免疫调理功能,减少氧自由基的生成,调节、改善组织中氧化和抗氧化系统平衡失调,减轻肠黏膜屏障损害,在治疗 SIRS 中有广泛的应用前景。我国学者研究显示,在 SIRS 患者中,常规治疗的同时予大黄粉200mg/kg 保留灌肠,6 小时、12 小时、24 小时血浆 TNF-α,IL-6 及内毒素水平显著降低。由此推测大黄治疗 SIRS 的机制可能在于其能降低 SIRS 患者血浆中 TNF-α,IL-6 及内毒素水平,从而抑制了炎症反应的级联反应。采用生大黄泡水鼻饲,120 小时后患者血浆内皮素、血肌酐、尿微量白蛋白、β2 微球蛋白均显著降低,提示对 SIRS 患者的肾功能有保护作用。另有报道,用大黄治疗 SIRS 患儿可提高治愈率,降低病死率,并且 TNF-α、CRP、补体(C3,C4)均有不同程度下降,因此大黄可能对炎性因子和补体有拮抗作用。通过对应用大黄前后患者血浆凝血酶原时间(PT)和血小板计数(BPC)测定发现,随着患者病情进展可以出现凝血功能的障碍,作为 DIC 检测筛选指标的血浆 PT 和 BPC 出现变化,而大黄能显著改善 SIRS 患者 PT 的延长和 BPC 数量减少,对凝血功能具有保护作用,其作用机制可能在于大黄对血小板及凝血因子有保护作用。含有大黄的汤剂如大承气汤不仅能改善胃肠道缺血,抑制菌群移位,减少内毒素释放,而且具有良好的免疫调理功能,可降低 TNF-α、IL-1β、IL-6 的表达,降低病死率。

大黄素化学结构式为 3-甲基-1,6,8-三羟蒽醌,是大黄的主要成分之一。研究证实,EMD 具有抑酶、抑菌、抗感染、抗癌、导泄、利尿、解除 Oddi 括约肌痉挛及改善微循环、抗凝、抗血栓等作用。实验中也发现大黄素能够明显的提高体外培养的 SIRS 患者 PMN 的凋亡率,具有诱导"异常存活"PMN 的凋亡的作用,这可能是通理攻下之中药使逐步放大的炎症得以收敛的机制之一。同时发现,大黄素对健康志愿者 PMN 的凋亡率并没有显著的影响,进一步说明了大黄素具有良好的免疫调理功能。

细胞凋亡是基因控制的细胞自主性死亡的过程,是维持机体内环境稳定的重要机制之一。至少存在两条主要的凋亡途径:一为死亡受体途径,即外源性途径。二为线粒体介导途径,亦即内源性途径,caspase-9 途径。两者均以相似的机制活化启始半胱氨酸蛋白酶(caspase),即形成大的蛋白复合体作为结构分子,募集并作用于启始 caspase。在细胞毒药物诱导细胞凋亡的信号途径中,线粒体在促凋亡信号和 caspase 激活之间起着不可替代的作用,甚至有人认为线粒体在细胞凋亡中起着决定性作用。线粒体在细胞凋亡过程中重要的一点在于它可以释放能够激活 caspase 的蛋白。Li Jia 等认为,哺乳动物的 caspase-9 和它的激活物凋亡蛋白活化因子(apoptotic protease activating factor-1,Apaf-1)是线粒体途径诱导凋亡所必需的,因为缺乏其中任何一者的小鼠,都表现为神经元异常增生,淋巴细胞和成纤维细胞对一定的凋亡刺激表现出抵抗等。caspase-9 是内源性凋亡通路中关键的蛋白酶。当细胞接收到凋亡刺激信号后,线粒体释放细胞色素 C(Cyto-c)与 Apaf-1 结合后,在 ATP/dATP 存在的条件下,吸引 caspase-9 前体(procaspase-9)结合在一起形成凋亡小体(apoptosome),其结果是 caspase-9 的激活,能够有效的切割并活化下游的 caspase,凋亡程序启动。Taneja R 等认为,炎症患者外周血 PMN 凋亡延迟与 caspase-3,caspase-9 激活减少有关。该实验通过 caspase-9 抑制剂抑制 caspase-9 的活性,进而阻断细胞凋亡的 caspasecaspase-9 途径,结果发现 PMN 的凋亡明显减少,caspase-9 抑制剂能够抑制大黄素的促 PMN 凋亡作用,说明 caspase-9 途径在大黄素促进 SIRS 患者 PMN 凋亡的机制中占据重要地位。大黄素可能就是通过 caspase-9 途径促进 PMN 凋亡的。

细胞凋亡的线粒体信号传导途径中 Bcl-2 家族成员起着重要的作用。Bcl-2 家族中抗/促凋亡基因,在细胞质中的相对浓度将是决定细胞面临生存或者死亡的重要调节手段,两者比例失衡可能是细胞凋亡的关键因素。其中,抗凋亡基因包括:Bcl-2、Mcl-1 及 Bcl-xL 等;促凋亡基因包括:Bax、Bid、Bak、Bim 等。目前一致认为,PMN 不表达重要的凋亡蛋白 Bcl-2,持续表达促凋亡蛋白 Bax、Bid、Bak 和 Bad,而与之抗衡的抗凋亡 Mcl-1、Bcl-xL 及 A1 蛋白大都是生存期较短的蛋白,这可能是造成循环血中 PMN 寿命短暂的原因。在细胞的抗/促凋亡基因的平衡调节中,Bcl-xL 和 Bax 的相互制约是重要的一环。细胞受到凋亡刺激后,Bax 重新定位于线粒体外膜,使线粒体上 PT 孔道开放,导致线粒体外膜通透性增加,跨膜电位下降,导致细胞色素 C 释放,caspase-9 激活,促进细胞凋亡。Bax 对凋亡的刺激作用是确定的,而 Bcl-2,Bcl-xL 则可以使细胞色素 C 不能通过外膜,可能是通过与 Bax 形成异源二聚体,堵塞 PT 或 Bax 产生的孔道起作用。该实验中发现,健康志愿者,SIRS 患者两者中促凋亡基因 Bax 的 mRNA 水平、蛋白水平的表达均无显著差异,大黄素对 SIRS 患者 Bax 的表达也无明显的影响。但抗凋亡基因 Bcl-xL 在 SIRS 患者中的表达较健康志愿者的表达显著增加,这种趋势在 mRNA 水平、蛋白水平是一致的,正是这种增加,拮抗了促凋亡基因 Bax 的作用,使 SIRS 中 PMN 凋亡延迟。而大黄素能够使 SIRS 中表达增加的 Bcl-xL 下降,从而使升高的抗/促凋亡基因比例下调,这可能是大黄素发挥促凋亡作用的一个关键因素。而这个因素与细胞凋亡的线粒体途径密切相关,相互作用。由此也能说明细胞凋亡的线粒体途径在大黄素的促 SIRS 患者 PMN 凋亡中占有重要地位。

总之,线粒体途径在大黄素的促 PMN 凋亡中起着重要作用,但是由于凋亡是多基因参与的细胞"自杀"过程,所以力图找到一个关键的凋亡基因或凋亡蛋白是不现实的,在不同时间、地点发挥主要作用的基因或蛋白都可能不同,或者多种因子共同发挥作用。对于各种可能存在的凋亡机制的逐步研究,有助于更好的控制细胞凋亡的进程,从而控制炎症病变的进展,为逆转 SIRS 向 MODS 发展,提供新的治疗靶点。

第三节 SIRS 时腹腔巨噬细胞功能的改变

一、腹腔巨噬细胞对 SIRS 时血清细胞因子的影响

急性胰腺炎是临床常见的急腹症,其中急性坏死性胰腺炎(acute necrosis pancreatitis, ANP)在临床急症中具有重要地位,占急性胰腺炎患者的 20% 以上,其特点是发病急,病情重,变化快,并发症多,死亡率高,至今对其确切发病机制尚不完全清楚。由于临床监护技术和通气设备的进展,护理制度的完善,20 年来临床上 ANP 的治疗效果已经获得大幅度改善,患者的生存率大大提高,愈后的生活质量也有所改善。但急性胰腺炎目前的治疗措施中,除了应用胰酶抑制剂抑制胰腺外分泌具有一定的特异性之外,其他的治疗措施都是对症支持治疗或者预防并发症的治疗;尽管一些细胞因子拮抗剂已经应用于临床,但是针对急性胰腺炎发病机理的完整的具有一定特异性的治疗方案还没有形成。通过该实验我们希望对胰腺炎发病机理的一个重要方面加深了解,对形成胰腺炎特异性治疗方案做出贡献。

从病理生理的角度来看,急性胰腺炎实际上就是一个由胰酶的自身消化所启动的全身炎症反应过程。轻症胰腺炎具有较轻的全身反应,多数只需要一些相对简单的对症及支持治疗就能够痊愈,但有一部分能够转化成急性坏死性胰腺炎;急性坏死性胰腺炎又称为重症急性胰腺炎(severe acute pancreatitis,SAP)、急性出血坏死性胰腺炎(acute haemorrhage necrosis pancreatitis,HNP),是一个从胰腺局部的炎症向全身性的炎症反应进展的过程,如不及时有效救治,导致全身炎症反应进展,将引起 SIRS,终至 MODS 甚至 MOF)和死亡。ANP 的首要特点是胰腺的出血和坏死,这是其他病变的基础,胰腺的破坏程度直接与病情

的严重程度相关。在这个渐进的病理生理过程中,我们除了关注胰腺本身的病理损害外,还要特别重视由胰腺本身的病变怎样引起全身炎症反应的发展过程。

由于胰腺本身解剖位置的关系,胰腺病变首先累及腹腔,随着病情进展,ANP将引起严重的腹膜炎,导致大量血性腹水形成。不管是从实验还是从临床上看,腹膜炎不仅是胰腺破坏的结果,也是胰腺病变从局部向全身发展的重要环节和促进因素,这不仅因为胰性腹水中的毒性物质可以直接吸收入血启动全身炎症反应,还因为腹膜炎会引起肠麻痹、扩张和屏障功能破坏,导致细菌移位和内毒素血症。腹腔巨噬细胞(peritoneal macrophages,PM)因为其本身的功能特点和位置关系,可能在ANP所致SIRS或MODS的发生发展中扮演重要角色。

应用2%脱氧胆酸钠胰胆管逆行注射的方法制备大鼠ANP模型,应用Liposome-CL2MBP腹腔注射耗竭大鼠PMs,并与单纯模型组和假手术组进行对照研究,以阐明PMs在ANP发生、发展中的作用。包裹了氯屈磷酸二钠的脂质体(liposome encapsulated disodium dichloromethylene bisphosphonate,Liposome-CL2MBP)在许多实验中被用来耗竭巨噬细胞,Rooijen和Naito等专门做过很多关于Liposome-CL2MBP清除体内各种巨噬细胞研究,该项技术稳定可靠,几乎没有副作用。这是因为巨噬细胞具有嗜膜性,脂质体的磷脂膜与巨噬细胞接触后立即被巨噬细胞识别,并以胞吞的方式吞噬,磷脂膜随即被巨噬细胞溶酶体内的磷脂酶水解,包裹的氯屈磷酸二钠被释放到巨噬细胞中,引起细胞凋亡。该实验于造模前5小时和2小时间歇两次腹腔注射2mlLiposome-CL2MBP,选择性清除PMs,制作PMs耗竭大鼠模型。Bieweng等的实验证明,腹腔注射Liposome-CL2MBP,一次能够耗竭PMs的70%左右,间隔两天再次注射耗竭PMs的效率增加到90%左右。这种方式引起巨噬细胞凋亡后有可能释放少量细胞内物质,引起腹腔的轻微的炎症反应,造成细胞因子的轻度升高,这种反应大约在两天后消失,所以一般选择最后一次注射Liposome-CL2MBP两天后开始实验。因为巨噬细胞的迁移效率比较慢,通过这种方式清除的PMs在随后的23天内未见明显恢复。腹腔注射的Liposome-CL2MBP另一个显著的优点是它不能够进入血液循环,对体内其他部位的巨噬细胞没有影响。巨噬细胞具有嗜膜性,其他细胞则不具有这种特点,因此腹腔注射的Liposome-CL2MBP只能被PMs摄取,而不会被腹腔内其他细胞摄取而对它们的功能造成影响。未被脂质体包裹的游离的氯屈磷酸二钠不被巨噬细胞和其他任何细胞摄取,自由的氯屈磷酸二钠能够被吸收入血,但是它没有毒性,清除的速率较快,几小时内就会被肾脏清除,从脂质体中漏出的少量自由的氯屈磷酸二钠也不会对体内其他部位的巨噬细胞造成影响。所以腹腔注射Liposome-CL2MBP被认为是一种有效的特异性较高的清除PMs的方法,没有显著不良反应。

脂质体还是一种新兴的靶向药物载体,它在该实验中的应用还能从另一个独特的视角为治疗胰腺炎提供思路。由于腹腔的炎症反应是很多全身炎症反应性疾病和MODS的启动因素,该实验的方法和结果对于由腹腔炎症反应启动和推动的疾病的实验研究甚至临床治疗具有一定的指导意义。

(一)主要研究方法和结果

1. 主要方法

(1)实验动物:SD大鼠96只,雌雄兼用。

(2)实验方法:①实验分组:将96只SD大鼠随机分成PM(一)组、PM(十)组和SO组,每组32只。再按取标本时间分成1、3、6、12小时四组,每组8只。PM(一)组:正常大鼠开腹后翻动胰腺并穿刺胰胆管后关腹。在实验前五天给PM（－）组大鼠每只腹腔注射2ml liposome-CL2MBP，实验前两天重复注射2ml liposome-CL2MBP。其他两组大鼠腹腔注射等量生理盐水对照。第二次注射liposome-CL2MBP 48小时后，PM（＋）和PM（－）两组大鼠分别于乙醚麻醉下，经胰胆管逆行注入2‰脱氧胆酸钠制作急性坏死性胰腺炎模型。SO组大鼠开腹后用相同型号的注射针头按照前述方式穿刺胰胆管后关腹。②观察指标：不同时间点取材进行检测血清淀粉酶、血浆内毒素水平、腹水及血清TNF-α水平、腹水及血清IL-6水平、NO水平、肺湿干比与血气分析结果、腹水观察及定量、病理检测胰腺和肺组织水平。

2. 研究结果

（1）血清淀粉酶水平：血清淀粉酶水平在造模后持续上升，6小时左右达到高峰，12小时开始下降。PM（＋）和PM（－）两组血清淀粉酶在造模后各时间点均与SO组有显著差异（$P<0.01$），而PM（＋）和PM（－）两组之间任何时间点都没有显著差异。

（2）血浆内毒素水平：PM（＋）和PM（－）组血浆ET水平造模1小时即升高，PM（－）组比PM（＋）组略低，但是两组之间没有显著性差异（$P>0.05$），3小时开始有显著差异（$P<0.05$），6小时、12小时差异进一步扩大（$P<0.01$）。

（3）腹水及血清TNF-α水平：与SO组比较，PM（＋）和PM（－）组腹腔灌洗液和腹水TNF-α水平造模后1小时已经显著升高（$P<0.01$），并持续至12小时。PM（＋）和PM（－）组比较，腹腔灌洗液TNF-α水平在造模后1小时无显著差异（$P>0.05$），1小时、3小时、6小时各时间点PM（－）组都比PM（＋）组低，差异有显著性（$P<0.05$）；PM（＋）和PM（－）组血清TNF-α水平在各时间点都有显著差异，而且显著性有逐渐升高的趋势（$P<0.01$）。

（4）腹水及血清IL-6水平：腹水IL-6水平在PM（＋）和PM（－）两组与SO组各个时间点都存在显著性差异。PM（＋）和PM（－）两组1小时不存在显著性差异（$P>0.05$），3小时、6小时差异开始有显著性（$P<0.05$），12小时差异最显著（$P<0.01$）。血清IL-6水平PM（＋）和PM（－）两组与SO组各个时间点也都存在显著性差异（$P<0.01$）；PM（＋）和PM（－）两组1小时不存在显著差异（$P>0.05$），其他时间点都有显著性差异（$P<0.01$）。

（5）NO水平：腹腔灌洗液NO水平在造模后即开始升高，6小时左右达到峰值，12小时开始下降，但是1小时两组之间差异无统计学意义（$P>0.05$），3小时、6小时、12小时PM（－）组则比PM（＋）组显著降低（$P<0.01$）。

（6）肺湿干比与血气分析结果：①肺湿/干比值：12小时肺湿/干比值PM（＋）组和PM（－）组较假手术组明显升高（$P<0.05$），且PM（＋）组较PM（－）组升高更明显（$P<0.05$）。②血气分析结果：与SO组相比，PM（＋）组和PM（－）组肺湿/干比明显增加（$P<0.01$）。与PM（＋）组相比，PM（－）组肺湿/干比则显著下降（$P<0.05$）。肺湿/干比为反映肺血管通透性的指标，该结果表明ANP时肺血管通透性显著增加，耗竭PMs后肺血管通透性显著降低。PM（＋）和PM（－）两组PaCO$_2$较SO组都显著升高（$P<0.01$），与PM（＋）组相比PM（－）组PaCO$_2$有所降低（$P<0.05$）；PaO$_2$检测结果则正好相反，PMs（＋）和PM（－）两组低于SO组（$P<0.01$），与PM（＋）组比较，PM（－）组PaO$_2$有所升高（$P<0.05$）；PM（－）组比PM（＋）组的动脉血HCO$_3^-$、pH值都获得显著改善（$P<0.01$），但是与SO组相比仍然存在显著性差异（$P<0.01$）。

（7）腹水观察及定量：随着实验动物病程的变化，腹水的变化也呈现出一定的规律性。正常对照组动物各时间点都没有腹水，PM（＋）和PM（－）两组1、3小时也没有腹水，或者量少而清。造模后6小时开始，所有实验动物均产生腹水，有的动物开始出现肉眼可见的血性腹水,部分动物腹水仍为清澈;造模后12小时的动物腹腔灌洗液都呈现不同程度的混浊,带有肉眼可见的血色,而且有特殊的腥臭味。该实验中观察到同一组动物腹水量随着造模时间延长而增加,并与病情严重程度相一致,说明腹水量可以反映腹腔炎症反应和疾病的严重程度。12小时组动物做腹水定量检查,PM(+)组为(10.23±2.62)ml,显著高于PM(一)组的(7.74±2.08ml)(P<0.05)。

(8)胰腺和肺病理学检查:①胰腺组织学检查:12小时组动物作胰腺病理学检查。打开腹腔,可见胰腺周围及大网膜有点状皂化斑,大网膜水肿、挛缩、僵硬、增厚。胃及小肠高度膨胀,积气积液严重,胃肠壁变薄,颜色暗红,浆膜层充血水肿。肉眼可见胰腺组织大面积充血、水肿、出血,局部可见黑色坏死灶。光镜下可见胰腺组织充血、水肿、出血、坏死各种病变共存,胰腺病理组织学评分PM(一)组:(7.6±1.1),PM(+)组:(7.5±0.9),组间无显著差异(P>0.05)。这说明PMs耗竭对胰腺本身的病理损害没有直接的影响。②肺组织学检查:12小时组动物作肺脏病理学检查。肉眼可见正常组大鼠肺粉红干燥,外观膨胀,弹性良好;PM(+)组和PM(一)组大鼠肺脏颜色灰暗、湿润,外观塌陷,弹性降低。普通光镜检查可见,PM(+)组肺组织充血,水肿,肺泡壁增厚,甚至出血,可见大量中性粒细胞浸润,肺泡内可见渗出液;PM(一)组肺组织充血水肿减轻,不见出血,肺泡壁增厚程度降低,炎症细胞浸润减少,没有见到肺泡内渗出液。肺组织病理评分结果PM(+)组:(4.88±0.83),PM(一)组:(3.38±0.92),两组间存在显著性差异(P<0.05)。

(二)研究结果的分析及意义

1. 内毒素和炎症介质在急性胰腺炎病程演变中的作用

(1)内毒素的作用:内毒素(endotoxin,ET)主要是指脂多糖(lipopolysaccharide,LPS),它是革兰氏阴性细菌细胞壁的组成成分,是高效的致炎物质,也是已知的巨噬细胞的最强效的刺激物,能够全面影响巨噬细胞的功能。ET本身对细胞没有直接的损害,它通过激活炎症细胞,产生大量的细胞因子和小分子活性物质对机体造成损害,这也是胰腺炎"二次打击"学说的主要依据,也就是在胰腺破坏产物启动的炎症反应的基础上,细菌移位和内毒素血症进一步促进全身炎症发展,导致SIRS和MODS。血浆ET水平可以反映肠道屏障功能和机体防御系统的清除能力,内毒素血症既是病情恶化的标志,又是疾病发展的扳机。在急性胰腺炎中,ET激活肺泡巨噬细胞(pulmonary alveolar macrophage,PAM)释放的各种炎症介质是胰腺炎肺脏损伤的重要原因,降低血浆ET水平可以通过减轻PAM及中性粒细胞的活化,减少局部细胞因子和活性氧的产生,减轻肺损伤。过量ET还能够损害肝脏库普弗细胞的吞噬功能,导致其清除体内有害物质的能力下降,使来自损伤胰腺和腹水的毒性物质直接进入体循环造成全身损害,受到ET激活的库普弗细胞释放的细胞因子和其他小分子物质还是肝实质细胞损害和肝功能障碍的直接原因之一,也是ANP循环细胞因子升高的重要原因。该实验通过PM耗竭改善腹腔炎症、改善了肠道屏障功能,减少细菌内毒素移位,降低血浆ET,反过来又会减轻其对全身MPS细胞和其他炎症细胞的刺激,这可能是PM耗竭导致血清细胞因子浓度下降的重要原因之一。

(2)细胞因子的作用:细胞因子(cytokine)是一类具有重要生理活性的小分子肽类物质,广泛参与机体的各项病理生理活动,它们在炎症反应中的作用非常突出,是炎症反应的内在机制,它们不仅能够协调各种炎症细胞的活动,促进炎症细胞向炎症部位聚集、活化,还能够直接杀灭病原微生物,因为它们的这种作用是非选择性的,同时会引起机体组织细胞的损害。MPS是炎症过程中促炎症性细胞因子的主要来源之一,急性胰腺炎过程中由于存在大量的促炎因素的作用，MPS 产生过量的细胞因子，其损害作用也相应增强。

实验选择了两种在胰腺炎中非常重要的细胞因子 TNF-α 和 IL-6，它们都是有代表性的重要的促炎症性细胞因子，前者对炎症细胞和实质细胞的功能有非常广泛复杂的影响，后者则不仅是一种损害因素，还是能够反映机体应激反应强度的急性时相因子。它们是启动并推动胰腺炎全身炎症反应的重要因素，还能在一定程度上作为评价病情和判断预后的指标。该实验结果显示，腹腔灌洗液中这两种细胞因子都是在造模后 1 小时即开始升高，6 小时左右达到高峰，随后缓慢下降并持续至实验结束的 12 小时。腹腔灌洗液促炎性细胞因子水平的下降，说明 PM 耗竭后腹腔内促炎因素和炎症都有不同幅度的减少。实验结果显示，PM 耗竭还能够显著降低血清细胞因子水平，其趋势与腹水中观察到的结果相似，但是从程度上看似乎不如对腹水中细胞因子的浓度影响大。这是容易理解的，因为 PM 占全身 MPS 的总量不是很大，而全身炎症反应中不仅整个 MPS 都受到刺激而活化，还有中性粒细胞、肥大细胞、成纤维细胞等都不同程度的分泌细胞因子，PMs 耗竭对血清细胞因子水平变化的影响是间接的，是通过减轻腹腔炎症反应，减少因腹腔毒性产物的吸收和细菌内毒素易位对全身各种炎症细胞的刺激发挥作用。

(3)NO 的作用：NO 是一种具有广泛生理活性的气体小分子，它最初是作为一种内皮细胞源性的血管舒张因子被发现的。目前知道炎症过程中巨噬细胞在受到 LPS、细胞因子等物质刺激后也能产生 NO，而且产量巨大。Akihiko Satoh 等在牛黄胆酸钠（sodium cholate）造成的出血坏死性胰腺炎动物中，观察到 PMs 产生大量的一氧化氮，在雨蛙肽（caerulin）引起的水肿性胰腺炎中则没有观察到这种现象。该实验耗竭 PM 显著降低了腹腔灌洗液 NO 水平，同一组动物中腹腔灌洗液 NO 的浓度与病情的变化大体一致。早期认为 NO 是一种保护性因子，对炎症反应具有抑制作用，对细胞具有直接和间接的保护作用，它可以通过舒张血管改善微循环，抑制血小板聚集防止微血栓形成，干扰中性粒细胞在血管内皮细胞上的黏附。目前公认的观点是，NO 的作用具有双重性，其保护作用和损害作用同时存在。曾经有研究证实阻止内源性 NO 的产生，不仅能够加重胰腺的病理损害，还能够加重肺损伤，促进胰腺炎全身病情的发展；有人则观察到 NO 的损伤性效应，他们认为阻止内源性 NO 的产生能够改善胰腺炎的病情。怎样利用 NO 的保护作用，同时又能避免其损害作用应该是很有前景的研究方向。

2. 单核巨噬细胞系统在急性胰腺炎所致炎症反应中的作用

(1)单核巨噬细胞系统：单核巨噬细胞系统（mononuclear phagocyte system，MPS）是由骨髓中的粒-单核集落在各种细胞因子的作用下分化成熟而来。MPS 不仅是机体的防御反应的重要组成部分，还参与很多疾病的病理生理过程。成人单核巨噬细胞主要集中在以下几个器官：肝、脾、肺、骨、脑、体腔（腹腔、胸腔）。不同部位的巨噬细胞不仅形态上存在巨大差异，其表面的分子标志和生理功能也不尽相同。依据功能来计算，肝脏的库普弗细胞占了全身 MPS 的一半以上，其次是肺、脾等器官，腹腔巨噬细胞（PM）大约占全身 MPS 的 8% 左右。MPS 是一个整体，在多数情况下，存在于骨髓，血液，以及不同组织的单核巨噬细胞在应答损伤性刺激的时候相互作用，形成联动反应，但是不同部位的单核巨噬细胞在同一疾病中的反应又具有相对的独立性和单元性。MPS 的在炎症中的作用方式主要是通过释放各种小分子物质，如细胞因子、NO 和活性氧，这些物质一方面可以直接作用于各组织器官的实质细胞发挥作用，更重要的是调动并协调其他的炎症细胞和分子系统参与炎症反应。巨噬细胞吞噬功能的变化通过另外的方面对炎症过程产生影响，炎症后期巨噬细胞吞噬功能障碍不能及时清除坏死、凋亡的中性粒细胞是炎症难以消散的重要原因。

（2）MPS在胰腺炎所致炎症过程中的作用：Rinderknecht于1988年提出胰腺炎的白细胞过度激活学说，认为白细胞的过度激活是胰腺炎全身炎症反应强化的本质，也是多系统器官功能障碍的主要原因，这一学说至今仍然是解释胰腺炎全身炎症反应的基础理论。巨噬细胞作为白细胞的一种，是调节炎症反应的枢纽。关于MPS与急性胰腺炎的关系有很多研究，这些研究多数集中在肝脏的库普弗细胞，肺脏的肺泡巨噬细胞。一般认为，肝脏的库普弗细胞占全身MPS的容量很大，又是肠道来的门静脉血进入体循环的门户，其清除能力的下降是门静脉来源的细胞毒性物质能够进入体循环的重要原因，它同时也受到门静脉中的促炎因素的刺激分泌大量的细胞因子，这些细胞因子是胰腺炎肝损害和肝功能障碍的重要原因，也对全身反应都有重要影响，而肺泡巨噬细胞则是启动肺炎症反应导致肺损伤的元凶，它产生的细胞因子造成了肺脏早期炎症反应，并使肺脏处于一种对损伤性刺激比较敏感的状态，它产生的趋化因子引起中性粒细胞向肺脏的聚集、活化则是肺损伤的直接原因。胰腺内部的巨噬细胞则对胰腺的损伤发挥重要作用，影响巨噬细胞的功能，尤其是改变其细胞因子的产生，不但对胰腺本身的病理变化会产生直接影响，而且对胰腺炎疾病的各器官损害和整体预后有重要影响。Gloor和Folch报道选择性清除不同器官的巨噬细胞，能够获得所在器官和全身病变的双重改善。

3. 腹腔巨噬细胞在急性胰腺炎病程演变中的作用及临床意义

（1）PM在ANP中的作用：PM在腹腔的炎症反应中具有非常重要的作用，可以认为它是调节腹腔炎症反应的枢纽。虽然占全身MPS容量的比例并不大，但是因为急性胰腺炎这种疾病的特点，它的作用就显得格外突出。该实验结果显示，选择性清除PM没有对实验动物的胰腺病理学改变和血清淀粉酶水平产生显著影响，说明PM没有参与脱氧胆酸钠引起的胰腺损害，PM对胰腺炎病情的影响不是发病学的。血清淀粉酶水平在胰腺炎后期稍有下降，这可能是因为胰腺严重的持续的破坏引起腺泡数量减少，外分泌功能下降。

大体观察可见，PM（－）组动物比PM（＋）组的肠胀气减轻、大网膜挛缩减轻、皂化斑减少；肉眼观察前者腹水颜色相对较淡，混浊度降低，腹水的性状也获得改善；腹水定量结果说明，PM（－）组动物的腹水比PM（＋）组显著减少，这些都说明PMs耗竭显著改善了腹腔的炎症反应。腹膜炎的发生及腹水的形成不仅是急性胰腺炎的局部表现，也是疾病进一步发展的重要动因，因为胰性腹水中含有大量毒性物质，如LPS、细胞因子、各种胰酶、磷脂酶-A、脂肪消化产物等，它们吸收入血是推动全身炎症发展的重要因素。YoshifmiTakeyama等所做的实验表明，胰腺炎腹水本身就具有细胞毒性效应，在造模前使用PBS洗脱部分PM能够在不改善胰腺病理损害的情况下消除这种细胞毒性效应，这说明PM是胰性腹水中细胞毒产物存在的重要原因。该实验结果显示，耗竭PM减轻了腹腔炎症反应，一方面减少了腹水中毒素的产生和吸收，另一方面也改善了肠道屏障功能，减少了细菌内毒素易位，通过这两方面的作用导致全身炎症反应的改善，血清细胞因子浓度下降，肺脏的病理损害和各项功能指标都显著改善。

急性肺损伤（acute lung injury，ALI）是ANP最常见的胰外并发症，由ALI进展而来的ARDS是ANP患者的主要死亡原因之一，越来越多的研究表明，胰腺炎并发ALI和ARDS与机体巨噬细胞受到刺激后启动了肺部的炎症反应有密切关系。在机体巨噬细胞释放的各种炎症介质和循环中持续存在的致炎物质的作用下，补体系统和凝血系统激活，中性粒细胞向肺脏聚集、活化，造成进一步的损害形成ALI，如果循环中的促炎因素持续存在，炎症反应不断加剧,病变就会向不可逆方向发展,最终导致 ARDS。循环中的致炎物质最初来源于破坏的胰腺和受到刺激的肝脏,主要是胰酶和细胞因子,随后发生的肠道屏障功能障碍引起的细菌易位和内毒素血症是造成肺炎症失控的主要因素。

该实验选择肺湿/干比、血气分析作为肺损伤的指标,并用组织病理学进行直接观察,结果发现 PM(一)组与 PM(+)组之间都存在显著的统计学差异,表明了 PM 耗竭显著减轻了急性胰腺炎所致的肺损伤。其机制可能是 PM 耗竭减轻了 PM 活化所致的腹腔炎症反应,减少了腹水中的细胞毒性物质的量,减轻了这些产物吸收入血对肺泡巨噬细胞的刺激,减轻了对肠道屏障功能的损害,减少细菌易位和内毒素入血,减轻了肺脏本身的炎症,从而减轻了肺损伤。由此可见,PMs 对胰腺炎全身反应的影响不仅在发病初期,而且在发病后期都是重要的。对腹腔炎症反应的干预不仅在胰腺炎早期有作用,后期也有作用。

PM 在 ANP 中的作用是肯定的,耗竭 PM 的操作不仅减轻了腹腔局部的炎症反应,还能够改善急性胰腺炎的全身反应。但也应该注意到,胰腺炎后期肠道细菌易位,腹腔、胰腺感染的发生可能是因为 PMs 吞噬功能下降导致的免疫不足引起的。巨噬细胞的功能不是单纯的,PMs 在急性胰腺炎中的作用应该从多方面来认识,不同的病程阶段它起作用的方面可能是不同的。

(2)PM 在 ANP 中的临床意义:鉴于腹腔炎症反应及胰性腹水在 ANP 的发展过程中的重要作用,人们很早就开始对 ANP 患者行腹腔灌洗治疗,近年来更是获得了长足的进步,向着早期、微创的方向发展。灌洗液除了传统的温生理盐水和一些配制盐溶液外,更发展出了具有中国特色的中药腹腔灌洗,腹腔灌洗结合口服/胃管注入中药等。置管方式向微创方向发展,出现了床旁局麻小切口置管灌洗,腹腔镜置管腹腔灌洗引流,同时做胰腺被膜切开。腹腔灌洗治疗胰腺炎的理论基础是,胰腺炎腹水中含有大量的细胞毒性物质,包括胰腺破坏释放的酶类、大量的组织坏死产物、炎症细胞的毒性分泌物、肠道屏障功能障碍引起的细菌内毒素易位,这些毒性物质入血将导致严重的全身炎症反应,它们在腹腔的存留将进一步损害腹腔脏器,尤其是会导致肠道麻痹、扩张、缺血,加重肠道屏障功能的损害。腹腔灌洗的目的就是将胰腺炎腹水中含有的多种毒性物质引出体外,减少其吸收入血对全身炎症反应的推动作用,还能减轻它们对腹腔脏器的继续损害。该实验结果显示,PM 在腹腔炎症的发展过程中有重要作用,PM 分泌的炎症介质是胰腺炎腹水形成、腹腔组织破坏及各种毒性物质的产生的重要因素。我们认为,早期的腹腔灌洗对胰腺炎的治疗作用还包括清除了活化的PM,终止了它们推动腹腔炎症反应的作用,减轻了腹腔组织的破坏,减少了其中的有害物质;腹腔炎症反应的减轻又能够改善肠道微循环和肠麻痹,减轻肠道屏障功能的破坏和由此引起的细菌易位和内毒素血症,使机体所承受的"二次打击"大大缓解,改善全身炎症反应综合征,阻断 MODS 的发生。该实验结果丰富了腹腔灌洗治疗胰腺炎的理论基础。

有的研究认为,腹腔灌洗虽然改善了胰腺炎患者的早期死亡率,但是没有降低晚期胰腺脓肿的发生率。这是因为腹腔巨噬细胞不仅通过介导腹腔炎症反应造成损害,同时也是腹腔非特异性免疫防御屏障的重要组成部分,腹腔灌洗消除了 PM 引起炎性损害的作用,同时也降低了它的免疫防御功能。如何选择性的消除 PM 介导的过度炎症带来的损害同时又能够有效保护其免疫防御功能,应该成为今后研究的方向。因为腹腔镜腹腔灌洗治疗对腹腔干扰少,引流定位性强,可以最大限度地减少对 PMs 免疫防御功能的破坏,这方面的研究应该有光明的前景。如果能够再结合增强免疫力、改善巨噬细胞免疫功能的中药的应用,这个问题是完全可以解决的。

二、SIRS 时腹腔巨噬细胞吞噬功能异常

SAP 早期即可发生 SIRS、MODS,给临床的诊治带来很大困难。国内外大量文献已经证实在感染或创伤等应激状态下中性粒细胞生命周期延长,凋亡延迟将加重炎症反应。凋亡的 PMN 若不能及时被清除,释放的胞内有毒物质将加重局部炎症反应,因此 PMN 凋亡延迟或凋亡后得不到及时识别与吞噬,都将导致炎症扩大。研究表明机体内凋亡细胞绝大多数是由"清道夫"细胞即巨噬细胞(macrophage,MΦ)清除。巨噬细胞及时识别、黏附、吞噬凋亡的 PMN,以此清除过多的凋亡 PMN,是限制组织损伤、抑制高炎反应、促进炎症吸收的重要机制。

本部分实验通过制备大鼠 SAP 全身炎症反应综合征(SIRS)模型,研究巨噬细胞吞噬凋亡 PMN 能力的变化与分子机制,并观察不同药物的治疗效果,为临床遏制急性胰腺炎 SIRS 的发展,降低重症急性胰腺炎的死亡率提供新的途径。

(一) 主要研究方法和结果

1. 主要方法

(1)实验动物:选择 SD 健康大鼠 75 只,雌雄兼用。

(2)实验方法:①实验分组:将 75 只 SD 大鼠随机分成假手术组(SO)、重症急性胰腺炎 SIRS(SIRS)组、茵陈承气汤(YCT)组、地塞米松(DEX)组、中西医结合(ZXY)组,每组 15 只。假手术组仅开腹后翻动胰腺数次,关腹。中药茵陈承气汤治疗剂量为 1ml/100g 体重,给药途径为经口注入;地塞米松剂量为 1mg/100g 体重,给药途径为经腹腔内注射,各治疗组于造模后立即一次(术后 2 小时)和造模后 12 小时再次给药。②观察指标:造模后进行腹腔巨噬细胞(PM)的分离、纯化及培养,PMN 的分离、培养,PM 吞噬凋亡 PMN 能力的测定,胰腺组织病理形态学观察,RT-PCR 技术检测各组巨噬细胞膜表面识别信号 G 蛋白-Ⅰ 偶连的 CD14mRNA 的表达,免疫细胞化学技术检测各组巨噬细胞 mCD14 蛋白水平的表达,Western Blot 检测巨噬细胞 CD50 的表达,免疫荧光技术检测各组巨噬细胞 CD50 蛋白水平的表达,免疫荧光技术检测各组巨噬细胞 ICAM-3 蛋白水平表达,腹腔巨噬细胞 sCD14 的检测。

2. 研究结果

(1)临床表现:所有造模 SD 大鼠在注射 1.5% 去氧胆酸钠溶液后均逐渐出现呼吸急促、浅快,并随时间的延长而逐渐加重,后期皮肤黏膜发绀,大鼠呈现昏迷状态,严重者死亡(SI 模型组死亡率为 30%)。

(2)实验动物大体解剖观察:在胆胰管逆行注射 1.5% 去氧胆酸钠溶液后,SD 大鼠的胰腺立即出现明显的局限或弥漫性充血水肿,包膜张力增加。SI 模型组术后 24 小时,存活大鼠开腹后可见胰腺出血坏死,腹腔内有大量血性腹水。在大网膜及胆总管处发现浅黄色的皂化斑;SD 大鼠的肺也出现充血、水肿、出血;胃肠明显水肿,出现麻痹性扩张;肝脏稍微肿大,有出血点;双肾明显增大,颜色也由浅红色变成暗红色。各治疗组虽可见上述现象,但各项变化程度均明显轻于模型组。

(3)光镜下胰腺组织病理学改变:假手术组胰腺小叶结构清晰,SIRS 组胰腺实质大片坏死,出血及脂肪变性,大量红细胞淤积,血管扩张,见大量中性粒细胞浸润于组织间隙及实质内。YC 组、DEX 组及 ZXY 治疗组病理评分较 SIRS 模型组可见不同程度的改善,ZXY 治疗组效果最好。

（4）各组巨噬细胞吞噬凋亡 PMN 的吞噬率及吞噬指数：各组巨噬细胞吞噬凋亡 PMN 的吞噬率及吞噬指数的变化，与 SO 组比较，SIRS 模型组 PM 的吞噬率、吞噬指数有显著性的减少，各个治疗组 PM 的吞噬率、吞噬指数明显增加，尤其是 ZXY 组增加最显著，且具有明显的统计学意义。

（5）各组巨噬细胞膜表面识别信号 G 蛋白-Ⅰ偶连的 CD14mRNA 的表达水平：各组中 CD14mRNA 的表达水平的变化，明显看出 SIRS 模型组 CD14mRNA 的表达较 SO 组明显下降，各个治疗组 CD14mRNA 的表达较 SIRS 模型组均明显升高，而茵陈承气汤和地塞米松联合用药可明显提高 CD14mRNA 的表达量。

（6）各组巨噬细胞膜表面识别信号 CD14 的蛋白水平表达：应用免疫细胞化学技术发现 CD14 蛋白以胞膜着色为主，部分伴有胞浆着色。SI 模型组 CD14 蛋白表达与假手术 SO 组相比有显著性差异（$P<0.05$）。在治疗组中可以看出 ZXY 治疗组（茵陈承气汤联合地塞米松）巨噬细胞膜 CD14 蛋白的水平显著增加（与 SIRS 模型组比较，$P<0.05$）；其他各治疗组巨噬细胞膜 CD14 蛋白的表达与 SIRS 模型组比较无明显差异（$P>0.05$）。各个治疗组间巨噬细胞 CD14 蛋白的表达也无明显差异（$P>0.05$）。

（7）流式细胞仪检测各组巨噬细胞 CD50 的表达情况：各组巨噬细胞 CD50 表达水平的差异，与 SO 组比较，SIRS 组 CD50 的表达明显下降，与 SIRS 组比较，DEX 组和 ZXY 组有明显升高，而 YC 组升高不明显。

（8）Western Blot 检测各组巨噬细胞 CD50 的表达：各组巨噬细胞 CD50 表达水平的差异，与 SO 组比较，SIRS 组 CD50 的表达明显下降（$P<0.05$），与 SIRS 组比较，DEX 组和 ZXY 组有明显升高（$P<0.05$），而 YC 组升高不明显（$P>0.05$）。

（9）各组巨噬细胞 sCD14 浓度的变化：各组巨噬细胞 sCD14 浓度的变化，中西医组与正常组比较无明显差别，无统计学意义（$P>0.05$）；中西医组与模型组、中药组、西药组比较 sCD14 浓度下降，有统计学意义（$P<0.05$）；特别是中西医组与模型组比较，sCD14 浓度显著下降，具有明显的统计学意义（$P<0.05$）。

（二）研究结果的分析及意义

1. PM 吞噬凋亡 PMN 的意义

PMN 是原始型的炎症性白细胞，胞浆含有强效的蛋白降解酶、毒性阳离子蛋白、氧化物及其他酶。虽然在抗感染过程中，中性粒细胞起决定性作用，但是许多重要的炎症组织损伤的发病机理也与 PMN 及其毒性内容物的释放有着密切的联系。如果凋亡的 PMN 出现坏死和崩解，就会释放大量的毒性内容物直接作用或产生趋化因子加重局部组织的损害，从而产生"瀑布式"级联反应。全身炎症反应综合征时，PMN 凋亡延迟，造成组织中 PMN 聚集的数目增多，是导致组织损伤的重要原因。

PMN 凋亡是机体自我限制损伤扩大的重要调控机制之一。过度聚集的 PMN 尽快发生凋亡而恢复到正常状态对机体具有重要的平衡作用。Moira 等对凋亡 PMN 的细胞骨架、吞噬、脱颗粒、呼吸爆发等功能的变化做了研究，发现凋亡的 PMN 对趋化寡肽（N-formyl-met-leu-phe，fMLP）、酵母多糖刺激所产生的呼吸爆发功能降低；凋亡 PMN 的黏附能力和对 fMLP、佛波酯（PMA）、酵母多糖刺激后的变形能力以及趋化功能降低；对酵母颗粒的吞噬能力明显下降。研究结果表明：PMN 发生凋亡后各种功能明显减低，对于减少 PMN 毒性产物释放，限制炎症损害具有重要意义。Shogo 等采用小鼠过敏性哮喘模型，通过向气管内滴入 Fas 抗体诱导肺内嗜酸性粒细胞凋亡，EOS 凋亡导致了肺部炎症的消退。肾小球系膜细胞和 MΦ 参于肾小球炎症部位凋亡粒细胞的消退,从而促进肾小球炎症的消退。尽管 PMN 功能降低,但是其脱颗粒功能、呼吸爆发活性仍然存在,若不能及时被巨噬细胞吞噬清除,PMN 自发崩解后仍可释放毒性物质,介导炎症反应及组织损害。因此,凋亡的 PMN 适时、适度的清除就显得格外重要。

MΦ 是由血液中的单核细胞穿出毛细血管后分化形成,广泛分布于机体各组织器官内。MΦ 具有较强的吞噬能力,能够吞噬细胞碎片、衰老或凋亡细胞、尘粒、病原菌等。吞噬体与初级溶酶体融合形成次级溶酶体,吞噬物被溶酶体内的酶降解。新近研究表明,MΦ 吞噬凋亡中性粒细胞后,通过产生抗炎性细胞因子 TGF-β1 来抑制炎症因子 IL-1β、TNF-α 和 GM-CSF 等的产生,并抑制 MΦ 递呈凋亡细胞相关抗原。细胞发生凋亡后,吞噬细胞可识别并吞噬凋亡细胞或具有完整膜性结构的凋亡小体,MΦ 吞噬凋亡细胞是相当"安静(quiet process)"的过程,而不造成凋亡细胞的溶酶体、线粒体及细胞膜破裂,没有细胞内容物外泄,不引起炎症反应和周围组织损伤。Fadok 比较了凋亡 PMN 吞噬和 IgG 调理的细胞吞噬两者产生炎症介质的变化,发现 MΦ 吞噬凋亡 PMN 后明显抑制自身 IL-1β、IL-8、IL-10、GM-CSF、TNF-α、LTC4、TXB_2 的产生,而 TGF-β、PGE_2、PAF 产生增加。MΦ 吞噬凋亡细胞后通过自分泌/旁分泌机制升高 TGF-β、PGE_2、PAF,抑制 MΦ 产生促炎介质。Meagher 比较了 MΦ 吞噬凋亡 PMN 及 IgG 调理的红细胞两者产生炎症因子的变化,MΦ 吞噬凋亡 PMN 后,TXB_2、NAG(n-acetyl-beta-glucosamini-dase)释放极少。而吞噬 RBC 后 TXB_2、NAG 升高,促进炎症反应。因此巨噬细胞的吞噬功能在炎症转归方面有着重要意义。如果巨噬细胞识别、吞噬凋亡细胞的机制受损,凋亡细胞不能被及时吞噬,即会肿胀、裂解、释放毒性内容物,引起周围组织和细胞的进一步损害。杨天敏等指出 SAP 腹水使腹腔巨噬细胞吞噬功能和活性减弱,同时吕琦等研究也发现多发性创伤后大鼠巨噬细胞吞噬凋亡中性粒细胞的能力下降。

2. mCD14 在 PM 吞噬功能变化中的作用

吞噬细胞的表面有许多受体参与凋亡细胞的识别和吞噬,CD14 是巨噬细胞上识别和吞噬凋亡细胞的五大受体之一。Devitt 等发现,单克隆抗体 61D3 通过与人类巨噬细胞表面的一种未知的表位结合,可抑制巨噬细胞识别和吞噬凋亡的白细胞。用 COS 细胞短暂表达的克隆来证明和 61D3 结合的抗原表位分子,通过 cDNA 核酸序列分析证明是 CD14。CD14 的表达具有相对的组织和细胞特异性。CD14 主要分布于单核巨噬细胞表面,少量表达于中性粒细胞表面。不同组织来源的巨噬细胞 CD14 的表达也有不同,腹腔巨噬细胞 CD14 表达较强,而肺泡巨噬细胞、库普弗细胞和小神经胶质细胞表达较弱。同时,在单核细胞向巨噬细胞发育过程中,多种因素可以影响 CD14 的表达。CD14 以膜性 CD14(mCD14)和可溶性 CD14(sCD14)两种形式存在,mCD14 释放入血,形成 sCD14,mCD14 是巨噬细胞识别和吞噬凋亡细胞的主要受体之一。谢志坚等研究发现创伤后大鼠腹腔 MΦ 吞噬功能下降且于创伤后第 1 天达最低点,若受内毒素 LPS 刺激可持续减弱吞噬功能。目前文献报道 LPS 对细胞膜 CD14 蛋白表达的影响并不一致。Marchant 等发现低浓度的 LPS(0.1~1ng/ml)即能使人血单核细胞的 CD14 表达增加。而 Bazil 等发现 LPS 可致单核巨噬细胞表面的 mCD14 脱落,在 LPS 刺激下,54%~60%mCD14 从单核细胞表面脱落,大部分 mCD14 脱落,减弱单核巨噬细胞对 LPS 的反应性,防止 TNF-α 的过度产生。

研究发现在重症急性胰腺炎导致全身炎症反应综合征时,大鼠腹腔巨噬细胞 mCD14 蛋白表达较正常组有显著性下降。其可能的机制是 SIRS 时多种因素造成肠黏膜机械屏障结构的功能受损,一旦肠道屏障作用减低,内毒素就会大量释放,与循环中 LPS 结合蛋白形成 LPS-LBP 复合物,该复合物与 MΦ 表面 mCD14 结合,激活细胞内信号传导,使 MΦ 合成并释放 TNF-α,启动炎症反应。Gregory 等发现 CD14 和凋亡细胞作用区域的氨基酸序列是 57～64,这和 LPS 与 CD14 结合位点一致。这也是该实验中识别凋亡细胞的 mCD14 受体蛋白表达下降的关键原因。在病理环境中,巨噬细胞一方面起着免疫防御功能,另一方面其自身及其功能也受到削弱。MΦ 吞噬凋亡细胞后可升高 TGF-β、IL-4,而 TGF-β、IL-4 可以下调单核巨噬细胞 CD14 的表达。除此之外,巨噬细胞膜 CD14 蛋白的表达下降可能与其基因 mRNA 表达下调相关,该研究发现 SIRS 模型组中巨噬细胞 CD14 的 mRNA 表达显著低于正常组,这种趋势在 mRNA、蛋白水平是一致的,正是这种下调,抑制了炎症环境中 MΦ 的吞噬功能。临床实验证明在全身炎症反应时,炎症部位聚集的 PMN 不能得到适时的凋亡也与病理状态中 MΦ 不能适时识别有一定的联系。因此,药物治疗改善重症胰腺炎导致全身炎症反应的微环境对于巨噬细胞膜 CD14 蛋白、mRNA 表达的影响有待于进一步实验证实。

3. sCD14 在 SIRS 时的作用

CD14 是 SIRS 时细菌产生内毒素(LPS)的特异性受体,在执行受体功能的同时,受 LPS 对其分泌表达的调节,接受 LPS 信号激活的单核巨噬细胞 CD14 的合成表达增加。CD14 主要分布于单核巨噬细胞表面,少量表达于中性粒细胞表面。不同组织来源的巨噬细胞 CD14 的表达也不同,腹腔巨噬细胞表达较强,而肺泡巨噬细胞、库普弗细胞和小神经胶质细胞表达较弱。同时,在单核细胞向巨噬细胞发育过程中,多种因素可以影响 CD14 的表达。CD14 以膜性 CD14(mCD14)和可溶性 CD14(sCD14)两种形式存在,mCD14 排泄或入血形成 sCD14,mCD14 是巨噬细胞识别和吞噬凋亡细胞的主要受体之一。sCD14 参与 LPS 等多种病原体成分与细胞间反应,在其中表现出抑制和活化双重作用,调节免疫反应。在生理状态下 sCD14 还参与调节细胞免疫和体液免疫以及脂类转运。当单核巨噬细胞接受 LPS 炎症信号刺激时,通过 mCD14 信号传导通路分泌多种细胞因子。而对于一些无 mCD14 的炎症细胞(包括上皮细胞和内皮细胞)对 LPS 的刺激反应则主要由 sCD14 来介导,sCD14 与 LPS 或革兰氏阴性菌的结合又可降低 LPS 对单核细胞的过度刺激,使单核巨噬细胞的细胞反应减弱,防止了一些炎性损伤因子的过度翻译,形成了一种有利于机体的免疫调节机制。有报道,在急性胰腺炎 SIRS 早期,可能是受到肠道革兰氏阴性菌及其内毒素影响所致,mCD14 和 sCD14 升高,并且呈同步上升,可能是机体自身调节的结果;一方面机体要清除外来的抗原性物质,另一方面又要防止自身细胞的损伤。sCD14 升高可能就起到了这样的效果。高浓度的 sCD14 竞争性地抑制 LPS 与 mCD14 的结合,抑制 LPS 对单核巨噬细胞和中性粒细胞的激活作用。提示单核巨噬细胞在炎症反应中存在着损伤和抗损伤的作用,体现了单核巨噬细胞功能的完整性。在许多生理与病理状态下,sCD14 可成为单核巨噬细胞激活的标志,并与许多疾病的发生、发展具有显著相关性。首先,sCD14 与感染性疾病密切相关,如脓毒败血症,败血性休克;结核、病毒性肝炎、细菌及病毒性脑炎。其次,创伤、烧伤患者血清 sCD14 水平明显升高。第三,许多自身免疫性疾病的病程发展也与 sCD14 的含量有关,如系统性红斑狼疮、类风湿性关节炎。第四,sCD14 可以在不同水平上影响过敏症的发生。第五,sCD14 水平还与 B 淋巴细胞白血病、酒精性肝硬化、疟疾、慢性心衰、卵巢癌等疾病有关。因此,不同条件下的 sCD14 可能起到不同的作用,从而导致不同的结果。

4. SIRS时CD50的作用：

在SIRS的发病过程中，如果凋亡中性粒细胞不能被及时清除就会释放大量炎症介质，促进炎症反应，一旦中性粒细胞肿胀、裂解，就会将胞质内的大量有害物质（蛋白降解酶、毒性阳离子蛋白、氧化物及其他酶）释放出来加重机体的损害。而如果巨噬细胞能够及时吞噬凋亡中性粒细胞，就能利用其自身的溶酶体将凋亡中性粒细胞降解，而防止凋亡中性粒细胞溶酶体、线粒体、细胞膜破裂及胞质内容物外泄对机体造成的损害，并产生抗炎症介质，从而抑制炎症反应。因此，巨噬细胞能否清除凋亡中性粒细胞对SIRS的发生发展有重要意义。而CD50分子在这个过程中起着重要的作用。

CD50，又被称为细胞间黏附分子-3（intercellular adhension molecule 3，ICAM-3），是免疫球蛋白家族中的一员，目前发现其主要由白细胞表达，尤其以静止淋巴细胞、中性粒细胞、单核细胞呈高表达，是一条分子量为120KD的单链糖蛋白，可分为5个功能区，其中D1区存在能与LFA-1结合的配基，发挥调节细胞黏附、协同刺激等作用，在免疫反应初起阶段起着初始化的作用。在巨噬细胞黏附、识别、吞噬凋亡中性粒细胞的过程中，巨噬细胞与凋亡中性粒细胞上均有CD50表达，但两者的作用却不同。巨噬细胞上的CD50首先与凋亡中性粒细胞的LFA-1相结合，增强LFA-1与巨噬细胞ICAM-1的亲和力，同时能够促进LFA-1与ICAM-1的表达，最终使巨噬细胞与凋亡中性粒细胞紧密黏附，为进一步的识别与吞噬奠定基础。而凋亡中性粒细胞上的CD50因与LFA-1相结合的功能区被糖基化修饰而无法与LFA-1结合，通过某种桥联分子与巨噬细胞CD14相结合。这种结合导致细胞间Ca^{2+}的流动，使凋亡中性粒细胞内Ca^{2+}浓度增加，激活钙依赖性非特异性脂质爬行酶（Scramblase），而ATP依赖性氨基磷脂特异性移位酶（Translocase）活性受到抑制，从而使PS由膜内层迁移至膜外层。外翻的PS则与CD14相结合，参与细胞间信号的传导，完成巨噬细胞对凋亡中性粒细胞的识别，促进巨噬细胞吞噬凋亡中性粒细胞。可见，CD50是一种重要的抗炎分子，在SIRS的发病过程中扮演着重要的角色。该实验主要是通过动物实验找到一种能够有效提高CD50表达的方法。

5. 中药茵陈承气汤的作用及其可能机制

SAP导致的SIRS是一种牵涉多脏器功能损伤的全身性疾病，早期综合治疗措施已明显降低死亡率。近几年来，中医治疗SAP为临床工作者开辟了新思路，中医治疗已成为SAP的综合治疗不可缺少的一部分。

中医学没有关于胰腺炎的病名及病症的专述，但散见于古文献的记载均有意义。在记载中，"胃脘痛"、"脾心痛"、"腹痛"等病症可因肝胆等疾病而诱发。《素问·五常政大论》载："少阳司天，火气下临，肺气上从……心痛胃脘痛，厥逆膈不通，其主暴速。"这类以肝胆疾病引发，以胃脘部及两胁剧痛，病势急剧暴仆，变化危重昏厥为特征的病症，颇似重症急性胰腺炎的临床特点。"医圣"张仲景在《金匮要略》中所指出："按之心下满痛者，此为实也，当下之，宜大柴胡汤"。张仲景在《伤寒论》中所记载的"从心下至少腹硬满而痛不可近者，大陷胸汤主之"。这些与急性胰腺炎的主要症状与体征极其相似。

中药治疗SAP的临床实践和实验研究表明，"通里攻下、活血化瘀、清热解毒"等中医治则的联合应用，具有其他方法无法比拟的疗效。从中医学角度认为急性胰腺炎多由饮食失节，损害肝脾，肝失疏泄，脾失健运，传导失职，腑气不通而致湿热蕴积中焦，热毒壅盛，气滞血瘀，治疗当遵循"六腑以通为用"、"不通则痛，痛随利减"的理论，以通里攻下、活血化瘀、清热解毒之法。故用大黄、芒硝可通里攻下，枳实及厚朴疏肝理气，以助泻下之功，茵陈及栀子清热解毒,利湿退黄,辅以理气活血药,诸药相伍,使脏腑气机得以疏利,实热之邪得解而泄,故能有效减轻腹胀、腹痛,恢复胃肠功能,抑制肠源性毒素的吸收,促进炎症及坏死组织消散。其作用机制可能为:①降低内毒素所致的胃肠道微血管的通透性,减轻肠壁水肿,保护黏膜屏障,降低黏膜通透性,抑制肠道细菌移位和内毒素吸收;②促进胆汁排泄,胆汁中的胆盐具有"去污"作用可以和内毒素结合,从而抑制内毒素的吸收;③抑制胰酶活性,减轻胰酶损害,清除自由氧基等炎症介质;④改善胃肠黏膜血流灌注,缓解其缺血、缺氧状态,有利于胃肠黏膜损伤修复。

实验结果表明,茵陈承气汤可明显改善大鼠重症急性胰腺炎的机体内环境,抑制病情进一步发展,大鼠巨噬细胞膜上 CD14 的蛋白及 mRNA 表达水平在模型组中有显著性的下降($P<0.05$),中药茵陈承气汤组较模型组有明显的提高,从而促进巨噬细胞加强对凋亡中性粒细胞的识别与吞噬,减缓 SAP 的进一步发展,减轻严重程度。大鼠巨噬细胞膜上 CD50 表达水平在 SI 组中明显下降且有统计学意义($P<0.05$),而经茵陈承气汤治疗后大鼠巨噬细胞 CD50 表达显著提高($P<0.05$),从而增强巨噬细胞对凋亡中性粒细胞的黏附、识别、清除能力,有效地减轻全身炎症反应,遏制 SAP 病情的进一步发展。茵陈承气汤可明显改善大鼠重症急性胰腺炎的机体内环境,抑制病情进一步发展,大鼠巨噬细胞 sCD14 水平在 SIRS 组最高,中药茵陈承气汤组较模型组有所下降($P<0.05$),提示茵陈承气汤能减缓胰腺炎的进一步发展。国内有动物实验表明,中药茵陈承气汤能够稳定胰腺腺泡细胞膜,恢复或增强腺泡细胞的自我保护机制,进而减少胰酶及炎症介质的释放,从而防止急性胰腺炎的病情恶化。

6. 中西药联合应用的作用及可能机制

SAP 导致 SIRS 的疾病过程是由多种发病机制参与,涉及微循环障碍、细胞因子失调及肠道屏障损害等多方面。目前临床仍以综合治疗为主,其中中药具有多方面作用,它的"下法"具有保护肠道微生态平衡和肠道屏障的功能,控制细菌、内毒素移位,能明确地改善胰腺的微循环和血液灌注量并能促进炎性渗出物的吸收,有助于减轻坏死胰腺组织的感染和脓肿的形成,从而缓解 SAP 向 SIRS 的发展。西药具有较强的抑制胰腺分泌、免疫调节的作用,在一定程度上使机体内环境维持稳态。中西药联合应用的可能机制是,在 SAP 早、中期,在西药"稳态"作用的前提下,中药复方以"釜底抽薪"方式使病邪得以清除,两者相互协调机体内环境才得以恢复从而控制病情的进展。该实验研究结果表明,中药茵陈承气汤和地塞米松联合应用组不仅在胰腺病理的改善具有显著性的统计学意义($P<0.01$),而且对巨噬细胞膜 CD14mRNA、蛋白的表达具有显著性的上调作用,且具有明显的统计学意义($P<0.05$)。同时在治疗组中,二者联合应用组的巨噬细胞吞噬凋亡 PMN 的能力较其他组明显增强($P<0.01$)。中西药联合应用通过多条途径发挥其综合治疗作用,选择其中之一无论是中药还是西药其作用均具有片面性、局限性。因此在治疗 SAP 导致 SIRS 时,它们在疾病的不同环节起着不同的作用,只有中药的通里攻下、清热解毒与西医的抑酶、免疫调节等疗法相互协同,才是目前治疗的最佳方案。

(尚 东 范家乔 祁 冰)

参 考 文 献

[1] 尚东,王宝枝.全身炎性反应综合征中性粒细胞凋亡信号转导机制异常的研究进展[J].国际外科学杂

志,2006,33(2):121-125.

[2] 尚东,王宝枝,毕伟,等.全身炎性反应综合征时中性粒细胞凋亡的异常[J].大连医科大学学报,2006,28(3):161-163.

[3] 尚东,齐清会,王宝枝,等.大黄素对全身炎性反应综合征时中性粒细胞凋亡异常治疗的研究[J].中国危重病急救医学,2007,19(1):11-13.

[4] 尚东,王宝枝,毕伟,等.中性粒细胞凋亡调控基因表达异常在全身炎症反应综合征中的作用[J].中国急救医学,2006,26(8):581-583.

[5] 祁红.大黄素的抗炎作用[M].中草药,1999,30(7):522-524.

[6] 吴建新,徐家裕,袁耀宗.大黄素与善得定对重症胰腺炎胰缺血的影响和机制[J].中国中西医结合杂志,1997,17(6):356-359.

[7] 刘瑞林,刘牧林,马良龙.大黄素对重症胰腺炎大鼠核转录因子-KB 表达变化的影响[J].中国中西医结合急救杂志,2005,12(4):230-232.

[8] Chilvers ER,Cadwallader KA,Reed RJ,et al.The function and fate of neutrophils at theinflamed site prospects for therapeutics intervention[J].J R Coll Physicians Lond,2000,34(1):68-74.

[9] Meszaros AJ,Reichner JS,Albina JE.Macrophage-Induced Neutrophil Apoptosis[J].The Journal of Immunology,2000,165(1):435-441.

[10] Fadok VA,Bratton DL,Konowal A,et al.Macrophages that have ingested apoptotic cells invitroinhibit proinflammatory cytokine production through autocrine/paracrine mechanisms involving TGF-beta,PGE2andPAF[J].J Clin Invest,1998,101(4):890-898.

[11] Akgul C,Moulding DA,Edwards SW.Molecular control of neutrophil apoptosis[J].FEBSLett,2001,487(3):318-322.

[12] 范家乔,陈海龙,殷朔,等.腹腔巨噬细胞对急性出血坏死性胰腺炎大鼠血清细胞因子的影响[J].中国现代医药杂志,2009,11(3):14-16.

[13] 林洪远,郭旭生,姚咏明,等.CD 单核细胞人类白细胞抗原-DR 预测脓毒症预后及指导免疫调理治疗的初步临床研究[J].中国危重病急救医学,2003,15(3):135-138.

[14] 盛志勇.努力提高脓毒症的认识水平[J].中国危重病急救医学,2003,15(3):131.

[15] 顾军,李宁.急性胰腺炎与 SIRS[J].肝胆外科杂志,2004,12(2):149-152.

[16] Bone RC.Sir Isaac newton,sepsis,SIRS and CARS[J].Crit Care Med,1996;23:l125-1128.

[17] Taneja R,Parodo J,Jia SH,et al.Delayed neutrophil apoptosis in sepsis is associated with maintenance of mitochondrial transmembrane potential and reduced caspase9 activity[J].Crit Care Med,2006,32(7):1460-1469.

第九章 | 多器官功能障碍综合征（MODS）的中西医结合研究

一、MODS 研究的现状和展望

多器官功能障碍综合征（Multiple organ dysfunction syndrome，MODS）是当今国际医学界所共同瞩目的研究热点，是外科学步入 21 世纪所面临的最大挑战，已成为 ICU 中死亡的主要原因。在过去的 20 余年里，人们对多器官功能障碍综合征的研究付出了较大的努力，取得了不少进展，本部分参阅国内外文献和研究体会就其热点问题进行分析，并对其发展趋势作一展望。

（一）多器官功能障碍综合征命名的改变及其意义

多器官功能障碍综合征最初是由 Tilney 于 1973 年提出来的，称之为"序贯性系统衰竭"的概念。1975 年，Baue 在著名的 Arch Surg 杂志上撰文提出严重的生理损害可以导致远隔器官损伤，因此命名为"多发性、进行性或序贯性系统衰竭"（multiple，progressive，or sequential system organ failure）并称之为"70 年代综合征"。随后不久，1980 年，Eiseman 和 Fry 等分别命名为"多器官功能衰竭"（multiple organ failure，MOF）和"多系统器官功能衰竭"（multiple system organ failure，MSOF），也成为二十年来学术界较为通用的名称沿用至今。1992 年美国胸外医师学会和危重病学会（ACCP/SCCM）共同倡议将沿用多年的多系统器官功能衰竭（MSOF）改称为多器官功能障碍综合征（MODS），指机体遭受严重创伤、休克、感染等急性损害 24 小时后，同时或序贯出现两个以上系统或器官功能障碍以致不能维持内环境稳定的临床综合征。由于 MSOF 过分强调严格器官衰竭的诊断标准，不利于衰竭前的早期预警和治疗，作出诊断往往为时已晚，所以 ACCP/SCCM 遂倡议不再拘泥于原有的诊断指标，将 MSOF 改为 MODS。与此同时，ACCP/SCCM 还提出了一个新概念——全身性炎症反应综合征（systemic inflammatory response syndrome，SIRS），系指致病因素作用于机体引起的全身性炎症反应，感染因素和非感染因素都可能引发 SIRS，其本质是机体对原发打击因素作出的过度炎症反应。MODS 既包括某些器官完全衰竭，也包括在 SIRS 的基础上出现 2 个或 2 个以上器官功能不断减退并超出正常值，强调其动态性和可逆性。MSOF 只是狭义地反映了这个病程的终结，却没有揭示它的本质和特征。将 MSOF 改称为 MODS，表明人们正式确认应从病程发展的总体上看待这个综合征，而不是仅仅着眼于器官衰竭这个病程的终点。这一转变反映了人们对这个综合征的发病机理认识的进步，并且毫无疑问地预示着治疗将比过去更加积极和主动。

（二）多器官功能障碍综合征发病机理的研究进展

20 多年的临床观察和探讨已经揭示 MODS 的发病机理和临床特点与其他器官衰竭不同。深入的基础性研究已使人们对其发病机理的认识渐趋一致，达成了"失控的全身炎症反应"的共识。1985 年 Goris 在应用 zymosanA 腹腔注射所制备的大鼠 MODS 模型进行研究后指出，MODS 并非一定由细菌及其毒素所致，可能由全身炎症反应引起，由此出现了人们认识上的进步和飞跃。炎症反应本来是机体对抗外来致病因素侵袭的保护性反应,但若过分强烈,机体炎症反应失去控制,必将引起内环境稳定失衡、细胞凋亡、免疫抑制、脓毒性休克、器官功能不全。即机体在遭受细菌或内毒素的攻击下,单核巨噬细胞系统活化从而过度表达、产生和释放大量的炎症介质,涌入体循环,进而产生持续性全身炎症反应瀑布或炎性细胞因子风暴,这种炎症反应可以不断自我加强,以致失去控制,最终导致 MODS,引起 MSOF 和死亡。

MODS 主要是因机体炎症反应失控所导致的器官损伤,多种炎症介质参与是发病的关键,因此 MODS 在本质上应视为一种"介质病"。参与炎症反应的介质有多种,包括多种炎性细胞因子(TNF、ILs、PAF、LTs、EDRF、VPF 等),多种炎症介质(PGs、C3a、C5a 等)以及氧自由基($^1O_2$、O_2^-、H_2O_2、OH^-)和一氧化氮(NO)等成百上千种。它们的释出和相互作用可以形成相互重叠的病理生理过程,包括内皮细胞炎症反应、血液高凝及微血栓形成、异常的血液循环状态、心肌抑制和高代谢反应等,从而构成了脓毒性反应和 MODS 的病理基础。

在这个过程中,或者说在全身性炎症反应瀑布中,细菌内毒素或脂多糖(LPS)是最重要的刺激或诱发因素,是这个连锁反应的"扳机"。当 LPS 与血液循环中的 LPS 结合蛋白(LBP)相结合而形成 LPS-LBP 复合物后,就要与单核巨噬细胞表面的受体 CD14 分子相结合,启动细胞内信号传递系统而促使这些细胞表达、合成和释放多种炎症介质,通过自分泌、旁分泌和内分泌途径,作用于中性粒细胞、内皮细胞和多种器官组织细胞,促使急性相关蛋白生成、氧自由基释放、凝血途径启动、器官功能障碍。

目前,肠道屏障功能已引起了人们极大的兴趣和关注。肠道是机体最大的细菌和内毒素贮存库。正常情况下,生理机能完整的肠黏膜对肠道中的细菌和内毒素构成屏障作用,使其不能进入体内。在创伤和感染等应激情况下,肠道的屏障功能受到削弱或损害,就可使大量的细菌和内毒素经由门静脉和肠系膜淋巴系统侵入体循环,造成肠源性内毒素血症和细菌移位,并在一定条件下激发细胞因子和其他炎症介质的连锁反亡,引起全身各器官的损害。因此,Marshall 等将肠道称之为"创伤后多器官功能衰竭的起源",Wilmore 将肠道称之为"外科应激条件下的中心器官"。

根据一系列体内外研究,显示肠屏障功能状态、库普弗细胞功能、超高代谢反应与远处器官损伤之间存在重要的临床关系。肠源性内毒素能调节库普弗细胞活动,使之释放能调节肝细胞功能的内源性介质。而肝脏的网状内皮系统,在清除从门静脉来的细菌或内毒素中起重要作用,它的损害会允许肠源性细菌或内毒素到达全身循环而增加肠屏障功能衰竭的全身影响。因此,在 MODS 的发生和发展过程中,肠道的屏障功能以及肠-肝-肺轴的功能状态值得进一步深入研究。

近几年来对 MODS 发病机理的研究已建立四个假说:感染假说、巨噬细胞(细胞因子)假说、微循环障碍(氧自由基)假说和肠道假说。这四个假说显然不是孤立的,很多内容相互关联,相互重叠。感染(内毒素)、坏死组织的存在(炎症反应)或休克(氧供不足)均可直接破坏机体正常内环境的稳定性,继而肠道屏障功能受损,内毒素血症产生、激活单核巨噬细胞系统,产生和释放多种体液介质和炎性细胞因子,器官氧供不足,后两者反过来又损伤肠黏膜屏障,并直接或间接引起受损器官的功能不全或衰竭。其中细胞因子和各种体液介质的作用甚为重要,也可以说 MODS 是各种细胞因子和炎症介质作用总和的结果。

细胞凋亡,又称程序化细胞死亡(programmed cell death,PCD),是近年医学界的研究热点。凋亡和坏死是细胞死亡的两种基本方式。凋亡是细胞主动死亡过程,需要基因的转录和蛋白质的表达,坏死则是细胞的被动死亡。凋亡过程不引起机体炎症反应,凋亡细胞形成凋亡小体,被吞噬细胞识别、吞噬,吞噬后吞噬细胞不被激活;而细胞坏死后破裂、放出内容物,引起机体炎症反应。研究表明,细胞凋亡不仅是在生理状态下对细胞的选择、分化及衰老细胞的清除,而且参与多种疾病的发病过程。传统的观点认为,在严重感染、创伤和休克等急性过程中,机体组织细胞因缺血、缺氧及继发性损害常发生坏死,但近年来人们已开始注意到在 MODS 的发生中细胞凋亡的作用。对于脏器血管内皮细胞的凋亡增加,致使微血管通透性增加,炎症细胞聚集,炎症反应增强,也可能是继发性出血、坏死和 DIC 的原因之一;对于肠、肝、心、肾等器官的实质细胞的凋亡的大量发生可能直接使器官功能减退、不全甚至衰竭;对于胸腺细胞、淋巴细胞等由于凋亡增加而数目减少导致免疫低下、对细菌内毒素等的易感性增加而进一步导致 MODS 的发生;MODS 过程中的炎症效应细胞如单核巨噬细胞、库普弗细胞等大量增殖,被激活后可产生大量细胞因子,发挥各种效应;浸润于组织内的 PMN 则通过呼吸爆发释放氧自由基等毒性介质达到损害组织、扩大炎症的效果。后两种炎症细胞过度增生后,机体通过凋亡后吞噬的方式将其清除,但若凋亡延迟或凋亡得不到及时吞噬而发生迟发性坏死,都必将导致炎症的扩大,进而发生失控的全身性炎症反应和 MODS。因此细胞凋亡不仅参与了 MODS,而且可能在 MODS 的发生发展中扮演了重要角色。对细胞凋亡的重视,将使我们对 MODS 的认识再深入一步,更将有可能使我们发现对 MODS 防治的新途径。

(三) 从炎症介质角度对多器官功能障碍综合征进行治疗的新途径

MODS 已经被认为是一种"介质病",在与机体过度释放众多的炎症介质所引起的炎症反应失控,激发连锁反应导致远距离器官功能障碍或衰竭。在某些情况下,单纯的抗生素治疗或者外科手术引流可能无济于事。所以 MODS 的治疗除了控制感染、妥善供氧和器官支持等措施外,还要设法阻断或削弱炎症介质对靶细胞的作用,打破连锁反应和恶性循环,逆转炎症反应的病理进程,减轻组织器官损害,从而促进 MODS 的临床救治工作。介质疗法就是针对潜在启动因子、全身性介质、增效因子和损伤效应器的可能治疗方法。

1. 针对潜在启动因子的疗法—抗内毒素治疗

抗内毒素疗法的吸引力在于以下几点:①内毒素可能是炎症连锁反应的潜在启动因子,能激活中性粒细胞和单核巨噬细胞释放炎症介质,并能激活补体和直接损害内皮细胞;②在脓毒症、ARDS 或脓毒性休克等临床情况下,内毒素血症是比阳性细菌培养更准确的预警指标;③临床和实验研究已经证实,全身应用抗生素后,由于细菌细胞释放内毒素使血浆内毒水平明显升高。败血症或感染的患者发生 ARDS 或 MODS 时,即使给予足量抗生素并不能增加患者的生存;在某些革兰氏阴性菌脓毒症患者中,抗内毒素治疗与抗生素联用,通过切断或控制脓毒性反应可以增加生存率。已证实在脓毒症患者中,用不同的内毒素单克隆抗体能增加脓毒症患者的生存率。

目前已获得两种极有前景的抗内毒素单克隆抗体制剂:E_5 和 HA-1A。E_5 是直接针对脂多糖类脂 A 的鼠 IgM 抗体,它可以同各种与临床有关的革兰氏阴性菌的脂多糖结合。在小鼠,它可以对抗致命性大肠杆菌 J_5 内毒素。人对 E_5 抗体治疗完全能够耐受。HA-1A 是一种内毒素核心糖脂的人单克隆抗体。实验证实,HA-1A 能使革兰氏阴性菌血症患者的死亡率从 40% 下降至 30%。它们的不足之处在于仅对一部分革兰氏阴性细菌感染的患者有效,而且在病情严重时,并不能影响已激活的巨噬细胞和已分泌的细胞因子。因此,在治疗中,并不排除需要阻断 TNF、IL-1 及其他介质。

新近又发现 LBP 和 CD₁₄ 系统是体内增敏内毒素细胞应答反应的重要环节之一,它在机体失控的炎症反应、MODS 发生中可能具有一定意义,其免疫调理研究可能为严重感染并发症的防治开辟新的途径。目前,应用抗 LBP 抗体、抗 CD14 抗体和 SCD14 干预 LBP 的作用过程,均显示有一定的治疗效果。杀菌通透性增加蛋白(BPIP)对内毒素的脂多糖分子具有高度亲和力,可有效阻止脂多糖激发的一系列免疫病理反应,对致死性内毒素血症具有保护性拮抗作用。BPIP 强有力的中和内毒素及杀灭革兰氏阴性菌,在脓毒症及相关疾病的治疗中可能具有广阔的应用前景。

2. 针对全身性介质的治疗—抗细胞因子疗法

抗细胞因子疗法有两种对策,一是抑制或减少细胞因子的合成和释放;二是削弱或阻断细胞因子的作用。

已经发现,细胞内 cAMP 水平的增加可能通过某种未知的机制阻断 TNF 基因的转录活性,从而降低 LPS 刺激后 TNFmRNA 的扩增。己酮可可碱通过增加细胞内 cAMP 的浓度,在动物模型和人志愿者中能明显减少 TNF 的产生。氨吡酮是一种磷酸二酯酶同功酶Ⅲ的选择性抑制剂,能增加细胞内 cAMP 浓度,能阻断 TNF 的产生,甚至比己酮可可碱作用更强。某些 β 受体拮抗剂,包括多巴酚丁胺也可以通过增加细胞内 cAMP 的浓度来减少 TNF 的产生。皮质类固醇通过减少 TNF mRNA 的翻译活性能够减少 TNF 对刺激的反应性分泌。当巨噬细胞用内毒素刺激后,随即给予毫微克分子的糖皮质激素(地塞米松),即可明显地抑制 TNF 基因的转录、TNF mRNA 的翻译,阻止 TNF 合成。大剂量应用虽然可以阻止 TNF 合成,但却能引起持久的非特异性的免疫抑制。但是,当 mRNA 转录已经开始进行,糖皮质激素则不起作用。这一结果似乎可以解释临床上在败血症已经进展的情况下使用糖皮质激素作用甚差的原因之一。

为了达到阻断或削弱细胞因子的作用,目前要用三类物质:①抗体,包括抗细胞因子抗体或抗受体抗体可影响细胞因子的释放。例如:抗肿瘤坏死因子抗体、受体抗体、抗白细胞介素-1 抗体等。②抑制物,即受体的细胞外片段脱落,进入血液循环后与相应的细胞因子相结合,阻止生物效应的产生。例如:可溶性肿瘤坏死因子受体、可溶性白介素受体等。③受体拮抗物,即某些类细胞因子分子与相应的受体结合,使信息的转录机制无法启动。例如:白细胞介素-1 受体拮抗剂、血小板活化因子受体拮抗剂等。目前世界范围内正在就不同细胞因子的抗体、抑制物或受体拮抗剂对特定的患者群体进行前瞻性随机对照的临床试验研究。其中作用明确、疗效肯定的有 TNF-α 单克隆抗体-CB006 单抗、IL-1 受体拮抗剂(IL-1Ra 和 PAF 受体拮抗剂),分别已进入Ⅰ-Ⅲ期临床。

3. 作用于效应器的治疗

在微循环和组织水平,针对引起组织损伤的特异效应者如中性粒细胞、氧化剂和蛋白酶、黄嘌呤氧化酶产氧化剂等进行治疗有潜在可行性;还要设法预防和限制中性粒细胞-内皮细胞的相互作用。活化中性粒细胞在肺和其他器官中的聚集在 ARDS、MODS 的病理生理机制中起关键作用。中性粒细胞表面的膜糖脂 CD11-CD18 复合物在介导白细胞向内皮细胞的黏附过程中起特别重要作用。抗 CD18 单克隆抗体能够阻断由内毒素、IL-1 和 TNF 诱发的中性粒细胞-内皮细胞的黏附,也有应用抗内皮细胞间黏附分子(ICAM-1)和内皮细胞白细胞黏附分子(ELAM-1)的抗体来防止中性粒细胞黏附到内皮细胞上的实验研究,另外一些辅助治疗措施包括环氧化酶抑制剂(如类固醇抗炎药布洛芬、吲哚美辛和 Medofenamate 等)、白三烯抑制剂、补体抑制剂(如 C1 抑制剂、C4a 抗体等)、钙通道阻滞剂、磷脂酶

A_2 单克隆抗体、前列腺素类（PGE_1、PGI_2）、免疫调节剂（IFN-γ、GM-CSF、胸腺喷丁等）以及其他中性粒细胞抑制剂（腺苷、氨苯砜、去铁敏等）和多种氧自由基清除剂（SOD、CAT、Allo-purine、VC、VE）等等，目前尚处于实验研究或初期临床应用阶段。

4. 中医药防治 MODS

近年来在治疗方面最引人注目的是针对脓毒症和 MODS 的发病机制所进行的大规模抗炎治疗的研究。虽然这些对抗介质的治疗能够在一定程度上对实验动物和临床患者提供保护，但炎症反应以至 MODS 是多种介质综合作用的结果，一旦瀑布反应启动，很难指望几种"单抗"就能有效地遏制 MODS 的发展。就在西方学者热衷于介质研究的同时，我国的中西医结合工作者却独辟蹊径，开始了应用中医药进行防治 MODS 的尝试，结果令人满意。主要是应用中医的清热解毒、通里攻下、活血化瘀等中医治疗大法，通过清除内毒素、保护肠道屏障、拮抗炎性细胞因子、提高机体免疫力、增加器官功能贮备等途径，起到了"菌毒并治"、"釜底抽薪"的功效，进而防治 MODS。

MODS 的中西医结合防治的研究已经取得了不少进展，但还有许多方面需要进一步深入研究。目前中药的应用和机理的探讨同步进行，以法定方，以方选药；从成方到复方再到单味药，最后必定发现确切的方剂和药味；药物的剂型还不能满足当前体内外研究的需要。在研究的手段上还需要积极利用现代科学技术的手段和方法，特别是分子生物学、病理生理学等。另外，对于中医药对内毒素增敏系统、对巨噬细胞活化后细胞内的信号传递、对内皮细胞和 PMN 的相互作用、对效应细胞细胞凋亡的影响以及对肠道屏障保护作用的细胞分子生物学机制等方面还需进行深入研究。

MODS 主要是因感染、损伤、缺血等因素刺激引起的机体炎症反应失控所导致的多器官损伤；多种炎症介质参与是发病关键。它实质上是一种"介质病"。在细胞因子之间、细胞因子与其他介质之间存在着复杂的连锁反应和网络联系。试图通过阻抑这些细胞因子的产生和作用以预防 MODS 的发生或在 MODS 已经发生后阻断其序贯性，为其治疗开辟了新的途径。但没有任何一种疗法或制剂能作为解决 MODS 所有问题时的万能钥匙，多种方法或制剂的联合应用（鸡尾酒式综合疗法）是最好的途径。同时，还要注意到这些细胞因子在过量时对机体有害，但低水平的细胞因子对环境稳定却有着重要调节作用。因此，治疗时还要考虑到一种微妙的平衡，要以消除有害反应，恢复机体调控为手段达到治疗目的。

二、非细菌性 MODS 的动物模型

MODS 已成为外科 ICU 中死亡的主要原因，是最重要和最具威胁性的外科并发症。在过去的 20 余年里，人们对 MODS 的研究付出了较大的努力，但对于其发病机理、治疗途径等认识进展缓慢，特别是缺少深入系统的动物实验研究，与其动物模型不理想、不完善有直接的关系。应用酵母多糖 A（zymosan A）腹腔注射能迅速造成严重腹腔炎症，但又不引入外源性感染，而造成多个脏器功能、形态和代谢的改变，酷似临床常见的 MODS，为 MODS 机理的探讨和实验治疗提供条件和基础。

（一）主要研究方法和结果

1. 主要方法

（1）实验动物：选用 SD 健康大鼠 150 只，雌雄兼用。

（2）实验方法：①实验分组：将 150 只 SD 大鼠完全随机分成 5 个组，液体石蜡对照组，采用腹腔注射酵母多糖-液体石蜡混悬液制备大鼠模型。另设四个实验组，分别为实验Ⅰ组

(0.1mg 剂量组)、实验Ⅱ组(0.5mg 剂量组)、实验Ⅲ组(1.0mg 剂量组)和实验Ⅳ组(1.5mg 剂量组)。②观察指标:每组各 30 只,取 10 只观察各指标的变化,另 20 只用于观察死亡率的变化。建模后 24 小时在乌拉坦麻醉下采集股动脉血进行血气分析,采集外周血进行血清生化检测、内毒素和肿瘤坏死因子检测。其余者造模 24 小时后处死,观察腹腔内情况,并取心、肝、肺、肾、肠系膜和末端回肠等脏器进行大体标本及光镜和电镜检查。

2. 研究结果

(1)一般情况:造模后模型动物均出现食欲下降、竖毛、激惹、躁动或蜷缩少动,出现紫绀缺氧、心动过速和过度通气、口鼻出血和结膜出血。严重者站立不稳、昏睡。前 6 天有稀便,6 天后大便燥结、黑便、便次减少或停止排便。

(2)实验组和对照组血气分析的变化:与对照组相比,实验Ⅰ组和Ⅱ组血气分析无明显变化;实验Ⅲ组、Ⅳ组 pH 值下降,P_aO_2、SpO_2、AB 和 BE 明显下降,P_aCO_2 明显升高,表现为酸中毒。

(3)实验组和对照组重要器官功能的变化:各实验组血清 LDH、ALT、AKP 和 Cr 均明显高于对照组,即使在低剂量的Ⅰ组亦有明显变化,特别是 LDH 尤为敏感,在 0.1mg 组升高近 10 倍,在 1.5mg 组升高 40 倍。而且随致病原浓度的增加,各指标呈同步变化。表明酵母多糖 A 能够导致心、肺、肝、肾等重要脏器功能受损,且致病原浓度增加可使器官功能受损程度加重,量效关系明显。

(4)实验组和对照组血清内毒素含量的变化:与对照组相比,各实验组体循环血中内毒素含量均明显增高,且随致病原浓度加大,内毒素水平随之增高。

(5)实验组和对照组血清 TNF 含量的变化:与对照组相比,各组血清 TNF 含量均有不同程度升高,Ⅰ组轻度增加,无显著意义;Ⅱ组、Ⅲ组、Ⅳ组变化明显。

(6)各组鼠主要脏器病理改变:

①大体所见:酵母多糖 A 所致 MODS 大鼠 24 小时开腹可见如下情况:Ⅰ.腹腔:腹腔内浆膜极度充血肿胀,网膜有出血斑,腹腔内有较多渗出,部分出现血性腹水。Ⅱ.小肠:肠管扩张,部分呈暗紫色,有瘀血斑,肠腔内液体潴留,潴留液为暗紫色血水样液,黏膜可见散在出血及糜烂坏死灶。Ⅲ.肝脏:肝实质呈暗紫色,偶有点片状出血点,表面多见黄白色纤维素样渗出物。Ⅳ.肺脏:肺脏可见饱满肿胀,部分可见出血点或暗红瘀血斑。Ⅴ.肾脏:大体无明显异常。

②光镜所见:Ⅰ.肺脏:轻度,轻度肺泡水肿,偶见透明膜;肺间质水肿、出血、炎症细胞浸润;肺泡上皮细胞肿胀;毛细血管内皮水肿,管腔内大量红细胞淤积,形成微血栓。中度,中度肺泡水肿,可见透明膜。重度,明显的肺泡水肿与肺萎陷;部分肺泡上皮细胞脱落、坏死;毛细血管内大量白细胞浸润,微血栓形成。Ⅱ.肝脏:轻度,肝血管及肝窦扩张充血,肝细胞胞浆浊肿,可见嗜酸性变和脂肪变性;少见肝细胞点状坏死。中度,肝细胞点状坏死,肝窦内充有坏死细胞。重度,多见肝细胞片状坏死,肝窦内大量炎症细胞浸润。Ⅲ.肾脏:轻度,肾小球充血或缺血,毛细血管内皮肿胀,基底膜增厚,肾小管上皮广泛水肿样变性;肾间质水肿、炎症细胞浸润。中度,肾小球缺血为主,间质细胞增生,基底膜疏松;肾小管上皮细胞空泡变性或坏死脱落。重度,肾小球聚集,密度增高;肾小球上皮细胞广泛坏死脱落。Ⅳ.心脏可见间质充血、水肿。

③死亡率:实验Ⅰ组和对照组无动物死亡。实验Ⅱ组、Ⅲ组、Ⅳ组均有不同程度的死亡率,在同一时间点,随致病原浓度加大,死亡率增加。各组死亡均发生在 72 小时内,72 小时后死亡率不再增加。

（二）研究结果的分析及意义

1. MODS 动物模型制备简要概况和评价

MODS 是近年来外科学领域所共同瞩目的课题。在过去的 20 年里,人们对 MODS 的研究付出了巨大的努力,并使对 MODS 的认识不断深化。1992 年美国胸外科学会和危重病学会共同倡仪将沿用多年的多系统器官功能衰竭（MSOF）改称为多器官功能障碍综合征（multiple organ dysfunction syndrome,MODS),表明人们正式确认应从病程发展的总体上看待这个综合征,要注意重视这个连续性的、进行性发展的病理生理演变过程,而不是仅仅着眼于器官衰竭病程的终点。因此从某种意上说,MODS 还应该是 SIRS 基础上发展起来的。基于这些认识方面的进展,我们选择应用 zymosan 引起全身性炎症反应进而导致 MODS 的动物模型,并将 MSOF、MOF 等统称为 MODS。

目前,有关应用感染、内毒素或其他方法制备 MODS 的方法很多,如:应用大肠杆菌及其佐剂腹腔注射或盲肠结扎加穿孔法造成细菌性腹膜炎而致 MODS;有人用肠系膜上动脉结扎肠缺血制备 MODS;有人用失血性休克复合内毒素注射诱发 MODS。虽然这些方法最后都能导致 MODS,但肠系膜上动脉结扎过于强调肠道的局部因素,忽视全身反应;细菌性腹膜炎只能代表感染这个原因所致的 MODS,而且主要的缺点在于它引入了外源性感染,不利于研究 MODS 时全身感染的起源;失血性休克复合内毒素注射方法除了制作方法复杂、重复性差外,重要的是不利于研究 MODS 时肠源性内毒素的变化和影响,因此,其应用受到限制。

1986 年 Grois 等介绍了一种应用腹腔注射酵母多糖 A 诱发 MODS 的大鼠模型,但没有描述脏器功能的变化,没有说明 MODS 状态下,细菌内毒素和肿瘤坏死因子等这些重要因子的变化。

2. 腹腔注射酵母多糖 A 诱发的 MODS 大鼠模型

参照 Goris 方法复制出大鼠 MODS 模型,并从脏器功能病理变化、血中的内毒素和肿瘤坏死因子等方面对 MODS 进行了深入研究,为 MODS 机制的研究提供丰富的基础资料。

本模型具有以下特点:

（1）酵母多糖 A 是酵母属啤酒细胞壁的提取物,能造成严重的炎症,激活补体和巨噬细胞,它所引起的 MODS 与目前全身性炎症反应的认识观点相一致。模型动物发病过程与临床疾病进程相似。

（2）酵母多糖 A 使早期发热、氧耗增加、呼吸困难、心动过速、意识淡漠及心肝肺肾重要脏器的病理形态学改变,使功能变化与病理损害平行一致。

（3）酵母多糖 A 造成严重炎症及 MODS 等而不引入外源性细菌和内毒素,有利于检出肠道内细菌的真实移位和肠源性内毒素血症的研究。

（4）本模型研究发现血浆内毒素水平和 TNF 水平明显升高,表明有肠道屏障的破坏、内毒素移位和细胞因子的释放,有利于 MODS 机制的研究。

（5）模型制备方法简便、重复性好,具有剂量依赖性,可根据不同的研究需要,控制 MODS 的程度和死亡率。该研究中用 1.0mg/g 体重的剂量使动物 48 小时死亡率达 33.3%,72 小时死亡率达 67%,而 0.5mg/g 体重组死亡率太低,1.5mg 组死亡率又太高（72 小时达 100%）,因而认为 1.0mg/g 体重的剂量是研究 MODS 机理和观察各种疗法有效性的最佳剂量。

三、MODS 时肠道细菌微生态学改变

多器官功能障碍综合征(MODS)是外科学步入 21 世纪所面临的最大挑战,尽管在过去的 20 年里,人们对 MODS 的研究付出了最大的努力,但其发病机理尚未完全明了。

以前的研究表明,MODS 的发生和发展与肠道屏障功能衰竭进而产生的肠源性内毒素血症及其引起的细胞因子连锁反应密切相关。但 MODS 时肠道的生物学屏障即肠道细菌微生态的改变如何,它与肠源性内毒素血症有何内在联系? 该实验应用酵母多糖 A 诱发的大鼠非细菌性 MODS 模型,拟对以上问题进行探讨,从而进一步明确 MODS 的发生机制,为保护肠道屏障,防治 MODS 奠定理论基础。

(一) 主要研究方法和结果

1. 主要方法

(1)实验动物:SD 健康大鼠 32 只,雌雄兼用。

(2)实验方法:①实验分组:将 32 只 SD 大鼠随机分为 4 组:对照组、模型组、单纯杆菌肽组(简称单杆组)、模型加杆菌肽组(简称杆菌肽组),每组 8 只。该实验各组进行如下处理:对照组腹腔注射等量液体石蜡;模型组腹腔注射酵母多糖 A 制备 MODS 模型;单杆组为正常动物,提前 2 天始经口灌服杆菌肽(Sigma 公司产品),每日 2 次,连续 4 天;杆菌肽组正常动物,提前 2 天始灌服杆菌肽,每日 2 次,连续 4 天,第 3 天腹腔注射酵母多糖 A 造模。②观察指标:各组动物于造模后 48 小时在乙醚麻醉下无菌操作抽取外周静脉血和门静脉血以鲎试验偶氮基质显色法进行内毒素含量测定;取回肠和盲肠内容物应用偶氮基质显色法进行肠腔内游离内毒素定量测定;取盲肠内容物进行肠道细菌微生态学分析。

2. 研究结果

(1)MODS 时血清内毒素含量的变化:模型组外周血和门静脉血内毒素水平明显高于对照组($P<0.05$);杆菌肽组外周血和门静脉血内毒素水平明显高于模型组($P<0.05$);单杆组外周血和门静脉血内毒素水平明显低于杆菌肽组($P<0.05$),与正常对照组相比无明显差别。表明酵母多糖 A 所致 MODS 的存在着内毒素血症、杆菌肽能增加酵母多糖 A 所致的血清内毒素水平。而正常大鼠单独应用杆菌肽不能增加血中内毒素水平。

(2)MODS 时肠道游离内毒素含量的变化:正常动物回肠内游离内毒素含量极低,为 $(5.57\pm1.23)\mu g/g$,而盲肠内较高为 $(65.92\pm6.00)\mu g/g$,是回肠内游离内毒素含量的 12 倍之多。模型组、单杆组、杆菌肽组肠腔内游离内毒素含量均明显高于正常对照组($P<0.05$);杆菌肽组肠腔内游离内毒素含量明显高于单杆组和模型组。表明酵母多糖诱发 MODS 时肠腔内游离内毒素含量明显增加;杆菌肽能使正常动物肠腔内游离内毒素含量升高,而且能进一步提高模型状态下肠腔游离内毒素含量。

(3)MODS 时肠道细菌微生态学改变:与对照组相比,MODS 组肠道菌群出现明显变化。其中,肠球菌、肠杆菌数量明显增加,而双歧杆菌和乳酸杆菌数量出现显著下降,类杆菌数量亦出现明显下降($P<0.05$)。单杆组和杆菌肽组亦出现类似变化,特别是杆菌肽组的肠杆菌增加幅度、双歧杆菌和乳酸杆菌降低幅度明显大于模型组。

观察结果表明,杆菌肽能促使模型状态下肠杆菌数量进一步增加,双歧杆菌和乳酸杆菌数量进一步下降。

(4)MODS 时肠道菌群比例的变化:与对照组相比,模型组、单杆组厌氧菌总数明显下降而需氧菌总数明显增加,同时厌氧菌总数/需氧菌总数的比值和双歧杆菌数与肠杆菌数比值

(B/E 比值)呈相应下降,发生倒置;杆菌肽组使模型状态下上述指标变化加大。

(二) 研究结果的分析及意义

1. MODS 时肠道细菌微生态学的改变

在人类正常机体和动物的肠道内栖居着大量的细菌。在正常情况下,机体与正常菌群之间保持着动态的微生态平衡,而且正常菌群之间也保持着恒定的比例关系,肠道常驻菌与宿主的微空间结构形成一个相互依赖又相互作用的微生态系统,它们与肠道黏膜或结合、或黏附、或嵌合,形成有一定规律的肠道菌群,构成了肠道的生物学屏障。肠道中稳定的常驻菌能够阻止非常驻菌在肠道中定植和优势繁殖,因而被称之为"定植抗力"(colonization resistance,CR)。正常栖息在肠道中的专性厌氧菌,是宿主正常肠道菌群发挥抗定植作用的主要菌群。目前普遍认为,厌氧菌对潜在性致病的兼性菌和需氧菌的定植抗力对维持肠道的微生态平衡起着重要作用。这也是肠道生物学屏障的重要组成部分。一旦这种微生态平衡受到破坏,削弱了肠道的屏障功能,就有可能导致机体疾病的发生。

实验应用酵母多糖 A 诱发大鼠 MODS 模型由于酵母多糖 A 是无菌制剂,不引入外源细菌和感染,因此极其适合于研究肠道细菌微生态学改变。结果发现,MODS 时肠菌群发生了显著的变化。具体表现为:①数量改变:肠道内需氧的革兰氏阴性肠球菌和革兰氏阴性肠杆菌数量显著增多,肠道内专性厌氧的双歧杆菌、乳酸杆菌和类杆菌数量明显下降,特别是双歧杆菌数量的下降尤其明显。双歧杆菌是人体重要的生理性细菌,具有拮抗致病菌、抗感染、增强免疫力和抗肿瘤等多方面的功能,它的减少很可能削弱人体的整体肠道屏障功能。②比例变动:作为肠道内生态平衡和肠道生物学屏障重要指标的双歧杆菌与大肠杆菌比值(即 B/E 比值)和厌氧与需氧菌总数比值发生明显变化,出现比例倒置。这是 MODS 时肠道生物学屏障功能受损的直接证据。

2. 肠道细菌与肠源性内毒素血症

内毒素是革兰氏阴性杆菌细胞壁上的一种脂多糖成分,在正常情况下唯有肠道中存在有大量的革兰氏阴性杆菌和内毒素,因此说肠道是机体最大的内毒素和细菌贮存库,为一重要的隐匿性感染源。通常情况下,人们只注意到了血液循环中内毒素的致病作用,但对于肠道中的游离内毒素的病理作用却很少注意。人体肠腔中游离内毒素的 90% 以上来源于肠腔内革兰氏阴性杆菌(gram-negative bacteria,GNB)的释放与裂解,肠道内毒素池的变化与革兰氏阴性杆菌菌量之消长密切相关。实验应用酵母多糖 A 所致的大鼠 MODS 模型对此进行了深入研究。结果发现,杆菌肽可使胃肠内双歧杆菌、乳酸杆菌等专性厌氧菌明显减少,而游离内毒素含量明显升高,门静脉和外周血内毒素则无明显变化。杆菌肽是一种口服下吸收的抗生素,它能抑制专性厌氧菌的生长繁殖,降低 GNB 等定植的抗力,而致使 GNB 等大量生长和繁殖。该实验发现,给杆菌肽的模型组大鼠其盲肠内肠杆菌数量、肠腔内游离内毒素含量,以致门静脉和外周静脉血中内毒素的含量均明显高于单纯模型组。这充分说明:①肠道内毒素的扩大是由于肠腔内 GNB 数量的增加所致;②单纯肠腔内游离内毒素的增加而不伴有肠道黏膜屏障的机械性损伤和破坏、并不能引起循环内毒素血症;③各种原因所致的肠道屏障的损伤和破坏,增加了机体对肠腔中游离内毒素的敏感性。

3. 肠道细菌微生态与 MODS 的临床联系

以前的研究已经发现,肠道屏障的损伤和破坏产生的内毒素血症和细菌移位与 MODS 的发生和发展有着密切的关系。肠道屏障由四个部分组成,即机械屏障、化学屏障、免疫学屏障和生物学屏障。而生物学屏障则是肠道菌群的微生态平衡。通过该研究可以看出,在

MODS 的发生和发展过程中确实存在着肠道菌群在数量、比例和位置上的明显变化。由此可以推测和确立一个这样的联系，即由于创伤、感染、血液循环障碍和过氧化损伤等导致肠道细菌微生态平衡失调，出现肠腔内双歧杆菌和乳杆菌等厌氧菌群明显减少，肠道定植抗力下降，革兰氏阴性杆菌等明显增多、肠腔内毒素地扩大，大量的肠腔内的内毒素经由肠壁通过门静脉进入血液循环，产生内毒素血症，激活机体的激肽、补体、凝血和纤溶系统以及细胞因子连锁反应和毒性网络，造成机体的肺、肝、肾、心、脑等生命器官功能障碍和病理损害，产生多器官功能障碍综合征。同时也提示我们在 MODS 的防治过程中不可忽视肠道菌群微生态平衡和生物学屏障的保护。

四、酵母多糖 A 性腹膜炎时的肺损伤

ALI 是急腹症等疾患的主要并发症之一，一旦发展为 ARDS，病死率极高。这类 ALI 与细菌感染引发的内毒素密切有关。大量的临床工作及该实验均证实运用大承气汤等通里攻下药对此有明显的防治作用。近年来一般认为上述病变由于肠源性细菌及内毒素移位所致，为了进一步论证这一观点以及探讨通里攻下治疗的有关机理，本工作以酵母多糖 A 腹腔注射诱发急性腹膜炎为模型，就肺的变化及中药的影响进行了初步的探讨。

（一）主要研究方法和结果

1. 主要方法

（1）实验动物：36 只健康 SD 大鼠，雌雄兼用。

（2）实验方法：①实验分组：将 36 只 SD 大鼠按完全随机法分为 5 组：正常对照组（n＝8）：腹腔注射无菌液体石蜡，生理盐水灌胃；模型组（n＝6）：腹腔注射无菌酵母多糖＋液体石蜡混悬液；大承气汤组（n＝8）：模型＋大承气汤灌胃；大黄组（n＝7）：模型＋大黄；抗生素组（n＝7）：模型＋氨苄青霉素。②观察指标：造模后 48 小时，剖腹门脉采血，分离血清，用鲎试剂药盒测定内毒素含量。总动脉采血，进行血气分析及 WBC 计数。用改良八木国夫法测定 MDA 含量，用比色法测定 XOD 含量，用邻苯二甲醛法测定 GSH 含量，用 Lorry 法作蛋白定量。取右肺中下叶，通过光学显微镜和电子显微镜进行病理组织学检查。

2. 研究结果

（1）一般情况：模型组一般状况欠佳，不活泼，毛发不顺，少动，摄食、饮水明显减少；经上述 3 种不同方法治疗者，上述症状均有所改善，但以大承气汤组为好，抗生素组稍差，其作用依次为大承气汤优于大黄，优于抗生素。

（2）腹膜炎时血清内毒素含量变化及大承气汤等的影响：大鼠经腹腔注射酵母多糖 A 后外周及门脉血内毒素含量一致升高，尤以门脉为甚，组间相比各治疗组的含量均明显低于模型组（$P<0.05$），其中以大承气汤组效果更好。

（3）腹膜炎时外周血氧分压、白细胞含量变化及大承气汤等的影响：结果显示，与模型组相比，各治疗组的白细胞计数均有不同程度的下降（$P<0.05$）；其中大承气汤对提高血氧分压、降低外周血白细胞计数效果更明显。

（4）中药对大鼠肺组织脂质过氧化的影响：结果显示：与模型组相比，大承气汤和大黄组肺组织中 XOD 活性明显下降及 MDA 含量明显下降（$P<0.05$），GSH 含量明显增加。说明大承气汤和大黄具有抗氧化显著损伤的药效，而氨苄青霉素无此作用。

（5）腹膜炎时的肺组织学改变及中药等的影响：模型组动物表现为肺充血，明显水肿，镜下可见大量炎症细胞浸润，灶性肺不张及炎症反应，而中药治疗组只有轻度充血，未见其他改变。

(二)研究结果的分析及意义

消化道是人体最大的细菌和内毒素库。胃肠道内的细菌及其内毒素是诱发 MODS 的重要因素。腹部手术、创伤或腹腔感染,均可导致胃肠功能紊乱及黏膜屏障破坏,使大量细菌和毒素逸入循环诱发全身的炎症反应,影响各脏器的功能,特别是肺脏的功能。该实验采用腹腔注射酵母多糖制备无菌性急性腹膜炎模型,亦诱发了肺损伤,发现外周静脉血和门脉血中内毒素含量亦同样明显增高,而且门脉血内毒素均一致地高于外周血,这些变化又均与过氧化损伤相一致,从而为腹膜炎时诱发肺损伤的内毒素来源主要为肠源性进一步提供了实验论据。因此对内毒素血症的治疗宜着眼于内毒素的生成,转运和清除各个环节,进行菌毒并治,才能更切实有效。

该实验制备的模型其肺部的炎症病变与文献报道的相一致,可能与内毒素直接通过 TNF 介导的组织相应反应有关。这些介质能引起多形核中性粒细胞与肺血管内皮细胞的黏附并脱颗粒,造成内皮细胞炎症反应及通透性增加,特别是 TNF、IL-1、LTB4 等能刺激中性粒细胞产生呼吸爆发和脱颗粒,释放氧自由基;使内皮细胞受损,产生微血栓,引起组织缺血、缺氧,导致 ARDS。因此及时采取有效措施防治肠源性肺损伤的发生有现实意义。

实验结果表明,大承气汤与大黄均能保护肺功能,降低外周血内毒素水平,降低肺组织内毒素、XOD、MDA 含量,GSH 含量增加,从而改善了氧供,减轻了肺脏的病理改变。以往不少工作表明单味大黄在临床治疗急性炎症性疾病具有显著疗效,该实验则表明大承气汤的上述作用显著地优于大黄,从而提示在治疗阳明腑实证病变时应用本复方制剂可能体现更好的疗效。

五、急腹症脓毒症患者外周血单核细胞的活化

急腹症并发脓毒症或脓毒性休克已经成为急腹症患者病情加重甚至死亡的主要原因。单核巨噬细胞系统活化释放的 TNF-α 是导致脓毒症和 MODS 的重要炎症因子。脂多糖受体 sCD14 参与内毒素(ET)的识别与细胞应答反应,是体内增敏内毒素细胞效应的主要系统成员之一。有研究显示,脓毒症和脓毒性休克患者血清可溶性脂多糖受体 CD14(sCD14)水平明显升高,并与预后相关。

该实验检测了急腹症并发脓毒症患者外周血单核细胞 TNF-α 基因表达和血清 sCD14 的变化规律,研究几个重要指标之间的相关关系,并观察了中药复方清下汤的治疗效果,从而探讨急腹症并发脓毒症患者外周血单核细胞的活化及复方清下汤治疗作用的可能机制。

(一)主要研究方法和结果

1. 主要方法

(1)实验对象:选择 2002 年 8 月—2003 年 2 月在某大型医院住院的 38 例外科急腹症并发脓毒症患者为研究对象;

(2)实验方法:①实验分组:将实验对象随机分成常规治疗组(简称常规组)和常规加中药治疗组(简称中药组)。其中常规组:22 例,采用西医综合治疗。中药组:16 例,西医综合治疗的基础上给予复方清下汤。对照组:健康志愿者 10 例。全部患者中 30 例存活,8 例死亡。若无临床死亡、提前离院则观察 7 天。分别于入院后 24 小时内,第 3、7 天清晨无菌操作采集外周静脉血,分离血浆及血清。②观察指标:采用鲎试剂偶氮基质显色法定量检测血浆 ET 含量,采用放免法检测血清 TNF-α 水平及 sCD14 水平,并进行外周血单核细胞的分离。采用 RT-PCR 法检测单核细胞 TNF-α mRNA 表达水平。

2. 研究结果

（1）血浆 ET 浓度变化：常规组 24 小时、第 3、7 天及中药组 24 小时、第 3 天血浆内毒素含量均显著高于正常对照组（$P<0.01$）；第 7 天，常规组和中药组其血浆内毒素水平与入院 24 小时相比显著降低（$P<0.05$），尤以中药组更为显著（$P<0.01$）；第 7 天，中药组血浆内毒素水平显著低于常规治疗组（$P<0.05$）。

（2）血清 TNF-α 浓度变化：常规组 24 小时、第 3、7 天血清 TNF-α 水平显著高于对照组（$P<0.01$）且无下降趋势；中药组第 3、7 天血清 TNF-α 水平与入院 24 小时及常规组同期相比均有所下降，第 7 天有显著性差别（$P<0.05$）。

（3）外周血单核细胞 TNF-α mRNA 表达：入院 24 小时内常规组和中药组外周血单核细胞 TNF-α mRNA 表达水平，与对照组相比，显著增强（$P<0.01$）；与入院 24 小时相比第 7 天时，常规组和中药组 TNF-α mRNA 水平显著降低（$P<0.01$）；第 7 天，中药组 TNF-α mRNA 表达水平，显著低于常规组（$P<0.05$）。

（4）血清 sCD14 水平比较：常规组入院后 24 小时、3 天、7 天及中药组入院后 24 小时血清 sCD14 水平显著高于对照组（$P<0.01$ 或 $P<0.05$）；常规组及中药组入院后 7 天血清 sCD14 水平与入院后 24 小时相比显著降低（$P<0.05$ 或 $P<0.01$），中药组尤为显著；观察组入院后 3 天、7 天血清 sCD14 水平与常规组相比显著降低（$P<0.05$）。

（5）血清 sCD14 水平与预后的关系：死亡者血清 sCD14 水平高于存活者，其中入院后 24 小时差异有统计学意义（$P<0.05$），并且死亡者血清 sCD14 水平持续处于较高水平。

（6）脓毒症患者外周血单核细胞 TNF-α mRNA、内毒素、TNF-α 三者之间的相关分析：脓毒症患者入院 24 小时、7 天 TNF-α mRNA 表达与同期血浆内毒素水平及血清 TNF-α 含量相互之间呈显著正相关（$P<0.05$）。

（7）血清 sCD14 与内毒素、TNF-α 的相关分析：急腹症并发脓毒症患者入院后 24 小时、3 天血清 sCD14 水平与血浆内毒素水平呈显著相关（$r=0.414、0.480，P<0.05$ 或 <0.01）；但与血清 TNF-α 水平各时间点均无明显相关性（$P>0.05$）。

（二）研究结果的分析及意义

1. 单核巨噬细胞是 TNF-α 的主要分泌细胞

目前认为，严重感染所诱发的全身性炎症反应及器官功能损害并不是细菌或毒素直接作用的结果，而是由于细菌和毒素刺激机体释放过量的细胞因子等炎症介质，形成瀑布样连锁放大反应，引起严重的组织细胞损伤，最终导致多器官功能衰竭。

TNF-α 是一个具有 157 个氨基酸的蛋白，主要由激活的单核巨噬细胞分泌产生，具有广泛的生物活性，是机体免疫反应和炎症反应中的重要介质。多种致炎因子中，革兰氏阴性菌细胞壁成分特别是内毒素脂多糖（LPS）是 TNF-α 释放的强有力刺激物。Turpin 等用 LPS 刺激离体的外周血单核细胞，结果显示：培养单核细胞的上清液中 TNF-α 浓度增高并伴有 TNF-α mRNA 表达增强。袁建成等在严重烫伤大鼠模型研究中发现：烫伤早期，即可见门、腔静脉血浆内毒素、TNF-α 含量明显升高，并且肝、脾、肺、肾及小肠组织中 TNF-α mRNA 表达也增强，两者具有明显相关性；原位杂交技术显示单核巨噬细胞是 TNF-α 的主要分泌细胞。上述体外及动物实验证实：单核巨噬细胞系统在有 LPS 存在的环境中，受刺激活化，表现出 TNF-α mRNA 表达增强及 TNF-α 分泌增多。

2. 急腹症并发脓毒症患者血清 TNF-α 浓度显著增高，外周血单核细胞 TNF-α mRNA 表达也增强该实验结果显示：与对照组相比，急腹症并发脓毒症患者血清 TNF-α 浓度显著增高，外周血单核细胞 TNF-α mRNA 表达也增强。相关分析表明：脓毒症患者血清 TNF-α 水平与血浆内毒素水平显著正相关，外周血单核细胞 TNF-α mRNA 表达水平与内毒素水平也显著正相关。提示：增高的血浆内毒素刺激了单核细胞的活化，引起了 TNF-α mRNA 表达增强，合成、释放 TNF-α 入血增多引起了血清 TNF-α 水平升高。随着血浆内毒素水平的下降，对单核细胞刺激减弱，单核细胞 TNF-α mRNA 表达下降，合成释放减少，血清中的 TNF-α 水平降低，患者的脓毒性反应缓解。

增高的 TNF-α：①可致血管内皮细胞凋亡等直接细胞毒性作用；②诱导 IL-6、IL-1 等基因表达，导致 IL-6、IL-1 等前炎性细胞因子的释放；③促进中性粒细胞积聚、激活、释放多种炎症介质，包括 PAF，白三烯 B_4，NO，血栓素 A_2，前列腺素和氧自由基，介导组织和器官损伤。因此，减少血浆内毒素水平，抑制单核细胞的活化，对阻断脓毒症的发展具有重要的意义。该研究组以往的临床研究发现，急腹症患者肠道屏障损伤，肠黏膜通透性增多，并且均具有不同程度的肠麻痹，肠内容物的运行不畅，以致肠道瘀滞，肠道细菌和内毒素易于移位入血，形成内毒素血症。国外的研究表明，绝大多数的临床病例可能是肠道细菌及其产生的内毒素移位进入血流而导致脓毒症的发生。因此，肠道可能是内毒素血症的"策源地"。

3. 血清 sCD14 水平对于预测脓毒症患者的预后具有一定临床价值

CD14 是髓源性细胞表面的一种分化抗原标志，是体内介导内毒素生物效应的重要受体之一。一般认为，CD14 以两种形式存在，即膜结合型 CD14（mCD14）和 sCD14。mCD14 主要表达在成熟的单核细胞表面，sCD14 存在于血清、尿液及培养的 mCD14 阳性细胞的上清中。有研究结果表明，LBP/CD14 途径能明显增高机体多种细胞对细菌内毒素的敏感性，可使内毒素的生物活性提高数百倍甚至数千倍。因此，LBP/CD14 途径在调节机体对革兰氏阴性杆菌感染的病理过程中可能具有极为重要的作用。了解该系统在急腹症并发脓毒症的变化规律有助于阐明其发病机制及临床意义。研究结果显示，生理及病理情况下血清中均存在一定水平的 sCD14。急腹症并发脓毒症患者血清 sCD14 水平早期即明显升高，且一直持续至第 7 天，与脓毒症的临床表现平行。进一步分析发现，死亡的患者血清 sCD14 持续处于较高水平，其均值超过 12mg/L，明显高于存活患者，且无下降趋势，提示血清 sCD14 持续在 12mg/L 以上时为预后不良之兆，说明 sCD14 对脓毒症患者预后判断有一定的预警意义。Burgmann 等采用 ELISA 法检测了 26 例正常人和 54 例脓毒性休克患者血清 sCD14 水平，差异有统计学意义，且升高程度与病死率相关，说明血清 sCD14 水平对于预测患者的预后具有一定临床价值。姚永明等报道了一组严重烧伤病例，发现随着血清 sCD14 的不断上升，患者病死率亦逐渐升息，血清 sCD14 持续较高水平常为预后不良之兆。最近，日本学者 Yae-gashi 等研究证实血清 sCD14 分子亚型水平与脓毒症的严重程度呈正相关，并且可以作为脓毒症的预警指标。脓毒症时，升高的 sCD14 确切机制尚不十分清楚。有研究表明，用脂多糖、IFN-γ、TNF-α 刺激离体的单核细胞均可引起 sCD14 自单核细胞表面释放。该研究结果显示，脓毒症患者早期其血浆内毒素水平即显著高于对照组，且一直持续至第 7 天。进一步相关分析表明，脓毒症患者第 1、3 天血清 sCD14 水平与血浆内毒素水平呈显著正相关，而与血清 TNF-α 水平无明显相关性。提示发生脓毒症时，升高的血浆内毒素水平有可能刺激了 sCD14 的合成、释放，导致血清 sCD14 水平升高。

4. 复方清下汤可以抑制单核细胞的活化，减少 sCD14 合成及释放进而抑制炎症反应

急腹症并发脓毒症时，血清 sCD14 水平显著升高，sCD14 水平持续较高水平常为预后

不良之兆,sCD14 对脓毒症患者预后判断有一定的预警意义。肠源性内毒素血症可能是刺激体内 sCD14 合成、释放的重要因素之一。因此,采取有效的治疗方法,降低血浆内毒素水平,减少 sCD14 的合成及释放进而抑制炎症反应,或许是治疗急腹症并发脓毒症的有效途径之一。以往的临床研究发现,急腹症患者肠道屏障损伤,肠黏膜通透性增加,并且均具有不同程度的肠麻痹,肠内容物的运行不畅,以致肠道淤滞,肠道细菌和内毒素易于移位入血,形成内毒素血症。国外的研究结果表明,绝大多数的临床病例可能是肠道细菌及其产生的内毒素移位入血而导致脓毒症的发生。因此,肠道可能是内毒素血症的"策源地"。

该研究应用复方清下汤,主用枳(枳实)、朴(川朴)、硝(芒硝)、黄(大黄)四味,进行通里攻下,排除胃肠积滞、泻下通便,泻火解毒;同时辅以连翘、公英、双花、栀子和牡丹皮清热、解毒、凉血。如此清下兼施,清热通腑,通腑泄热,相辅相成。该研究结果显示,常规组其血浆内毒素水平下降缓慢,至第 7 天仍显著高于对照组,而中药治疗组则下降迅速,至第 7 天血浆内毒素水平显著低于同期常规组,接近对照组。血清 sCD14 水平也以治疗组下降显著,其水平曲线与血浆内毒素水平曲线表现相似。提示应用复方清下汤能显著降低血浆内毒素水平及血清 sCD14。究其根源可能在于,应用中药复方清下汤通里攻下,排出肠道积滞后,肠道内的细菌和内毒素随肠内容物排出体外,减少内毒素吸收入血及细菌移位,血浆内毒素水平降低。血浆内毒素浓度降低,抑制了单核细胞的活化,sCD14 释放减少,血清中 sCD14 水平降低,进而抑制了单核细胞 TNF-α mRNA 表达及内源性酶促反应,TNF-α 合成和释放减少,血清中 TNF-α 含量降低,机体脓毒症状减轻。

因此,复方清下汤治疗脓毒症是通过减少肠源性内毒素的吸收及抑制单核细胞的活化而减少 TNF-α 的释放,从而阻断脓毒症进一步发展成为 MODS,提高临床治疗效果。

六、肺泡 II 型上皮细胞凋亡与脓毒症大鼠急性肺损伤

急性肺损伤(acute lung injury,ALI)实际上是一种多种病因所导致的临床综合征,病理生理特点为炎症和血管通透性增加,伴有相应的临床表现、影像学以及生理学异常。这种损伤在病理上表现为累及血管内皮和肺泡上皮的弥漫性损伤。ALI 这一概念用于描述这个连续的病理过程,而 ARDS 则是 ALI 较为严重的阶段。

ALI 是一个连续、动态的复杂变化过程。肺损伤的病理生理的复杂性,决定了信号传导机制的复杂性。多数情况下各种途径均互相影响、互相制约才能完成一定的生理过程。各种刺激如激素、炎症介质、细胞因子、细菌及其代谢产物等共同作用于机体组织,其效应或协同或拮抗,最终表现出多样性的细胞效应。

ALI 诱因很多,而且是一个复杂的过程,既有物理因素,也有化学刺激。当腹腔感染时可导致 ALI,肺组织充血、水肿,通气及换气功能受损。ALI 的发病机制迄今尚未完全阐明,目前对 ALI 情况下细胞凋亡异常情况已有了一些认识。与细胞的其他生命现象(如增殖,分化)一样,诱导凋亡的细胞外信号必须通过细胞内信号的传导,才能激发自主凋亡程序。研究表明 Fas/FasL 及细胞凋亡在 ALI 的炎症反应中具有"双刃剑"作用。一方面 Fas/FasL 通过减少炎症细胞中性粒细胞的渗出及促使炎性中性粒细胞的凋亡而限制肺组织损伤后的炎症反应,减少组织结构的破坏程度,另一方面可能诱导支气管、肺泡上皮细胞及血管内皮细胞凋亡而破坏肺泡-毛细血管膜的完整性,从而导致 ALI/ARDS。

在 ALI/ARDS 发病机制涉及的靶细胞中,肺泡 II 型上皮细胞是最主要的靶效应细胞。肺泡 II 型上皮细胞不但是构成肺泡膜的重要细胞,而且具有重要的分泌功能,它可以分泌肺

表面活性物质,如果肺泡Ⅱ型上皮细胞受损,呼吸膜的完整性遭到破坏—肺表面活性物质分泌减少—肺泡表面张力增加—肺泡萎陷—肺不张和肺水肿—肺功能改变和 ALI 发生。

研究 ALI 病程中,机体在受到外界刺激后机制的变化还牵涉到炎性因子受体及受体后调节蛋白的功能变化。细胞因子属于蛋白家族,它们通过结合靶细胞上特异性的受体来调节细胞的增殖与分化。TNF-α 是在 ALI 发生发展中起重要作用的细胞因子,它与其受体结合后触发的信号传导通路对 ALI 有重要意义。FasL 是Ⅱ类膜蛋白,Fas 属Ⅰ类膜蛋白,它们都是 TNF 受体家族的一个成员。FasL 与 Fas 的结合或抗 Fas 抗体交联 Fas,可诱导表达 Fas 的细胞凋亡。

鉴于过度释放的炎症介质是 ALI 的主要发病机制,针对炎症介质的抗炎治疗将为改善 ALI 预后提供可能。尽管国内外学者在应用拮抗炎症介质(抗 TNF、抗 IL-1、抗 PAF)治疗 ALI 和 MODS 方面作了大量工作,在动物模型上已经取得令人鼓舞的结果,但由于 ALI 时不断放大的炎症介质反应中产生的炎症介质众多,单纯用一种或几种炎症介质的拮抗剂或抗体治疗很难取得满意结果。

以大鼠腹腔感染所致的肺损伤为模型,分离和培养肺泡Ⅱ型上皮细胞,就是要通过肺泡Ⅱ型上皮细胞的凋亡情况的观察、凋亡相关基因 Fas/FasL 的表达以及细胞凋亡关键酶 caspase-3 mRNA 的表达,探讨肺泡Ⅱ型上皮细胞凋亡在肺损伤发病机制中的重要作用,并用地塞米松和中药复方清下汤进行干预治疗,寻求抑制整体炎症反应,保护组织细胞功能,从而防治或减轻肺损伤的有效措施和方法。

(一) 主要研究方法和结果

1. 主要方法

(1)实验动物和分组:选取 40 只健康 SD 大鼠,雌雄各半。将 40 只 SD 大鼠随机分四组:对照(SO)组、模型(CLP)组、地塞米松(DEX)组和复方清下汤(QXT)组,每组 10 只。

(2)模型制备方法:使用戊巴比妥将大鼠麻醉后固定,应用盲肠结扎加穿孔法(CLP)复制脓毒症大鼠模型。

(3)观察指标:造模后 24 小时,动物在戊巴比妥(30mg/kg)麻醉下经腹主动脉采血进行血气分析和 TNF-α 检测,留取肺组织,测定肺湿/干比,肺组织病理观察。进行肺泡Ⅱ型上皮细胞的分离与培养,流式细胞仪检测肺泡Ⅱ型上皮细胞的凋亡,RT-PCR 法检测 Fas、FasL、caspase-3mRNA 的表达。

2. 研究结果

(1)一般情况比较:SO 组动物一般情况好。CLP 组呼吸急促、窘迫、口鼻及四肢末端紫绀;毛发变涩;精神萎靡、拒食水;蜷缩、活动少,对外界刺激反应下降;部分大鼠死亡。DEX 组大鼠一般情况较 CLP 组明显好转。QXT 组大鼠一般情况较 CLP 组好转,但是不如 DEX 组。

(2)病理形态改变的比较:大体观察结果:打开腹腔,模型组大鼠可见大量恶臭腹水,胃及小肠高度膨胀,积气积液严重,胃肠壁变薄,颜色暗红,浆肌层充血水肿;SO 组可见少量或无腹水,腹水无异味,胃及小肠未见明显异常。SO 组肺组织形态基本正常,仅有少量透明液体覆于表面;模型组肺肿胀,肺组织表面渗血及点状出血,淡红和暗红相间,切开肺组织时有较多淡粉色泡沫状液体流出;DEX 组较 CLP 组明显好转;QXT 组较试验组轻,但是较 DEX 组症状重。

组织切片后苏木素-伊红(HE)染色结果:SO 组肺组织形态基本正常;CLP 组符合 ALI

改变,表现为肺水肿明显,肺泡间隔增厚,肺泡腔狭窄,腔内可见少量白细胞和大量红细胞,肺泡壁毛细血管扩张充血、出血,上皮细胞脱落,中性粒细胞滞留和聚集;DEX 组症状较 CLP 组明显好转,但是仍有水肿和炎症细胞浸润;QXT 组表现较 CLP 组轻,但是较 DEX 组重。

(3)肺湿/干比值的比较:为了观察肺水肿轻重,该实验采用肺湿/干比来作为衡量轻重的指标。实验结果显示:与 SO 组相比,CLP 组和 QXT 组肺湿/干比明显增加($P<0.01$),DEX 组肺湿/干比也明显增加($P<0.05$)。与 CLP 组相比,DEX 组和 QXT 组肺湿/干比则显著下降($P<0.01,P<0.05$)。与 QXT 组相比,DEX 组肺湿/干比显著下降($P<0.05$)。肺湿/干比为反映肺血管通透性的指标,该结果表明全身炎症反应时肺血管通透性显著增加,经 DEX 和 QXT 治疗后肺血管通透性显著下降,但是 DEX 改善肺血管通透性的效果较 QXT 好。

(4)动脉血气分析的比较:与 SO 相比,CLP 组、DEX 组和 QXT 组 $PaCO_2$ 都显著升高($P<0.01$);与 CLP 组相比,DEX 组和 QXT 组 $PaCO_2$ 都显著降低($P<0.01,P<0.05$);与 DEX 组相比,QXT 组 $PaCO_2$ 显著升高($P<0.05$)。PaO_2 的检测结果正好相反,CLP 组、DEX 组和 QXT 组都显著低于 SO 组($P<0.01$),与 CLP 组相比,DEX 组和 QXT 组 PaO_2 都显著升高($P<0.01,P<0.01$),与 DEX 组相比,QXT 组 PaO_2 显著降低($P<0.05$)。

与 SO 相比,CLP 组、DEX 组和 QXT 组动脉血 HCO_3^- 都显著降低($P<0.01,P<0.05,P<0.01$),与 CLP 组相比,DEX 组和 QXT 组 HCO_3^- 都显著升高($P<0.01,P<0.05$),与 DEX 组相比,QXT 组 HCO_3^- 显著降低($P<0.05$)。与 SO 相比,CLP 组、DEX 组和 QXT 组动脉血 pH 值都显著降低($P<0.01$),与 CLP 组相比,DEX 组和 QXT 组 pH 值都显著升高($P<0.01$),与 DEX 组相比,QXT 组 HCO_3^- 显著降低($P<0.05$)。

(5)肿瘤坏死因子的水平:血清中 TNF-α 含量实验组较 SO 组都显著升高($P<0.01$);与 CLP 组比较,DEX 组和 QXT 组血清中 TNF-α 含量都显著降低($P<0.01$);与 DEX 组比较,QXT 组血清中 TNF-α 含量显著升高($P<0.01$)。

(6)流式细胞仪检测细胞凋亡的比较:与 SO 组比较,CLP 组、DEX 组和 QXT 组的 AEC-Ⅱ凋亡率都存在显著性差异($P<0.01$);与 CLP 组比较,DEX 组和 QXT 组的 AEC-Ⅱ凋亡率也都存在显著性差异($P<0.01$);与 DEX 组比较,QXT 组的 AEC-Ⅱ凋亡率也都存在显著性差异($P<0.01$)。

(7)Fas、FasL 和 caspase-3 mRNA 表达的比较:与 SO 组比较,CLP 组、DEX 组和 QXT 组的 Fas、FasL 和 caspase-3 基因条带明显亮度增加,与 CLP 组比较,DEX 组和 QXT 组的 Fas 基因条带明显变暗,但是 DEX 组变化程度更为显著。与 SO 组比较,CLP 组、DEX 组和 QXT 组的 Fas、FasL 和 caspase-3 mRNA 表达的灰度值有显著性差异($P<0.01$);与 CLP 组比较,DEX 组和 QXT 组的表达的灰度值也存在显著性差异($P<0.01$)。

(二)实验结果的分析及意义

1. ALI 实际上是一种多种病因所导致的临床综合征

1992 年欧美共识会议首次提出了 ALI 的概念,并对 ARDS 的定义进行了修订。ALI 实际上是一种多种病因所导致的临床综合征,病理生理特点为炎症和血管通透性增加,伴有相应的临床表现、影像学以及生理学异常。这种损伤在病理上表现为累及血管内皮和肺泡上皮的弥漫性损伤。ALI 这一概念用于描述这个连续的病理过程,而 ARDS 则是 ALI 较为严重的阶段。ALI 是全身炎症反应综合征中常出现的一种组织器官损伤,发展迅速,极易导致

MODS，造成死亡。纵观 ARDS 发病机制的研究现状，ALI/ARDS 主要是肺泡壁的炎症反应，以中性粒细胞浸润、各种酶、氧自由基、炎症因子等大量释放为显著特点。PMN、肺泡巨噬细胞、气道上皮细胞、肺血管内皮细胞等均参与 ALI 的过程，它们所释放的酶、氧自由基、炎症因子等是 ALI 主要致伤物质。经过多年的研究和探索，目前参与 ALI 发病的炎症因子和释放这些炎症因子的细胞种类已基本确定。如 AM 是产生 TNF-α，IL-6 等多种炎症因子的主要细胞；PMN 释放 IL-1，IL-6，IL-8，GM-CSF 等炎症因子；血管内皮细胞分泌黏附分子，主要包括：细胞间黏附分子-1（intercellular adhesion molecule-1，ICAM-1）、血管细胞黏附分子-1（vascular cell adhesion molecule-1，VCAM-1）、E 选择素和 P 选择素。这些炎性因子对细胞的生存和凋亡起着重要作用，它们与细胞之间相互作用，相互影响，关系错综复杂，共同调节着疾病的发展和预后。虽然不断出现新的支持治疗方法，但 ARDS 预后仍较差，究其原因，重要的一点是 ARDS 发病机制复杂，多种因素交叉混杂，治疗只能采取支持手段而无针对发病机制的特异性方法。因而，探讨 ARDS 发病机制就成为提高救治率的关键。

以肺泡-毛细血管通透性增高为特征的急性肺损伤，是由多种直接或间接损伤因素引起的双肺弥漫性损伤，临床表现为顽固性低氧血症。目前国内外用于研究 ALI 的动物包括大鼠、家兔、犬、猪、绵羊及灵长类动物，虽然灵长类动物与人类在遗传水平上接近，是最理想的实验动物，但价格昂贵，多用于疫苗的研制。而大鼠因为繁殖快、价格低廉，适于做大样本动物实验，被广泛用于 ALI 的病理生理学和免疫学研究，故该实验选用大鼠为实验动物。目前复制 ALI 模型的方法可以归纳为三类，即物理、化学及生物因素。物理因素常见有创伤型、胸部放射、肺爆震伤等；化学因素包括：油酸型、骨髓型、脂肪型、整肺灌洗型、百草枯型、佛波醇十四酸乙酸型、酸误吸、烟雾吸入等；生物因素包括静脉注射或气管吸入内毒素型、复合内毒素型、缺血再灌注型、急性胰腺炎型、PLA₂ 型及肿瘤坏死因子型。该实验采用盲肠结扎穿孔术（CLP），建立腹腔感染模型，导致全身炎症反应，通过炎症介质作用于肺，造成肺脏的损伤。

从实验模型中可以看到，对照组大鼠一般情况好，而模型组大鼠呼吸急促、窘迫、口鼻及四肢末端紫绀；毛发变涩；精神萎靡、拒食水；蜷缩、活动少，对外界刺激反应下降；动脉血气分析 PaO_2 下降明显。所测模型组 PaO_2 明显低于 CG 组（$P<0.01$），而 $PaCO_2$ 明显高于 CG 组（$P<0.01$）。PaO_2 下降和 $PaCO_2$ 升高提示肺功能受损，肺通气、换气功能障碍。

肺湿/干比可以比较准确的反映肺组织含水量，且操作简单。该实验实验组肺湿/干比明显增加（$P<0.01$），表明全身炎症反应可以导致肺泡-毛细血管膜通透性增高，肺间质和肺泡水肿，肺水含量增加。肺水肿的发生正是 ALI 的主要表现之一，证明此模型复制 ALI 是成功的。

正常状态下，肺泡腔内有少量的 PMN，然而肺血管床却含有大量的 PMN，约占体内 PMN 的 40%。肺受外界因素刺激后，这些 PMN 便会被招募至此，以加强肺的防御功能。动物实验表明，一旦肺内遭受损伤，PNN 就会被迅速招募到肺内，3～4 小时内将达到肺泡灌洗液中细胞总数的 60%～80%。这些 PMN 除了具有吞噬功能外，在促炎因子的刺激下，能迅速释放一些杀菌物质，如溶菌素、杀菌通透增加蛋白（bacterial/permeability-increasing protein，BPIP）、防御素和一些蛋白酶等。PMN 被促炎因子激活后，又反过来产生大量的炎症因子，如 TNF、IL-1、IL-6、MIP-2 等。尽管 PMN 对于有效清除肺内有害物质是重要的，但 PMN 在肺内大量扣押也会造成组织损伤，导致过度炎症反应的发生。该实验造模后发现肺组织大体及显微镜下病理表现具有 ALI 的典型特征：大体表现为肺肿胀，镜下为肺泡间隔增厚,肺泡腔狭窄,腔内渗出红细胞和白细胞,肺泡壁毛细血管扩张充血、出血,上皮细胞脱落,中性粒细胞滞留和聚集,由此证实腹腔感染所致的 ALI 是全身炎症反应的一部分。

2. 细胞凋亡与 ALI

细胞的凋亡与抗凋亡构成一种互相联系,互相制约的对立统一,并达到生存与死亡之间的平衡。细胞凋亡与抗凋亡的调节异常与许多疾病的发生、发展密切相关。Fas(又名 Apo-1,CD95)属于 TNF 受体/生长因子受体超家族,是一种 45Kd 的跨膜蛋白,其胞内段含有一段长约 60-70 个氨基酸序列的片段,即死亡结构域(death domain,DD)。多数组织细胞能表达 Fas。Fas 配体(fas ligand,FasL)是一种属于 TNF 家族的 II 型膜蛋白能与 Fas 结合而诱发细胞凋亡。近年来对 Fas/FasL 及凋亡的研究得到了比较全面的了解。鉴于肺的重要地位,对于 Fas/FasL 及凋亡在肺损伤中的作用正得到各国学者的重视,并在动物实验和临床实验研究方面取得了一定的进展。目前对急性肺损伤中 Fas/FasL 系统及细胞凋亡的研究多以研究整个肺组织为主,有学者推测 Fas/FasL 系统也参与 AEC-II 的凋亡,而且是急性肺损伤的主要发病机制,在实验中得到了验证。

ALI 肺内细胞凋亡的机制十分复杂,促进凋亡和抑制凋亡的因素相互影响。基于 AEC-II 的重要生理功能,该实验单独提取 ALI 时 AEC-II 来加以研究。鉴于 Fas/FasL 系统是细胞凋亡的重要信号通路之一,FasL 依赖的细胞凋亡参与肺泡上皮的更新、损伤修复及机体炎症反应的调控。该实验以流式细胞术检测 AEC-II 的凋亡率和 Fas/FasL 基因的转录情况,来了解 AEC-II 的凋亡情况及信号传导机制。实验发现 ALI 时 AEC-II 凋亡率明显增加,而且 Fas 和 caspase-3 在对照组大鼠 AEC-II 中轻微表达,而在 ALI 大鼠的 AEC-II 中表达明显增加($P<0.01$)。

因此,在 ALI 早期凋亡增加,在正常肺组织的发生、成熟以及在 ALI 病理过程中,肺泡上皮细胞始终伴随凋亡过程,在该实验正常对照组大鼠 AEC-II 细胞轻微凋亡。肺泡 I 型、II 型上皮细胞的凋亡在 ALI 的病理过程中至关重要。ALI 早期肺泡 I 型上皮细胞缺失,导致膜屏障功能受损。肺泡 II 型上皮细胞受损,分泌肺泡表面活性物质减少,肺泡萎陷,加重肺水肿。该实验的结果证明在 ALI 早期 AEC-II 凋亡增加,Fas 和 caspase-3 的基因表达也同时增加,与 HE 染色对照比较观察,支气管、肺泡上皮细胞结构破坏越严重,其 Fas 和 caspase-3 的基因表达越高,凋亡越显著,说明细胞凋亡增加是 ALI 早期肺泡 II 型上皮细胞损伤的直接原因。因此该实验证实 Fas/FasL 系统活化参与 ALI 的发病机制。

3. 炎性因子 TNF-α 与 ALI

TNF-α 是巨噬细胞和活化 T 细胞产生的重要的免疫调节因子,具有广泛的生物学作用。TNF-α 作用于中性粒细胞,能增强其吞噬、脱颗粒功能,引起呼吸爆发,促进对内皮细胞及胞外基质蛋白包被的表面的黏附,引起 IL-1β 等细胞因子的基因表达。以往的研究认为,TNF 引起 ARDS 的作用机制主要包括:①刺激巨噬细胞释放 PMN 趋化因子;②刺激内皮细胞黏附分子的表达,并使 PMN、单核细胞和淋巴细胞聚集于血管内。TNF 可使 PMN 脱颗粒,这些颗粒的释放可导致内皮细胞损伤,引起肺毛细血管通透性增强和间质水肿;③TNF 可使内皮细胞表达促凝因子和引起微血栓形成。

该实验发现,血清中的 TNF-α 肺损伤组较正常对照组显著升高。Hashimoto 等也证实在 ARDS 患者中 TNF-α 的 mRNA 表达增高。

TNF-α 能引起呼吸爆发,这个过程涉及 TNF-α 受体(TNFR)。TNFR 与 Fas,FasL 部分氨基酸序列(死亡结构域)的相同,对于 TNF-α 调节表达 Fas、FasL 的细胞凋亡的功能至关重要。最近研究认为,细胞因子如 IL-8、TNF-α、革兰氏阴性菌 CSF 等可不同程度地延迟 PMN 凋亡。故我们推测 TNF-α 等炎性因子也可能参与调控肺内其他细胞的凋亡而造成肺损伤。

该实验结果表明,ALI 时巨噬细胞释放大量 TNF-α,TNF-α 的大量释放会促进肺组织肺泡上皮细胞的凋亡,加重肺损伤,这一机制可能参与 ALI 早期病程。

4. ALI 的治疗

目前 ALI 的治疗主要有:①病因治疗;②机械通气;③液体和血流动力学的监控;④表面活性物质疗法、一氧化氮和其他血管扩张剂的吸入;⑤糖皮质激素和抗炎物质。

对 ALI/ARDS 的认识已经取得了实质性的进展,临床医生已经掌握该病的流行病学和发病机理的更多知识,已经认识到了疾病消散期的重要性并探讨了治疗干预的新途径。尽管具体治疗的进展已经滞后于基础研究,但是美国 NIH ARDS 协作网已进行了低潮气量通气的临床试验,在该试验中 ALI/ARDS 患者的死亡率降低了 22%。新的通气策略和药理学策略的大规模前瞻性随机试验研究将可以进一步降低这种常见临床综合征的死亡率。

地塞米松对 ALI 的治疗作用肾上腺皮质激素用于 ARDS 的治疗已有多年,尤其在早期作为预防和晚期治疗纤维化方面取得一定的疗效,但也存在争议。近来的研究表明:皮质激素对 LPS 诱导大鼠 ALI 有明显防护作用,与抑制 TNF-α,IL-1β 等炎性细胞因子表达有关。Wen 等的研究结果显示:地塞米松可抑制由 Fas 抗体和 IFN-γ 诱导的肺泡上皮细胞凋亡。Hagimoto 等采用博来霉索复制了小鼠 ALI 和肺纤维化模型,结果显示:甲基强的松龙可明显抑制肺部炎症反应以及肺组织细胞凋亡及 Fas、FasL mRNA 的表达,证实了皮质激素可调控肺组织细胞凋亡。该实验结果显示:大鼠在造成肺损伤的同时给予地塞米松可明显抑制大鼠血清中 TNF-α 的释放、肺部的炎症反应和肺泡 II 型上皮细胞的凋亡($P<0.01$),并且 Fas、FasL mRNA 的表达明显降低($P<0.01$),证实了皮质激素对大鼠 ALI 有明显的防护作用。

5. 复方清下汤对 ALI 的治疗作用

根据中医"肺与大肠相表里"的理论,在临床上治疗肺热气喘用通腑(通大便)方法获良效的经验,结合中药大黄在本草上具有泻下攻积,清热泻火,解毒活血祛瘀的功效,西医学研究证明其具有退热,抗感染消炎,并能排除肠道及体内多种有害物质等作用。这些功能和作用对 ALI 的发病过程均具有针对性的治疗作用。

就在西方学者热衷于抗介质治疗的同时,我国的中西医结合工作者都独辟蹊径,开始了应用中医学"通里攻下、活血化瘀、清热解毒"等方法中药的治疗学研究,近年来已取得的结果令人兴奋,展现出了美好的前景。

该实验证实:应用中药复方清下汤后,与模型组相比,QXT 组大鼠血清 TNF-α 的含量显著降低($P<0.01$);肺泡 II 型上皮细胞的凋亡率显著降低;Fas、FasL、caspase-3 mRNA 表达同时显著下调($P<0.01$)。究其根源在于,应用中药复方清下汤通里攻下,排出肠道积滞后,肠道内的细菌和内毒素随肠内容物排出体外,减少内毒素吸收入血及细菌移位,血浆内毒素浓度降低,抑制了单核细胞的活化,导致单核细胞释放 TNF-α 减少,Fas、FasL、caspase-3 mRNA 表达同时下调,肺泡 II 型上皮细胞的凋亡率降低。结合以前的研究,可以把复方清下汤治疗 ALI/ARDS 的机理归纳为:①改善肠道微循环,降低肠黏膜的通透性,减少肠源性内毒素的吸收;②抑制革兰氏阴性菌的生长和繁殖,增强胃肠道运动功能,排出肠道积滞,使肠道内细菌和内毒素随肠内容物排出体外,减少肠源性内毒素的产生和吸收,减少细菌移

位,釜底抽薪荡涤细菌和毒素,达到菌毒兼治的目的;③通过中和进入循环血中的内毒素及减少肠道吸收内毒素,从而减少内毒素对单核细胞的活化,减少 TNF-α 炎症介质的释放;④调理单核巨噬细胞的功能,抑制单核细胞内源性酶促反应,减少炎症介质的释放。

因此,复方清下汤治疗 ALI 是通过减少肠源性内毒素的吸收及减少 TNF-α 的释放,抑制 Fas、FasL、caspase-3 mRNA 的表达,减少肺泡Ⅱ型上皮细胞的凋亡,从而阻断 ALI 进一步发展,提高临床治疗效果。

（陈海龙　张盛林　苗　健）

参 考 文 献

[1] 盛志勇,胡森主编.多器官功能障碍综合征.北京:科学出版社,1999.

[2] 李保春,俞卫锋,袁伟杰主编.多器官功能衰竭.北京:人民军医出版社,2004.

[3] 陈海龙,关凤林,吴咸中.多器官功能不全综合征研究的现状和展望[J].中国急救医学,2000,20(7):439-441.

[4] 陈海龙,裴德凯,王冬梅,等.多器官功能不全综合征时肠道细菌微生态学改变的实验研究[J].中国微生态学杂志,1999,11(1):22-24.

[5] 谭清武.MODS 防治的中医及中西医结合研究热点[J].中国中医急症 2007,16(3):341-344.

[6] 齐文诚.中西医结合治疗感染性休克并发多器官功能障碍综合征例析[J].实用中医内科杂志,2010,24(7):77-78.

[7] 王冬梅,田余祥,王景洋,等.酵母多糖 A 性腹膜炎时的肺损伤及大承气汤的保护作用[J].中国中西医结合外科杂志,1998,4(4):229-232.

[8] 张盛林,陈海龙,殷朔.急腹症脓毒症患者外周血单核细胞的活化和复方清下汤的治疗作用[J].大连医科大学学报,2010,32(3):294-298.

[9] 张盛林,陈海龙,殷朔.急腹症并发脓毒症患者可溶性脂多糖受体 CD14 和复方清下汤的治疗作用[J].中国医师进修杂志,2010,33(12):55-57.

[10] 陈海龙,关凤林,吴咸中.非细菌性多器官功能障碍综合征的动物模型[J].中国急救医学,1997,17(2):1-4.

[11] 刘宝,潘爱军,邵敏,等.重症急性胰腺炎早期并发多脏器功能障碍综合征的危险因素分析[J].中华急诊医学杂志 2006,15(2):110-112.

[12] 田锐,雷若庆,张圣道.肠源性内毒素在重症急性胰腺炎早期多脏器功能障碍中的作用[J].外科理论与实践 2009,14(6):656-659.

[13] Deitch EA,Xu D,Kaise VL.Role of the gut in the development of injuryand shock induced SIRS and MODS:the gut-lymph hypothesis,a review[J].Front Biosci,2006,11:520-528.

第十章 核因子-κB及其信号传导通路

一、NF-κB 与炎症反应的研究概况

核因子-κB(nuclear factor-kappa B,NF-κB)是由 Sen 和 Baltimore 首先检测到的一种蛋白转录因子,它能够增强包括细胞因子、生长因子、黏附因子、免疫性受体和急性期蛋白等多种基因的转录。在急性炎症的发展中起重要作用的多种细胞因子(如:TNF-α、IL-1、IL-6、IL-8 等)的过度表达,都需要 NF-κB 的活化。而过度表达的细胞因子所介导的炎症反应很可能是脓毒血症、ARDS 等多种疾病发病机制中的基本环节。

通常细胞内并不储存细胞因子,它们的分泌需要新蛋白的合成。因此一个炎症刺激所引发的细胞因子表达情况很大程度上受其基因转录速度的调节。由于转录调节作用对许多细胞因子表达的重要性,那么包括 NF-κB 在内的诸多转录因子则有可能在细胞因子介导的炎症反应的调节上起着十分关键的作用。

目前研究表明,各种细胞因子之间通过"级联瀑布效应"或"细胞因子网络"的方式,形成功能上的相互协同、相互叠加。虽然 NF-κB 在由细胞因子介导的炎症反应中细胞因子基因转录具有重要的上调作用,但是至今仍无法确定 NF-κB 作用的详细机制。炎症刺激引起细胞因子分泌的时间、数量都可能是 NF-κB 与其他转录因子、NF-κB 非相关因子的综合作用的结果。

各种炎性疾病中出现的器官-系统功能不全,都直接或间接由于细胞因子的过度表达而引起。为了治疗及协调整个细胞因子网络有必要探究一下多种细胞因子产生的共同机制,如:转录因子 NF-κB 的调节作用。而且,对 NF-κB 和其他转录因子功能的研究,很可能是了解细胞因子和细胞因子介导的炎症的基本环节,并能为攻克这些疾病提供新的启示。

近来,已经有很多文章详细地论述了这一蛋白家族的结构、功能及相互作用。本部分侧重阐述 NF-κB 在细胞因子产生过程中的调节作用,控制 NF-κB 活化的正、负反馈环及 NF-κB 在相关疾病中的重要意义。

(一)NF-κB 的分子生物学特性

NF-κB 由 Rel 蛋白家族中的两位成员组成,最常见的是 P50(NF-κB1)和 P65(RelA)。它们以二聚体的形式与 DNA 中启动子部位的靶基因结合。在 NF-κB 的异源二聚体中,两个亚单位均可与 DNA 结合,但只有 Rel 蛋白的碳末端包含一个转录活化结构域,后者能够通过与转录相关的细胞器的直接作用激活基因的转录。RelA 蛋白家族还有其他的蛋白,如:c-Rel、RelB、P52(NF-κB2)。它们能分别与 P50 和 RelA 组成多种同源或异源二聚体,广泛地存在于各种细胞中。RelA/RelA、Rel/Rel 同源二聚体和 RelA/Rel 异源二聚体在体内含量极少,但对某些特定启动子可能有重要的作用,但目前还未发现 RelB/RelB 同源二聚体、RelB/RelA 和 RelB/Rel 的异源二聚体。

在细胞未活化时,NF-κB 与 IκB 蛋白结合,聚集在细胞质中。P50 和 P52 的前体蛋白

P105、P100可以与各种RelA结合形成二聚体，阻止这些蛋白进入细胞核，进而抑制NF-κB的功能。IκBγ和IκBδ分别包含P105和P100的碳侧半条链。该IκB抑制蛋白家族包括IκBα/MAD-3、IκBβ、IκBγ、Bcl-3、P105及P100等，其结构特征是存在钩状重复结构域，每一个结构域由33个氨基酸组成。这种结构掩盖了核定位信号区域，进而阻止了NF-κB的核易位。IκBα与P50同源二聚体作用较弱，不能有效地阻止核易位的发生。

目前研究表明，细菌内毒素、TNF-α、IL-1β、氧化剂、细菌毒性产物、病毒及其代谢产物、放射线、紫外线、一些化学药物（如：吐根碱、放线菌酮等）、抗原受体交联、钙离子载体、蛋白激酶C（PKC）、抗原、植物血凝素（PHA）、刀豆素A（ConA）、伏波醇酯（PMA）等与细胞分裂、增殖有关的因素都可以诱导NF-κB活化。当细胞受到外界信号刺激时，IκB发生磷酸化和降解，露出核定位信号区域，于是NF-κB发生核易位。进入细胞核后，二聚体结合在包含有5'-GGGACTTTCC-3'序列的DNA上。下面以IκBα为例说明该过程的变化情况。当细胞表面接受信号刺激后，结合在NF-κB上的IκBα的Ser32和Ser36位点发生磷酸化，此磷酸化是由一种泛肽依赖性的IκB激酶作用的，而且很多研究证实多种激酶都可诱导IκB蛋白磷酸化，IκB磷酸化可以作为泛肽参与的标志。而前者导致IκBα蛋白被蛋白酶体复合物识别，随之IκBα降解，NF-κB发生核易位，进入细胞核内。

Rel蛋白家族中的P105不但是P50亚单位的前体，而且还可结合RelA，抑制其进入核内。P105的碳末端片断发生蛋白水解释放和降解可使NF-κB活化。近来的研究表明，泛肽蛋白酶水解系统参与了P105和IκBα的蛋白水解过程。

IκB家族还包括其他成员，如：IκBβ、IκBε和Bcl-3。其中IκBβ可与RelA和C-Rel结合，而不能与P50结合。IκBβ的抑制调节过程目前尚不清楚。IκBε是最近刚引起关注的IκB成员，它可以与包含RelA和C-Rel复合物结合，发挥其抑制作用。Bcl-3是唯一出现在细胞核内的蛋白，可与某些特定细胞内的P50和P52同源二聚体结合，具有活化转录因子的作用。虽然不同抑制蛋白调节NF-κB活化的确切机制尚不可知，但多种抑制因子的出现对NF-κB活化的错综复杂的控制系统所起的重要作用则不言而喻。

（二）NF-κB对细胞因子网络的调节

虽然细胞因子可以独立地发挥作用，但是炎症往往都是它们协同作用的结果。例如，脓毒血症时细菌内毒素和其他毒性产物刺激宿主细胞迅速产生TNF-α、IL-1β等物质。这些细胞因子介导了许多宿主细胞对炎症的早期反应，能使巨噬细胞和其他种类的细胞分泌IL-6、IL-8等因子，从而对机体产生更深远的影响。NF-κB通过调控许多因子基因的启动，对细胞因子网络产生了广泛的影响。细胞因子网络不仅仅局限于脓毒血症，在许多炎性疾病，如哮喘、风湿性关节炎等都起着十分重要的作用。

刺激的种类、细胞组织的类型决定了细胞因子的产生方式。虽然NF-κB的转录活化作用已被证实，但其指导细胞因子产生的具体机制尚不十分清楚，当然NF-κB与其他转录因子的相互作用对细胞因子的产生也十分重要。同时，NF-κB很可能有选择性地优先与某些特定的基序结合，调控某些特定细胞因子的产生。

NF-κB、其他种类的转录因子、抑制蛋白在启动区域相互作用，共同调节转录，并且NF-κB与结合在其他启动区域的转录因子的作用对细胞因子基因的表达也是很重要的。例如，IL-8、IL-6的基因表达就需要NF-κB和NF-IL6共同参与。另外，NF-κB与其他转录因子之间还存在有直接的蛋白-蛋白作用。例如，糖皮质激素受体改变NF-κB与DNA结合能力的作用方式就是这样。

NF-κB 和其他 Rel 蛋白以不同的亲和力结合在相似的部位。Kunsch 等发现,不同的 NF-κB 基序对不同的 Rel 蛋白二聚体有不同的亲和力。而且,Lin 等的研究表明,不同的 Rel 蛋白二聚体结合在相同 NF-κB 基序上,其激活转录的能力也不同。这些研究说明,不同的 Rel 二聚体可能会优先结合、转录活化特定的 NF-κB 基序。

炎症刺激时,细胞因子的生成方式还与其他一些因素密切相关,它们决定着转录后 RNA 加工过程的速度、mRNA 稳定性及翻译效率。对于 TNF-α 来说,在决定其产生的量方面,转录后的过程要比转录活化更重要。当内毒素刺激巨噬细胞时,TNF-α 的转录率增加了 5～10 倍,但其翻译效率则可增高 100 倍。而内毒素诱导巨噬细胞释放 IL-8 则主要依靠基因转录和 RNA 的转录后加工过程。另外,不同细胞会产生一系列不同的细胞因子。例如,在某些细胞中,由于染色质的不同也会使得某些启动子更容易接近。同时由于细胞种类和活化状态的差异,细胞内会产生多种有利于转录因子活化的物质。总之,一定刺激产生的细胞因子的特异性和时间性都可能是由 NF-κB 与各种 NF-κB 结合部位、其他转录因子排列和 NF-κB 非依赖性因子综合作用决定的。简介如表 10-1。

表 10-1　NF-κB 调控的人类细胞因子

类别	细胞因子
肿瘤坏死因子	TNF-α、TNF-β
白细胞介素	IL-1β、IL-2、IL-6、IL-12
化学因子	IL-8、Groα、Groβ、Groγ、MIP-1、MCP-1、RANTES
集落刺激因子	G-CSF、GM-CSF
干扰素	INF-β

注:Gro—growth-regulated peptide;MIP—macrophage inflammatory protein;RANTES—regulated on activation,normal T-cell expressed and secreted;G-CSF—granulocyte colony-stimulating factor;GM-CSF—granulocyte macrophage colony stimulating factor

(三) 调节 NF-κB 活化的正、负反馈环

由于 NF-κB 是细胞因子介导炎症中重要的调节因子,所以 NF-κB 在体内的活化受到严格的调控。

细胞外的炎症放大信号可以产生正、负反馈作用。NF-κB 活化后,能增强 TNF-α、IL-1β 的转录表达,同时这些因子又会反过来活化 NF-κB。例如,细菌内毒素能引起细胞内 NF-κB 的活化,导致 TNF-α、IL-1β 的产生和释放,后两者可能是炎症进一步放大的信号。脓毒血症的发病机理中,便是疾病早期 TNF-α 和 IL-1β 就被释放入血,IL-6 和 IL-8 后期被释放入血,并能恒定地维持高水平,后期产生的介质很大程度上依赖 TNF-α、IL-1β 的刺激。

负反馈在 NF-κB 活化的调控方面是必不可少的。这种调控作用在细胞内外均可发生,在细胞内,NF-κB 活化后可导致 IκBα 和 P105 基因转录上调,因为它们基因的启动子部位均含有 NF-κB 结合区域。由于抑制物增加,大量捕获 NF-κB 并与之结合,从而下调了 NF-κB 的活化,终止了新的细胞因子的转录,限制了炎症反应。随着 P105 的产生增多,P50 同源二聚体也逐渐增加。由于 P50 同源二聚体不能有效地与 IκB 结合,缺乏转录活化区域,因此它们能进入细胞核与其他 Rel 蛋白竞争 NF-κB 结合位点,从而抑制其介导的基因的表达。Zeigler-Heitbrock 等已证明在内毒素耐受的细胞模型中有较高的 P50 同源二聚体生成。

在细胞外,内毒素、TNF-α、IL-1β 等炎症诱导因素能刺激机体产生 IL-10,该细胞因子能抑制前炎性细胞因子的产生。Wang 等发现,IL-10 能阻断 NF-κB 的活化,抑制了单核细胞细胞因子的生成,但确切机理尚不清楚。总之,众多研究表明,细胞内、外存在调控 NF-κB 活化的错综复杂的反馈机制。

(四) NF-κB 活化的调节

由于 NF-κB 能够影响许多细胞因子的表达,因此正成为治疗相关疾病,减轻细胞因子介导的炎症反应方面的研究热点。离体情况下,很多药物都可抑制 NF-κB 的活化,如:抗氧化剂、蛋白酶抑制剂、皮质类固醇、水杨酸和其他免疫抑制剂。

1. NF-κB 与抗氧化剂

就抑制 NF-κB 活化而言,目前对抗氧化剂的研究最为透彻。众多研究表明,活性氧(ROS)在 NF-κB 的活化过程中可能具有十分重要的作用。主要表现为以下四个方面:①直接给与氧化剂过氧化氢可活化 NF-κB。②诱导 NF-κB 的很多因素如:TNF-α、IL-1β、电离放射可造成氧化应激状态。③无论离体或在体的抗氧化剂都可以抑制 NF-κB 活化。④上调内源性氧化防御能力可以抑制 NF-κB 活化。同时,细胞内产生的大量过氧化氢酶也可以减低其活化,而 SOD 则无此功能。

2. NF-κB 与一氧化氮

目前,关于 NO 在 NF-κB 活化过程中所起的作用,普遍认为既有抑制作用,又有活化作用。

NO 是一种具有介导血管舒张反应的血管活性物质,与炎性肺损伤发病机理的多个环节有关,其作用尚存争议。Jihee 等在研究经 LPS 刺激后,NO 对巨噬细胞中 NF-κB 的 DNA 结合活性影响时发现,应用选择性 iNOS 抑制剂 L-NIL(赖氨酸)或非选择性 iNOS 抑制剂 L-NAME(L-硝基精氨酸甲酯),不但可使 NO 生成减少,还可以有效降低 NF-κB 的活性。而且,给与 NO 的供体 SNP(硝普钠)可产生 NF-κB 活化剂量依赖关系。同时,应用酪氨酸蛋白激酶抑制剂如:三羟异黄铜、AG494 可阻断 SNP 诱导的 NF-κB 活化。这说明酪氨酸蛋白激酶干预了 NO 引起 NF-κB 活化的信号传导途径。相反,给予蛋白激酶 C 或 A 的抑制剂如:星形孢菌素、H89 则不起作用。金属卟啉不但可催化过氧亚硝酸分解,抑制 NO 依赖的 cGMP 的形成,还显著抑制了 NF-κB 的活化,这说明在一定情况下,NO 可引发 NF-κB 活化。而由炎症诱导因素激活巨噬细胞释放的 NO 可以上调 NF-κB 活性。NO 还可增强 TNF-α 或 PMA 诱导的内皮细胞中 NF-κB 的活性。而且 Schreck 和 Baeuerle 等发现,NO 可加速 IκB-NF-κB 复合体的解离,原因是 NO 提高了 IKK(IκB 激酶)的活性。

但是,也有一些研究出现了相反的结论。Chen 等报道,NOS 抑制剂增强了 LPS 诱发的 RAW 264.7 巨噬细胞的 NF-κB 活性。Raychaudhuri 等发现,NO 阻断了 LPS 诱导肺泡巨噬细胞 IκB 下降的水平。同时,NO 浓度相对高时,可以稳定 IκB,抑制 NF-κB 活化。NO 还可直接引起 NF-κB 中 P50 亚单位的半胱氨酸 62 亚硝基化,降低 NF-κB 与 DNA 片段的结合能力,阻断了许多前炎性细胞因子的信号通路。NO 也能通过清除活性氧来抑制 NF-κB 的活化。

对于上述 NO 作用于 NF-κB 活化出现的矛盾现象,可以从以下几方面加以解释:①低浓度 NO 可增强 NF-κB 活性,而高浓度 NO 则会产生抑制作用。②细胞类型不同,所处氧化-抗氧化状态各异,也能产生不同反应。③短时间接触 NO 可活化 NF-κB,而长时间暴露于 NO 会出现抑制。④不同反应结果与细胞的活化状态有关。⑤NF-κB 基础活化状态同样决定着 NO 产生何种作用。⑥离体实验时，预先加入 NOS 抑制剂造成的培养液中低浓度 NO 状态，也会对 NF-κB 产生影响。

3. NF-κB 与糖皮质激素

糖皮质激素（GC）在抗炎和免疫抑制方面起着十分重要的作用，它可以抑制多种已知的细胞因子的合成和多种细胞表面分子的活化，而且在 Nathalie 等实验中发现，糖皮质激素具有抑制 NF-κB 活性的潜能，这种抑制作用不是依靠糖皮质激素受体与任何 NF-κB 成分的直接相互作用，而是基于诱发 IκBα 表达增加。重新生成的 IκBα 可以终止 NF-κB 的活化。即使 IκBα 少量增加（没有明显超过未活化细胞的基础水平），也会显著引起细胞核内活化的 P65 亚单位重新回到胞浆中形成失活状态的复合物。DEX 抑制 NF-κB 活化就是通过活化的糖皮质激素受体与 P65 亚单位的物理作用产生的。

4. NF-κB 与白细胞介素（ILs）

（1）NF-κB 与 IL-10：IL-10 是一种重要的维持肺内稳态的细胞因子，能抑制肺巨噬细胞和单核细胞产生的多种炎性因子。Baisakhi 等发现 IL-10 不仅能抑制肺泡巨噬细胞产生 TNF-α、IL-1、IL-6、IL-8，还能降低 TNF-α 和 IL-1BmRNA 的表达。在此实验中，应用 EMSA（电泳迁移率实验）检测出 IL-10 降低了 NF-κB 的活化，而 NF-κB 可调控多种细胞因子的表达，说明 IL-10 有可能通过调节 NF-κB 降低了细胞因子的转录活化。进一步的研究证实此过程是通过 IL-10 能延迟 IκB 降解，进而延迟 NF-κB 中的 P65 亚单位发生核易位来实现的。

（2）NF-κB 与 IL-13：IL-13 最初是从活化的 Th2 细胞产物中检测到的，对 B cell 和单核细胞具有多种免疫调节作用。离体情况下，IL-13 抑制单核细胞释放前炎性细胞因子如：TNF-α、IL-1α、IL-1β、IL-6、IL-8 和巨噬细胞炎症蛋白（MIP）3-1α。IL-13 还能增加 IL-1 受体拮抗剂的产生。IL-13 这种抗炎作用与 IL-10 十分相似。在体情况下，给与外源性 IL-10 和 IL-13 可通过降低 TNF-α 的水平来提高内毒素性休克模型鼠的生存率。IL-13 的抗炎作用被证实是由于它可抑制 NF-κB 的活化效应，途径是 IL-13 能够提高 NF-κB 抑制蛋白 IκBα 的稳定性。

（3）NF-κB 与 IL-11：IL-11 首先是在活化增殖的 IL-6 依赖性浆细胞瘤的间质细胞产物中发现的。随后的研究表明，IL-11 与 IL-6 有相似的作用，包括巨噬细胞的增殖、急性期反应蛋白的生成。在急性肺损伤的鼠模型中，IL-11mRNA 和蛋白都明显上调。给与外源性 IL-11 可以显著降低肺间质中性粒细胞的聚集和肺血管白蛋白泄漏，并呈剂量依赖关系。IL-11 的抗炎作用是通过抑制 NF-κB 活化，降低肺泡灌洗液中 TNF-α 水平，减少肺血管 ICAM-1 的表达实现的。

（五）中药的调节作用

多酚是许多中草药的主要成分，有很好的抗炎作用，但其确切机制还不十分清楚。Chen 等在研究 8 种不同中药的提取酚的作用时发现，仅有 oroxylinA 和 emodin 能抑制 LPS 诱导的 NO 的产生，呈剂量依赖关系。进一步研究发现，只有 oroxylinA（不是 emodin）能阻断 NF-κB 的转录活化。作用途径是阻止 LPS 诱导的 IκB 降解和降低核内 P65 蛋白的量。这说明中药黄芩活性成分 oroxylinA 能通过阻断 NF-κB 活化来抑制 iNOS 和 COX-2 的产生。而中药掌叶大黄的活性成分 emodin 则可能是通过阻断其他转录因子来抑制 iNOS 产生的。

近几年来，许多中医药工作者在大量实验研究和临床实践过程中，在传统医学的基础上，应用中医药防治 ALI 取得了很大进展。按传统功效可分为：

1. 通腑泻下类

在 SAP 引起的 MODS 中,ALI 发生率高而且出现最早,内毒素刺激单核巨噬细胞过度激活产生的众多细胞因子参与 SAP 所致 ALI 的发生,其中肿瘤坏死因子起着重要作用。夏庆等以逆行胰管内注射牛黄胆酸钠建立犬的 ALI 模型,应用大承气汤治疗,血清和 BALF 中 TNF-α 及血清中内毒素的含量明显降低,ALI 显著改善,表明大承气汤对 ALI 的保护作用与其降低内毒素,抑制 TNF-α 分泌和减轻 TNF-α 介导的损伤有关。田在善等应用内毒素刺激体外培养的 PMN,其诱生的 TNF-α、IL-1、IL-6 的能力明显增强。当同时加入大承气汤时,则明显有降低这些细胞因子过度诱生的作用。

2. 清热解毒类

热毒清由金银花、大青叶、鱼腥草和蒲公英组成,具有清热解毒功能。同济医科大学协和医院通过对兔内毒素型 ALI 的模型的研究发现,热毒清对 ALI 的病理生理过程具有阻止作用。其机制是降低了 TNF-α、IL-1、IL-8 和 NO 等水平,阻止白细胞的过度游出、聚集、活化;稳定或减少溶酶体酶、蛋白水解酶等刺激炎性介子的过度释放;清除体内氧自由基和减轻组织过氧化损伤;保护细胞线粒体,从而抑制炎症反应,减轻肺组织损伤。

3. 益气回阳救逆类

由人参、附子、青皮组成,代表药物神附清注射液、心脉灵注射液。可通过抑制溶酶体酶的释放和抑制白细胞的聚集,减少氧自由基的释放,从而减少肺组织损伤。

4. 活血化瘀类

代表药物丹参。具有活血、养血功效。能抗白细胞趋化、聚集及抗自由基损伤。刘松等应用丹参治疗由内毒素制成的 ALI 大鼠模型,发现丹参可明显降低肺系数,BALF 中蛋白、丙二醛(MDA)含量及减少肺组织中 PMN 数量,肺损伤程度明显减轻。

5. 东莨菪碱

东莨菪碱对革兰氏阴性菌败血症和内毒素所致的肺损伤有明显的保护作用。其机制可能是抑制 PMN 在肺内聚集,降低毛细血管通透性,改善微循环及抑制 TXA2 的产生,提高 PGI_2/TXA_2 比值,从而改善肺血管张力的稳定性,有利于减轻肺损伤。

(六) NF-κB 在人类疾病和动物模型中的作用

虽然,离体情况下 NF-κB 对细胞因子转录的重要性已得到公认,但其在人类疾病中的作用方面的研究还处于起步阶段。Schwartz 等报道,ARDS 患者肺泡巨噬细胞中 NF-κB 活化程度明显高于其他重症患者,这恰好与以前的结论一致,即 ARDS 患者肺泡灌洗液中 IL-8、TNF-α 显著增高。Asahara 等报道,与骨关节炎患者比较,风湿性关节炎患者的滑膜中 NF-κB 活性增强。Satoh 等经牛磺胆酸钠复制的急性出血坏死性胰腺炎大鼠模型造模后 6 小时,发现腹腔巨噬细胞和肺泡内巨噬细胞的 NF-κB 活化显著增加,并随时间增加而活化增强。而在造模后 1 小时,给与 NF-κB 特异性抑制剂 PDTC,可以抑制上述两种细胞的 NF-κB 活化,降低动物的死亡率,原因是抑制了 NF-κB 引发的机体过度的炎症反应。

许多动物模型都已经开始用于研究 NF-κB 在炎症中的作用。经腹腔注射内毒素造成的大鼠肺中性粒细胞性炎症时,内毒素可以诱导肺泡巨噬细胞和肺组织内的 NF-κB 活化。NF-κB 被激活后,出现相关细胞因子 CINCmRNA 的表达,后者可以使大量中性粒细胞进入肺泡间隙。当阻止肺组织中 NF-κB 活化后,CINCmRNA 表达明显降低,炎症减轻。在鼠低血容量休克的模型中,肺组织中 NF-κB 的活化可导致大量细胞因子的产生。Haddad 等发现皮质类固醇可以阻断臭氧诱导的鼠肺 NF-κB 和 CINCmRNA 的表达。Knethen 等的研究表明,NF-κB 的活化可以诱导 COX-2 的高表达,进而导致前列腺素的过度释放,引起机体损伤。

不同动物模型可出现不同部位 NF-κB 的活化。例如,鼠自身免疫性脑脊髓炎的动物模型中,检测出了小胶质细胞内 NF-κB 的活化。Neurath 等报道,应用 NF-κBRelA 亚单位的反义寡核苷酸可以有效地治疗结肠炎。在一些鼠肾小球肾炎的模型中,也发现了肾小球中 NF-κB 的活化。给与二硫代氨基甲酸吡咯烷(PDTC)可以明显降低 NF-κB 的活化,减少肾小球细胞因子 mRNA 的表达和尿蛋白的排泌。以上研究表明,NF-κB 的活化与细胞因子的释放以及炎症的进展密切相关。

自 Sen 和 Baltimore 于 1986 年发现 NF-κB 以来,对其研究越来越多,NF-κB 被证实与急性炎症中的许多细胞因子的转录表达密切相关,但其中确切的作用机制还不十分清楚。如:炎症刺激下,NF-κB 活化和 IκB 蛋白家族降解的信号传导过程是什么;NF-κB 活化在免疫细胞和非免疫细胞中的作用和调节机制是否相同;NF-κB 与其他转录因子在调控特定细胞的细胞因子产生的的不同机制。目前的研究主要集中在 NF-κB 在疾病早期的作用情况,应该进一步探明 NF-κB 活化强度可否作为某些疾病严重程度的指标;可否通过抑制 NF-κB 的活化,达到有效治疗疾病。而且,某些 NF-κB 的抑制剂是否对复杂的炎症反应有益,可否应用于临床治疗尚待进一步研究。

二、核因子-κB 基因沉默对巨噬细胞分泌细胞因子的影响

NF-κB 被认为在细胞应对多种胞外刺激过度活化时的信号传递过程中发挥着十分重要的作用。静息状态下,NF-κB 与抑制蛋白 IκB 结合,以无活性的形式存在于胞质内,当细胞受内毒素、肿瘤坏死因子等外界信号刺激后,IκB 在蛋白激酶 IKK 的作用下发生磷酸化降解,NF-κB 移位到细胞核,与特异性 κB 序列结合,诱导 TNF-α、IL-l、IL-6、IL-8、化学因子、黏附分子、集落刺激因子、COX-2、诱生性一氧化氮合酶等相关基因转录,引发全身炎症反应,甚至发展成急性肺损伤 ALI、ARDS 及 MODS。因此,通过抑制 NF-κB 的过度活化进而降低由内毒素或细胞因子引起的炎症病理损害将是十分理想的治疗手段。RNA 干扰(RNA interference,RNAi)是最近发展起来的抑制特定基因产物表达的有效方法。是一种由双链 RNA(double-stranded RNA,dsRNA)分子在 mRNA 水平上关闭相应序列基因的表达或使其沉默的过程。siRNA(small interfering RNAs)就是这种短片段双链 RNA 分子。其来源于长双链 RNA(DsRNA)的酶切降解,能够以序列同源互补的 mRNA 为靶目标。降解特定的 mRNA,是目前研究基因调控的重要手段。该实验应用 RNA 干扰技术特异性地将 NF-κB信号通路中的 IKKα 及 IKKγ 基因沉默,探究 RAW 264.7 巨噬细胞经 LPS 刺激后 NF-κB 的活性及炎性细胞因子表达的变化,进而为临床上全身炎症反应性疾病的靶向治疗提供实验基础

(一)主要研究方法和结果

1. 主要方法

将 60 个培养皿的小鼠单核巨噬细胞系 RAW 264.7 细胞随机分为 12 组,每组 5 个培养皿。Group N0:RAW 264.7 巨噬细胞正常培养组;Group N1,N2:给予 LPS 刺激,作用 30 分钟,2 小时;Group A0:细胞与转染试剂/IKKαsiRNA 混合物作用 48 小时;Group A1,A2:细胞经转染及 IKKα 干扰处理后,给予 LPS 刺激分别作用 30 分钟,2 小时;Group B0:细胞与转染试剂/IKKγsiRNA 混合物作用 48 小时;GroupB1,B2:细胞经转染及 IKKγ 干扰处理

后,给予 LPS 刺激分别作用 30 分钟,2 小时;GroupC0:细胞与转染试剂/IKKα&IKKγsiRNA 混合物作用 48 小时;Group C1,C2:细胞经转染及 IKKα&IKKγ 同时干扰处理后,给予 LPS 刺激分别作用 30 分钟,2 小时。于不同作用时间点收集的样本分装后-80℃保存。参照文献方法提取 RAW 264.7 巨噬细胞核蛋白;依照试剂盒操作说明进行 siRNA 的设计与制备;采用 siPORT Lipid 方法转染细胞,采用常规 TRIzol 法提取各标本的总 RNA;依照试剂盒提供说明书进行 RT-PCR 操作;采用 WesternBlot 印迹分析各蛋白样品。

2. 研究结果

(1)以脂质体为转染载体的 RNA 干扰结果:将针对靶基因的小片段 RNA 导入细胞并培养 48 小时后,RT-PCR 结果显示,RAW264.7 巨噬细胞中 IKKα 及 IKKγ 基因表达出现明显下调,差异有统计学意义($P<0.05$),而未给予 RNA 干扰处理的对照组中 IKKα 及 IKKγ 基因表达无明显变化。经 LPS 刺激活化后 RAW264.7 巨噬细胞中 IKKα 及 IKKγ 表达随作用时间逐渐增强,当对目的基因 IKKα 及 IKKγ 进行 RNA 干扰后,能显著降低二者的表达水平,且以 si IKK(α&γ)组最为明显,差异有统计学意义($P<0.05$)。

(2)应用 RT-PCR 及 Western 蛋白印记分析的结果:对 RNA 干扰后的 RAW 264.7 巨噬细胞内 NF-κB 依赖性的下游因子 TNF-α、iNOS 及 IL-10 表达的检测结果显示,正常状态下,RAW 264.7 巨噬细胞仅生成少量的 TNF-α,以维持细胞正常生理功能的需要。给予 LPS 刺激后,TNF-α 的转录及蛋白表达均显著增强,差异有统计学意义($P<0.05$)。然而针对目的基因 IKKα 及 IKKγ 进行基因沉默后,于 30 分钟和 2 小时时间点检测到 TNF-α,在蛋白水平仅受到部分地抑制而转录水平却出现明显降低,差异有统计学意义($P<0.05$)。iNOS 在正常 RAW 264.7 巨噬细胞中无表达。当给予 LPS(10mg/L)刺激后,可诱导其高表达并与刺激持续的时间呈相关。IKKα 及 IKKγ 基因沉默后,能明显减弱巨噬细胞对 LPS 刺激引起的 iNOS 表达状态,且在 si-IKKγ 处理组及 si-IKK(α&γ)处理组 30 分钟时间点,此种现象更为突出 LPS 能够诱导巨噬细胞合成大量 IL-10 的现象,但 IKKα 及 IKKγ 基因沉默后,IL-10 基因的转录及蛋白表达亦受到显著抑制,以 si-IKK(α&γ)处理组最明显,差异有统计学意义($P<0.05$)。并且经转染目的基因 siRNA 处理的细胞再给于 LPS 刺激时,即使延长作用时间亦不能诱导 IL-10 蛋白表达增强。

(二)研究结果的分析及意义

1. 蛋白激酶 IKKα 及 IKKγ 在 IκBα、IL-10、iNOS 基因转录和表达方面具有重要的调节作用

预先对巨噬细胞中 IKKα 及 IKKγ 的基因进行 RNA 干扰处理后,再给予 LPS 刺激细胞时。TNF-α 在 mRNA 水平的抑制效果明显,而在蛋白水平受到了部分的抑制。结果提示可能的原因:一方面 IKKα 及 IKKγ 能够介导 TNF-α 的转录合成;另一方面,除转录因子 NF-κB 外,可能有其他调节因子对其转录后水平发挥了一定程度的调节作用。

2. 蛋白激酶 IKKγ 可能对 iNOS 基因转录具有重要的调节作用

在研究 IKKα 及 IKKγ 基因沉默的影响时发现,iNOS 在 si-IKKγ 及 si-IKK(α&γ)处理组的表达被显著抑制,说明蛋白激酶 IKKγ 可能对 iNOS 基因转录具有更为直接的调节作用。

3. 蛋白激酶 IKKα 及 IKKγ 可能对炎症的负反馈调节方面具有重要的作用

预先将 IKKα 及 IKKγ 的基因沉默后再给予 LPS 刺激,巨噬细胞中 IL-10 处于较低表

达水平，即使延长刺激时间亦无明显改变。可以推断蛋白激酶 IKKα 及 IKKγ 对炎症反应过程中巨噬细胞合成释放一些抗炎因子和炎症的负反馈调节方面具有重要的作用，二者功能上的持续表达对于 IL-10 的合成量及发挥抗炎作用时维持稳定的功能状态都是不可或缺的。新近研究报道，IL-10 还能通过抑制 IκB 激酶的活性，削弱 NF-κB 与 DNA 特定位点的结合能力等环节进一步实现对 NF-κB 通路的调控。

该研究进一步明确了蛋白激酶 IKKα 及 IKKγ 对 NF-κB 信号通路活化和相关炎性细胞因子表达调节的分子机制。

三、基因沉默对核因子-κB 信号通路调节作用的影响

NF-κB 是一类能与多种基因的启动子或增强子 κB 位点发生特异性结合并启动基因转录的蛋白质总称。它参与许多基因，尤其是炎症与免疫相关的基因的表达与调控。目前，已发现有几种核因子-κB 的蛋白质，其中 p50 与 RelA(p65) 两亚基形成的异二聚体为最常见的形式。核因子-κB 在许多炎性疾病的发生发展中发挥着重要的作用，是全身炎症反应时复杂病理变化的中心环节。静息状态下，NF-kB 二聚体与抑制蛋白 κB(IκBs) 结合，以无活性的形式存在于胞浆内。当细胞受到外界信号刺激后，IκB 在 IκB 激酶(IκB kinase, IKK)的作用下发生磷酸化降解，NF-κB 迅速移位到细胞核，与靶基因上特异性 kB 序列结合，诱导 TNF-α、IL-1、iNOS 等相关基因转录，引发全身炎症反应，甚至发展成 ALI、ARDS、MODS。在此过程中，因此，通过抑制 NF-κB 的过度活化进而降低由内毒素或细胞因子引起的炎症病理损害将是十分理想的治疗手段。RNA 干扰是目前研究基因调控的重要手段。

在该实验中，应用 RNA 干扰技术特异性地将 NF-κB 信号通路中的 IKK-α 及 IKK-γ 基因沉默，探究 RAW264.7 巨噬细胞经 LPS 刺激后 NF-κB 的活性及 NF-κBp50、p65、p105 的核移位及蛋白表达的变化，为临床上全身炎症反应性疾病的靶向治疗提供了实验基础。

(一)主要研究方法和结果

1. 主要方法

将 60 个培养皿的小鼠单核巨噬细胞系 RAW 264.7 细胞随机分为 12 组，每组 5 个培养皿。Group N₀：RAW264.7 巨噬细胞正常培养组；Group N₁ N₂：给予 LPS(10μg/ml)刺激，作用 30 分钟、2 小时；Group A₀：细胞与转染试剂/IKKαsiRNA 混合物作用 48 小时；GroupA₁A₂：细胞经转染及 IKKα 干扰处理后，给予 LPS(10μg/ml)刺激分别作用 30 分钟，2 小时；Group B₀：细胞与转染试剂/IKKγsiRNA 混合物作用 48 小时；Group B₁，B₂：细胞经转染及 IKKγ 干扰处理后，给予 LPS(10μg/ml)刺激分别作用 30 分钟，2 小时；Group C₀：细胞与转染试剂/IKKα& IKKγsiRNA 混合物作用 48 小时；Group C₁，C₂：细胞经转染及 IKKα& IKKγ 同时干扰处理后，给予 LPS(10μg/ml)刺激分别作用 30 分钟，2 小时；于不同作用时间点收集的样本分装后-80℃保存。参照文献方法提取 RAW 264.7 巨噬细胞核蛋白；依照试剂盒操作说明进行 siRNA 的设计与制备；采用 siPORT Lipid 方法转染细胞；采用常规 TRIzol法提取各标本的总 RNA；依照试剂盒提供说明书进行 RT-PCR 操作；采用 Western blot 印迹分析各蛋白样品。

2. 研究结果

(1)RNA 干扰后 IKK-α 及 IKK-γ 基因表达情况：以脂质体为转染载体，将针对靶基因的小片段 RNA 导入细胞并培养 48 小时后，RT-PCR 结果显示 RAW 264.7 巨噬细胞中 IKK-α 及 IKK-γ 基因表达出现明显下调，而未给予 RNA 干扰处理的对照组中 IKK-α 及

IKK-γ基因表达无明显变化,差异有统计学意义($P<0.05$)。将 IKK-α 基因沉默后能相应地引起 IKK-γ 代偿性表达增强,反之亦然,差异有统计学意义($P<0.05$)。经 LPS 刺激活化后,RAW 264.7 巨噬细胞中 IKK-α 和 IKK-γ 表达随作用时间逐渐增强。当对目的基因 IKK-α 及 IKK-γ 进行 RNA 干扰后,能显著降低二者的表达水平,且以 si-IKK(α&γ)组最为明显,差异有统计学意义($P<0.05$)。

(2)应用 Western 蛋白印迹法对 NF-κBp65 及 p50 蛋白的表达情况进行了分析:结果给予 LPS 刺激后,核内 NF-κB p65/p50 表达显著增强,并于 2 小时达到高峰;而胞浆内则出现相应时间点的表达降低。应用针对 IKK-α 及 IKK-γ 的 siRNA 进行干扰处理后,能显著抑制核内 NF-κB p65/p50 的表达,并以 si-IKK(α&γ)组作用最为突出;同时胞浆内 NF-κB p65/p50 蛋白表达量也出现明显减低,差异有统计学意义($P<0.05$)。进一步实验表明,IKK-α 及 IKK-γ 发生基因沉默后,同样能对由 LPS 诱导的 RAW 264.7 巨噬细胞胞浆中 I-κBα的转录和合成起到下调作用,差异有统计学意义($P<0.05$)。

(3)LPS 对巨噬细胞 p105 蛋白的表达及核易位的影响情况:LPS 能活化巨噬细胞并使其合成大量 p105 蛋白,与时间呈正相关。对 IKK-α 及 IKK-γ 的基因沉默后,不但可以显著下调胞浆、胞核中 p105 表达量,而且能抑制 p105 蛋白的核易位,尤以 si-IKK(α&γ)处理组最为明显,差异有统计学意义($P<0.05$)。

(二)研究结果的分析及意义

1. 蛋白激酶 IKK-α、IKK-γ 在调节炎症信号通路活化中具有相互协同作用

蛋白激酶 IKK-α、IKK-γ 在调节巨噬细胞 NF-κB 炎症信号通路活化的过程中存在明显的相互协同作用,以弥补两者当中任意一种蛋白活性受到过度抑制时所引起的炎症信号通路持续传导的功能障碍。经针对 IKK-α 及 IKK-γ 的 siRNA 分别转染到 RAW 264.7 巨噬细胞内,经 RT-PCR 和免疫印迹检测,转染细胞的 IKK-α 及 IKK-γ 的表达显著降低,证明该研究中所使用的 RNA 干扰的方法针对目的基因的沉默作用是有效和可靠的。正常细胞给予 LPS 刺激能诱导 IKK-α 及 IKK-γ 的表达,并且随作用时间的延长而增强;但如果预先将 IKK-α 及 IKK-γ 基因沉默再给予 LPS 刺激时,则仅出现转录水平的低表达。将 IKK-α 基因沉默后,会引起 IKK-γ 的代偿性表达增强,反之亦然。

2. 蛋白激酶 IKK-α 及 IKK-γ 活化的功能状态

证实在 LPS 刺激巨噬细胞诱导 IκB-α 表达增强的过程中,蛋白激酶 IKK-α 及 IKK-γ 活化功能状态的维持具有十分重要的作用:该研究以 RAW 264.7 巨噬细胞为研究对象,对 LPS 诱导的 NF-κB p65/p50 蛋白的表达、核易位情况以及目的基因 IKK-α 和 IKK-γ 发生基因沉默对上述环节产生的影响进行了初步分析。结果显示,LPS 是 RAW 264.7 巨噬细胞活化的强刺激物,能引起 NF-κB 活性过度增强及发生显著核易位。如将蛋白激酶 IKK-α 或 IKK-γ(尤其在二者同时干扰的处理组中)基因沉默后能显著抑制 NF-κB p65/p50 的合成及过度活化状态。表明 LPS 能刺激活化巨噬细胞,促进抑制蛋白 IκB-α 表达,加速 NF-κB p65/p50 发生核易位。同时将目的基因干扰沉默后,抑制蛋白 IκB-α 的再合成出现延迟现象,且以 si-IKK(α&γ)共同干扰处理组最为明显。

3. 前体蛋白 p105 的合成及核内聚集是通过蛋白激酶 IKK 依赖的途径而实现

在 RAW 264.7 巨噬细胞过度活化过程中,前体蛋白 p105 的合成及核内聚集是通过蛋白激酶 IKK 依赖的途径实现的。由该研究中有关前体蛋白 p105 的检测结果可知:巨噬细胞经脂多糖 LPS 刺激后,前体蛋白 p105 出现胞浆表达减少并向细胞核内聚集;如预先将

IKK-α 及 IKK-γ 的基因沉默，然后再给予 LPS 刺激，则胞浆及核内前体蛋白 p105 表达均明显降低（以 IKK α&γ 同时干扰的处理组效果最强）。

该研究不仅丰富了蛋白激酶 IKK 家族在 NF-κB 炎症传导信号和炎症因子表达方面的调节机制及作用形式，而且为临床治疗多种炎性疾病，寻找更为适合的药物作用靶点提供了新的实验佐证。

四、核因子-κB 传导通路对腹腔感染时肺组织细胞凋亡的影响

目前研究表明，机体遭受各种严重损伤可引起全身炎症反应综合征（SIRS）而导致急性肺损伤（ALI），其中由感染导致的 SIRS（即脓毒症，Sepsis）是引起 ALI 的最常见的病因。由于临床监护技术和通气设备的进展，护理制度的完善，近年来临床治疗效果已经获得大幅度改善，患者的生存率大大提高，预后的生活质量也有所改善。但急性肺损伤的目前治疗措施中，主要是对症支持治疗或预防并发症的治疗，尽管一些细胞因子拮抗剂已经应用于临床，但是针对脓毒症时急性肺损伤发病机制的完整的具有一定特异性的治疗方案还没有形成。在细菌感染所致的脓毒症中，其感染致死性效应主要与 LPS 的生物学效应有关，LPS 是单核细胞强烈的激活物，可促进肿瘤坏死因子（TNF-α）和其他有害因子的合成与释放，而这些因子在脓毒症中可引起休克和死亡，多种促炎性细胞因子和炎症介质失控性释放，是导致 SIRS 或脓毒症的关键。核因子-κB（NF-κB）是主要参与机体免疫和炎症分子表达调控的转录因子，其活化后通过调控主要炎症分子表达而参与炎症过程。细胞凋亡（Apoptosis）是一种由基因调控的主动而有序的细胞死亡过程，近年来，ALI 发病过程中细胞凋亡的作用日益受到重视，细胞因子可通过抑制炎症细胞凋亡，延长炎症反应时间，加重肺血管内皮-肺泡上皮损伤。近年研究表明，核转录因子 NF-κB 的激活能增加抗凋亡蛋白的转录，对其进行抑制后可使炎症反应减轻。因此，针对 NF-κB 进行干预已成为目前抗炎治疗的焦点之一。糖皮质激素具有强大的抗炎作用，对 NF-κB 也具有一定的抑制作用，PDTC 是核转录因子 NF-κB 的特异性抑制剂，虽然目前对糖皮质激素和 PDTC 的抗炎作用已进行了一定的研究，但对于何时给予药物干预效果最佳尚缺乏深入的研究。该实验采用大鼠盲肠结扎加穿孔方法（cecal ligation and puncture，CLP）导致脓毒症模型，观察了大鼠外周血内毒素和 TNF-α 的活化水平以及在造模后不同时段使用 NF-κB 抑制剂吡咯烷二硫代氨基甲酸盐（pyrrolidine dithiocarbamate，PDTC）和糖皮质激素对脓毒症动物肺组织细胞凋亡的调节效应，并对其作用机制进行了初步的探讨，为临床治疗提供一定的理论依据。

（一）主要研究方法和结果

1. 主要方法

将 80 只 SD 大鼠随机分成四组，每组 20 只。假手术（Sham operation，SO）组：只开腹翻动盲肠，不结扎穿孔，关腹；模型（CLP）组：对盲肠进行结扎穿孔手术后关腹；地塞米松干预（CLP+Dex）组：动物处理同模型组，在处死大鼠相应的时间点前 2 小时腹腔注射地塞米松（2mg/kg）；PDTC 干预（CLP+PDTC）组：动物处理同模型组，在处死大鼠相应的时间点前 2 小时腹腔注射 2% 的 PDTC（1ml/100g）。造模后 3、6、12、24 小时，经腹主动脉采血致死。抽取的血液中分离血清，并取出肺组织立即液氮冻存备用。采用鲎试剂基质偶氮显色法检测血浆内毒素水平；采用放射免疫法检测血浆中 TNF-α 的含量；采用常规 TRIzol 法提取各标本的总 RNA；采用 RT-PCR 反应进行大鼠肺组织中 Fas、FasL、caspase3 mRNA 表达的测定；通过光学显微镜观察肺脏大体病理改变。

2. 研究结果

(1)盲肠结扎加穿孔法可诱导大鼠出现较典型的脓毒症导致肺损伤,给予地塞米松或PDTC干预,有一定的治疗效果。16组动物取左肺组织作肺脏病理学检查。肉眼可见正常对照组大鼠肺组织粉红干燥,外观膨胀,弹性良好;CLP组大鼠肺脏颜色灰暗、潮湿,外观塌陷,弹性降低,表面有出血点;Dex组和PDTC组肺组织较CLP组从外观上有所改善,但与正常对照组比较仍有较大差别。普通光镜检查可见,SO组肺组织无充血、水肿,无大量中性粒细胞浸润,肺泡腔内无渗出;CLP组肺组织充血,水肿,肺泡壁增厚,甚至出血,可见大量中性粒细胞浸润,肺泡腔内可见渗出液;Dex组和PDTC组肺组织充血水肿减轻,不见出血,肺泡壁增厚程度减轻,炎症细胞浸润减少,肺泡腔内未见渗出液。通过肉眼及光镜观察发现,各组大鼠肺组织变化在4个不同时间点中,6小时时间点炎症反应最重。

(2)CLP组与SO组相比较,血浆ET水平在造模后3小时即开始升高,差异有显著性($P<0.05$),6小时后差异进一步扩大($P<0.01$),用Dex和PDTC药物干预后,内毒素的水平均低于CLP组,但无显著性差异($P>0.05$),与对照组相比仍有显著性差异($P<0.05$or $P<0.01$),Dex组与PDTC组间比较,血浆中内毒素的含量没有显著性差异($P>0.05$)。

(3)与SO组比较,CLP组血浆TNF-α的浓度在3小时即显著升高($P<0.05$),6小时达峰值(6.99 ± 0.87ng/ml),12小时仍维持于较高水平,24小时时下降,与SO组比较无显著性差异,给予Dex和PDTC干预后,各个时间点TNF-α的浓度仍高于SO组,但仅在6小时和12小时两个时间点具有显著性差异($P<0.05$);与CLP组比较,Dex和PDTC干预组血清TNF-α浓度均降低,但仅在6小时时间点具有显著性差异($P<0.05$);Dex和PDTC组两组间比较,各个时间点TNF-α浓度均无显著性差异。

(4)与SO组比较,CLP组Fas、FasL、caspase3 mRNA的表达在3、6、12、24小时四个时间点均升高,在3小时不存在显著性差异($P>0.05$),6小时后差异开始具有显著性($P<0.05$),12小时和24小时两时间点差异性进一步扩大($P<0.01$),DeX组和PDTC组与SO组比较,各个时间点Fas、FasL、caspase3 mRNA的表达均升高,但仅在12小时和24小时两个时间点具有显著性差异($P<0.01$);与CLP组比较,Dex和PDTC干预组在各个时间点Fas、FasL、caspase3 mRNA的表达均降低,但仅在6小时时间点具有显著性差异($P<0.05$);Dex和PDTC两处理组间比较,各个时间点Fas、FasL、caspase3 mRNA的表达无显著性差异($P>0.05$)。

(二)研究结果的分析及意义

1. 腹腔感染时出现内毒素血症和全身炎症反应

CLP模型组大鼠血清内毒素水平显著高于SO组,提示CLP时由于严重的腹腔感染导致肠黏膜屏障的破坏,大量内毒素进入血液循环,出现了严重的内毒素血症;血浆内毒素与血清TNF-α及肺组织细胞凋亡呈显著正相关,提示增高的内毒素促使TNF-α等炎症介质的释放,引起肺组织细胞的凋亡,并导致肺损伤;通过盲肠结扎穿孔所致的大鼠急性肺损伤模型中,血清中TNF-α的浓度呈上升趋势,提示TNF-α作为致伤性介质在感染性ALI发病过程中发挥作用。TNF-α浓度在造模后6小时达到峰值,与内毒素水平和肺组织细胞凋亡呈一致性,有明显的相关性,提示它们是启动并推动脓毒症全身炎症反应综合征的重要因素,还能在一定程度上作为评价病情和判断预后的指标。

2. 腹腔感染时肺组织凋亡相关基因Fas、FasL、caspase-3 mRNA的表达明显增加

通过RT-PCR方法检测发现CLP组Fas、FasL、caspase-3 mRNA的表达明显高于SO

组,且其表达程度与肺组织损伤程度呈平行关系;给予地塞米松和 PDTC 进行干预后,Fas、FasL、caspase-3 的表达显著下降,而肺组织损伤也明显减轻,说明通过阻断 NF-κB 传导通路,减少炎症介质的释放,能有效地减轻急性肺损伤时细胞凋亡程度。

3. 地塞米松可以有效抑制炎症反应减轻肺组织损伤

CLP 模型组血浆中内毒素和 TNF-α 含量明显升高,且持续时间较长,12 小时后仍有很高水平的表达,并与肺组织的损伤程度和肺组织靶细胞凋亡呈平行关系;地塞米松干预组不仅显著抑制 ALI 大鼠肺组织细胞凋亡,使 Fas、FasL、caspase-3 mRNA 的表达下调,而外周血中内毒素和 TNF-α 的含量也显著降低,肺组织的损伤明显减轻,说明地塞米松可通过抑制炎症反应因子来调控肺组织靶细胞的凋亡。但地塞米松又是一个强烈的免疫抑制剂,可以使免疫系统严重抑制,抗感染能力下降。所以临床上地塞米松或者说糖皮质激素(GC)的应用一直受到质疑。而一旦出现常规治疗不能改善的缺氧,人们仍会考虑应用 GC。但 GC 应用的实机与剂量还应仔细推敲。临床研究表明,小剂量 GC 在炎症反应中可发挥抗炎作用,降低患者血浆 TNF-α、IL-6 水平。小剂量 GC 能协同包括机械通气在内的常规治疗方法纠正缺氧,为原发病的治疗赢得时间。同时在腹腔感染所致的肺损伤中主张与通里攻下、清热解毒、活血化瘀中药及适时地外科引流等相结合,将会收到更好的治疗效果。

(李海龙　陈海龙　张桂信)

参考文献

[1] 李海龙,陈海龙,张波,等.一氧化氮对急性肺损伤发病过程中核因子-κB 活化的调节作用[J].世界华人消化杂志,2006,14(3):273-279.

[2] 陈海龙,李海龙,李宏,等.RNA 干扰介导的 IκB 蛋白激酶 α 及 γ 基因沉默对巨噬细胞分泌细胞因子的影响[J].世界华人消化杂志,2008,16(36):4056-4061.

[3] 陈海龙,李海龙,张桂信,等.RNA 干扰介导的核转录因子-κB 抑制蛋白激酶 α 和 γ 基因沉默对核转录因子-κB 信号通路调节作用的影响[J].中国危重病急救医学,2009,21(3):131-134.

[4] Tamizhselvi R,Koh YH,Sun J,et al.Hydrogen sulfide induces ICAM-1 expression and neutrophil adhesion to caerulein-treated pancreatic acinar cells through NF-kappaB and Src-family kinases pathway[J].Experimental cell research,2010,316(9):1625-1636.

[5] Yu G,Wan R,Yin G,et al.Diosmetin ameliorates the severity of cerulein-induced acute pancreatitis in mice by inhibiting the activation of the nuclear factor-kappaB[J].International journal of clinical and experimental pathology,2014,7(5):2133-2142.

[6] Zhang MS,Zhang KJ,Zhang J,et al.Phospholipases A-Ⅱ(PLA2-Ⅱ)induces acute pancreatitis through activation of the transcription factor NF-kappaB[J].European review for medical and pharmacological sciences,2014,18(8):1163-1169.

第十一章 | 通里攻下法防治MODS的作用机理

一、MODS 时肠道细菌移位及通里攻下法的影响

临床上发现很多死于脓毒症或 MSOF 的患者在临床上甚至死后尸检也不能发现脓毒感染灶,这个事实提示我们这些感染可能起源于肠道。因此大量的实验研究表明,肠道可能是在多种情况下(创伤、休克、烧伤、急性胰腺炎、梗阻性黄疸等)引起全身感染的细菌库。

由于肠道屏障功能衰竭而使肠道内细菌进入肝、脾、淋巴结以至全身血液循环的过程称为细菌移位(bacterial translocation,BT)。

陈海龙等应用酵母多糖(zymosan A)成功地复制了非细菌性 MODS 模型,发现其可以造成肠屏障功能损伤而致肠源性内毒素血症和 MODS。但在这个过程中是否存在着细菌移位,细菌移位在 MODS 发生发展中有何重要意义,通里攻下中药对 MODS 时的细菌移位是否有抑制作用,其可能的机理是什么? 本部分对上述问题进行观察、分析与探讨。

(一) 主要研究方法和结果

1. 主要方法

将 48 只 SD 大鼠随机分成对照组(腹腔注射等量液体石蜡),采用 zymosan 腹腔注射法制备动物模型,另设不同治疗组,分别为:模型加大承气汤治疗组(腹腔注射 zymosan,经口灌服大承气汤),模型加大黄治疗组(腹腔注射 zymosan,经口灌服大黄水煎剂),模型加抗生素脱污染组(在用 zymosan 1.0mg/g 体重造模前 3 天预先给予新霉素及甲硝唑灌胃),模型加治疗组(腹腔注射 zymosan,经口灌服氨苄青霉素),每组 6 只 SD 大鼠。大鼠制备模型后 20 小时开始参照 Katz 介绍的方法进行 E. coli 方位标记,继续观察 4 小时后分别采集髂静脉血及门静脉血,在液闪计数仪上测定 DPM 值。

2. 研究结果

(1)与对照组相比,模型 I 组 MLN 组织中放射性计数明显增高,差异有统计学意义($P < 0.05$),出现细菌移位,而其他组织和血液中则无显著差别;模型 II 组、模型 III 组各组织和血液中放射性计数则明显增高,而尤以门静脉血中增加明显,差异有统计学意义($P < 0.05$),并且可以看出,随着致病原 zymosan 浓度的加大,每一脏器组织和血液中放射性计数出现递增,差异有统计学意义($P < 0.05$),说明 MODS 状态下细菌移位的发生与致病原 zymosan 剂量相关,具有剂量依赖性。

(2)抗生素脱污染给各脏器组织和血液中标记细菌的放射性计数明显高于模型组,差异有统计学意义($P < 0.05$),表明预先用新霉素和甲硝唑给肠道脱污染不仅不能控制反而促进 MODS 大鼠细菌移位的发生。

(3)大承气汤组和大黄组各脏器组织和血液中标记细菌的放射性计数与模型组相比明显减少,差异有统计学意义($P < 0.05$),表明大承气汤和大黄能显著抑制 zymosan 引起的细菌移位,二者作用相近,其中对细菌向肺和肾组织移位的抑制作用,以大黄为佳。

（4）氨苄青霉素组各脏器和血液中的放射性计数与模型组相比有轻度下降，但明显高于大承气汤组和大黄组，差异有统计学意义（$P<0.05$），表明氨苄青霉素抑制细菌移位的作用不明显。

（二）研究结果的分析及意义

1. 肠道屏障损伤-细菌移位-MODS 具有内在联系和必然性

E. coli 确能透过肠壁发生移位而进入肝、脾、肺、肾、肠系膜淋巴结以及进入体循环中，它具有以下特点：zymosan 所致细菌移位，具有剂量依赖性 zymosan 在 0.1mg/g 体重剂量时，实验动物无明显毒性反应、细菌移位以 MLN 为主。在 0.5mg/g 体重和 1.0mg/g 体重剂量时，除明显的毒性反应和出现死亡外，在 MLN，肝、脾、肺、肾以及门静脉和周围血中均有显著细菌移位，随着剂量加大细菌移位程度加大。炎症较轻时，细菌移位主要是通过淋巴系统；炎症较重时，两条途径同时起作用，而门静脉途径尤其重要。肠道屏障损伤-细菌移位-MODS 是 zymosan 诱发 MODS 的不同发展阶段，具有内在联系和必然性。我们以前的实验已经证实 zymosan 通过诱导过氧化损伤、产生内毒素血症、增加肠黏膜通透性等能够导致肠道屏障的损伤和破坏，且具有剂量依赖性。细菌移位是肠屏障功能衰竭的结果，又是导致 MODS 的重要原因。内毒素血症和细菌移位互为因果、协同作用，导致机体器官功能损伤，因此这二者很可能就是 MODS"两次打击"学说的第 2 次打击因子，也可以说肠道是 MODS 进而导致 MSOF 的起源，也是全身感染时细菌的来源场所。

2. 预先给肠道脱污染不能控制细菌移位

预先用新霉素和甲硝唑给肠道脱污染，不仅不能控制细菌移位，反而加重实验动物肠道细菌移位的程度。预先应用新霉素旨在杀灭肠道革兰氏阴性细菌、用甲硝唑杀灭肠道内厌氧菌，试图能减少肠道细菌移位，但为什么适得其反呢？进一步分析原因有二：一是由于肠道内定植的厌氧菌群是肠道生物学屏障的重要组成部分，由于甲硝唑杀灭大量厌氧菌，破坏了肠道细菌的微生态平衡；二是由于大量革兰氏阴性细菌被杀灭，菌体裂解，产生了高浓度的内毒素，内毒素入血一方面它反过来通过增加通透性和过氧化损伤破坏了肠道屏障功能，另一方面抑制了肝脏网状内皮系统的吞噬功能和全身免疫力。因此，促进了细菌移位的发生。氨苄青霉素并不能有效地抑制细菌移位的发生，究其原因，也是因为它只能杀灭体内相应的细菌，却不能对抗细菌所产生的内毒素，而且近来还发现，氨苄青霉素或庆大霉素的应用能促使单核巨噬细胞分泌 TNF-α 等细胞因子增加，对机体产生不利影响。因此，近年来有人提出了选择性消化道脱污染（selective decontamination of the digestive tract，SDD）的治疗措施。旨在使用肠道不吸收抗生素选择杀灭肠内的革兰氏阴性菌和真菌而不影响肠道厌氧菌的生长。但结果并不令人满意。临床研究结果表明 SDD 不能改善患者的生存和降低死亡率。一个重要的原因同样是因为抗生素对内毒素血症和由其诱发的组织损伤没有保护作用。

3. 大承气汤和单味大黄对控制细菌移位有显著效果

大承气汤是张仲景《伤寒论》治疗阳明腑实证的经典名方，具有通里攻下，消痞除满的功效。大黄是其重要组成之一，除了通里攻下外，还具有清热解毒，活血凉血等功用。因此大承气汤能促进肠蠕动，减轻和消除炎症，降低毛细血管通透性等。大承气汤抑制细菌移位的可能机制有：排除胃肠积滞，清除肠道内的细菌和内毒素；抑制细菌生长繁殖，中和内毒素，减轻或消除其毒性；保护肠道机械屏障的完整性；增强网状内皮系统的吞噬能力和机体免疫力；调整肠内菌群，维护肠道生物学屏障的稳定性；抑制 LPS 诱生的细胞因子，减轻对机体的危害。总之，细菌移位的发生机制复杂，是一个涉及众多环节的连续的动态过程，它不是一个"全或无"(all or none)现象。因此，治疗上不仅要针对肠道菌本身，还要注意保护肠道的整体屏障功能和调整机体免疫力,才能最大限度地控制或减少细菌移位的发生,从而防治MODS及其后果。

二、通里攻下法对MODS时肠道屏障功能的保护作用

在创伤和感染等应激状态下,肠道的屏障功能受到削弱或损害,就可使肠道内大量的细菌和内毒素经门静脉和淋巴系统侵入血液循环,造成肠源性感染和内毒素血症,并在一定条件下激发细胞因子的连锁反应和毒性网络,引起全身各器官的损害。应用酵母多糖(zymosan A)腹腔注射制备大鼠MODS动物模型,发现肠道屏障功能损伤和破坏在MODS中具有重要的发病学意义。该研究探讨了中医通里攻下法对MODS时肠道屏障功能的保护作用。

(一)主要研究方法和结果

1. 主要方法

将80只SD大鼠随机分成对照组、模型组、中药组、抗生素组,每组20只。其中对照组腹腔注射无菌液体石蜡并生理盐水灌胃,模型组造模(无菌zymosan A粉剂与无菌液体石蜡制成混悬液,按1.0mg/g体重腹腔注射,诱发无菌性腹膜炎,制备MODS模型,并生理盐水灌胃),中药组造模并大承气汤灌胃,抗生素组造模并氨下青霉素灌胃。造模48小时后,麻醉下采眼球与门静脉静脉血,并取部分末段回肠组织。内毒素含量采用鲎实验偶氮基质显色法;还原型谷胱甘肽(GSH)含量采用荧光测定改良法;黄嘌呤氧化酶(XOD)活性的测定按吴晓生等介绍的NBT比色法;丙二醛(MDA)含量的测定采用改良的八木国夫法;TNF-α含量采用放免法;DAO含量测定采用分光光度法;采用夏愿耀的方法以镧作示踪剂进行肠黏膜和肠细胞膜通透性的观察;通过光学显微镜和电子显微镜观察回肠组织病理改变。

2. 研究结果

(1)血内毒素含量:模型组外周血和门静脉血内毒素含量明显高于对照组($P<0.01$);与模型组比较,中药组两者含量明显下降($P<0.01$),而抗生素组变化不明显($P>0.05$)。

(2)血和肠组织过氧化情况:模型组血清和肠匀浆中XOD活性和MDA含量明显升高,GSH含量明显下降($P<0.01$);中药组血清和肠匀浆中XOD活性和MDA含量出现明显下降($P<0.01$),GSH含量出现明显升高($P<0.05$)。而抗生素组未出现明显变化($P>0.05$)。

(3)血和肠组织DAO含量:与对照组比较,模型组血清中DAO含量明显升高($P<0.01$),肠匀浆DAO含量明显下降($P<0.01$);与模型组比较,中药组血清中含量明显下降($P<0.01$),而肠匀浆DAO含量明显升高($P<0.05$);而抗生素组变化不明显($P>0.05$)。与对照组比较,模型组血清和肠匀浆中TNF-α含量明显升高($P<0.01$);与模型组比较中药组血和肠组织TNF-α含量出现明显下降($P<0.01$),而抗生素组变化不明显($P>0.05$)。

(4)小肠黏膜病理改变:光镜观察发现模型组小肠黏膜出现明显病理改变,光镜观察发现模型小组小肠黏膜出现明显病理改变,经不同治疗后病理改变减轻,以中药组为优,抗生素组较差。

(5)肠黏膜通透性研究结果:模型组大鼠肠标本中,镧颗粒沿着细胞周缘呈线条状分布,线条的粗细不尽相等,有的随着细胞间隙的走问呈弯曲或缠绕成不规则圈网状,有的镧颗粒可呈串珠状分布,在部分标中镧颗粒透过细胞膜进入细胞内。而在对照组肠标中中未见沉积的镧颗粒。经不同治疗后肠细胞间质和肠细胞内的镧颗粒明显减少,以中药组为优,抗生素组较差。

（二）研究结果的分析及意义

1. 通里攻下中药大承气汤对肠道屏障具有明显的保护作用

MODS 时肠组织中 DAO 含量出现明显下降，表明肠道屏障功能受到损伤和破坏。而通里攻下中药大承气汤能明显提高模型状态下已经显著降低了的肠组织中 DAO 的含量，因而提示通里攻下中药对肠道屏障具有明显的保护作用。

2. 大承气汤对肠道屏障保护作用的机制

（1）中药能防止或减轻肠黏膜的过氧化损伤。肠黏膜组织中含有丰富的 XOD，它所产生的氧自由基是造成肠道机械屏障损伤的重要因素。该实验发现，下法中药能明显提高肠黏膜组织中抗氧化剂 GSH 的含量，降低 XOD 活性，减少过氧化脂质 MDA 的生成。因而具有抗过氧化损伤的功效。

（2）中药能减轻血液循环中内毒素的含量，因而能减轻内毒素对肠黏膜上皮细胞的直接损伤和破坏作用。

（3）中药能降低肠壁毛细血管通透性，改善微循环，疏通肠道，降低肠腔内压力，因而能改善血运，增加氧到肠的运输，减轻过氧化损伤。

（4）中药能降低肠黏膜通透性和肠细胞渗透性，因而起到直接的保护作用。

（5）中药能通过调整肠内细菌微生态平衡而加强肠道的生物学屏障功能。

（6）中药能抑制肠道相关淋巴组织中的免疫活性细胞产生和释放 TNF-α 等细胞因子，减轻这些炎性细胞因子通过旁分泌对肠上皮细胞的损害。

因此，通里攻下法通过保护肠道屏障功能可以减少肠源性内毒素血症和肠源性细菌移位，进而防治多器官功能不全综合征。

三、复方清下汤对脓毒症大鼠细胞因子的调控

脓毒症多继发于严重感染、创伤、休克和大手术后，是由于局部或全身感染等因素所导致的 SIRS，进而发展到晚期形成的脓毒性休克和 MODS 是该症的主要死亡原因，也是临床上危重病中最常见的死亡原因。有关脓毒症的防治尽管已有很多方面的研究，但至今尚无特效治疗措施。目前关于脓毒症的研究多集中于对脓毒症不同时期各种炎性因子的研究。细胞因子是机体正常防御反应的重要参与成分，刺激过于强烈、细胞因子产生过度时，它们又可对机体组织产生广泛的损伤作用。TNF-α 又称为恶液质因子，主要由单核巨噬细胞分泌，是严重腹内感染或重型急腹症时远隔器官损伤的重要参与者，是介导 SIRS、脓毒性休克、ALI 和 MODS 的重要起始因子，它可诱导其他多种因子的产生，这些促炎性细胞因子之间相互作用可形成许多正反馈环，导致所谓炎症"级联效应"的发生。在脓毒症过程所引起的 ALI 与上述基因表达调控的相关性研究越来越受到学术界的关注。近年来应用中西医结合方法治疗严重腹内感染或重型急腹症所导致的脓毒症或 MODS 取得了较好的效果。

（一）主要研究方法和结果

1. 主要方法

将 50 只 SD 大鼠随机分成对照组，假手术组（SHAM 组），模型组（CLP 组），CLP 加复方清下汤组，CLP 加头孢派酮/舒巴坦组，每组 10 只。其中 SHAM 组只在盲肠根部穿入丝线不行结扎和穿孔。盲肠结扎加穿孔法复制大鼠脓毒症模型，在与肠系膜相对的盲端肠壁浆膜处用 18 号针头穿刺 2 孔，2 孔相距约 1cm。盲肠送回腹腔，逐层缝合肌肉及皮肤。造模 24 小时后，下腔静脉取血，并取肺组织备用。计算肺湿/干比值并通过光学显微镜和电子显

微镜观察肺组织病理形态学改变。取血液标本进行肺组织髓过氧化物酶(myeloperoxidase,MPO)的测定和血清 TNF-α 的检测。

2. 研究结果

(1)一般情况的比较:假手术组大鼠术后 30 分钟左右完全醒转,6 小时左右体温恢复正常,无死亡,饮食正常,反应灵敏,呼吸均匀平稳,被毛顺滑有光泽,喜扎堆取暖,大便正常。模型组大鼠术后 24 小时内,一部分死亡,存活大鼠躯体蜷缩,精神萎靡嗜睡,活动减少,呼吸频率加快,口鼻周围有黏性分泌物,眼目不睁,不进食水。抗生素及中药治疗组大鼠在各观察时间点存活数量均较模型组多,且部分存活大鼠的活动性、反应以及进食饮水状况明显优于模型组。

(2)肺脏组织病理改变情况:①假手术组:肺基本正常,肺泡间隔没有增宽,毛细血管内皮细胞没有肿胀,没有出血和纤维素渗出(肺有轻微过度充气表现)。②模型组:肺间质和肺泡内水肿,伴有大量红细胞渗出(出血)和纤维素沉积,肺泡间隔毛细血管内皮细胞高度肿胀。③抗生素处理组:较模型组肺泡间隔变窄,毛细血管内皮细胞肿胀减轻,出血明显减少,纤维素渗出相对减少。④复方清下汤处理组:较模型组肺泡间隔变窄,毛细血管内皮细胞肿胀减轻,出血减轻,纤维素渗出明显减少。

(3)TNF-α 含量比较:脓毒症模型组大鼠外周血中 TNF-α 含量较假手术组明显升高($P<0.01$)。中药组、抗生素组与模型组比较外周血中 TNF-α 含量明显下降($P<0.01$)。

(4)肺组织 MPO 测定结果:脓毒症模型组大鼠肺组织 MPO 测定结果较假手术组明显升高($P<0.01$)。中药组、抗生素组与模型组比较肺组织 MPO 测定结果均明显下降($P<0.01$)。

(5)大鼠肺湿/干比值检测结果:脓毒症模型组大鼠肺湿/干比值检测结果较假手术组明显升高($P<0.01$)。中药组、抗生素组与模型组比较肺湿/干比值检测结果均明显下降($P<0.01$)。

(二)研究结果的分析及意义

1. 脓毒症大鼠肺损伤的发病机理

脓毒症模型组大鼠外周血中 TNF-α 以及肺组织匀浆 MPO 水平显著高于对照组,大鼠肺湿/干比值检测结果也明显升高,表明在脓毒症炎症刺激下,肺泡巨噬细胞释放大量的炎性细胞因子参与脓毒症肺损伤的过程。脓毒症时肺泡巨噬细胞分泌的细胞因子,特别是 TNF-α 可以同时刺激肺微血管内皮细胞,增加其表面表达 ICAM-1。研究表明,中性粒细胞黏附分子表达在趋化因子、脂质介质作用下可发生上调,导致白细胞-内皮细胞间相互作用,促进中性粒细胞的聚集、黏附和渗出,释放大量活性氧和弹性蛋白酶对血管内皮细胞及肺泡上皮细胞产生损害作用。而模型组肺组织的病理形态学方面也呈现间质和肺泡内水肿,伴大量红细胞渗出(出血)和纤维素沉积,肺泡间隔毛细血管内皮细胞高度肿胀。而 IL-1 和 IL-6 通过诸方面作用可导致白细胞与内皮细胞间相互作用,促进 PMN 的聚集、黏附,释放炎症介质破坏结缔组织,诱导破骨细胞、成纤维细胞等释放胶原酶分解胶原蛋白,加重肺毛细血管内皮细胞(PVEC)损伤,内皮细胞完整性破坏,形成病理性通道,导致水和大分子成分外渗,形成肺水肿,导致肺损伤。另外,MPO 是 PMN 的标志酶,其在组织中的活性升高,一方面说明组织中的 PMN 数量增多,另一方面预示可能引起组织的损伤。因此,组织中MPO 活性的高低可以反映 PMN 在组织中的扣押程度,并提示存在 PMN 的活化,这也与该实验的结果相一致,并与肺脏病理损害切片的程度一致。

2. 复方清下汤可以减轻脓毒症性肺损伤

复方清下汤处理组外周血 TNF-α 水平及肺组织匀浆 MPO 平行显著低于对照组,大鼠肺湿/干比值检测结果也明显降低,肺组织的病理形态学方面较模型组肺泡间隔变窄,毛细血管内皮细胞肿胀减轻,出血减轻,纤维素渗出明显减少。中医学理论认为,肺朝百脉、肺为娇脏、肺与大肠相表里,若肺气被邪毒所遏,失其宣肃,则喘促细数,传入阳明与肠道糟粕搏结,肺气不通而浊气又不能从下而出,扰乱了肺与大肠相表里的生理状态而出现喘满症,这与脓毒症肺损伤大鼠模型中的症象一致。而复方清下汤具有通里攻下的作用,可泻下热结,荡涤积滞,通畅腑气,其通腑利肠泻肺实,使肺气得以宣发肃降,兼具清热解毒、活血化瘀之功效。

复方清下汤减轻脓毒症肺损伤可能的机制总结为:

(1)直接抑制细菌生长和代谢,减少内毒素的产生;

(2)通过攻下作用使大量细菌和内毒素随肠内容物排出体外,减少内毒素的吸收;

(3)通过改善微循环、降低血管通透性、增强网状内皮细胞功能、抑制内毒素的吸收并使其失活;

(4)对某些细胞因子调控发生改变,抑制某些炎症介质的过度释放,达到减轻肺损伤的作用。其机制可能是通过抑制脓毒症大鼠肺泡巨噬细胞分泌 TNF-α、IL-l、IL-6,减少炎症细胞的聚集和浸润,减轻对中性粒细胞的刺激和趋化,抑制肺微血管内皮细胞间黏附分子和内皮细胞黏附分子的的表达,而达到其保护作用。

另一方面,抑制中性粒细胞黏附分子表达,减少多型核白细胞在肺脏局部的聚集、黏附及渗出,起到保护作用,可能是其治疗脓毒症肺损伤的分子生物学基础。复方清下汤具有抗炎症作用,可以抑制肺泡巨噬细胞过度活化,减少炎症细胞的浸润,从而能有效减轻脓毒症时的肺损伤,但其具体机制尚待进一步研究。

(陈海龙　苗　健　韩　啸)

参考文献

[1] 陈海龙,刘艳,吴咸中,等.多器官功能不全综合征时肠道细菌易位及通里攻下法影响的实验研究[J].中国微生态学杂志,1998,10(6):24-28.

[2] 苗健,孙媛,陈晓燕,等.复方清下汤对脓毒症大鼠细胞因子调控及其肺损伤的作用[J].中国微生态学杂志,2009,21(7):616-619.

[3] 苗健,孙媛,陈晓燕,等.复方清下汤对脓毒症大鼠肺组织 ICAM-1 及 AQP-1 基因表达的影响[J].中国微生态学杂志,2009,21(8):710-714.

[4] 陈海龙,吴咸中,关凤林,等.中医通里攻下法对多器官功能不全综合征时肠道屏障功能保护作用的实验研究[J].中国中西医结合杂志,2000,20(2):41-43.

[5] 曹书华,王今达.大承气汤在多器官功能障碍综合征治疗过程中的免疫调节作用[J].中华创伤杂志,2004,20(12):720-723.

[6] 李毅,齐清会.大承气汤修复 MODS 大鼠小肠深部肌间神经丛神经-Cajal 间质细胞-平滑肌网络结构损伤的研究[J].中国中西医结合急救杂志,2007,14(04):200-204.

[7] 李毅,齐清会,张栋梁,等.大承气汤对 MODS 大鼠小肠深部肌间 Cajal 间质细胞损伤的作用[J].中国中西医结合外科杂志,2008,14(03):230-234.

[8] 张盛林,陈海龙,殷朔.急腹症脓毒症患者外周血单核细胞的活化和复方清下汤的治疗作用[J].大连医科大学学报,2010,32(3):295-298.

第四篇

急性胰腺炎及其肺损伤的发病机制及中西医结合研究

第十二章 急性胰腺炎的发病机制

第一节 氧自由基与急性胰腺炎

近年来，急性胰腺炎(AP)的病因及发病机理的研究又有一定进展，但其治疗效果仍不满意。究其原因与 AP 的发病机理尚未完全阐明有关。现有的研究结果表明，氧自由基(oxygen-derived free radicals, OFR)在 AP 的病理机制中具有重要作用。

一、急性胰腺炎时的过氧化损伤

OFR 是在分子氧的单价还原过程中产生的几种反应产物，包括：超氧化物阴离子(O_2^-)、氢氧根(OH^-)、过氧化氢(H_2O_2)和单线态氧($^1O_2$)。由于外层轨道上都有未配对的电子存在，使它们变成强有力的氧化剂或还原剂。OFR 非常活跃，具有高度反应性，几乎能与体内各种组织(如磷脂、蛋白质、DNA 等)发生反应，影响细胞的机能、代谢，并导致组织结构的破坏，产生一系列病理生理变化。

(一) 研究方法

1984 年 Sanfey 等用狗离体胰腺灌流方法首次研究了 OFR 与 AP 的关系。结果表明各种原因(缺血、脂肪酸灌注胰腺或酒精、胆石刺激等)引起的 AP 均与 OFR 的作用有关，从而认为 OFR 引起的过氧化损伤是各种病因导致的 AP 的共同发病环节。Guice 等通过静脉输注雨蛙肽(caerulein)而在大鼠体内成功地诱发了 AP 模型，研究了胰腺炎时的生化和组织学变化，并在不同时间点应用超氧化物歧化酶(superoxide dismutase, SOD)和过氧化氢酶(Catalase, CAT)进行治疗。Schoenberg 等也同样以雨蛙肽诱发的胰腺炎模型来观察 OFR 的产生及它对 AP 发生发展的影响。

由于 OFR 具有高度反应性，半衰期在微秒范围内，所以很难直接测定，必须通过其他途径才能证明它们在病理损伤机制中的作用。一个途径是测定组织中过氧化脂质的数量，并把它与组织损伤的发展程度相比较。共轭二烯(conjugate diene, CD)或丙二醛(malondialdehyde, MDA)可以看成是脂质过氧化的分解产物。另一个途径是通过特异的抗氧化酶 SOD 和 CAT 来清除自由基，以观察胰腺损害的程度。Gough 等应用组织化学发光法研究实验性 AP 时 OFR 的活性和作用。这是通过测定被自由基氧化后的组织细胞上特征性的光反射来估价 OFR 活性的一种新技术。

(二) 氧自由基可能的致病机制

既往的实验研究证明，表现为毛细血管通透性增加的毛细血管损伤是几种实验性 AP 发生的病理机制的早期阶段。后来的研究证实，OFR 在这种损伤中起着重要作用。

Dabrowski 的实验显示，AP 时胰腺组织中的 SOD 降低，血中 SOD 活性增加，是由于 OFR 引起的脂质过氧化物增加所致。Braganza 等发现急性或复发性胰腺炎患者的组织和胆汁中过氧化脂质的数量增加。有证据表明，OFR 可以诱使腺泡细胞内微管功能障碍，而使大量异常的分泌物成分——酶原被直接释放入胰腺间质和血流。一些实验显示,OFR 造成的膜稳定性降低,可使胰腺腺泡细胞溶酶体释放和各种胰酶的活化释放;OFR 还能激活磷脂酶 A2 使胰腺细胞膜上的卵磷脂分解,进一步造成胰腺组织的损伤。研究提示,OFR 的致病机理与 AP 时的血液循环障碍,特别是与血栓素异常增高有关。此外,AP 时的一些严重并发症,特别是 ARDS 以及 MSOF 与 OFR 的损伤有一定的关系。目前的观点认为,OFR 对机体的损伤可能起着一种"扳机样"作用。OFR 半衰期极短,作用半径也有限,但其产生的脂质过氧化物半衰期较长,可沿血管流至远隔部位造成组织损伤。

二、氧自由基的来源和生成途径

近年来的研究所提供的越来越多的证据表明,在实验性 AP 的发病机制中,OFR 介导了最早而且最基本的步骤。OFR 的生成主要有以下几种来源和途径。

(一)黄嘌呤氧化酶

研究已经证明,黄嘌呤氧化酶(XOD)是组织缺血/再灌注损伤时 OFR 产生的最主要来源。肠道和胰腺组织含有丰富的 XOD,在通常情况下,此酶几乎全部以 D 型(黄嘌呤脱氢酶)的形式存在,它是一种 XOD 的前体,相对无活性或活性不高。但当组织处于缺血缺氧等病理情况下,就由 D 型向 O 型转变,大量的黄嘌呤脱氢酶迅速转化为 XOD,而且活性大大提高,并催化组织中由于缺氧不能进一步代谢和分解而积聚的次黄嘌呤的氧化反应,产生大量的 OFR。因此,在缺血性胰腺炎时的 OFR 的损伤容易为人们所接受。

特别令人感兴趣的是,在几种 AP 模型中 XOD 抑制剂均能对胰腺产生相同的保护作用,这就表明 XOD 的作用可能是共同的诱发因素。现已明确,内生胰酶,特别是糜蛋白酶是 XOD 由 D 型向 O 型水解转换的强有力的催化剂,进而激发 OFR 产生的连锁反应。

(二)吞噬细胞

中性粒细胞和单核巨噬细胞的胞膜上含有 NADPH 氧化酶,当细胞进行吞噬时被激活,可将胞浆中的 NADPH 氧化为 $NADP^+$,同时产生两个活性氧。炎症时中性粒细胞浸润和吞噬而发生的"呼吸爆发"(respiratory burst),其结果通过氧的还原产生杀菌性化合物,包括 O_2^-、H_2O_2、OH^- 和 $^1O_2$。其中消耗的氧90%通过单电子还原生成 O_2^-。

(三)花生四烯酸连锁反应

花生四烯酸(arachidonic acid,AA)的连锁反应包括 OFR 的产生以及形成 PG 和 TXA2 等一系列相互联系又相互影响的多个环节。凡 AA 代谢比较活跃的细胞,如中性粒细胞、单核细胞、巨噬细胞和内皮细胞等均能生成 OFR。OFR 及其脂质过氧化物可直接激活磷脂酶 A2 的活性,使 AA 代谢增加,在环加氧酶(cyclooxygenase)、脂加氧酶(lipooxygenase)和加单氧酶(oxygenase)三条途径中,均可产生 OFR 和脂质过氧化物。

(四)线粒体

线粒体是进行氧化反应的主要场所,氧分子通过 4 个电子还原生成水。在这一电子传递系统中如果有一部分电子漏出,虽亦可进行正常的代谢呼吸,但漏出的电子一旦被还原,就可产生活性氧。发生漏出的重要部位是 NADPH—泛醌还原酶复合体和泛醌还原型的自身。

(五)微粒体

微粒体与活性氧的产生以及脂质过氧化反应的关系,以对 NADP—细胞色素 P_{450} 系统的研究最多。P_{450} 还原酶参与的本来是电子传递反应,但也存在着传递一个电子而生成一个活性氧的可能。

三、氧自由基的清除系统

机体内的 OFR 清除系统有抗氧化酶和抗氧化剂两大类。

(一)抗氧化酶系

包括 SOD、CAT 和谷胱甘肽过氧化物酶(glutathione peroxidase,GSH-PX)。SOD 存在于细胞浆和线粒体中,它是体内清除活性氧的特异性酶,可以大大加快活性氧歧化反应的速度,使 O_2^- 歧化为毒性较低的过氧化氢(H_2O_2);CAT 和 GSH-Px 能催化 H_2O_2 还原生成水。通过 SOD、CAT 和 GSH-PX 的作用去除 O_2^- 和 H_2O_2,防止 OH^- 生成和蓄积,以保护细胞免受 OFR 损害,这是生物体内主要的自由基清除剂——抗氧化的酶防御系统。

(二)抗氧化剂

有维生素 E(vitamin E,VE)、维生素 C(vitamin C,VC)和硒等。VE 是细胞膜的结构成分,与膜中多不饱和脂肪酸的克分子比为 1:1000,它能与后者竞争性地与 LOO· 基团结合,以终止过氧化的链式反应。它既是过氧化脂质生成的阻断剂,也是 OFR 的清除剂。硒也属于抗氧化剂,它以硒醇的形式存在于 GSH-PX 分子中,并成为酶的催化中心。组织硒含量反映 GSH-PX 的活性。

四、针对氧自由基的实验治疗

由于胰腺富含产生 OFR 的 XOD,因而胰腺最易受 OFR 损伤,而外源性 OFR 清除剂可防止这种损伤。一些实验研究表明,凡能清除 OFR 和氢氧根离子的物质都能防止或减轻 OFR 对组织的过氧化损害。如:二甲基亚砜(dimethyl sulfoxide,DMSO)、甘露醇、过氧化氢酶、谷胱甘肽、β-胡萝卜素、VE、VC、泛醌和去铁敏等。其中对别嘌呤醇和 SOD 的研究最多。

(一)别嘌呤醇(allopurinol)

是一种特异性 XOD 抑制剂,能抑制 XOD,阻止其由 D 型向 O 型的转化,减少 OFR 的产生,因而能减轻或防止 OFR 的过氧化损伤。Sanfey 等发现,使用别嘌呤醇可使离体灌流狗的 AP 明显减轻,胰腺水肿的程度和血淀粉酶升高的程度均明显减轻。Wisner 应用大鼠 AP 模型也发现,在开始注射雨蛙肽的同时给予大剂量的别嘌呤醇 20mg/(kg·h),可使胰腺水肿及炎症明显减轻,胰重量及血清淀粉酶升高明显降低。镜检可见腺泡细胞空泡数和大小均降低,说明能减少 OFR 的产生而对 AP 有保护作用。

(二)超氧化物歧化酶和过氧化氢酶

Sanfey 等对离体灌流狗的 AP 模型用 SOD 和 CAT 作预处理,明显减轻了胰腺组织水肿和高淀粉酶血症。Wisner 发现,SOD 和 CAT 静脉注射后其活性仅能保持数分钟,不适合临床应用。若将它们与大分子聚合体聚乙烯乙二醇(polyethylene glycol,PEG)相结合,则可使其在血浆中保持活性达 30~40 小时,提高了实用性。实验证明,连续输入 PEG-SOD 6 小时,每小时 40 000u/kg 可使实验性 AP 模型组织水肿明显减轻,减少血清淀粉酶的增加和腺泡细胞的空泡变性。外源性 PEG-SOD 可能通过催化超氧阴离子从腺泡细胞向间质弥散而在细胞外起作用,因为 O_2 和 H_2O_2 可以扩散或通过膜离子通道而穿透细胞膜。但是,加大自由基清除剂的分子量又会使静脉注射后向胰组织的通透发生困难。Guice 用 ^{125}I-PEG-CAT 静脉注射证明,给予雨蛙肽 3 小时后 PEG-CAT 进入胰组织的量仅相当于血浆中的 30%,说明 PEG-CAT 仍存留在血管里。

上述研究,抗氧化剂都是在胰腺炎诱发前预先应用。Guice 等在输注雨蛙肽前和连续输注雨蛙肽 12 小时后分别给予 SOD/CAT,结果损伤后应用与预先给予效果相同。Schoenberg 等分别在造模前后各 1 小时给予 SOD 和 CAT,结果可防止共轭双烯(CD)和 MDA 的增加、明显地减轻了酶原脱颗粒和组织坏死的程度。这两个研究表明,在 OFR 开始产生和引起损伤后用 OFR 清除剂仍是有益的,这在临床上更接近于出现 AP 症状后立即收入院的情况。

(三)维生素 C 及其衍化物

VC 是人体血浆中一个关键的抗氧化剂。食物中的 VC 是以具生物活性的抗坏血酸的形式经主动转运系统吸收的。抗坏血酸是细胞内的一个关键的抗氧化剂,它可以促进 VE 和谷胱甘肽氧化后的再还原。Scott 等发现 AP 患者血浆 VC 和抗坏血酸值均明显低于对照组,而且 AP 时更使抗坏血酸浓度不成比例地明显减少。VC 缺乏并不引起 AP,但能使胰腺更易受氧化应激的伤害,尤其在胰管暂时阻塞、缺血-再灌注损害使胰腺氧化剂负荷量增加时。已有对照研究证明,口服 VC 具有防止 AP 或慢性胰腺炎急性发作的作用。有研究者发现 CV3611 是一种由抗坏血酸衍化物合成的 OFR 清除剂。它的分子量比 SOD 和 CAT 小得多,在血液循环中的半衰期较长,而且具有穿透细胞的能力。Nonaka 等的研究表明,CV3611 在大鼠胰腺组织中有固定作用,它可以在细胞内外同时抑制 OFR 的产生,因此可以克服 OFR 的有害性,有效地降低胰酶的外释,增加胰腺炎大鼠的存活率,对 AP 具有良好的防护作用。

(四)中药

近年来实验和临床研究已发现若干中草药具有清除和抑制 OFR 的作用,包括丹参酮、生脉散、山莨菪碱、灯盏花、红参、当归、五味子、赤芍、茜草及女贞子等。有学者观察到丹参具有抗氧化作用,对大鼠 AP 可起到良好的治疗作用。贾玉杰等研究发现中药栀子具有抑制实验性 AP 时胰腺组织中 XOD 活性的作用,同时使胰腺及血清中还原型谷胱甘肽的含量增加,从而体现栀子对减少 OFR 产生及清除能力加强均有作用。

总之,AP 的发病学是一个涉及许多环节的复杂过程。OFR 的病理性增加在膜损伤、胰酶激活等方面有着重要的作用。并且,OFR 很可能是 AP 的共同的"扳机点"。自由基清除剂或抗氧化剂的应用虽然不能阻断 AP 时胰酶自我消化作用的发生,但对减轻胰腺炎的程度、缩短病程及防止 MSOF 的发生等有一定的临床意义。它代表着一种在 AP 病理生理学上的全新观念,不仅给我们提出了关于 AP 发病学的一个新概念,也给我们提供了治疗 AP 的新途径的理论基础。

第二节　细胞凋亡与急性胰腺炎

在过去的半个世纪里,人们对急性胰腺炎发病机制的研究付出了很大的努力,除了"胰酶的自我消化",人们还认识到氧自由基所致缺血再灌注损伤、胰腺微循环障碍、内毒素血症、肠道屏障损伤、粒细胞激活到炎性因子连锁反应等,这些都表明人们认识角度已从胰腺的局部病变转变到从机体的整体上认识这个疾病的发展过程。近年来,人们已注意到急性水肿性胰腺炎的胰腺中存在着较多的凋亡细胞,而急性坏死性胰腺炎时却很少出现凋亡细胞,这就提示细胞凋亡在 AP 的发生发展中起着一定作用。

一、细胞凋亡的概念及相关问题

细胞凋亡是由基因控制的细胞自主地有序死亡,又称程序性细胞死亡,是一种消灭不需要的和损害的细胞的生命调控过程。凋亡细胞形成凋亡小体很快被邻近的细胞所吞噬,其特点是不引起炎症反应,机体以牺牲少部分细胞为代价换取整体的生存与稳定。

细胞凋亡在生命过程中具有重要的生物学意义,它严格控制着细胞死亡和增殖的平衡,细胞凋亡的产生大体是细胞表面分子接受到诱导因子刺激后将信号传入细胞内部,触发了细胞内部的遗传机制,激活了核酸内切酶,使细胞染色质 DNA 降解,核酸内切酶将核小体间的连接部位切割成单链 DNA 片段。这种 DNA 片段的断裂不是随机的,而是 185bp 的倍数,这种片段化在琼脂糖凝胶电泳中表现为特殊的云梯状带型,据此可初步确定凋亡细胞的存在。

细胞凋亡与细胞坏死有着本质的区别,就是前者不释放细胞内容物和炎性递质,不引起炎症反应,而后者却引起强烈的炎症反应。所以人们对急性胰腺炎与细胞凋亡的关系非常关注,想到可否通过细胞凋亡使急性胰腺炎在发病初期就能通过促进凋亡以遏制其炎症反应的扩大,防止其进一步发展,从而达到治疗的目的。

二、细胞凋亡与急性胰腺炎病变程度的关系

1995 年 Kaiser 等报道在 4 种不同方法诱发的鼠的急性坏死性胰腺炎(acute necrotizing pancreatitis,ANP)模型和 1 种急性水肿型胰腺炎模型,发现在每一种 ANP 模型中都出现了大量的坏死胰腺细胞,却很少有凋亡细胞;而水肿型胰腺炎仅有少量坏死细胞,却有大量凋亡细胞。据此,Kaiser 等认为之所以发生 ANP 是没有细胞凋亡出现,水肿型胰腺炎未向坏死型发展是由于凋亡细胞对胰腺腺泡细胞具有保护作用。Saluja 等的动物实验也证明,预先诱发的细胞凋亡能防止胰腺腺泡细胞的损伤,减少 ANP 的发生。国内尚东等采用不同浓度的脱氧胆酸钠制备大鼠急性胰腺炎模型,研究了在病变程度不同的两种胰腺腺泡细胞的凋亡情况,结果发现正常胰腺腺泡细胞中凋亡极少,坏死少,病变程度轻的模型中腺泡细胞的凋亡指数较病变程度严重的高;随着生存时间的延长,胰腺病变的改善,腺泡细胞的凋亡指数逐渐增加。这些实验研究均表明腺泡细胞的凋亡与急性胰腺炎病变的严重程度呈负相关。He 等用细针穿刺急性胰腺炎患者的胰腺组织用原位细胞凋亡检测法研究发现急性水肿型胰腺炎时有较多的胰腺腺泡细胞凋亡,而对照组却没有发现细胞凋亡,表明细胞凋亡不仅出现在实验性胰腺炎时,也可出现在人类水肿型胰腺炎,这是人类急性胰腺炎发生细胞凋亡的最直接证据,急性胰腺炎时腺泡细胞凋亡与急性胰腺炎关系密切。腺泡细胞凋亡具有保护性和淘汰性,是机体的一种保护性反应。

三、细胞凋亡、凋亡基因与急性胰腺炎

新的蛋白质合成是细胞凋亡的一个重要特征,即细胞凋亡是由内在基因编码的主动编程性死亡,对急性胰腺炎时腺泡细胞凋亡的相关基因的研究引起了人们的重视。

细胞凋亡相关基因中最受关注的就是 Bcl-2 家族及 Fas-FasL。Bcl-2 家族包括 Bcl-X、mcl-1、Bax、A1、Bak 和 Bad。其中,Bac-2、mcl-1 为凋亡抑制基因,Bax 为凋亡促进基因。Bcl-X 有两种,即 Bcl-X1 和 Bcl-Xs,前者有促凋亡作用,后者有凋亡抑制作用。Bax 与 Bcl-2 具有 21% 的氨基酸同源性,可自身形成同二聚体或多聚体通过激活"caspase 瀑布"途径促进细胞凋亡,也可与 Bcl-2 形成异二聚体以调节 Bac-2 活性,有人认为 Bcl-2 的抑制凋亡的作用可能是通过其与 Bax 结合,中和 Bax 的活性得以实现,因此,常用二者相对之比(Bcl-2/Bax)代表细胞对凋亡诱导的调节。

在正常胰腺组织中通过免疫组化方法未发现 Bcl-2、mcl-1 的表达，Fas 的表达也很弱。但有 Bax 的表达。Miyamoto 等研究了雨蛙肽诱导的急性胰腺炎大鼠模型中的 Bcl-2 家族相关基因的表达。在造模 8 小时和 48 小时发现存在腺泡细胞凋亡，在相应时间应用免疫组化方法观察到胰腺腺泡细胞中有 Bax 和 Bcl-X 的表达。另外，Yasuda 等还在结扎胆胰共同通道的大鼠模型中，在 mRNA 水平证实了 FasL 的表达与腺泡细胞凋亡呈正相关，而与急性胰腺炎的病情呈负相关。Matsuzaki 在雨蛙肽诱导的急性胰腺炎大鼠模型中发现 TGF-β1 以促腺泡细胞凋亡的方式来清除受损的腺泡细胞，从而减轻急性胰腺炎的炎症反应。以上说明急性胰腺炎时 Bax、Bcl-X 和 FasL 及 TGF-β1 有促腺泡细胞凋亡，清除那些受损而不恢复的腺泡细胞，减轻炎症反应，进而减轻急性胰腺炎病情的作用。

然而，学者们也发现，在正常胰腺组织中有抑凋亡基因 Bag-1 的表达，Calvo 应用原位杂交法研究发现，在急性胰腺炎时 Clusterin（又称 TRPM-2 或 SGP-2）表达较强。Fiedler 等在大鼠急性胰腺炎模型中又发现抑凋亡基因 PC3/TIS21/BTG2 有较强的表达。

四、细胞凋亡的调控与急性胰腺炎的防治

急性胰腺炎的防治亦可从调控凋亡基因入手，在急性胰腺炎早期，如果能用某些药物诱导胰腺腺泡细胞凋亡，就可以使胰腺腺泡细胞处于相对稳定或暂时处于"休眠"状态，减少细胞坏死，减轻因细胞坏死引起的超强炎症反应，使受损的胰腺病变程度减轻，病情稳定好转。但诱导腺泡细胞凋亡不是无止境的，过度的胰腺腺泡细胞凋亡可能要影响到整个胰腺的功能。到了胰腺炎的恢复期，就应抑制细胞凋亡，促进腺泡细胞增殖和修复。

炎性细胞因子 TNF-α，PAF 和白介素等诱导细胞凋亡表现为双重作用，小剂量时可以诱导胰腺细胞凋亡；大剂量时却引起机体严重的全身炎症反应，产生过氧化损伤、内毒素血症、器官功能障碍甚至多器官功能衰竭而死亡。亚细亚蒿素（artermisia asiatica）能诱导胰腺细胞凋亡而减轻实验性胰腺炎的病变程度，是目前唯一被证实是通过诱导胰腺细胞凋亡来治疗急性胰腺炎的药物。内源性糖皮质激素能降低急性胰腺炎时胰腺的坏死程度。地塞米松、生长抑素（生长激素释放抑制激素、醋酸奥曲肽等）和某些中药用于防治急性胰腺炎，取得了很好的临床疗效。有动物实验研究表明中药茵陈蒿汤通过上调促凋亡基因 Bax 的表达水平，稳定细胞膜，恢复或增强胰泡细胞的自我保护机制，诱导已受损不可恢复的腺泡细胞发生凋亡，进而减轻胰腺细胞的坏死，减少胰酶及炎症递质的释放，进而达到防治急性胰腺炎的目的；生长抑素—醋酸奥曲肽可诱导已受损不可恢复的腺泡细胞凋亡，并可明显减少胰酶的释放，从而改善急性胰腺炎的病情。

急性胰腺炎的发生发展是一个复杂的、多因素参与的病理生理过程，胰腺细胞凋亡的研究给我们提供了一个新思路。随着多途径、多层次、多方面研究的不断深入，必将揭示急性胰腺炎的发病机制和病程演变规律，发现新的药物，从而提高急性胰腺炎的诊治水平。

第三节　胰腺腺泡细胞凋亡

一、胰腺腺泡细胞凋亡与急性胰腺炎

急性胰腺炎的发生、发展和转归是当今外科领域研究的热点，特别是 SAP 病情急、危、重，病死率高（30%～50%），其发病机理尚未完全阐明。AP 的最早期病理变化为胰腺腺泡

细胞损伤,随后炎症介质和炎症细胞浸润,进一步影响疾病的严重程度。近年来的研究表明,胰腺腺泡细胞的凋亡是一个有利的保护性反应,急性胰腺炎时诱导受损的腺泡细胞凋亡而不以坏死方式死亡会减轻疾病的严重程度。因此,阐明 AP 时胰腺腺泡细胞凋亡与疾病严重程度的关系及其机制,以进一步探寻防治 AP 新的有效措施具有重要理论意义和临床价值。

(一)急性胰腺炎时胰腺腺泡细胞凋亡的发现与意义

细胞凋亡(apoptosis)与细胞坏死(necrosis)是两种截然不同的过程和生物学现象,有着本质区别。坏死最早期的变化发生在细胞膜和细胞器,而细胞核仅有轻微的变化。这些变化导致细胞器的溶解,细胞膜的崩溃,使细胞内溶酶体酶等成分漏至细胞间隙引起炎症反应。与此相反,细胞凋亡的启动是以细胞核的变化为先导。首先细胞核内物质浓缩,随后出现细胞核的消化及细胞膜的皱折。在细胞凋亡后期,细胞降解成凋亡小体并保持膜的完整性,被邻近细胞吞噬,不会引起炎症刺激。

临床及实验性 AP 中均发现渐进性细胞死亡的特征,传统认为 AP 时坏死是细胞死亡的主要方式,而凋亡引起器官继发性萎缩,并未引起人们重视。直到 1995 年,Kaiser 等用不同方法诱导了 4 种大鼠的急性坏死性胰腺炎(即重症急性胰腺炎,SAP)模型和 1 种急性水肿性胰腺炎(轻型胰腺炎)模型,观察到在每一种坏死性胰腺炎模型中都出现了大量坏死的胰腺腺泡细胞,却很少有凋亡细胞;水肿性胰腺炎仅有少量坏死细胞,却有大量凋亡细胞。从而认为水肿性胰腺炎未向坏死性发展可能是由于腺泡细胞凋亡的自我保护性作用,提出胰腺炎症的严重程度与胰腺细胞的凋亡率呈负相关关系的假说。相继的实验研究表明,在不同的胰腺炎模型中,通过不同的方法提前诱导胰腺腺泡细胞凋亡,可以减轻 AP 病情;抑制腺泡细胞的凋亡则使急性坏死性胰腺炎的发病率升高,病情恶化。He 等行胰腺组织活检发现,正常胰腺组织中未观察到凋亡细胞,在胰腺炎患者中存在凋亡的腺泡细胞,且同病情严重程度具有一定的相关性。

这些实验结果不仅证实了上述假说,而且也从另一方面解释了胰腺炎的发病机理:在起病初期,各种损伤因素导致胰腺腺泡细胞死亡。如大量细胞发生坏死,细胞内活性胰酶释放消化局部组织并引发"瀑布样"炎症反应,最终导致重度胰腺炎的发生;如受损细胞主要以凋亡方式死亡,则会减少活性胰酶的释放,避免剧烈炎症反应的发生,而表现为轻度胰腺炎。为 AP 的防治提供了新的思路和途径。

(二)急性胰腺炎胰腺腺泡细胞凋亡机制

1. 细胞凋亡调控途径

细胞凋亡是由基因控制的细胞自主的有序的死亡,包含了复杂的调控机制。细胞内外的许多信号刺激可以诱导细胞发生凋亡,如相应配体结合死亡受体如 Fas、TNFR 等、紫外线照射和电离辐射、抗癌药物、生长因子缺乏、异常表达某些特定的癌基因和抑癌基因等。尽管这些信号以及随后的反应途径多种多样,但现已公认,细胞凋亡后期的共同途径是 caspase 的激活。细胞凋亡受到严格调控,在正常细胞 caspase 处于非活化的酶原状态,凋亡程序一旦启动,caspase 被活化随后发生凋亡蛋白酶的层叠级联反应,发生不可逆的凋亡。凋亡的调节包括一系列复杂的级联发应。

目前研究得最多的 caspase 依赖的通路主要有三条。

(1)死亡受体通路:死亡信号通过细胞外肿瘤坏死因子(tumor necrosis factor,TNF)超家族的死亡配体如 TNF-α、FasL/CD95L、TWEAK 和 TRAIL 引发,并与细胞表面的死亡受体(分别是 TNFR,Fas/CD95,DR3 和 DR4/DR5)结合传递到细胞内部,细胞内的 caspase-2,-8,-10 被募集并激活,活化的 caspase-8 释放到细胞质中启动 caspase 的级联反应,激活下游的效应 caspases 如 caspase-3,-6 和-7,导致细胞凋亡。

(2)线粒体通路:是由细胞内应激信号(如 λ-辐射、化疗药物、病毒、细胞因子移除等)激活,在 Bcl-2 家族成员控制之下,诱导细胞色素 C 等促凋亡因子从线粒体释放到胞浆,导致 caspase-9 的激活,活化的 caspase-9 激活 caspase-3,-6 和 7 等成员,导致凋亡发生。

(3)内质网介导通路:内质网中过多蛋白的积累或钙平衡的破坏,可以引起内质网压力和细胞凋亡,可能由 caspase-12 和-7 的参与导致。虽然特定的凋亡刺激可以激活三种凋亡通路中的一种,但是在某些情况下三种通路之间是相互联系的。细胞凋亡是单一性与多样性的矛盾统一体。其单一性表现为几乎所有凋亡细胞的形态与生化改变都是一致的。但同时,在不同环境、不同细胞或不同刺激的情况下,细胞从凋亡程序的启动到凋亡发生之间的过程又是不同的,因而细胞凋亡也具有多样性。因为这种多样性的存在,需要我们细致研究在具体的环境中,特定细胞发生凋亡的调控途径和影响因素,寻求科学方法解决实际问题。

2. 急性胰腺炎胰腺腺泡细胞凋亡的机制

近十年来,急性胰腺炎症细胞凋亡的相关研究引起了人们极大的兴趣,尽管取得了一些重要进展,腺泡细胞凋亡精细的调控机制尚未完整阐明。

(1)Fas/FasL 与死亡受体凋亡通路:免疫组化证实,Fas 和 FasL 存在于正常胰腺的腺泡细胞、导管细胞及一些胰岛细胞,它们的免疫活性都很弱,其中 Fas 定位于细胞膜上,而 FasL 定位于细胞浆内,且正常胰腺腺泡细胞和导管细胞未发现明显凋亡。研究发现,Fas/FasL 系统介导了 AP 腺泡细胞凋亡,Fas 基因缺失时可明显加重雨蛙肽诱导的鼠 AP 病情,提示死亡受体凋亡通路在 AP 中扮演着重要的角色。Li ZD 等在胰胆管逆行性注射牛黄胆酸钠诱导大鼠 AP 的研究中,应用 RT-PCR 和免疫组化方法进一步阐明在正常的胰腺腺泡细胞中即存在着 Fas、FasLmRNA 及蛋白的表达,且呈现共区域化特点,凋亡细胞极少。在炎症程度较轻的胰腺组织,Fas 和 FasLmRNA 的表达水平显著升高,腺泡细胞凋亡指数亦明显升高,随着胰腺炎症程度的加重,Fas 和 FasL mRNA 的表达逐渐下降,腺泡细胞凋亡指数亦逐渐下降。另有研究表明随着 AP 病情的加重,血清中可溶性 Fas 明显升高,而可溶性 FasL 明显降低,两者水平呈负相关,Fas 和 TNF-α 则呈正相关,细胞发生凋亡时 Fas、FasL mRNA 和 caspase-3 表达增加。用 CCK 刺激鼠的胰腺腺泡可见胰腺水肿,caspase-8 重新分布且被激活。

(2)Bcl-2 家族与线粒体凋亡通路:在正常胰腺组织中,免疫组化法未发现 Bcl-2 和 mcl-1 表达,但有 Bax 的表达。Gomez G 等在用雨蛙肽诱导大鼠 AP 模型的研究中,发现胰腺腺泡细胞凋亡在注射雨蛙肽 48 小时后最多,Northern 印迹法检测 Bax mRNA 表达显著升高且在 12 小时达高峰,WsternBlot 与免疫组化检测 Bax 蛋白主要表达在腺泡细胞胞浆且在 48 小时表达最多。提示 Bax 促进 AP 时腺泡细胞凋亡。Gukovskaya 等新近的研究探讨了线粒体凋亡途径在腺泡细胞凋亡中所起的作用,结果显示 CCK 诱导的大鼠胰腺腺泡细胞凋亡调控途径包括 caspase 激活,细胞色素 C 释放和线粒体去极化。线粒体功能障碍由上游 caspases(可能是 caspase-8)所介导。CCK 导致的线粒体功能改变既通过线粒体膜通透性转运孔(mitochondrial permeability transition pore,MPTP)依赖性机制(释放细胞色素 C)也通过非 MPTP 依赖性机制(线粒体去极化)。除作用于凋亡外,caspases 也调节腺泡细胞内其他病理过程而在胰腺炎中扮演着关键角色,特别是,caspases 负性调节坏死和腺泡细胞内胰蛋白酶的激活。从而认为 caspases 介导的凋亡及对抗坏死和胰蛋白酶激活的保护性机制,可以解释实验性胰腺炎的严重程度同胰腺腺泡细胞凋亡呈现负相关关系的原因。

(3)钙离子与内质网凋亡通路:内质网是细胞内储存钙离子的主要细胞器,维持细胞内钙离子的平衡。在某些因素的作用下,内质网腔未折叠蛋白增多和钙库耗竭均可引起内质网应激反应和 caspase-12 活化,从而启动 caspase 级联反应诱导细胞凋亡。有研究表明,腺泡细胞内钙离子升高是胰腺炎发展的一个危险因素,细胞内游离钙离子的增加可促使雨蛙肽刺激的胰腺细胞凋亡,同时也促进了凋亡基因 Bax、p53 的表达。

(4)其他参与胰腺腺泡细胞凋亡的调控因子:Masamune 等发现溶血磷脂酰胆碱可诱导胰腺腺泡细胞株 AR42J 细胞表达野生型 p53 mRNA,引发细胞凋亡。在 $10 \sim 25mmol/L$ 范围内呈剂量依赖关系,当剂量 $\geq 50mmol/L$ 时则引起细胞裂解,细胞株的凋亡不能被蛋白激酶 C 和 caspase 抑制剂所抑制。在细胞凋亡过程中,转录因子也起着重要的作用。NF-κB是一类能与多种细胞因子基因启动部位的 κB 位点结合并增强基因转录的蛋白质。胰腺炎时,细胞因子的大量释放与 NF-κB 的活化和表达增强显著相关,且在活性被抑制后可缓解胰腺炎的严重程度。NF-κB 可通过调节凋亡相关基因而抑制凋亡。Frossard 等用雨蛙肽诱导 Cx32(胰腺外分泌部表达的主要缝隙连接蛋白)基因缺失小鼠 AP,发现 Cx32 基因缺失小鼠病情加重,腺泡细胞凋亡减少,caspase-3 活性降低,而 Bax 和 Bcl-2 的表达没有明显变化。另有研究表明外源性过氧化氢可以导致细胞核丢失 DNA 修复蛋白 Ku70 和 Ku80,诱导腺泡 AR42J 细胞凋亡。

(三)急性胰腺炎病理因素对胰腺腺泡细胞凋亡的影响

1. 中性粒细胞及炎症介质

AP 时,激活的中性粒细胞()可产生大量的细胞因子、趋化因子和炎症介质等促使胰腺炎的发生和发展。O'Neill 等观察到胰腺炎患者的 PMN 凋亡明显延迟,而这种细胞凋亡的延迟和阻滞可能是由 caspase-3 蛋白表达减少引起。早期研究显示,AP 时 PMN 的损耗有利于腺泡细胞凋亡,抑制 PMN 释放可致腺泡细胞凋亡明显增加,同时减慢坏死进程并降低炎症反应。但 Rau B 等在用牛黄胆酸钠诱导胰腺炎前给予大鼠抗 ICAM(细胞间黏附分子)抗体干预以显著降低 PMN 浸润的实验中,发现这种干预治疗,使 TNF-α mRNA 表达下降,降低了腺泡细胞坏死的同时广泛抑制了腺泡细胞凋亡。认为,牛黄胆酸钠诱导胰腺腺泡细胞在 SAP 病程中存在早期的坏死和急性期晚期的凋亡两种死亡形式。SAP 时浸润于胰腺组织的 PMN 可能以依赖于 TNF-α 的机制,除了促进坏死,还诱导凋亡。

AP 时胰腺初始损伤后,体内产生大量炎症介质,如 TNF-α,PAF,IL-6,IL-8,NO 等,参与 AP 的病理生理过程,也可能介导细胞凋亡。已有研究证实,胰腺腺泡细胞自身也可以产生和释放 TNF-α,PAF 等炎症介质,启动 AP 时炎症反应过程,并调节腺泡细胞的凋亡和坏死。内源或外源性炎症介质 TNF-α,NO,TGF-β1,IL-10,PAF 均可通过不同的机制调节 AP 胰腺腺泡细胞的凋亡,而 AP 时另外一些重要炎症介质 IL-8、白三烯、磷脂酶 A、血栓素 A 则在参与细胞凋亡方面意义尚不明确。

2. 缺血再灌注损伤

一些损伤因子直接或间接损伤 DNA 也可致细胞凋亡,如缺血再灌注等。在急性胰腺炎的病理生理过程中存在缺血再灌注过程,使胰腺微血管内皮细胞和腺泡细胞发生凋亡。Fujimoto用血管钳钳夹鼠胰腺下方的脾动脉 1 小时后再松开血管钳造成选择性胰尾部缺血再灌注的动物实验模型,然后用 DNA 凝胶电泳方法观察细胞凋亡情况,结果在缺血再灌注后 48 小时观察到胰腺细胞凋亡的典型 DNA 梯形图谱。该实验表明,缺血再灌注可诱导胰腺细胞凋亡,但其机制尚不清楚。

3. 胰蛋白酶的异常激活

遗传性胰腺炎患者胰蛋白酶原阳离子基因突变的发现证实了胰蛋白酶异常激活在人胰腺炎发病中具有关键作用。Sebastian Gaiser 等在最近的研究中,将编码人类胰蛋白酶原阳离子的 cDNA 亚克隆到表达载体 pcDNA3 上。定点突变方法得到 R122H、N291、A16V、D22G 和 K23R 的基因型,并分别克隆到构建好的表达载体上。Western Blot 检测相应的蛋白表达,并检测酶的活性。各表达载体瞬时转染入腺泡 AR42J 细胞,测定细胞活力和 caspase-3 活性。发现转染表达活性胰蛋白酶或突变型胰蛋白酶原的 AR42J 细胞活力降低,caspase-3 活性增强。腺泡细胞内胰蛋白酶的激活会促使细胞凋亡。虽然这项研究是针对慢性遗传性胰腺炎,但提示胰蛋白酶的异常激活不但可消化细胞与组织导致坏死,在特定条件下还可能诱导凋亡。另外的研究发现正常腺泡 AR42J 细胞内有低水平的 ROS(活性氧族),经雨蛙肽孵育后,ROS 显著增多。AP 时腺泡细胞内 ROS 是由 Ca^{2+} 依赖的 NADPH 氧化酶介导而产生,ROS 可以诱导腺泡细胞凋亡。抑制 NADPH 氧化酶或去除细胞内 Ca^{2+} 将会减少腺泡细胞的凋亡。

(四)胰腺腺泡细胞凋亡的调控与急性胰腺炎治疗策略

细胞凋亡是一个复杂的生物学现象,由各种凋亡调控通路所主导,同时受各种诱导因素的影响。AP 时胰腺腺泡细胞凋亡也并不是由某个调控通路单独作用,而是各种病理生理因素综合作用的结果。目前的研究一致认为,应用不同方法来诱导腺泡细胞凋亡有利于控制 SAP 病情的发展,起到治疗作用,但尚处于探索阶段,还没有特异性治疗措施应用到临床的报道。

1.基因治疗的研究

在体外,胰腺腺泡细胞内磷脂酰肌醇-3 激酶(phosphatidylinositol 3-kinase,PI3K)参与调节 CCK 过度刺激引起的一些病理反应。在大剂量雨蛙肽刺激和 CDE 饮食诱导的胰腺炎模型中,PI3K 基因敲除小鼠胰腺腺泡细胞凋亡增多,胰腺组织内中性粒细胞浸润减轻,疾病严重程度显著降低。转化生长因子 β(TGF-β)与胰腺腺泡细胞凋亡有关,Tachibana 等的研究用 TGF-β 分别处理鼠胰腺 AR42J 细胞和人的 5 种胰腺外分泌细胞,发现 TIEG 基因表达增加,腺泡细胞凋亡增多。进一步构建 TIEG 的表达载体(pMEX-neo-TIEG)转染胰腺 PANC1 细胞,结果可诱导转染细胞凋亡。

2.药物治疗的研究

最近的一项体外研究发现,醌类化合物 Menadione 可引起细胞质内重复性 Ca^{2+} 波峰,引起线粒体局部去极化、细胞色素 C 释放及胰腺腺泡细胞凋亡。Cramebene 是在十字花植物(cruciferous vegetables)中发现的一种稳定植物腈,一项早期研究发现通过静脉给药 cramebene 可以诱导胰腺腺泡细胞凋亡,对雨蛙肽诱导的 AP 小鼠起保护作用,其诱导凋亡的机制尚不清楚。另有研究表明,在雨蛙肽诱导的胰腺炎大鼠中 artemisia asiatica(亚细亚蒿素,一种苦艾属植物)可诱导细胞凋亡而发挥保护作用。松弛酞(relaxin)是一种胰岛素样激素,在 NO 信号通路上作为糖皮质激素受体激动剂而具有松弛血管的特性。可以保护 AP 时微循环功能并促进胰腺腺泡细胞凋亡,起到有效的治疗作用。在脂多糖和雨蛙肽诱导的 SAP 大鼠中,细胞因子 IL-6 抑制剂可以抑制胰腺组织磷酸化作用途径上信号传导和转录因子 3(STAT3)的活性,从而促进腺泡细胞凋亡以缓解 SAP 的重症程度。中西医结合治疗

AP具有独特的优势,研究发现中药茵陈承气汤、紫杉醇、芸香苷及大黄素均可通过不同的机制诱导胰腺腺泡细胞凋亡,减轻实验性AP的严重程度。

　　总之,人体的胰腺是位于腹膜后位的消化器官,以外分泌方式分泌由胰腺腺泡细胞合成的人体所需多种消化酶(原),因位置深在轻度病变不易察觉。在各种致病因素影响下,一旦具有潜在危害性的消化酶原在胰腺内提前激活,必然导致组织坏死和炎症反应过程。酶的消化作用、细胞与组织坏死和炎症反应相互促进,形成病理性交互式放大反应,失去控制将发展为SIRS、MODS,病情危笃。胰腺腺泡细胞的凋亡在其中起到缓冲的自我保护性作用,抑制了胰酶的活化/释放,减少坏死,减轻炎症反应。正如实验中观察到的,轻度AP伴随较多凋亡,而SAP则更多的是坏死,但在SAP的急性期晚期也会出现凋亡增加,在恢复期出现导管管状复合体的增生和胰腺组织修复。因此,还应辩证看待AP过程中胰腺腺泡细胞的凋亡,过度的凋亡也会加重胰腺组织损伤及影响损伤后修复。深入探讨其在AP病理性反应中的地位与作用和相互关系,即腺泡细胞内胰酶的异常激活既可导致坏死又可诱导凋亡,中性粒细胞与炎症介质既促进坏死也可引起凋亡,凋亡与坏死在一定条件下可以相互转化而不完全对立等。在此基础上,明确腺泡细胞凋亡在AP进程中的时间和空间特异性,阐明其机制和调控途径,最终探寻出应用于临床的特异性治疗措施。

二、胰腺腺泡细胞凋亡在大鼠急性胰腺炎病程中的作用

　　急性胰腺炎时腺泡细胞的死亡包括坏死和凋亡两种形式,为了进一步探讨AP的发病与胰腺腺泡细胞凋亡的关系,本部分采用不同药物浓度制备不同重症程度的AP模型,应用脱氧核苷酸末端转移酶介导的缺口末端标记(terminal deoxynucleotidyl transferase-mediated d-UTP nick end labeling,TUNEL)技术,分析AP时胰腺腺泡细胞凋亡情况。

(一)主要研究方法和结果

1. 主要方法

(1)药物:去氧胆酸钠(0.1ml/100g)。

(2)动物:SD大鼠24只,体重230～260g。雌雄兼用。

(3)实验方法:实验动物分组:将24只SD大鼠随机分为正常对照组、AP I组和AP II组,每组8只。给药方法:AP I组和AP II组分别经胰胆管内逆行注射0.75%和1.5%浓度的去氧胆酸钠;正常对照组仅开腹翻动胰腺。观察指标:采用Kyogoku方法检测HE定量分析,采用全自动生化分析仪检测淀粉酶含量,采用纱布干湿比法检测腹水量,采用放射免疫法检测IL-6、IL-8含量,采用TUNEL法检测胰腺腺泡细胞凋亡。采用免疫组化法半定量检测Bax蛋白的表达,采用Western Blot法检测胰腺组织凋亡调控基因Bax的表达。

2. 研究结果

(1)光镜下胰腺组织病理学改变:对照组胰腺组织为正常改变;造模后6小时,AP I组胰腺间质明显水肿,炎性浸润,腺泡细胞胞浆空泡增多,胰腺实质可见少量出血和坏死,小静脉扩张,红细胞沉积,粒细胞聚集和黏附;AP II组胰腺实质大片坏死、出血及脂肪坏死,大量红细胞沉积,血管扩张,大量粒细胞广泛聚集、黏附,浸润至组织间隙。造模后6小时AP I组较AP II组病变轻,坏死和出血明显减少,AP II组与AP I组比较差异有统计学意义($P < 0.05$)。

(2)各组大鼠腹水量及血清和腹水淀粉酶、血清IL-6、IL-8水平的比较:AP I组的腹水量、血清淀粉酶、腹水淀粉酶、血清IL-6和血清IL-8的含量与正常对照组比较均有统计学意

义（$P<0.05$）。AP Ⅱ组的腹水量、血清淀粉酶、腹水淀粉酶、血清 IL-6 和血清 IL-8 的含量与 AP Ⅰ组比较均有统计学意义（$P<0.05$）。

（3）各组胰腺腺泡细胞凋亡情况的比较：用 TUNEL 法对各组胰腺腺泡细胞凋亡情况进行检测，计算凋亡指数（apoptosis index，AI）。凋亡指数是指每张 TUNEL 阳性切片选取 5个阳性细胞数（细胞核中有棕黄色颗粒者）最多的高倍视野（400 倍），计算 500 个腺泡细胞中阳性细胞所占的百分比，正常胰腺腺泡细胞凋亡极少，AP 时存在腺泡细胞的凋亡，病变程度较轻的 AP Ⅰ组凋亡指数较病变严重的 AP Ⅱ组高，而坏死少，二者之间的差别有统计学意义（$P<0.05$）。

（4）胰腺腺泡细胞凋亡与胰腺病变程度相关性：将大鼠胰腺腺泡细胞凋亡指数与反映AP 病变程度的细胞坏死、血清淀粉酶、IL-6、IL-8 和腹水量进行相关分析。凋亡指数与坏死、血清淀粉酶、IL-6、IL-8 和腹水量呈明显的负相关（$P<0.01$）。

（5）胰腺腺泡细胞凋亡调控基因 Bax 的表达：①免疫组化检测胰腺腺泡细胞凋亡调控基因 Bax 的表达：采用免疫组化法半定量检测 Bax 在各组大鼠急性胰腺炎模型中的表达。发现正常大鼠胰腺腺泡细胞中的 Bax 的表达，但较弱；造模后，胰腺腺泡细胞中的 Bax 表达增强；病变轻的 AP Ⅰ组比病变重的 AP Ⅱ组 Bax 表达增强（$P<0.05$）。②WeternBlot 检测腺泡细胞凋亡调控基因 Bax 蛋白的表达：用 WeternBlot 法进一步检测，所得结果与免疫组化方法检测的相似。

（二）研究结果的分析及意义

1. 细胞凋亡在急性胰腺炎发病中的作用

AP 是普外临床常见的急腹症，近来发病率逐渐升高，尤其是重症 AP 救治棘手，且死亡率较高，至今仍是外科医生们所面临的重要挑战。随着基础研究的不断深入，尤其对细胞凋亡进行的研究不断扩展和深化，发现细胞凋亡不仅在生理状态下对细胞的选择、分化及衰老细胞的清除起重要作用，而且还参与多种疾病的发病过程。近来对细胞凋亡的研究也逐渐涉及了 AP 的病理生理领域。

细胞凋亡指为维持内环境稳定，由基因控制的细胞自主、有序性的死亡，一般不引起炎症反应。其形态学特点如下：细胞膜完整，体积缩小；核染色质浓缩聚边，最后断裂；细胞器结构基本不受损害；细胞膜出泡，其中包裹有部分细胞器，有或没有核碎片，形成凋亡小体（apoptosis body，AB）；凋亡小体被吞噬细胞或邻近其他细胞吞噬，不引起炎症反应。而细胞坏死是一种细胞被动死亡的过程，形态学表现为胞膜完整性受损，细胞器肿胀、破坏，细胞骨架断裂，溶酶体崩解，其内容物释放，从而引起强烈的炎症反应。所以，凋亡与坏死有着本质的区别。

有研究认为，细胞凋亡具有对机体的稳态调控起着关键作用的 2 种机能：淘汰机能和保护机能。淘汰机能是指使那些基因发生突变以及受创、反应差、不能恢复的细胞发生凋亡而起到淘汰作用，利于组织修复和组织再生；保护机能是指凋亡细胞不发生破裂，被吞噬细胞吞噬后，不引起炎症反应，可有效地限制炎症，保护机体，避免进一步受损。随着基础研究的不断深入，尤其对细胞凋亡进行的研究不断扩展和深化，发现细胞凋亡不仅在生理状态下对细胞的选择、分化及衰老细胞的清除起重要作用，而且还参与多种疾病的发病过程。最近，对细胞凋亡的研究也逐渐涉及到了 AP 的病理生理领域。

2. 胰腺腺泡细胞凋亡可能是 AP 发病机制中的一个重要环节

Kaiser、Hahm 和 Bhatia 等通过实验研究，认为诱导胰腺腺泡细胞凋亡可减轻 AP 的严重程度,认为凋亡可能是一种保护现象,它可减轻 AP 病变的发展。张桂信等在该实验中采用不同浓度的脱氧胆酸钠制备大鼠 AP 模型,通过观察造模后大鼠的胰腺组织病理改变,腹水量,血清及腹水淀粉酶和细胞因子 IL-6、IL-8 等指标的比较,发现胰腺病变严重程度与药物浓度呈正相关。同时通过 TUNEL 法研究了在两种病变程度不同的 AP 模型中胰腺腺泡细胞凋亡的情况。结果发现,正常胰腺腺泡细胞中凋亡极少;AP 时存在腺泡细胞的凋亡,而且明显高于正常胰腺组织;坏死少,病变程度较轻的模型中腺泡细胞的凋亡指数较病变严重的模型高。凋亡指数与反映 AP 病变程度的细胞坏死、血清淀粉酶、IL-6、IL-8 和腹水量呈明显的负相关。

各种致病因素导致胰腺腺泡细胞破裂,胰酶释放,异常激活的胰酶产生自身消化作用使其他正常的胰腺组织受创,受创后不能修复的腺泡细胞则发生死亡。如果受损的腺泡细胞以坏死方式死亡,则细胞膜裂解,细胞器破坏,引起多种酶及炎症介质的释放,诱发严重的炎症反应,并产生"瀑布样效应",引发重症胰腺炎,致敏的白细胞过度激活,引发更大量的炎性因子的释放,从而产生 SIRS,进一步发展为 MODS 以致多器官功能衰竭,从而导致死亡;而当受损的腺泡细胞以凋亡方式死亡时,其胞膜完整,形成凋亡小体被巨噬细胞等吞噬,无溶酶体等内容物和炎症介质的释放,不伴炎症反应。所以,细胞凋亡是机体清除受创后不能恢复细胞的一种自我保护方式。

3. 胰腺腺泡细胞凋亡调控基因的表达

通过免疫组化方法及 Western Blot 法,该研究观察了急性胰腺炎时胰腺腺泡细胞中的凋亡相关基因 Bax 的表达情况。在正常胰腺组织中发现有 Bax 的表达,但较弱。经进一步研究发现,病变程度轻的大鼠急性胰腺炎模型的腺泡细胞 Bax 表达水平较病变程度重的强,与二者凋亡指数的差别一致。说明 Bax 有促凋亡作用,是急性胰腺炎时促凋亡基因之一,在急性期通过促腺泡细胞凋亡的方式来清除受损的腺泡细胞,从而减轻急性胰腺炎的炎症反应。各种致病因素导致胰腺腺泡细胞破裂,胰酶释放,异常激活的胰酶产生自身消化作用,使其他正常的胰腺组织受创,受创后不能修复的腺泡细胞则发生死亡。如果受损的腺泡细胞以坏死方式死亡,则细胞膜裂解,细胞器破坏,引起多种酶及炎症介质的释放,诱发严重的炎症反应,并产生"瀑布样效应",引发重症胰腺炎,致敏的白细胞过度激活,引发更大量炎性因子的释放,从而产生 SIRS→MODS→MSOF→死亡;而当受损的腺泡细胞以凋亡方式死亡时,其胞膜完整,形成凋亡小体被巨噬细胞等吞噬,无溶酶体等内容物和炎症介质释放,不伴炎症反应。所以,细胞凋亡是机体清除受创后不能恢复细胞的一种自我保护方式。

因此,胰腺腺泡细胞凋亡可能是 AP 病理生理中的一个重要环节,可能左右胰腺炎病变的发展。AP 时,胰腺腺泡细胞受损,死亡细胞包括凋亡细胞和坏死细胞。细胞凋亡时,细胞内的成分(包括多种酶原)释放到细胞外明显减少,因而周围炎症反应较轻,因此,细胞凋亡可能是一种保护现象,是机体的一种自我保护反应,诱导胰腺腺泡细胞凋亡可能减轻 AP 的严重程度。尽管目前这些研究仅限于实验动物水平,但随着 AP 时胰腺腺泡细胞凋亡研究的深入,必将有助于揭示 AP 的发病机制及其病程的演变规律,有助于提高 AP 的诊疗水平。

三、胰腺腺泡细胞凋亡时 Bax、caspase-8 的表达

目前普遍认为,急性胰腺炎时最早期的改变发生在腺泡细胞内,进而引起局部炎症反应,乃至 SIRS。众多实验研究发现,腺泡细胞凋亡或坏死的不同死亡方式对病情轻重起着重要作用。与坏死不同,细胞凋亡的发生受凋亡调控基因控制,细胞裂解成凋亡小体并保持

膜的完整性,不释放溶酶体酶等细胞内容物,不引起炎症反应。因此,深入研究急性胰腺炎腺泡细胞凋亡机制,对于明确 AP 病理生理过程及阻止重症化进展具有重要意义。本部分通过制备大鼠不同严重程度 AP 模型,研究不同凋亡调控基因的表达,进一步探讨腺泡细胞凋亡的意义及可能机制。

(一)主要研究方法和结果

1. 主要方法

(1)药物:去氧胆酸钠(0.1ml/100g),戊巴比妥(1.3ml/kg)。

(2)动物:SD 大鼠 30 只,体重 220～260g。

(3)实验方法:实验动物分组:将 30 只 SD 大鼠随机分为 SO 组、AEP 组和 ANP 组,每组 10 只。给药方法:AEP 组和 ANP 组分别经胰胆管内逆行注射 7.5g/L 和 15g/L 浓度的去氧胆酸钠;SO 组仅开腹翻动胰腺。观察指标:采用 Kusske 评分标准对胰腺组织病理切片进行评分,采用采用临床全自动生化分析仪检测血清淀粉酶含量,采用放免试剂盒检测血清 TNF-α、IL-6 的含量,采用 TUNEL 法检测胰腺组织腺泡细胞凋亡,采用 RT-PCR 检测 Bax 和 caspase-8 mRNA 水平,采用 SP 两步法检测 Bax 和 caspase-8 蛋白表达。

2. 研究结果

(1)光镜下胰腺组织病理学改变:SO 组胰腺小叶清晰,未见异常。AEP 组胰腺间质明显水肿,炎性浸润,胰腺实质可见少量坏死,小静脉扩张,红细胞淤积。ANP 组胰腺实质大片坏死,出血及脂肪变性,大量红细胞淤积,血管扩张,见大量中性粒细胞浸润于组织间隙及实质内。AEP 组胰腺组织的水肿和炎症与 SO 组比较差异有统计学意义($P<0.01$)。ANP 组胰腺组织的水肿、炎症、出血和坏死与 AEP 组比较差异有统计学意义($P<0.05$)。

(2)血清淀粉酶及 TNF-α、IL-6 水平与对照组相比:AEP 组和 ANP 组血清淀粉酶及 TNF-α、IL-6 水平显著升高($P<0.01$),且 ANP 组大鼠各项值均显著高于 AEP 组($P<0.05$)。

(3)胰腺腺泡细胞凋亡情况:应用 TUNEL 技术检测胰腺组织腺泡细胞的凋亡,凋亡的腺泡细胞核内染色体发生规则性断裂而被染成棕黄色,正常与坏死的腺泡细胞则不被染色。发现正常胰腺组织(SO 组)腺泡细胞凋亡极少,AEP 组与 ANP 组腺泡细胞凋亡明显增多($P<0.01$);与 AEP 组相比较,ANP 组凋亡明显减少,凋亡指数(AI)显著下降($P<0.05$)。

(4)胰腺组织 Bax 及 caspase-8 mRNA 的表达水平:SO 组、AEP 组及 ANP 组大鼠胰腺组织都有 Bax 与 caspase-8 mRNA 的表达,AEP 组与 ANP 组表达水平显著高于 SO 组($P<0.01$),但 ANP 组显著低于 AEP 组($P<0.05$),ANP 组 caspase-8 mRNA 表达水平低于 AEP 组,但差异不具有显著性意义。

(5)胰腺组织 Bax 及 caspase-8 蛋白的表达:各组大鼠胰腺组织腺泡细胞胞浆区有 Bax 蛋白及 caspase-8 蛋白的表达,表达水平同各自 mRNA 水平呈一致性的关系。

(二)研究结果的分析及意义

1. 腺泡细胞凋亡可以反映急性胰腺炎的轻重程度

1995 年 Kaiser 等在实验研究中发现轻度急性胰腺炎胰腺腺泡细胞凋亡较多而坏死很少,重度急性胰腺炎腺泡细胞大量坏死而凋亡很少以来,腺泡细胞凋亡在 AP 发病中的意义与作用受到人们的重视。众多实验研究均支持这样一个观点,即病理条件下受损的腺泡细胞发生凋亡可以减少因坏死释放的活性胰酶,减轻炎症介质的瀑布样级联反应,可能是 AP 时机体的自我保护性机制。实验研究结果恰恰证实了这一观点,在急性水肿性胰腺炎和急性坏死性胰腺炎大鼠均发现胰腺腺泡细胞凋亡,而前者凋亡指数显著高于后者,说明腺泡细胞凋亡可以反映急性胰腺炎的轻重程度,并且可能是重要的调节机制之一。

2. 细胞凋亡相关基因的调控机制

细胞凋亡是受众多凋亡相关基因控制的程序性细胞死亡,其调控途径主要有细胞外死亡受体途径和细胞内线粒体途径。Bax 是线粒体途径上重要的调控基因,可以增加线粒体膜通透性,促进细胞色素 C 的释放,形成凋亡诱导复合物,作用于凋亡效应因子导致细胞凋亡。AP 时胰腺腺泡细胞 Bax 表达增强,且水肿性胰腺炎显著高于坏死性胰腺炎,与腺泡细胞凋亡的改变一致。表明 Bax 是线粒体途径上促进 AP 时腺泡细胞凋亡的重要调控基因,同其他研究者的结论相符合。凋亡蛋白酶 caspase(半胱氨酸蛋白酶)家族成员是存在于细胞浆内凋亡信号传导途径的关键效应分子,参与凋亡过程的调控,被称为凋亡的分子执行者,其激活是凋亡效应期的一个十分重要的生化事件。分为细胞凋亡的起始者(caspase-2,8,9 和 10)与执行者(caspase-3、6 和 7)。Caspase 的激活有两个独立的途径,即细胞内线粒体途径和细胞外死亡受体途径。其中细胞外途径由胞外配体同跨膜死亡受体(Fas,TNF-R,TNF 相关凋亡诱导受体)结合,激活邻近膜的起始 caspases,活化的起始 caspases 通过切割执行 caspases 使之活化并作用于底物蛋白分子从而导致细胞凋亡的发生。Caspase-8 是这一途径上重要的启动子。有研究发现,死亡受体途径中的 Fas/FasL 通路参与急性胰腺炎腺泡细胞凋亡过程,Fas 与 FasL 基因表达的改变同腺泡细胞凋亡变化呈一致性的关系,Fas 基因缺失时急性胰腺炎病情明显加重。

3. AP 时胰腺腺泡细胞凋亡增加伴随 caspase-8 基因和蛋白表达明显增强

本部分实验结果表明 AP 时胰腺腺泡细胞凋亡增加伴随 caspase-8 表达明显增强,进一步证实死亡受体途径参与了 AP 时腺泡细胞的凋亡过程,且 caspase-8 是这一途径上重要的调控因子之一。水肿性胰腺炎较坏死性胰腺炎 caspase-8 表达增加但不具有显著性意义。Caspase-8 以单体形式存在,在细胞外促凋亡刺激作用下形成二聚体而活化,发挥酶的切割作用。因此还需在 caspase-8 mRNA 与蛋白表达基础上进一步研究 AP 病程中其蛋白活性水平上的变化。

AP 发病机制复杂,在致病因素作用下,胰腺腺泡细胞功能与结构的变化发挥着关键作用。用分子生物学手段阐明病理环境中腺泡细胞凋亡的机制,必将有助于进一步认清 AP 的发病机制,从而寻找防治 AP 的有效措施。

四、不同胆汁酸诱导 AR42J 细胞凋亡与坏死的作用

急性胆源性胰腺炎(acute biliary pancreatitis,ABP)在我国发病率较高,占 AP 总数的 50%~80%。目前普遍认为,ABP 是由于胆管炎症等病理因素使胆管内压力升高,胆汁通过共同通道反流入胰管,激活胰酶原,导致胰腺自身消化而引起胰腺炎,但其确切的发病机制尚未完全明确。人们在 20 世纪中期便利用胆胰管逆行性注射胆汁酸而成功复制了 AP 动物模型,该模型同 AP 的临床发病特点和病理性改变均符合,成为研究 AP 发病机制和治疗的常用动物模型之一。正常人胆汁中的胆汁酸(bile acid)按结构可分为两大类:一类为游离型胆汁酸,包括胆酸(cholic acid,CA)、脱氧胆酸(deoxycholic acid,DCA)、鹅脱氧胆酸(chenodeoxycholic acid,CDCA)和少量的石胆酸(litho chalic acid,LCA)。另一类是上述游离胆汁酸与甘氨酸或牛磺酸结合的产物,称结合型胆汁酸。主要包括甘氨胆酸(Glycocholic acid,GCA)、甘氨鹅脱氧胆酸(glycochenodeoxycholic acid,GCDCA),牛黄胆酸(taurocholic acid,TCA)及牛黄脱氧胆酸(taurodeoxycholicacid,TDCA)等。有研究表明在胆汁淤积所致

肝脏损害的病理过程中胆汁酸的毒性作用起重要作用。刘昌等的研究显示胆汁中的胆酸对人胰腺癌细胞 PANC 1 和 MIAPaCa 2 细胞株体外增殖有显著抑制作用,导致细胞表面微绒毛变短变疏,细胞内线粒体、粗面内质网发生空泡变性的改变,其抑制机制在于胆酸的细胞膜毒性作用。然而各种胆汁酸成分的细胞毒性作用是否相同,特别是对胰腺腺泡细胞具有怎样的作用,还未见相关的报道。因此,本部分以大鼠 AR42J 胰腺腺泡细胞系为研究对象,选用人胆汁中 4 种游离胆汁酸 CA、DCA、CDCA 和 LCA,及 3 种结合胆汁酸 TDCA、GDCA 和 GCA,观察它们对细胞存活的影响,并进一步探讨胆汁酸诱导胰腺腺泡细胞损伤的机制。

(一) 主要研究方法和结果

1. 主要方法

(1)药物:胆汁酸。

(2)细胞:大鼠胰腺腺泡细胞系 AR42J 细胞,以 1∶3～1∶5 传代 1 次。

(3)实验方法:实验细胞分组:设立对照(CON)组,胆汁酸处理 CA 组,DCA 组,GCA组,CDCA 组,TDCA 组,GCDCA 组和 LCA 组,每组分别设立 10 个浓度梯度:0.1mmol/L、0.2mmol/L、0.3mmol/L、0.4mmol/L、0.5mmol/L、0.6mmol/L、0.7mmol/L、0.8mmol/L、0.9mmol/L 和 1.0mmol/L。观察指标:采用 MTT 实验检测不同胆汁酸对细胞作用的浓度依赖性关系和时间依赖性关系,采用 AV/PI 双染色检测细胞凋亡/坏死的改变,采用流式细胞术检测细胞凋亡/坏死率。

2. 研究结果

(1)各种胆汁酸对 AR42J 细胞作用的浓度依赖性关系:CA,GCA 和 GDCA 在浓度为 0.1～1.0mmol/L 内对 AR42J 细胞的存活率没有显著影响,对细胞的生长和存活没有损害作用;而 DCA,CDCA 和 LCA 分别从 0.3mM 浓度开始,TDCA 从 0.4mmol/L 浓度开始,AR42J 细胞的存活率明显下降,均显著抑制细胞的生长和存活,具有细胞毒作用,且呈剂量依赖性增强。

(2)胆汁酸对 AR42J 细胞损伤作用的时间依赖性关系:0.4mmol/L 的 CA 在对 AR42J 细胞作用 60 小时的时间内,对细胞存活率没有明显的影响,不损伤细胞。而 DCA 和 CDCA 对细胞作用 12 小时就使细胞存活率下降,24 小时开始且随时间延长,细胞存活率下降越来越显著,对 AR42J 细胞损伤的细胞毒作用呈时间依赖性。

(3)细胞损伤的形态学观察:在相差光学显微镜下观察胆汁酸作用 24 小时的 AR42J 细胞变化。发现 0.8mmol/L CA 组细胞同 CON 组相比细胞密度和形态均无明显改变;0.4mmol/L DCA 组和 0.4mmol/L CDCA 组细胞变化相似,同 CON 组细胞相比细胞密度明显降低,出现较多悬浮的凋亡细胞和死细胞;0.8mmol/L DCA 组和 0.8mmol/L CDCA 组细胞变化相似,同 CON 相比细胞密度更低,贴壁的活细胞很少,出现大量悬浮的凋亡细胞、死细胞和细胞碎片。在荧光显微镜下进一步观察 AR42J 细胞在胆汁酸 CA 或 DCA 作用 24 小时,经 Annexin-V/PI 双染后,凋亡与坏死的改变。发现 0.8mmol/L CA 组细胞和 CON 组细胞相同,均未出现凋亡与坏死细胞;0.4mmol/L DCA 组细胞则出现较多的凋亡早期细胞和凋亡晚期细胞(分别为胞膜绿色荧光和胞膜绿色荧光＋核红色荧光)和少量坏死细胞(核红色荧光);0.8mmol/L DCA 组细胞出现更多的坏死细胞和较少的凋亡细胞。

(4)胆汁酸诱导 AR42J 细胞凋亡率和坏死率的改变:0.8mmol/L CA 组细胞凋亡率与坏死率同 CON 组无明显区别(1.2% vs. 0.9%;1.0% vs. 1.0%);0.4mmol/L DCA 组细胞凋亡率和坏死率分别为 45.2% 和 8.9%,均明显高于 CON 组细胞;0.8mmol/L DCA 组细胞凋亡率为 18.6%,明显高于 CON 组而低于 0.4mmol/L DCA 组,坏死率为 45.4%,明显高于 CON 组和 0.4mmol/L DCA 组。

(二) 研究结果的分析及意义

1. 随胆汁异常反流入胰管的胆汁酸是造成胰腺腺泡细胞功能与结构损害关键因素

ABP 在我国占 AP 总数的一半以上,在美国占 25%~45%,但世界各地不同研究人员的病因统计结果差别极大,最低的仅为 3%,最高的达 75%。1901 年 Opie 在 1 例死于 AP 患者的尸检中,发现一结石嵌塞于 Vater 壶腹,因而表明结石嵌塞于胆胰管共同通道末端使胆汁反流到胰管能引起 AP。这一发现直到 20 世纪 70 年代中期才被接受,使 ABP 成为一个独立的疾病,揭开了对其研究的序幕。此后,尽管人们对 ABP 发病机制形成了多种认识,但还没有完全达成共识。因其发病率高、发病独特、重症型救治棘手死亡率高,而成为亟待攻克的难题。

可以认为,随胆汁异常反流入胰管的胆汁酸,造成胰腺腺泡细胞功能与结构损害是大多数 ABP 发病的一个关键性因素。人们在 20 世纪中期便利用胆胰管逆行性注射胆汁酸而成功复制了 AP 动物模型,该模型同 AP 的临床发病特点和病理性改变均符合,成为研究 AP 发病机制和治疗的常用动物模型之一。在此基础之上,我们进一步深入研究各种胆汁酸成分对胰腺腺泡细胞的损伤性作用和功能的影响。大鼠 AR42J 胰腺腺泡细胞系具有胰腺腺泡细胞的绝大多数功能,而成为进行 AP 体外实验研究的标准胰腺腺泡细胞系。因此,该研究以大鼠 AR42J 胰腺腺泡细胞系为研究对象,选用人胆汁酸中 4 种主要的游离胆汁酸 CA、DCA、CDCA 和 LCA,及 3 种结合胆汁酸 TDCA、GDCA 和 GCA,观察它们对细胞存活的影响,并进一步探讨胆汁酸诱导胰腺腺泡细胞损伤的机制。

2. 胆汁酸对胰腺腺泡细胞的直接损伤作用

该研究证实了胆汁酸对胰腺腺泡细胞的直接损伤性作用,并首次对比研究了各种不同成分的作用特点,发现 DCA、CDCA 和 LCA 的细胞毒作用最强,0.3mmol/L 作用 24 小时即显著降低细胞存活率;TDCA 其次,0.4mmol/L 作用 24 小时显著降低细胞存活率;而初级胆汁酸 CA 和甘氨结合型胆汁酸(GCA、GDCA)则在 0.1~1.0mM 浓度范围内作用 24 小时不具有细胞毒作用,不影响细胞的存活率。显示次级胆汁酸和游离型胆汁酸的细胞毒作用可能更强一些,但又不是绝对的,同各种胆汁酸特异的结构和理化性质有关。胆汁酸具有表面活性作用,因为它的分子结构有两性,一端为烷基,具有亲油性,可以和油脂类结合;另一端为羟基和羧基,具有亲水性。因此,体内胆汁酸最重要的功能是消化食物中的脂肪和脂溶性物质(油溶性维生素和胆固醇等)。另一方面,胆汁酸具有多种毒性作用,包括细胞毒作用及急、慢性毒性作用。胆汁酸的毒性作用在胆汁淤积所致肝脏损害的病理过程中起重要作用。刘昌等的研究显示胆汁中的胆酸对人胰腺癌细胞 PANC 1 和 MIAPaCa 2 细胞株体外增殖有显著抑制作用,导致细胞表面微绒毛变短变疏,细胞内线粒体、粗面内质网发生空泡变性的改变,其抑制机制在于胆酸的细胞膜毒性作用。大量的研究表明,胆汁酸作用途径与作用效果具有多样性,不仅依靠其"去污性"溶解细胞膜导致细胞崩解坏死,还可以诱导细胞内基因表达的改变,诱导肝癌细胞、结肠癌细胞、卵巢癌细胞、食管癌细胞等多种细胞发生凋亡。另有研究发现,熊脱氧胆酸(ursodeoxycholic acid)还具有对抗其他胆汁酸诱导的细胞凋亡作用。

3. 胆汁酸对胰腺腺泡细胞的作用特点和功能影响

该研究继续深入探讨胆汁酸对胰腺腺泡细胞的作用特点和功能影响,发现 DCA 和

CDCA 对细胞的损伤作用相同,高浓度时主要表现为细胞膜崩解、破碎,细胞溶解坏死,较低浓度时除坏死外还表现为细胞凋亡的改变。显示胆汁酸对胰腺腺泡细胞的损伤作用呈现双重性,与以往的动物模型实验表现相符,即低浓度胆汁酸导致胰腺腺泡细胞凋亡较多而坏死较少,病情较轻,反之则坏死较多凋亡较少,病情较重。细胞凋亡是受基因调控的细胞自主的有序的死亡,包含了复杂的调控机制,与细胞坏死有着本质区别,不引起炎症刺激。

总之,该研究发现,人胆汁酸内的 7 种成分对大鼠 AR42J 胰腺腺泡细胞的损伤作用不同,其中 DCA、CDCA、LCA 和 TDCA 具有明显的细胞毒作用,在较低浓度时表现为凋亡和坏死,较高浓度时则主要表现为细胞坏死。该研究将为进一步揭示胆源性 AP 的发病机制和探寻防治措施提供有益的启示。

五、脱氧胆酸对胰腺腺泡细胞损伤及核转录因子活性的影响

急性胆源性胰腺炎(acute biliary pancreatitis,ABP)在我国发病率最高,占急性胰腺炎(AP)总数的 50%~80%。随胆汁异常反流入胰管的胆汁酸,造成胰腺腺泡细胞功能与结构损害是大多数 ABP 发病的一个关键性因素。人们在 20 世纪中期便利用胆胰管逆行性注射胆汁酸而成功复制了 AP 动物模型,该模型同 AP 的临床发病特点和病理性改变均符合,成为研究 AP 发病机制和治疗的常用动物模型之一。课题组先前的研究已证实不同胆汁酸成分对胰腺腺泡细胞具有不同的损伤作用,其中脱氧胆酸(deoxycholic acid,DCA)的损伤作用较强。本部分研究旨在通过体外培养胰腺腺泡细胞 AR42J 细胞系,探讨 DCA 诱导腺泡细胞损伤的可能机制。

(一) 主要研究方法和结果

1. 主要方法

(1)药物:胆汁酸

(2)细胞:大鼠胰腺腺泡细胞系 AR42J 细胞,以 1:3~1:5 传代 1 次。

(3)实验方法:实验细胞分组:设立对照(CON)组,胆汁酸处理(DCA)组,DCA 组设立 10 个浓度梯度:0.1mmol/L、0.2mmol/L、0.3mmol/L、0.4mmol/L、0.5mmol/L、0.6mmol/L、0.7mmol/L、0.8mmol/L、0.9mmol/L 和 1.0mmol/L。观察指标:用 MTT 实验检测胆汁酸对细胞浓度依赖性关系和时间依赖性关系,采用 AV/PI 双染色检测细胞凋亡/坏死的改变,采用流式细胞术检测细胞凋亡/坏死率,采用 Procarta TF Nuclear Extraction Kit 提取细胞核蛋白和细胞浆蛋白检测细胞浆淀粉酶活性及细胞核转录因子的 DNA 结合活性,采用碘-淀粉比色法试剂盒检测淀粉酶活性,采用 xMAP 系统(结合了流式细胞计、荧光染色微球(珠)、激光和数字信号处理)检测分析 DNA 结合活性。

2. 研究结果

(1)DCA 对 AR42J 细胞生长的影响:脱氧胆酸设立 10 个浓度梯度即:0.1、0.2、0.3、0.4、0.5、0.6、0.7、0.8、0.9 和 1.0mmol/L。结果显示,从 0.3mmol/L 浓度开始,AR42J 细胞的存活率明显下降,且呈剂量依赖效应。在另一组实验中,选用 0.4mmol/L 的 DCA,对细胞分别作用 12、24、36、48 和 60 小时。结果表明,从作用 12 小时细胞存活率开始下降,24 小时后下降越来越明显,DCA 的细胞毒作用呈时间依赖性。

(2)AR42J 细胞凋亡和坏死率的改变:0.4mmol/L DCA 组细胞凋亡率和坏死率分别为 45.2% 和 8.9%,均明显高于 CON 组细胞;0.8mmol/L DCA 组细胞凋亡率为 18.6%,明显高于 CON 组而低于 0.4mmol/L DCA 组,坏死率为 45.4%,明显高于 CON 组和

0.4mmol/L DCA 组。

（3）AR42J 细胞淀粉酶合成与分泌功能的变化：0.4mmol/L 浓度的 DCA 作用于 AR42J 细胞，分别于培养 15 分钟，30 分钟和 4 小时时收集培养液上清，并收集细胞提取细胞浆蛋白，检测各组细胞培液和细胞浆蛋白淀粉酶的水平。结果表明，随着培养时间的延长，培液内淀粉酶活性逐渐增高，至 4 小时时接近细胞浆淀粉酶活性。细胞浆内淀粉酶活性保持在较稳定的水平（约 10^4/L），且 DCA 的干预不影响胞浆与培液中的淀粉酶水平。

（4）AR42J 细胞核转录因子的 DNA 结合活性：0.4mmol/L DCA 处理 AR42J 细胞后，检测细胞核内 40 种 TF 的 DNA 结合活性变化。结果发现，在这 40 种 TF 中，ATF2、AR33、STAT5、NFAT、FKHR 和 NKX-2.5 这 6 种 TF 活性明显增强，而 RUNX/AML、NF-Y、MEF2 和 E2F1 这 4 种 TF 活性则明显减弱，其余 30 种 TF 活性没有明显变化。

（二）研究结果的分析及意义

1. DCA 通过细胞毒作用导致胰腺腺泡细胞损伤

1901 年 Opie 通过一例死于急性胰腺炎患者尸检中，发现结石嵌塞于胆胰管共同通道末端使胆汁反流入胰管能引起胰腺炎。这一发现直到 20 世纪 70 年代中期才被接受，使 ABP 成为一个独立的疾病，揭开了对其研究的序幕。但其发病机制仍不明确，特别是重症型救治棘手死亡率高，而成为亟待攻克的难题。人们在上个世纪中期便利用胆胰管逆行性注射胆汁酸而成功复制了 AP 动物模型，该模型同 AP 的临床发病特点和病理性改变均符合，成为研究 AP 发病机制和治疗的常用动物模型之一。大鼠 AR42J 胰腺腺泡细胞系具有胰腺腺泡细胞的绝大多数功能，而成为进行急性胰腺炎体外实验研究的标准胰腺腺泡细胞系。先前以大鼠 AR42J 胰腺腺泡细胞系为研究对象，观察人胆汁中 7 种不同胆汁酸成分对其生长和增值的影响，发现各种胆汁酸的细胞毒作用不同，其中 DCA 的作用较强。本部分研究在此基础上，进一步探讨 DCA 对胰腺腺泡细胞淀粉酶合成与分泌功能，及对 TF 活性的影响。

结果显示，DCA 对 AR42J 胰腺腺泡细胞的细胞毒作用呈浓度和时间依赖性，表现为凋亡和坏死。0.4mmol/L DCA 作用下，细胞浆内淀粉酶的活性没有明显改变，表明 DCA 不影响腺泡细胞内淀粉酶的合成；同时，细胞培养液中淀粉酶的活性也没有明显变化，表明 DCA 也不影响腺泡细胞淀粉酶的分泌功能。这些结果揭示，DCA 通过细胞毒作用导致胰腺腺泡细胞损伤，而对于细胞内酶的合成与分泌功能可能没有直接影响。

2. DCA 对 AR42J 胰腺腺泡细胞产生细胞毒作用的分子机制

DCA 是通过怎样的途径与分子机制对 AR42J 胰腺腺泡细胞产生细胞毒作用的呢？细胞损伤的调控通路复杂而多样，涉及各种调节因子形成错综复杂的作用网络。为深入探讨 DCA 对胰腺腺泡细胞基因表达调控的影响，揭示其细胞毒作用产生的分子机理，该研究应用最新技术检测细胞核 40TF 的 DNA 结合活性。真核基因的表达是由 TF 调控的，通过与存在于相应基因启动子上的特异 DNA 结合因子的相互作用，TF 调节转录起始的频率，决定相关基因表达与否及强弱。因此，TF 在基因组的基因表达调控中，扮演着极其关键的角色，而其自身也受到多种机制的高度调控，与人类很多疾病相关。单个胞外刺激源可触发多个信号传导通路，进而激活多个 TF 介导目标基因的诱发表达，影响细胞形态与功能的改变。该实验结果表明在 0.4mmol/L DCA 作用下，AR42J 胰腺腺泡细胞核内 ATF2、AR33、STAT5、NFAT、FKHR 和 NKX-2.5 这 6 种 TF 活性明显增强，而 RUNX/AML、NF-Y、MEF2 和 E2F1 这 4 种 TF 活性则明显减弱，其余 30 种 TF 活性没有明显变化。它们所调节的相关基因的表达改变，可能是其对细胞损伤作用的分子机制。

DCA 对 AR42J 胰腺腺泡细胞的损伤作用既表现为凋亡也表现为坏死,同浓度相关,而对细胞内酶的合成与分泌功能没有直接影响。DCA 诱导细胞核 TF 活性改变可能是其导致细胞损伤的分子机制。

六、清胰汤对胰腺腺泡细胞凋亡的影响

急性坏死性胰腺炎的发生发展具有复杂的病理生理机制,临床经过凶险,病死率高。中药清胰汤是经多年临床实践和动物实验证实治疗急性胰腺炎的有效方剂,其作用机制尚未完全明了。本部分实验通过制备大鼠 ANP 模型,进一步研究清胰汤对降低胰腺组织病理损害、减轻炎症反应等方面的治疗效果,探讨其对腺泡细胞凋亡的影响及可能机制,为临床应用提供进一步的理论依据和方法论指导。

(一)主要研究方法和结果

1. 主要方法

(1)药物:去氧胆酸钠(0.1ml/100g),清胰汤(柴胡 15g、黄芩 12g、木香 15g、元胡 15g、栀子 15g、白芍 15g、大黄 15g、芒硝 15g)。

(2)动物:SD 大鼠 30 只,体重 220~260g。

(3)实验方法:实验动物分组:将 30 只 SD 大鼠随机分为 SO 组、清胰汤组和模型组,每组 10 只。给药方法:模型组和清胰汤组经胰胆管内注射 15g/L 浓度的去氧胆酸钠;SO 组仅开腹翻动胰腺,清胰汤组大鼠于造模后立即一次与 12 小时后两次灌胃给药,SO 组和模型组经口给予生理盐水。观察指标:采用 Kyogoku 方法检测 HE 定量分析,采用全自动生化分析仪检测血清淀粉酶,采用免试剂盒检测血清 TNF-α、IL-6 含量,采用 TUNEL 法检测胰腺腺泡细胞凋亡,采用 RT-PCR 检测胰腺组织中 Bax 和 caspase-8 mRNA 水平含量,采用免疫组化检测胰腺组织中 Bax 和 caspase-8 蛋白的表达。

2. 研究结果

(1)光镜下胰腺组织病理学改变:对照组胰腺小叶清晰,未发现异常改变。模型组胰腺实质大片坏死,出血及脂肪变性,大量红细胞淤积,血管扩张,见大量中性粒细胞浸润于组织间隙及实质内($P<0.01$)。清胰汤组胰腺组织炎症细胞浸润、出血、坏死等改变较模型组明显减轻($P<0.05$)。

(2)血清淀粉酶及 TNF-α、IL-6 水平:模型组血清淀粉酶及 TNF-α、IL-6 均显著高于对照组($P<0.01$),清胰汤组较模型组显著降低($P<0.05$)。

(3)胰腺腺泡细胞凋亡情况:正常胰腺组织(对照组)腺泡细胞凋亡极少,模型组可见一定数量的腺泡细胞凋亡($P<0.01$),清胰汤组凋亡指数(AI)显著高于模型组($P<0.05$)。

(4)胰腺组织 Bax 及 caspase-8 mRNA 的表达水平:对照组、模型组及清胰汤组大鼠胰腺组织都有 Bax 与 caspase-8 mRNA 的表达,模型组表达水平均显著高于对照组($P<0.01$)。清胰汤组 Bax mRNA 表达水平显著高于模型组($P<0.05$);caspase-8 mRNA 表达水平低于模型组,但差异不具有显著性意义。

(5)胰腺组织 Bax 及 caspase-8 蛋白的表达:各组大鼠胰腺组织腺泡细胞胞浆区有 Bax 蛋白及 caspase-8 蛋白的表达,表达水平同各自 mRNA 水平呈一致性的关系。

(二)研究结果的分析及意义

1. 全身性炎症反应是 AP 重症化和全身并发症的重要原因

重症急性胰腺炎一直是外科的一个急危重症,虽然近年来病死率有明显下降,但重症急

性胰腺炎的死亡率仍高达 30%～50%。大量的试验研究已经证明，AP 时机体单核巨噬细胞系统活化，产生和释放大量炎症介质所致的全身性炎症反应是 AP 重症化和全身并发症的重要原因。如何有效调控全身炎症反应，有效保护胰腺组织，免受过度炎症损害，越来越受到关注。特别是胰腺腺泡细胞凋亡和坏死的研究引起了人们极大的兴趣。清胰汤是中西医结合治疗急腹症研究的成果，多年来的实验研究和临床观察已经证实在临床上治疗 AP 具有很好的治疗效果，对于防止 AP 重症化，减少并发症，降低病死率，效果明显。本部分研究 AP 时胰腺腺泡细胞凋亡情况，凋亡基因 Bax 的表达，凋亡蛋白酶 caspase-8 的表达情况，观察清胰汤对腺泡细胞凋亡的影响，对于丰富中西医结合治疗 AP 的理论具有重要意义。

2. 清胰汤治疗急性胰腺炎是在多层次、多水平通过多条途径发挥其综合治疗作用

根据实验结果，模型组大鼠胰腺组织发生坏死、出血、炎症细胞浸润，病理改变严重。同时，血清淀粉酶、TNF-α 及 IL-6 浓度较对照组明显升高。表明在 ANP 时，胰腺组织内胰酶激活，腺泡细胞坏死和炎症反应同时存在，相互影响促进使病情不断恶化，将进一步发生 SIRS，演变为 MODS，最终机体难以恢复而死亡。清胰汤可以明显降低血清淀粉酶和炎性因子水平，减轻胰腺组织病理损害，从而缓解病程进展，促进康复。AP 在急性期表现为痞、满、燥、实、坚的证候特点，在中医六经辨证中属于典型的阳明腑实证的范畴，治应通里攻下。中药清胰汤具有通里攻下、活血化瘀、清热解毒之功用，实验研究证明其机制包括以下方面：增强胃肠道运动功能；改善腹腔脏器血供和毛细血管透性，改善循环；保护肠道屏障功能，减少内毒素吸收，防治细菌移位；抑制细胞因子和炎症介质的产生和吸收，控制全身炎症反应，保护组织器官；菌毒并治作用；其他，如保护细胞膜，清除氧自由基等。

3. 清胰汤对大鼠 SAP 时胰腺腺泡细胞凋亡的影响及可能的机制

研究表明，AP 时受损的胰腺腺泡细胞发生凋亡可以避免因坏死而产生的局部炎症反应，减少活性胰酶的释放，凋亡的多少与病情严重程度呈负相关的关系，因此可能是机体的一种自我保护性机制。凋亡是受诸多凋亡调控基因控制的程序性细胞死亡，其中 Bax 是线粒体途径上具有促进细胞凋亡作用的重要调控基因，可以增加线粒体膜通透性，促进细胞色素 C 的释放，形成凋亡诱导复合物，作用于凋亡效应因子导致细胞凋亡。caspase-8 是 caspase 凋亡蛋白酶家族中的一个重要起始者，接受细胞外死亡受体途径上促凋亡信号的刺激而活化，活化后切割激活执行 caspase 蛋白酶，作用于底物蛋白分子导致细胞凋亡的发生。研究发现 Bax 表达增强可以促进急性胰腺炎时腺泡细胞的凋亡，减轻病情。

清胰汤组大鼠胰腺组织腺泡细胞凋亡指数显著高于模型组，Bax 的表达水平亦明显上调。表明清胰汤可能通过上调促凋亡基因 Bax 的表达水平而诱导腺泡细胞凋亡，从而减少因细胞坏死释放的活性胰酶，减轻炎症介质的瀑布样级联反应与病理损害，改善病情。caspase-8 以单体形式存在，在细胞外促凋亡刺激作用下形成二聚体而活化，发挥酶的切割作用。因此还需在 caspase-8 mRNA 与蛋白表达基础上进一步研究清胰汤对 caspase 蛋白酶活性水平上的作用。该实验从新的角度证实了中药清胰汤治疗急性胰腺炎是在多层次、多水平通过多条途径发挥其综合治疗作用，其效果是其他作用单一的药物不可比拟的，为临床应用以清胰汤为基础的中西医结合方法治疗 AP 提供了新的实验依据。

七、茵陈承气汤对胰腺炎腺泡细胞凋亡的影响

在前面的内容中阐述了急性胰腺炎时腺泡细胞凋亡及相关的调控基因与急性胰腺炎的病情发展的实验研究，发现胰腺腺泡细胞凋亡与急性胰腺炎病情严重程度呈负相关，胰腺腺

泡细胞凋亡可能是一种保护现象。本部分探讨茵陈承气汤防治急性出血坏死性胰腺炎时，对腺泡细胞凋亡及其相关的调控基因是否有影响。

（一）主要研究方法和结果

1. 主要方法

（1）药物：去氧胆酸钠（0.1ml/100g），茵陈承气汤（茵陈 30g，栀子 15g，厚朴 15g，枳实 15g，大黄 15g，芒硝 10g）。

（2）动物：SD 大鼠 18 只，体质量 220～260g。

（3）实验方法：实验动物分组：将 18 只 SD 大鼠随机分为对照组、茵陈承气汤组和模型组，每组 6 只。给药方法：模型组和茵陈承气汤组经胰胆管内注射 15% 浓度的去氧胆酸钠；SO 组仅开腹翻动胰腺，茵陈承气汤组大鼠于造模前后 6 小时各灌一次胃给药，SO 组和模型组则在造模前后 6 小时经口灌服生理盐水。观察指标：采用 Kyogoku 方法检测 HE 定量分析，采用全自动生化分析仪检测血清淀粉酶含量，采用放免试剂盒检测血清 IL-6、IL-8 水平含量，采用 TUNEL 法检测胰腺腺泡细胞凋亡，采用 Western Blot 检测胰腺组织凋亡调控基因-Bax 的表达含量。

2. 研究结果

（1）各组 SAP 大鼠光镜下胰腺组织病理学的改变：对照组胰腺组织为正常表现；模型组大鼠胰腺实质大片坏死、出血及脂肪细胞坏死，大量红细胞沉积，血管扩张，大量粒细胞广泛聚集、黏附，浸润至组织间隙；中药组大鼠胰腺间质明显水肿，炎性浸润，腺泡细胞胞浆空泡增多，胰腺实质可见出血和坏死，小静脉扩张，红细胞沉积，粒细胞聚集和黏附，但较模型组病理改变为轻。

（2）各组大鼠血清淀粉酶、IL-6、IL-8 水平的变化：中药组血清淀粉酶、IL-6、IL-8 水平均较模型组低，二者差别有显著意义（$P<0.05$）；对照组血清淀粉酶、IL-6、IL-8 水平与模型组比较差异有统计学意义（$P<0.05$）。

（3）各组大鼠胰腺腺泡细胞凋亡的情况：以 TUNEL 法对各组胰腺腺泡细胞凋亡情况进行检测，计算凋亡指数（AI）。凋亡指数是指每张 TUNEL 阳性切片选取 5 个阳性细胞数（细胞核中有棕黄色颗粒者）最多的高倍视野（×400），计算 500 个腺泡细胞中阳性细胞所占的百分比。可以看出经治疗后，中药组的腺泡细胞凋亡较模型组有不同程度的增加，而且与血清淀粉酶的变化及胰腺病变程度呈负相关。模型组与中药组相比差别有显著意义（$P<0.01$）。

（4）胰腺腺泡细胞凋亡调控基因 Bax 的表达：采用 Western Blot 法定量检测 Bax 在各组中的表达情况。在中药组中，可明显观察到 Bax 表达较模型组增强（$P<0.01$），与腺泡细胞的凋亡指数正相关。

（二）研究结果的分析及意义

1. 茵陈承气汤对急性出血坏死性胰腺炎时腺泡细胞凋亡的影响

有研究发现，在急性胰腺炎时，受损的胰腺腺泡细胞不仅能够释放胰酶，而且还能够产生、释放 TNF-α、IL-6、IL-8 等炎症介质。所以，如能尽量避免胰腺腺泡细胞的损伤坏死，减少胰酶及其他介质的释放，则可从根本上控制急性胰腺炎的发生和发展。

（1）陈海龙课题组以前的研究认为胰腺腺泡细胞凋亡与急性胰腺炎的病情呈负相关，那么，抑制或诱导腺泡细胞凋亡是否可影响急性胰腺炎的病情呢？国外学者对此进行了研究。Kaiser 等用放线菌酮抑制蛋白合成，降低 Ca^{2+}-Mg^{2+} 依赖性核酸内切酶的活性，间接抑制细胞凋亡,再结扎大鼠胆胰共同通道,则发现原轻症急性胰腺炎模型出现急性出血坏死性胰腺炎的病理变化,说明原腺泡细胞凋亡被抑制,转向坏死,胞膜裂解,细胞器破坏,引起多种酶及大量炎症介质的释放,从而加重急性胰腺炎的病情。而最近,一些学者用实验证明了1-氰-2-羟基-3-丁烯诱导腺泡细胞凋亡可减轻雨蛙肽诱导的大鼠急性胰腺炎的严重程度。

(2)该实验研究发现中药组大鼠的胰腺腺泡细胞凋亡要较模型组高。而胰腺的病变随之减轻,坏死、出血明显减轻,血清淀粉酶、IL-6、IL-8等炎症介质的水平也下降。通过该实验可以推论茵陈承气汤治疗 SAP 的机理可能是诱导已受损的腺泡细胞凋亡,防止坏死,避免其释放胰酶及 TNF-α、IL-1、IL-6、IL-8 等炎症介质,从而阻断其发病的始动环节,起到治疗胰腺炎的作用。以前的研究认为大黄素可以抑制脂多糖诱导机体产生的 TNF-α、IL-1、IL-6、IL-8 等促炎症因子的表达、产生和释放,可能就是大黄素的细胞保护作用,即诱导已受损不能恢复的细胞发生凋亡,防止坏死,避免了炎症介质的表达和释放。

(3)国外 Hahm KB 等在铃蟾肽所致大鼠急性胰腺炎模型的研究中发现,茵陈一类中药 Arternisiaasiratica 的提取物 DA-9601 可以通过诱导胰腺腺泡细胞凋亡,减少胰腺组织的脂质过氧化,改善或减轻急性胰腺炎的病情。日本的学者研究发现一些中药复方的有效成分可以诱导细胞凋亡,而不影响正常的细胞,如大黄素、汉防己碱、华本防己碱等。另外,有研究证实栀子有稳定胰腺腺泡细胞膜、线粒体膜。溶酶体膜的作用。

(4)以前的许多实验和临床研究发现,茵陈承气汤还在提高机体免疫,减少氧自由基的生成,调节、改善组织中氧化和抗氧化系统的平衡失调,减轻肠黏膜屏障损害,减少内毒素的生成和吸收,加快对内毒素的灭活等方面发挥作用。这些说明,中药茵陈承气汤很可能在多水平、多环节、多位点上起到治疗急性出血坏死性胰腺炎的综合作用。

2. 茵陈承气汤对急性出血坏死性胰腺炎腺泡细胞凋亡影响的分子机制

该部分实验采用 Western Blot 技术检测了急性出血坏死性胰腺炎时胰腺腺泡细胞凋亡调控基因 Bax 的表达,结果发现中药组大鼠胰腺腺泡细胞中 Bax 的表达增强。Bax 是凋亡"瀑布效应"重要分子 caspase 的促进物。这说明了茵陈承气汤通过上调促凋亡基因 Bax 的表达水平,诱导已受损不可恢复的腺泡细胞发生凋亡,从而稳定细胞膜,恢复或增强腺泡细胞的自我保护机制,进而减轻腺泡细胞的坏死,减少胰酶及炎症介质的释放,从而有助于防止急性胰腺炎的病情恶化。

八、大黄素对脱氧胆酸诱导的 AR42J 细胞损伤的调节

近十几年来对于急性胰腺炎发病机制的研究大多围绕胰腺腺泡细胞展开,胰腺腺泡细胞的损伤方式和机制成为研究的热点。随胆汁异常反流入胰管的胆汁酸,造成胰腺腺泡细胞功能与结构损害是大多数急性胆源性胰腺炎发病的一个关键性因素。先前的研究已证实人胆汁中 7 种主要胆汁酸成分对胰腺腺泡细胞的损伤作用不同,其中脱氧胆酸(deoxycholic acid,DCA)的作用较强,主要表现为凋亡和坏死。近年有研究认为大黄素具有抗炎作用,并对由酒精和 CCl_4 诱导的肝细胞损害具有保护功效。动物实验研究表明大黄素对重症急性胰腺炎多脏器功能衰竭具有保护作用,可减轻过度炎症反应,保护肠道屏障功能。该研究通过体外实验,探讨大黄素对脱氧胆酸诱导的胰腺腺泡细胞损伤的调节作用。

(一)主要研究方法和结果

1. 主要方法

(1)药物:胆汁酸,大黄素(emodin)。

（2）细胞：大鼠胰腺腺泡细胞系 AR42J 细胞，以 1∶3～1∶5 传代 1 次。

（3）实验方法：实验细胞分组：设立对照（CON）组，胆汁酸处理 0.4mmol/LDCA 组，0.4mmol/L DCA＋20μmol/L Emodin 组，0.8mmol/LDCA＋20μmol/L Emodin 组。观察指标：采用流式细胞术检测细胞凋亡/坏死率，采用 Procarta TF Nuclear Extraction Kit 提取细胞核蛋白和细胞浆蛋白检测蛋白浓度含量，采用碘-淀粉比色法试剂盒检测淀粉酶活性。

2. 研究结果

（1）AR42J 细胞凋亡和坏死率的改变：应用流式细胞术 AV/PI 双染法进行检测，结果显示，同 0.4mmol/L DCA 组相比，0.4mmol/L DCA＋Emodin 处理组细胞早期凋亡率有所升高（14.5%$vs.$11.1%），凋亡晚期及死细胞百分率则明显下降（27.9%$vs.$34.1%），坏死率有所下降（7.4%$vs.$8.9%）；同 0.8mmol/L DCA 组相比，0.8mmol/L DCA＋Emodin 处理组细胞早期凋亡率没有明显变化（0.9%$vs.$0.3%），凋亡晚期及死细胞百分率有所下降（13.8%$vs.$18.3%），坏死率下降较明显（38.1%$vs.$45.4%）。

（2）细胞培液与细胞浆淀粉酶活性的变化：应用 0.4mmol/L DCA 和 0.4mmol/L DCA＋Emodin（20μmol/L）作用于 AR42J 细胞，分别于培养 15 分钟，30 分钟和 4 小时时收集培养液上清，并收集细胞提取细胞浆蛋白，检测各组细胞培液和细胞浆蛋白淀粉酶的水平。结果表明，随着培养时间的延长，培液内淀粉酶活性逐渐增高，至 4 小时时接近细胞浆内淀粉酶活性。同 CON 组比较，两个处理组的培液和胞浆淀粉酶水平均无明显改变。

（二）研究结果的分析及意义

1. 胰腺腺泡细胞损伤是 AP 的一个重要特征，而且在 AP 发病机制中处于关键性角色

目前普遍认为，急性胰腺炎时最早期改变发生在腺泡细胞内并导致了腺泡细胞的损害，其后才发生了炎症细胞的聚集及炎症介质的释放等反应，进一步影响了疾病的严重程度。最近的研究表明，腺泡细胞对损害的反应本身是影响疾病严重性的重要决定因素。在这些研究中发现，轻度急性胰腺炎时腺泡细胞损伤主要表现为凋亡，重度急性胰腺炎则发生广泛的腺泡细胞坏死而凋亡很少。我们在之前的研究中，通过体外实验，证实了胆汁酸对胰腺腺泡细胞损伤的作用特点符合以上动物实验的结论。

2. 掌叶大黄是一种常用的中草药，已经被广泛的应用于临床胰腺炎、胆囊炎、急腹症及其他炎症性疾病的救治过程中

大黄素（emodin）化学名为 1,3,8-三羟基-6 甲基蒽醌（1,3,8-trihydroxy-6 methylan-thraquinone），分子量为 270.23。其化学结构属于羟基蒽醌类。大黄素是中药大黄的主要有效成分，并且在正品大黄中的游离蒽醌中占的比例较大。其药理作用与大黄有许多相似之处，国内外文献有关大黄素的报道很多，作用极其广泛。具有抗炎作用，能显著抑制角叉菜胶致小鼠足趾肿胀；调节机体免疫功能；增强肠道蠕动而具有泻下作用；并具有诱导癌细胞凋亡，抑制肿瘤转移等功能而发挥抗癌功效；具有肝肾保护功能，对 CCl$_4$ 损伤的原代培养大鼠肝细胞有显著保护作用。有研究表明，大黄素对胰腺激肽释放酶、胰蛋白酶、胰脂肪酶均有很强的抑制作用，IC50 分别为 31.5、40.5、46.5μg/ml。用大黄素治疗胰腺炎后，胰腺组织转化生长因子表达明显增强，高峰前移，且胰腺总蛋白质、DNA 合成物明显增加，参与胰腺组织的再生和修复。在急性胰腺炎大鼠模型中，大黄素还可通过保护肠道屏障损伤、诱导中性粒细胞凋亡起到治疗作用。

3. 大黄素在急性胰腺炎时对胰腺腺泡细胞损伤的保护性意义

大鼠 AR42J 胰腺腺泡细胞系具有胰腺腺泡细胞的绝大多数功能，而成为进行 AP 体外

实验研究的标准胰腺腺泡细胞系。该实验通过脱氧胆酸刺激大鼠 AR42J 胰腺腺泡细胞损伤为体外模型,研究大黄素对 AP 时胰腺腺泡细胞损伤的调节作用。发现大黄素对胆汁酸诱导的胰腺腺泡细胞损伤具有一定的保护性作用,可减少晚期凋亡和坏死,而对细胞淀粉酶的合成与分泌功能均无明显影响,其分子机制有待于进一步深入研究。

第四节　细菌移位和炎症介质

一、急性出血坏死性胰腺炎时细菌移位和茵陈蒿合承气汤的影响

随着现代外科对急性胰腺炎诊断和治疗的进步,急性重症胰腺炎早期的病理损害和由此引起的(MODS)的发生率和死亡率呈下降趋势。而急性重症胰腺炎后期的感染成为常见的并发症,上升为死亡的主要原因。研究表明,肠道致病菌可能是急性重症胰腺炎感染的来源,通过细菌移位所致。该研究探讨了急性出血坏死性胰腺炎(acute hemorrhagic necrotic pancreatitis,AHNP)时肠道细菌移位情况,用茵陈蒿合承气汤进行防治,进一步明确急性胰腺炎时细菌移位的发生机理,探讨茵陈蒿合承气汤的作用机制。

(一)主要研究方法和结果

1. 主要方法

(1)药物:牛磺胆酸钠,茵陈承气汤(茵陈 30g,栀子 15g,厚朴 15g,枳实 15g,大黄 15g,芒硝 10g)。

(2)动物:SD 大鼠 30 只,体重 250～350g。

(3)实验方法:实验动物分组:将 30 只 SD 大鼠随机分为假手术组、中药组和模型组,每组 10 只。给药方法:模型组和中药组经胰胆管内注射 4%浓度的牛磺胆酸钠;假手术组仅开腹翻动胰腺,中药组大鼠于造模前后 6 小时各灌一次胃给药,假手术组和模型组则在造模前后 6 小时经口灌生理盐水。观察指标:检测外周血、门静脉血内毒素含量,采用 HE 染色法观察胰腺组织病理变化,采用部分脾、肝、胰和肠系膜淋巴结培养细菌,采用 Miller 等的方法检测肠道推进功能。

2. 研究结果

(1)各组动物外周血、门静脉血内毒素含量变化:假手术组外周血和门静脉血内毒素水平无显著性差异($P>0.05$);模型组和中药防治组门静脉血内毒素水平显著高于外周血内毒素水平($P<0.05$);模型组外周血、门静脉血内毒素水平显著高于假手术组($P<0.01$);中药防治组上述指标显著低于模型组($P<0.01$)。说明在 AHNP 时存在内毒素血症,门静脉吸收内毒素是主要来源。中药茵陈蒿合承气汤具有明显的降低外周血和门静脉血内毒素水平的作用。

(2)各组动物组织细菌移位率的变化:除脾脏培养阴性外,模型组细菌移位率较假手术组显著增高($P<0.01$);而中药治疗组细菌移位率较模型组,降低($P<0.05$)。在培养出的细菌中,以大肠杆菌为主,肠球菌次之,以上均为肠道致病菌。

(3)各组动物盲肠内容物菌量变化:模型组需氧菌总数和革兰氏阴性杆菌菌数较假手术组显著增加($P<0.01$);中药防治组上述菌量较模型组显著降低($P<0.01$)。

(4)各组动物肠推进功能变化:荧光标记物(FITC dextran)注入十二指肠后 25 分钟,各组全小肠荧光标记物平均几何中心位置为,模型组:21.67%±4%;中药防治组:58.33%±

4%;假手术组:51.67%±4%。模型组较假手术组显著降低($P<0.01$);中药防治组较模型组显著升高($P<0.01$)。表明 AHNP 组肠推进功能降低,中药茵陈蒿合承气汤能改善受损的肠推进功能。

(5)组织学改变:光镜所见:模型组可见灶状胰腺坏死,结构不清,坏死灶周围大量炎症细胞浸润,未坏死区胰腺小叶呈退行性改变,中药防治组病变减轻。

(二)研究结果的分析及意义

1. AHNP 时存在肠源性细菌移位和肠源性内毒素移位

急性胰腺炎的感染占急性胰腺炎的 1%~5%,却占此类患者死亡的 80%。近年来的临床和实验研究认为,肠道细菌移位是造成急性胰腺炎后期感染的主要原因。该实验发现在 AHNP 大鼠肠系膜淋巴结、肝脏、胰腺中均可培养出细菌,这些细菌以大肠杆菌为主,肠球菌次之,均为肠道致病菌。我们还发现,AHNP 时外周血和门静脉血中内毒素含量明显增高,而且门静脉血中内毒素含量明显高于本组外周血内毒素含量。这就表明 AHNP 时不仅存在肠源性细菌移位,而且存在着肠源性内毒素移位,这在 AHNP 的病理生理机制中具有非常重要意义。有关细菌移位的确切机理目前尚不十分清楚。一般认为有三种因素可促使细菌移位的发生:肠黏膜的机械性破坏;机体免疫功能下降;肠道微生态学紊乱。该实验应用荧光标记右旋酸酐 10000(FITC dextran),观察肠道推进功能,发现 AHNP 时肠道运动明显减弱,肠道推进功能明显降低,而此时肠道革兰氏阴性杆菌较正常明显增加,相应的外周血及门静脉血内毒素水平升高,肠道细菌移位明显。因此,认为肠道运动迟缓或停滞,肠道推进功能降低,革兰氏阴性杆菌过度生长,肠黏膜通透性增高,肠黏膜的病理性破坏和内毒素血症都是造成急性胰腺炎时肠道屏障损伤进而发生细菌移位和病理作用的重要原因。另外也有人认为,机体免疫系统的状态是移位的细菌被消除或全身播散和污染远隔脏器的决定因素,提出增强机体的免疫功能可以作为预防和治疗胰腺脓肿的一种措施,目前防治细菌移位尚缺乏行之有效的措施。

2. 茵陈蒿合承气汤防治急性胰腺炎时细菌移位的可能机理

该实验应用茵陈蒿合承气汤治疗大鼠 AHNP,有效减少了肠道致病菌数量,降低了外周血和门静脉血内毒素水平,各脏器细菌培养阳性率(移位率)较对照组降低,说明了茵陈蒿合承气汤防治 AHNP 细菌移位的显著作用。茵陈蒿汤和大承气汤是张仲景的《伤寒论》治疗阳黄和阳明腑实证的经典名方,将其有机组合,形成茵陈蒿合承气汤。此方具有通里攻下,破痞除满,清热解湿和降黄的作用。可促进肠蠕动,减轻和消除炎症,降低毛细血管通透性。

茵陈蒿合承气汤防治急性胰腺炎时细菌移位的可能机理,分析如下:肠道黏膜的直接保护作用。降低肠道致病菌水平,缩小内毒素池。增强机体免疫功能,促使内毒素灭活,抑制细胞因子和炎症介质的产生和作用。减轻 AHNP 时胰腺的病理损害程度。

总之,急性胰腺炎时细菌移位的发生机制复杂,是一个涉及多环节的连续的动态过程,因此在治疗上不仅要针对肠道细菌,还要注意到保护肠道的整体屏障功能和调整机体免疫功能,并注意原发病的治疗,才能最大限度地控制或减少细菌移位的发生。

二、急性胰腺炎患者促炎症因子和抗炎症因子的变化及其意义

该研究监测轻症急性胰腺炎(MAP)和重症急性胰腺炎(SAP)患者血清中促炎症因子和抗炎症因子的动态变化,旨在筛选出对临床判断急性胰腺炎重症化有意义的敏感指标。

（一）主要研究方法和结果

1. 主要方法

（1）一般资料：选择 1998 年 2 月—2000 年 3 月间某大型医院外科收治的发病 24 小时内入院的 32 例急性胰腺炎患者，分为 MAP 组 13 例和 SAP 组 19 例，其诊断根据中华医学会外科学会胰腺外科学组 1996 年制订的《急性胰腺炎的临床诊断及分级标准》。除外消化性溃疡穿孔、肠梗阻、急性肠炎，不包括胰腺肿瘤或其他腹部肿瘤、手术、创伤、妊娠和糖尿病等引起的急性胰腺炎患者。

（2）主要试剂和方法：白细胞介素 IL-6、IL-8、IL-10、IL-12 ELISA 试剂盒。所用抗体均为抗人单克隆抗体，最小测量值分别为 12pg/ml、12pg/ml、4pg/ml 和 20pg/ml。正常值测定：采集 20 例正常献血人员的静脉血进行测定。入院 2 天内行腹部 B 超和 CT 扫描及心电图、X 线胸片等常规检查。每日按急性生理和既往健康评分（APACHE II）进行评分，按 Balthazar CT 评分系统进行 CT 评分。分别于入院第 1、3、5、7 天采取外周静脉血 5ml，作批量测定。

2. 研究结果

（1）两组患者 APACHE II 评分的比较：MAP 组与 SAP 组患者入院第 1、3、5、7 天 APACHE II 评分分别是 5.6 ± 2.1vs13.6 ± 4.3、4.5 ± 1.3vs9.5 ± 5.2、3.5 ± 1.2vs9.0 ± 5.4、3.5 ± 1.2vs8.8 ± 5.3，差异有显著意义（$P<0.01$），并且随着病情的好转，评分逐步降低。

（2）两组患者 Balthazar CT 评分的比较：MAP 组与 SAP 组 Balthazar CT 评分在入院第 1 天和第 7 天的 Balthazar CT 评分分别是 1.50 ± 0.55vs6.33 ± 1.51、1.24 ± 0.12vs3.67 ± 1.03，差异有显著意义（$P<0.01$）。

（3）两组患者血清 IL-6 和 IL-8 水平的比较：SAP 患者从入院第 1 日到第 7 天，其血清 IL-6、IL-8 值均较 MAP 患者显著增高，且 MAP 患者血清 IL-6 和 IL-8 的水平下降明显，两者差别有显著意义（$P<0.05$）。

（4）两组患者血清 IL-10 和 IL-12 水平的比较：MAP 患者血清 IL-10 水平下降显著，而 SAP 患者 IL-10 的值则在入院 1 周内仍维持较高的水平，两者差别有显著意义（$P<0.05$）。MAP 患者血清 IL-12 水平明显比 SAP 患者的高，而且随着病情的好转呈上升趋势，两者差别有显著意义（$P<0.05$）。

（5）急性胰腺炎的严重度与 IL-10/IL-6、IL-12/IL-6、IL-12/IL-8 密切相关。

（二）重症急性胰腺炎和轻型急性胰腺炎的定义和诊断标准

传统上急性胰腺炎的分类是基于病理组织学改变而分为急性水肿性胰腺炎和急性出血坏死性胰腺炎，然而病理改变不一定与临床经过吻合，故不利于指导临床诊断和治疗。后来有多次国际会议讨论急性胰腺炎的分类和命名问题。1992 年亚特兰大国际胰腺疾病研讨会上，从临床出发将急性胰腺炎进行分类和命名。重症急性胰腺炎（severe acute pancreatitis，SAP）是指急性胰腺炎伴有脏器衰竭和（或）局部并发症，如坏死、脓肿及假性囊肿等，腹部体征包括明显的腹痛、反跳痛、腹胀、肠鸣音减弱或缺失，上腹部可触及肿块。少数情况下可见胁腹部皮肤青紫色斑（Grey-Turner 征），或脐周皮肤青紫（Cullen 征）。SAP 需符合 Ranson 诊断指标≥3 项，或符合 APACHE II 诊断标准≥8 分。对轻型急性胰腺炎的定义是只有极少数脏器功能下降，且预后良好，只要给予适当的输液治疗，其体征和化验结果就会很快恢复正常。

2002 年在泰国曼谷召开的第十三届世界胃肠病大会上对重症急性胰腺炎的定义是,有急性胰腺炎的临床表现和生化改变,并同时符合下列之一者:出现局部并发症(胰腺坏死,假性囊肿,胰腺脓肿),有一或多个器官衰竭,Ranson 指标≥3 项,APACHEⅡ评分≥8 分。轻型急性胰腺炎诊断标准,即无明显的器官功能障碍、对液体治疗反应良好的一类急性胰腺炎。

在我国,中华医学会消化病学分会于 2003 年在上海召开的全国胰腺疾病学术大会上制定了我国急性胰腺炎的命名和诊断标准,对重症急性胰腺炎的定义与曼谷会议制定的分类和命名标准基本一致,只是增加了 CT 分级要求,即 Balthazar CT 分级为 D、E。对轻型急性胰腺炎的定义是:具备急性胰腺炎的临床表现和生化改变,而无器官功能障碍或局部并发症,对液体补充治疗反应良好。Ranson 指标<3 项,或 APACHEⅡ评分<8 分,或 CT 分级为 A、B、C。

关于重症急性胰腺炎的定义,目前国际上无统一标准,长期以来多数学者沿用 Ranson 于 1974 年提出的 11 条预后评分系统对急性胰腺炎的严重程度进行判断,并将 APACHEⅡ评分≥3 项指标阳性作为重症的标准。

随后提出的 APACHEⅡ评分系统在 20 世纪 90 年代用于急性胰腺炎严重程度的划分得到外科界的广泛认同。

重症胰腺炎的主要临床特征是症状、体征重,重要脏器衰竭发生率高,胰腺和胰周感染以及并发症发生的危险性大,死亡率高。其主要病理学基础是胰腺组织坏死,后期坏死组织感染发生率高达 30%～70%,并出现感染带来的腹膜炎体征和多器官损害。

我国中华医学会外科分会胰腺学组于 1996 年在贵阳召开的会议上制定的重症急性胰腺炎的定义是:重症急性胰腺炎指急性胰腺炎伴有脏器功能障碍,或出现坏死、脓肿或假性囊肿等局部并发症者,或两者兼有。临床表现方面,重症急性胰腺炎的腹部体征包括明显的压痛、反跳痛、肌紧张、腹胀、肠鸣音减弱或消失。可有腹部包块,偶见胁腹部淤斑征(Grey-Turner 征)或脐周淤斑征(Cullen 征)。可并发一个或多个脏器功能障碍,也可伴有严重代谢紊乱,包括低钙血症,血钙低于 1.87mmol/L。局部并发症有坏死、脓肿和假性囊肿。

APACHEⅡ评分在 8 分或 8 分以上,Balthazar CT 分级系统在Ⅱ级或Ⅱ级以上(按有无脏器功能障碍分为Ⅰ级或Ⅱ级:无脏器功能障碍者为Ⅰ级,伴脏器功能障碍者为Ⅱ级)。病理特点:绝大多数情况下,重症急性胰腺炎是胰腺坏死的临床表现,但在少数情况下,间质(水肿)性胰腺炎也可表现为重症胰腺炎。

目前该定义在我国具有统一性和权威性,已被临床广泛采纳。

(三) 研究结果的分析及意义

该研究中采用了 IL-6、IL-8 两种促炎症因子作为动态检测指标,发现两者水平的动态变化与急性胰腺炎的严重度、病情发展密切相关,与国外学者的报道一致。该研究发现 SAP 患者血清 IL-10 的水平却居高不下,这可能是机体对 SAP 患者血清 IL-6、IL-8 的较高水平的一种对抗反应。MAP 患者血清 IL-12 水平明显比 SAP 患者的高,推测 IL-12 具有抗炎症因子的作用。该研究还探讨了急性胰腺炎时抗炎症因子与促炎症因子的比值,结果发现两组 IL-10/IL-6、IL-12/IL-6 和 IL-12/IL-8 的比值有显著差别,表明在急性胰腺炎时机体抗炎症因子与促炎症因子比例的失衡,据此可以对炎症反应的预后加以判断。

三、腹腔巨噬细胞对急性胰腺炎大鼠炎症反应的影响

急性出血坏死性胰腺炎（AHNP）是外科主要的急腹症之一,其确切发病机制仍不完全明了。AHNP 的首要特点是胰腺的出血和坏死,这是其他病变的基础,胰腺的破坏程度直接与病情的严重程度相关。在这个渐进的病理生理过程中,我们除了关注胰腺本身的病理损害外,还要特别重视由胰腺本身的病变怎样引起全身炎症反应的发展过程。

胰腺是腹膜后位器官,由于胰腺本身解剖位置的关系,胰腺病变首先累及腹腔。随着病情进展,AHNP 将引起严重的腹膜炎,产生严重的炎症反应,导致大量血性腹水形成。不管是从实验还是从临床上看,腹膜炎不仅是胰腺破坏的结果,也是胰腺病变从局部向全身发展的重要环节和促进因素,这不仅因为胰性腹水中的毒性物质可以直接吸收入血启动全身炎症反应,还因为腹膜炎会引起肠麻痹、扩张和屏障功能破坏,导致细菌易位和内毒素血症。大量的研究已经证实巨噬细胞在全身炎症反应过程中的作用,但对腹腔巨噬细胞（peritoneal macrophages,PM）在胰腺炎腹腔炎症反应中的作用不甚了解。腹腔巨噬细胞因为其本身的功能特点和位置关系,可能在 ANP 所致 SIRS 或 MODS 的发生发展中扮演重要角色。

本部分应用 2% 脱氧胆酸钠胰胆管逆行注射的方法制备大鼠 AHNP 模型,应用包裹了氯屈磷酸二钠的脂质体（liposome encapsulated disodium dichloromethylene bisphosphonate,liposome-CL2MBP）腹腔注射耗竭大鼠 PMs,并与单纯模型组和假手术组进行对照研究,以阐明 PMs 在 ANP 大鼠腹腔炎症反应中的作用。

（一）主要研究方法和结果

1. 主要方法

（1）药物:脱氧胆酸钠。

（2）动物:雄性 SD 大鼠 24 只,体质量 180～220g。

（3）实验方法:将 24 只 SD 大鼠随机分为 SO 组、PM（＋）组和 PM（－）组,每组 8 只。经胰胆管逆行注入 2% 脱氧胆酸钠制备急性胰腺炎动物模型。SO 组仅开腹翻动胰腺。PM（－）组,采用 Van Rooijen 的方法制备大直径多层脂质体 liposome-CL2MBP,并于造模前五天和两天间歇两次腹腔注射 2ml liposome-CL2MBP,选择性清除 PMs,在此基础上制备 AHNP。

（4）观察指标:检测腹水量;采用放免法检测血清和腹水中的 TNF-α、IL-6 水平;采用硝酸还原酶法检测腹水 NO 含量;采用自动生化分析仪检测血清淀粉酶,鲎实验偶氮基质显色法测定血浆内毒素水平。取股动脉血作血气分析,取左肺作肺湿/干比测定。取胰腺和肺组织作病理学检查。

2. 研究结果

（1）腹腔观察:与假手术组相比,两模型组大鼠胃及小肠高度膨胀,积气积液严重,胃肠壁变薄,颜色暗红,浆膜层充血水肿。肉眼可见胰腺组织大面积充血、水肿、出血,局部可见黑色坏死灶。

（2）胰腺及肺组织病理学评分:光镜下可见模型组胰腺组织充血、水肿、出血、坏死各种病变共存,胰腺病理组织学评分,PM（－）组:7.6±1.1,PM（＋）组:7.5±0.9,组间无显著差异（$P>0.05$）。这说明 PMs 对胰腺本身的病理损害没有显著的影响。12 小时组动物作肺脏病理学检查。光镜检查可见,PM（＋）组肺组织充血,水肿,肺泡壁增厚,甚至出血,可见大

量中性粒细胞浸润,肺泡内可见渗出液;PM(－)组肺组织充血水肿减轻,少见出血,肺泡壁增厚程度降低,炎症细胞浸润减少,没有见到肺泡内渗出液。肺组织病理评分结果 PM(＋)组:4.88 ± 0.83,PM(－)组:3.38 ± 0.92,两组间存在显著性差异($P<0.05$)。

(3)腹水观察及定量:SO 组没有腹水,两模型组腹水都呈现不同程度的混浊,灰红色,有特殊的腥臭味,尤以 PM(＋)组为重。腹水定量结果显示,PM(＋)组为(10.23 ± 2.62)ml,显著高于 PMs(－)组的(7.74 ± 2.08)ml($P<0.05$)。清除腹腔巨噬细胞减轻了腹腔炎症反应,减少了腹水量。

(4)腹水和血清 TNF-α、IL-6、NO 水平定量检测:两模型组腹水和血清中细胞因子 TNF-α、IL-6 水平显著高于假手术组,而 PMs(＋)组显著高于 PMs(－)组,腹水和血清 NO 水平也呈现出相同的结果($P<0.01$)。

(5)血浆内毒素水平:PM(＋)和 PM(－)组血浆 ET 水平造模 1 小时即升高,PM(－)组比 PM(＋)组略低,但是两组之间没有显著性差异($P>0.05$),3 小时开始有显著差异($P<0.05$),6 小时、12 小时差异进一步扩大($P<0.01$)。

(6)血清淀粉酶水平:两模型组血清淀粉酶水平显著高于假手术组,而模型组之间无显著差异($P<0.05$)。

(7)肺湿/干比值及血气分析变化:与 SO 组相比,PM(＋)组和 PM(－)组肺湿/干比明显增加($P<0.01$)。与 PM(＋)组相比,PM(－)组肺湿/干比则显著下降($P<0.05$)。肺湿/干比为反映肺血管通透性的指标,该结果表明 ANP 时肺血管通透性显著增加,耗竭 PMs 后肺血管通透性显著降低。PM(＋)和 PM(－)两组 $PaCO_2$ 较 SO 组都显著升高($P<0.01$),与 PM(＋)组相比 PM(－)组 $PaCO_2$ 有所降低($P<0.05$);PaO_2 检测结果则正好相反,PM(＋)和 PM(－)两组低于 SO 组($P<0.01$),与 PM(＋)组比较,PM(－)组 PaO_2 有所升高($P<0.05$);PM(－)组比 PM(＋)组的动脉血 HCO_3^-、pH 值都获得显著改善($P<0.01$),但是与 SO 组相比仍然存在显著性差异($P<0.01$)。

(二)研究结果的分析及意义

1. 腹腔注射 liposome-CL2MBP 耗竭大鼠 PMs 的方法学探讨

包裹了氯屈磷酸二钠的脂质体(liposome-CL2MBP)在许多实验中被用来耗竭巨噬细胞,Rooijen、Naito 等专门做过很多关于 liposome-CL2MBP 清除体内各种巨噬细胞研究,该项技术稳定可靠,几乎没有副作用。这是因为巨噬细胞具有嗜膜性,脂质体的磷脂膜与巨噬细胞接触后立即被巨噬细胞识别,并以胞吞的方式吞噬,磷脂膜随即被巨噬细胞溶酶体内的磷脂酶水解,包裹的氯屈磷酸二钠被释放到巨噬细胞中,引起细胞凋亡。该实验于造模前五天和两天间歇两次腹腔注射 2ml liposome-CL2MBP,选择性清除 PM,制作 PMs 耗竭大鼠模型。Biewenga 等的实验证明,腹腔注射 liposome-CL2MBP,一次能够耗竭 PM 的 70% 左右,间隔两天再次注射耗竭 PMs 的效率增加到 90% 左右。这种方式引起巨噬细胞凋亡后有可能释放少量细胞内物质,引起腹腔的轻微的炎症反应,造成细胞因子的轻度升高,这种反应大约在两天后消失,所以一般选择最后一次注射 liposome-CL2MBP 两天后开始实验。因为巨噬细胞的迁移效率比较慢,通过这种方式清除的 PM 在随后的 23 天内未见明显恢复。腹腔注射的 liposome-CL2MBP 另一个显著的优点是它不能够进入血液循环,对体内其他部位的巨噬细胞没有影响。巨噬细胞具有嗜膜性,其他细胞则不具有这种特点,因此腹腔注射的 liposome-CL2MBP 只能被 PMs 摄取,而不会被腹腔内其他细胞摄取而对它们的功能造成影响。未被脂质体包裹的游离的氯屈磷酸二钠不被巨噬细胞和其他任何细胞摄取,自由的氯屈磷酸二钠能够被吸收入血,但是它没有毒性,清除的速率较快,几小时内就会被肾脏清除,从脂质体中漏出的少量自由的氯屈磷酸二钠也不会对体内其他部位的巨噬细胞造成影响。所以腹腔注射 liposome-CL2MBP 被认为是一种有效的特异性较高的清除 PMs 的方法,没有显著不良反应。

脂质体还是一种新兴的靶向药物载体,它在该实验中的应用还能从另一个独特的视角为治疗胰腺炎提供思路。由于腹腔的炎症反应是很多全身炎症反应性疾病和 MODS 的启动因素,该实验的方法和结果对于由腹腔炎症反应启动和推动的疾病的实验研究甚至临床治疗可能具有指导意义。

2. 选择性清除腹腔 PM 对实验动物组织病理的影响

应用氯屈磷酸二钠脂质体选择性清除 PM 对实验动物的胰腺病理学改变和血清淀粉酶水平未产生显著影响,表明 PM 未参与脱氧胆酸钠引起的胰腺损伤,PM 对胰腺炎病情影响不是发病学的。出血坏死性胰腺炎大鼠腹腔炎症反应严重,损害胃肠道功能,并形成大量腹水,产生大量毒素。选择性清除腹腔巨噬细胞后,腹腔炎症反应明显减轻,表明 PM 对胰腺炎大鼠腹腔炎症反应有显著影响。

3. PM 对胰腺炎大鼠腹腔炎症反应有显著影响

其机制如下:

(1)细胞因子的作用:与假手术组相比,PM(＋)和 PM(－)组动物血清和腹水中细胞因子 TNF-α、IL-6 水平都显著升高,而腹腔巨噬细胞清除又显著降低了实验动物血清和腹水中细胞因子含量。细胞因子含量降低直接导致了腹腔炎症反应减弱,减轻了腹腔脏器损害和其他细胞毒性物质产生,改善了肠道屏障功能,减少细菌内毒素入血对机体的影响,改善了出血坏死性胰腺炎的预后。

(2)一氧化氮的作用:PM(＋)组动物腹水 NO 水平显著高于 PM(－)组,且与腹腔炎症反应相一致。可能与如下机制有关:NO 能够增加微血管的通透性,造成大量血浆渗出,腹水形成,大量腹水则会造成有效循环血容量不足,加重病情;炎症反应时会有较多超氧阴离子产生,而 NO 能够与这些超氧阴离子结合生成具有更强氧化特性的超氧亚硝酸阴离子,造成过氧化损伤,使大网膜的脂肪组织释放有毒脂肪酸,甚至造成肠道屏障功能破坏,导致细菌易位和腹腔感染形成。

4. 腹腔巨噬细胞在急性胰腺炎病程演变中的作用及临床意义

(1)PM 在 ANP 中的作用

腹腔巨噬细胞(PM)在腹腔的炎症反应中具有非常重要的作用,可以认为它是调节腹腔炎症反应的枢纽。虽然占全身 MPS 容量的比例并不大,但是因为急性胰腺炎这种疾病的特点,它的作用就显得格外突出。该实验结果显示,选择性清除 PM 没有对实验动物的胰腺病理学改变和血清淀粉酶水平产生显著影响,说明 PM 没有参与脱氧胆酸钠引起的胰腺损伤,PM 对胰腺炎病情的影响不是发病学的。血清淀粉酶水平在胰腺炎后期稍有下降,这可能是因为胰腺严重的持续的破坏引起腺泡数量减少,外分泌功能下降。

大体观察可见,PM(－)组动物比 PM(＋)组的肠胀气减轻、大网膜挛缩减轻、皂化斑减少;肉眼观察前者腹水颜色相对较淡,混浊度降低,腹水的性状也获得改善;腹水定量结果说明,PM(－)组动物的腹水比 PM(＋)组显著减少,这些都说明 PMs 耗竭显著改善了腹腔的炎症反应。腹膜炎的发生及腹水的形成不仅是急性胰腺炎的局部表现,也是疾病进一步发展的重要动因,因为胰性腹水中含有大量毒性物质,如 LPS、细胞因子、各种胰酶、磷脂酶

A2、脂肪消化产物等，它们吸收入血是推动全身炎症发展的重要因素。Yoshifmi Takeyama 等所做的实验表明，胰腺炎腹水本身就具有细胞毒性效应，在造模前使用 PBS 洗脱部分 PMs 能够在不改善胰腺病理损害的情况下消除这种细胞毒性效应，这说明 PMs 是胰性腹水中细胞毒产物存在的重要原因。该实验结果显示，耗竭 PM 减轻了腹腔炎症反应，一方面减少了腹水中毒素的产生和吸收，另一方面也改善了肠道屏障功能，减少了细菌内毒素易位，通过这两方面的作用导致全身炎症反应的改善，血清细胞因子浓度下降，肺脏的病理损害和各项功能指标都显著改善。

急性肺损伤是 ANP 最常见的胰外并发症，由 ALI 进展而来的 ARDS 是 ANP 患者的主要死亡原因之一，越来越多的研究表明，胰腺炎并发 ALI 和 ARDS 与机体巨噬细胞受到刺激后启动了肺部的炎症反应有密切关系。在机体巨噬细胞释放的各种炎症介质和循环中持续存在的致炎物质的作用下，补体系统和凝血系统激活，中性粒细胞向肺脏聚集、活化，造成进一步的损害形成 ALI，如果循环中的促炎因素持续存在，炎症反应不断加剧，病变就会向不可逆方向发展，最终导致 ARDS。循环中的致炎物质最初来源于破坏的胰腺和受到刺激的肝脏，主要是胰酶和细胞因子，随后发生的肠道屏障功能障碍引起的细菌易位和内毒素血症是造成肺炎症失控的主要因素。

该实验选择肺湿/干比、血气分析作为肺损伤的指标，并用组织病理学进行直接观察，结果发现 PM(－)组与 PM(＋)组之间都存在显著的统计学差异，表明了 PMs 耗竭显著减轻了急性胰腺炎所致的肺损伤。其机制可能是 PM 耗竭减轻了 PMs 活化所致的腹腔炎症反应，减少了腹水中的细胞毒性物质的量，减轻了这些产物吸收入血对肺泡巨噬细胞的刺激，减轻了对肠道屏障功能的损害，减少细菌易位和内毒素入血，减轻了肺脏本身的炎症，从而减轻了肺损伤。由此可见，PMs 对胰腺炎全身反应的影响不仅在发病初期，而且在发病后期都是重要的。对腹腔炎症反应的干预不仅在胰腺炎早期有作用，后期也有作用。

PM 在 ANP 中的作用是肯定的，耗竭 PM 的操作不仅减轻了腹腔局部的炎症反应，还能够改善急性胰腺炎的全身反应。但也应该注意到，胰腺炎后期肠道细菌易位，腹腔、胰腺感染的发生可能是因为 PM 吞噬功能下降导致的免疫不足引起的。巨噬细胞的功能不是单纯的，PM 在急性胰腺炎中的作用应该从多方面来认识，不同的病程阶段它起作用的方面可能是不同的。

（2）PM 在 ANP 中的临床意义

鉴于腹腔炎症反应及胰性腹水在 ANP 的发展过程中的重要作用，人们很早就开始对 ANP 患者行腹腔灌洗治疗，近年来更是获得了长足的进步，向着早期、微创的方向发展。灌洗液除了传统的温生理盐水和一些配制盐溶液外，更发展出了具有中国特色的中药腹腔灌洗，腹腔灌洗结合口服/胃管注入中药等。置管方式向微创方向发展，出现了床旁局麻小切口置管灌洗，腹腔镜置管腹腔灌洗引流，同时做胰腺被膜切开。腹腔灌洗治疗胰腺炎的理论基础是，胰腺炎腹水中含有大量的细胞毒性物质，包括胰腺破坏释放的酶类、大量的组织坏死产物、炎症细胞的毒性分泌物、肠道屏障功能障碍引起的细菌内毒素易位，这些毒性物质入血将导致严重的全身炎症反应，它们在腹腔的存留将进一步损害腹腔脏器，尤其是会导致肠道麻痹、扩张、缺血，加重肠道屏障功能的损害。腹腔灌洗的目的就是将胰腺炎腹水中含有的多种毒性物质引出体外，减少其吸收入血对全身炎症反应的推动作用，还能减轻它们对腹腔脏器的继续损害。该实验结果显示，PM 在腹腔炎症的发展过程中有重要作用，PM 分泌的炎症介质是胰腺炎腹水形成、腹腔组织破坏及各种毒性物质的产生的重要因素。专家们认为,早期的腹腔灌洗对胰腺炎的治疗作用还包括清除了活化的 PM,终止了它们推动腹腔炎症反应的作用,减轻了腹腔组织的破坏,减少了其中的有害物质;腹腔炎症反应的减轻又能够改善肠道微循环和肠麻痹,减轻肠道屏障功能的破坏和由此引起的细菌易位和内毒素血症,使机体所承受的"二次打击"大大缓解,改善全身炎症反应综合征,阻断 MODS 的发生。该实验结果丰富了腹腔灌洗治疗胰腺炎的理论基础。

有的研究认为,腹腔灌洗虽然改善了胰腺炎患者的早期死亡率,但是没有降低晚期胰腺脓肿的发生率。这是因为腹腔巨噬细胞不仅通过介导腹腔炎症反应造成损害,同时也是腹腔非特异性免疫防御屏障的重要组成部分,腹腔灌洗消除了 PM 引起炎性损害的作用,同时也降低了它的免疫防御功能。如何选择性地消除 PM 介导的过度炎症带来的损害同时又能够有效保护其免疫防御功能,应该成为今后研究的方向。因为腹腔镜腹腔灌洗治疗对腹腔干扰少,引流定位性强,可以最大限度地减少对 PM 免疫防御功能的破坏,这方面的研究应该有光明的前景。如果能够再结合增强免疫力、改善巨噬细胞免疫功能的中药的应用,这个问题是完全可以解决的。

第五节　急性胰腺炎的中西医结合研究

中医学中并无胰腺及胰腺炎的专门名词,但在许多中医书籍中,却有着这样一些论述。如《难经·四十二难》:"脾重二斤三两,扁广三寸,长五寸,有散膏半斤……"。《十四经发挥》:"脾广三寸,长五寸,掩乎太仓,附着于脊之第十一椎。"再从脾主运化水谷精微、水湿等功能观之,中医所说的脾脏已包括了西医学的胰腺。脾和胰同属中焦,脾主运化各种营养物质,而胰腺的主要作用是调节营养物质代谢。从胰腺的结构和功能来看,它对营养物质的消化、吸收和代谢起着重要的促进作用。中医认为,胃主受纳、腐熟水谷,肝主疏泄、助脾胃升降,胆藏精汁、助饮食物消化,胰腺疾病除与脾关系密切外,还与胃、肝、胆等脏腑有关。

中医早就有九种心痛之说,而其中有关脾心痛的描述,与急性胰腺炎极为相似。此外,类似本病的记载还散见于胃脘痛、结胸、肝胃气滞、胁腹痛等门类中。

从《内经》开始,就有类似本病的阐述。如《素问·六元正纪大论》曰:"木郁之发……故民病胃脘当心而痛,上支两胁,膈咽不通,食饮不下。"又如《灵枢·厥病》说:"厥心痛,痛如以锥针刺其心,心痛甚者,脾心痛也。"

至汉代,提出以下法为主要方法治疗本病。《伤寒论·辨太阳脉证并治下》指出:"……从心下至少腹,硬满而痛,不可近者,大陷胸汤主之。"《金匮要略·腹满寒疝宿食病脉证治第十》曰:"按之心下满痛者,此为实也,当下之,宜大柴胡汤。""腹满不减,减不足言,当须下之,宜大承气汤。"

隋代《诸病源候论·心腹痛候》对本病的病因病机作了较详细的分析:"心腹痛者,由腑脏虚弱,风寒客于其间故也。邪气发作,与正气相击,上冲于心则心痛,下攻于腹则腹痛,下上相攻,故心腹绞痛,气不得息。"明清两代的许多医著,对该病的论述颇多,论治也较以前更为精细。

一、急性胰腺炎的中医病因和病机

急性胰腺炎的发生主要与下列因素有关:饮食不节凡嗜食油腻,过饮酒浆,生冷不洁,易克伤脾胃而发病;精神因素凡情志不畅,暴怒伤肝,均可致肝失疏泄,而肝气郁结,横克脾胃,以致胃气不降,脾失健运,脾胃功能失调而发病;蛔虫上扰、胆道石阻因虫扰石阻胆道,致肝胆气滞血瘀,脾胃运化失司而发病;湿热蕴结,创伤、手术、妊娠,诸因素导致肝胆气郁,脾胃气机升降乖异,宿食、水湿停聚不化,郁而化热,或邪热内陷,并与水湿、宿食交接与胆胃,湿热阻于中焦;血瘀腑闭气滞日久,或湿蕴热结阻塞脉络,血运不畅,而致脘腹疼痛如锥,舌质紫黯,脉多兼涩。热邪炽盛,与血相搏,瘀毒化腐成脓,而为内痈。瘀热阻络,血脉不通,可见上腹剧痛如刀割,血不循经可致出血和瘀斑。如宿食燥化,湿热弥漫,充斥胃胆,壅塞腑气,可致脘胁持续胀痛,恶心频作,呕吐剧烈,甚或矢气不通,身目黄染,苔黄燥或黄腻,脉沉实或滑数。

急性胰腺炎的主要病理过程为脾胃失和,或肝胆气滞。肝胆气滞不但可以横克脾胃,亦能化热传脾。胃失和降,脾失运化,则湿从内生。气滞血瘀,气血运行不畅,故腹痛。胃失通降,气机上逆,故恶心、呕吐。湿阻蒸热,湿热阻于脾胃而呈脾胃湿热或脾胃实热之侯。若病进,正虚邪陷,则呈现气血败乱之厥脱症。脾胃热盛,化火传入营血,可致热深厥深。胃热化火,可迫血妄行。热血相结,则结胸里实。热血相搏,瘀血腐脓或血瘀成块。则见高热、寒战,腹痛如绞或走窜。湿热熏蒸肝胆,胆汁泛溢肌肤,故见黄疸;苔黄燥或黄腻,脉沉实或滑数;湿热流于下焦,可见小便短赤而黄;湿邪、瘀热困脾,小肠清浊不分,则泄泻如脂。

急性胰腺炎在中医学上属腑病。六腑者,其气机是泻而不藏、实而不满、动而不静、降而不升、以通为用。故凡气滞、血瘀、寒凝、热蕴、湿阻、食积、虫聚等,如影响其通降下行,均可发展为本病。其病机演变的一般规律是郁、结、热、瘀、厥。主要是气机郁滞、实邪结聚、湿热内盛、血行瘀滞,甚或气血逆乱,亡阴亡阳。急性胰腺炎患者临床上常出现阳明腑实证的征候,表现为痞、满、燥、实,腑气不通,邪热炽盛,正邪交争,阴津耗损,脏腑功能失调。结合有关文献,将急性胰腺炎的中医病因病机概括如下。

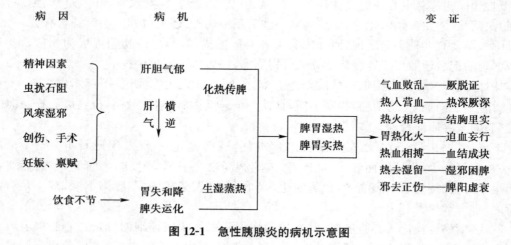

图 12-1　急性胰腺炎的病机示意图

二、西医学对急性胰腺炎发病机制的认识

急性胰腺炎是外科临床常见急腹症之一,尤其是急性重症胰腺炎更是急危重症之一,发病急,变化快,并发症多,死亡率高。这在一定程度上反映出对它病理生理机制还没有完全明了。在过去的半个世纪里,人们对其发病机理的研究付出了很大的努力,除了"胰酶的自我消化",人们还认识到氧自由基所致缺血再灌注损伤、胰腺微循环障碍、内毒素血症、肠道

屏障损伤、粒细胞激活到炎性因子连锁反应等,这些都表明人们认识角度已从胰腺的局部病变转变到从机体的整体上认识这个疾病的发展过程。

急性胰腺炎的病理生理过程,实际上就是一种 SIRS 的发展过程,在这个过程中机体在各种病因的作用下,单核巨噬细胞系统被激活,多种炎性细胞因子和炎症介质表达、产生、释放,引起超强的炎症介质的连锁反应,并互相刺激不断放大和叠加,形成毒性网络,作用于机体的组织细胞、血管内皮细胞,以致严重影响机体的凝血、补体、纤溶、激肽等系统,出现 DIC、ARDS、急性肾衰竭、休克等,导致出现 MODS 或 MOF 而死亡。

以前的临床观察发现,急性胰腺炎患者肠道屏障损伤,肠黏膜通透性增加,血中内毒素含量升高,肿瘤坏死因子等炎性细胞因子水平升高,机体组织细胞出现过氧化损伤,微循环障碍,代谢紊乱,器官功能失调,导致 MODS 而死亡。

三、急性胰腺炎的中西医结合辨证分型

根据急性胰腺炎脏腑和病机演变特点,本病主要可分为如下证型。

(一)肝郁气滞型

多由情志刺激引起,致肝胆气滞血瘀,脾胃通降失司,气机壅塞,瘀凝不通。病理相当于轻型急性胰腺炎或急性水肿性胰腺炎。

(二)脾胃湿热型

多由肝胆气滞血瘀,横克脾胃;或饮食不节,脾胃受伤,胃失和降,脾失健运,脾湿热蒸而致脾胃湿热内蕴。病理相当于合并有胆道感染及胆道梗阻的急性胰腺炎。

(三)脾胃实热型

由肝胆气滞血瘀,瘀而化热,热传脾胃,热毒炽盛,伤阴损阳。病理相当于急性出血坏死性胰腺炎或重型急性胰腺炎。

(四)蛔虫入"膈"型

蛔虫上扰,肝胆气机不畅,化热传脾生湿。病理相当于胆道蛔虫合并急性胰腺炎。

(五)脾胃虚弱型

由脾胃湿热或脾胃实热之邪消退,但正气已伤,脾阳虚衰。相当于急性胰腺炎恢复期,体虚而胃肠及胰腺的消化功能尚未完全恢复。

四、急性胰腺炎的中西医结合治疗

基本原则是清下兼施,辨证施治;中西并用,内外结合;针对病因,重视病机。

(一)清下兼施,辨证施治

由于本病的病机主要是肝瘀气滞、脾胃湿热或脾胃实热,故治疗上应以通为用,分别采用疏肝理气、清热燥湿、通里攻下、活血化瘀等法,根据疾病发展的不同类型和发展阶段选方用药。对于肝郁气滞型,治以疏肝理气,兼以清热燥湿通便。方选:柴胡清肝饮;大柴胡汤;清胰汤Ⅰ号,等。对于脾胃湿热型,治以清热利湿,行气通下。方选:龙胆泻肝汤;清胰汤Ⅰ号,等。对于脾胃实热型,治以清热泻火,通里逐积,活血化瘀。方选:大陷胸汤;大柴胡汤;清胰合剂等。对于蛔虫上扰肝胆型,治以清热通里,制蛔驱虫。方选:清胰汤Ⅱ号;胆道驱蛔汤等。对于脾胃虚弱型,治以健脾和胃,助运消食。方选平胃散,或参苓白术散,或二陈汤随证化裁等。

根据中医"六腑以通为用"、"不通则痛"、"通则不痛"的原理,对急性胰腺炎早期应积极

采取通里攻下的方法,能够消除肠道麻痹造成的肠道淤滞状态,使患者在最短时间内排便、排气,减少了肠内有害物质的吸收和进入体内的细菌数,从而明显改善患者的临床症状,缩短住院时间,减少手术次数,并降低死亡率。近年来的研究已经证实,中医的通里攻下法可以使肠道细菌和内毒素随肠道内容物排出体外,减少肠源性内毒素的产生和吸收,有效地防止肠道细菌和内毒素移位,起到"釜底抽薪"的作用。清热解毒法可以抑制肠道细菌的生长和繁殖,直接裂解内毒素的结构。活血化瘀法可以改善肠道和重要器官的微循环,降低肠道通透性,减轻组织过氧化损伤。通里攻下法与清热解毒法可预防与治疗肠源性感染和内毒素血症,达到菌毒并治的目的,有助于减轻坏死胰腺组织的感染及脓肿形成,从而缓解第2个 MODS 高峰;通里攻下和活血化瘀中药能改善腹腔重要器官的血液循环,促进炎症渗出物的吸收,对机体的重要器官具有一定程度的保护作用;清热解毒和活血化瘀药对内毒素有降解作用,能抑制内毒素介导的细胞因子和其他炎症介质引起的过度炎症反应。所以运用中药治疗过程中,通里攻下法、清热解毒法、活血化瘀法适时配合应用是非常重要的经验。中药除了内服,还可外敷,保留灌肠。中医的针刺疗法对于缓解疼痛,解除痉挛,利胆,止呕等方面也有一定作用。

(二) 中西并用,内外结合

保守治疗过程中,在应用中医疗法的同时,还要注意常规西医疗法的应用。控制饮食,抗生素和胰酶抑制剂的应用,维持机体水、电解质和酸碱平衡。激素的适量和适时应用对于抑制超强炎症反应,缓解急性状态亦不可忽视。

在中西医结合保守治疗过程中,仍要严密观察病情变化,遵循外科治疗原则,不失时机进行外科治疗措施。根据近年来的研究成果,由于胰腺炎不仅是胰腺本身的炎症、出血或坏死,更重要的是它所引起的胰外器官的病理变化,特别是全身性炎症反应。单纯针对胰腺本身的手术应该持审慎的态度,过大的手术并不能改变急性胰腺炎的病理进程和预后。除了必须进行的传统的胰腺被膜切开减压、腹腔引流、腐胰切除、胆道引流等术式外,对于一些微创和介入治疗值得提倡。对于胆源性急性胰腺炎,可以考虑经内窥镜 Oddi 氏括约肌切开成型(EST)加鼻胆管引流术(ERBD),既可以解除括约肌狭窄,又可以通畅胆道引流,降低胆道压力,迅速缓解病情。待病情平稳后,可以再施行内镜下胆道取石或行腹腔镜胆囊切除术。

对于腹水比较多的出血坏死性胰腺炎,可以施行腹腔置管灌洗引流术,引流腹腔内含有大量炎症介质和毒素的腹水,又不对胰腺和机体造成太大的生理扰乱。结合床旁连续性血液透析,可以更多地挽救急性胰腺炎患者的生命。其他方面,选择性动脉灌注 5-氟尿嘧啶,灌注醋酸奥曲肽等胰酶抑制剂等都有很好的效果,可以结合各自的条件和实际情况选择应用。

无论在急性期,恢复期;无论在手术前或手术后,辨证施治,正确应用中医药疗法都是有益的。

因此,在急性胰腺炎的治疗过程中应该提倡:内外结合,中西并用。

(张桂信　陈海龙　尚　东)

参 考 文 献

[1] 陈海龙,吴咸中,郑显理.氧自由基与急性胰腺炎[J].普外基础与临床,1994,1(1):51-54.

[2] 陈海龙,尚东,关凤林.急性胰腺炎与细胞凋亡[J].世界华人消化杂志,2001,9(4):41.

[3] 陈海龙,张桂信,宫爱霞,等.胰腺腺泡细胞凋亡与急性胰腺炎及其治疗策略[J].世界华人消化杂志,2007,15(10):1067-1072.

[4] 伍天崇,鲍世韵,郭跃华.细胞信号通路在重症急性胰腺炎发病机制中的研究进展[J].国际外科学杂志,2009,36(10):686-689.

[5] 陈玉梅,冯志杰.急性胰腺炎肠道功能障碍的发病机制与治疗[J].世界华人消化杂志,2009,17(16):1643-1648.

[6] 李永渝.重症急性胰腺炎发病机制研究进展[J].中华外科杂志,2009,47(19):1478-1480.

[7] 张桂信,陈海龙,宫爱霞,等.大鼠急性胰腺炎时胰腺腺泡细胞凋亡及 Bax,caspase-8 的表达[J].世界华人消化杂志,2007,15(10):1115-1120.

[8] 张桂信,陈海龙,纪军,等.不同胆汁酸诱导 AR42J 细胞凋亡与坏死的作用[J].世界华人消化杂志,2010,18(3):284-289.

[9] 张桂信,陈海龙,曹传海,等.脱氧胆酸对胰腺腺泡细胞的损伤及核转录因子活性的影响[J].中华实验外科杂志,2011,28(9):1512-1514.

[10] 张桂信,陈海龙,曲淑贤,等.清胰汤对大鼠急性坏死性胰腺炎时胰腺腺泡细胞凋亡的影响[J].中国中西医结合外科杂志,2008,14(1):38-42.

[11] 张桂信,陈海龙,张利,等.大黄素对脱氧胆酸诱导的 AR42J 细胞损伤的调节[J].世界华人消化杂志,2012,20(9):771-775.

[12] 尚东,关凤林,陈海龙,等.茵陈承气汤对大鼠急性出血坏死性胰腺炎腺泡细胞凋亡及调控基因的影响[J].中国中西医结合外科杂志,2002,8(2):70-73.

[13] 王长淼,关凤林,陈海龙.大鼠急性出血坏死性胰腺炎时细菌移位和茵陈蒿合承气汤的影响[J].中国中西医结合外科杂志,2000,6(6):380-383.

[14] Manandhar S,Giri S,Poudel P,et al.Acute biliary pancreatitis:an experience in a tertiary level hospital of Nepal[J].Indian J Surg,2013,75(6):449-453.

[15] Petrov M.Nutrition,inflammation,and acute pancreatitis[J].ISRN Inflamm,2013,3:414-410.

[16] 朱仁康主编.中医外科学[M].北京:人民卫生出版社,1987.

[17] 尚东,关凤林,陈海龙,等.急性胰腺炎时促炎症因子和抗炎症因子的变化及其意义[J].中华普通外科杂志,2002,17(4):226-227.

第十三章　急性胰腺炎肺损伤的发病机制及中西医结合研究

第一节　急性胰腺炎相关性肺损伤的定义和诊断标准

一、急性胰腺炎相关性肺损伤的定义

急性胰腺炎相关性肺损伤(acute pancretitis-associated lung injury,APALI)是指由急性胰腺炎为致病因素而导致的急性、进行性缺氧性呼吸衰竭。急性肺损伤(ALI)和 ARDS 具有性质相同的病理生理改变,严重的 ALI 被定义为 ARDS。ALI/ARDS 的病理基础是由多种炎症细胞(巨噬细胞、中性粒细胞和淋巴细胞等)介导的肺脏局部炎症反应和炎症反应失控所致的肺毛细血管膜损伤。其主要病理特征为由肺微血管通透性增高而导致的肺泡渗出液中富含蛋白质的肺水肿及透明膜形成,可伴有肺间质纤维化。病理生理改变以肺顺应性降低,肺内分流增加及通气血流比例失衡为主。临床表现为呼吸频数和呼吸窘迫、顽固性低氧血症,胸部 X 线显示双肺弥漫性浸润影,后期常并发多器官功能衰竭。

二、急性胰腺炎相关性肺损伤的诊断标准

有急性胰腺炎发病的高危因素;急性起病、呼吸频数和(或)呼吸窘迫;低氧血症 ALI 时动脉血氧分压(PaO_2)/吸氧浓度(FiO_2)≤300mmHg(1mmHg＝0.133kPa);ARDS 时PaO_2/FiO_2≤200mmHg;胸部 X 线检查两肺浸润阴影;肺毛细血管楔压(PCWP)≤18mmHg 或临床上能除外心源性肺水肿。凡符合以上 5 项可诊断为 APALI 或 APARDS。

第二节　急性胰腺炎相关性肺损伤的临床特性和治疗策略

一、急性胰腺炎相关性肺损伤的临床分期和特性

急性胰腺炎相关性肺损伤在临床上可分为三个阶段:早期、进展期和极期。

（一）早期

为呼吸机能不全,以低氧血症为特征。肺 X 线片上不一定发现异常,常在发病后 1～2 天内发生。临床表现为气急、呼吸困难、呼吸频率增快,常因过度通气发生呼吸性碱中毒。

（二）进展期

为肺实质病变。肺 X 线片上有异常发现,如肺浸润、胸腔积液和肺不张等。

（三）极期

为 ARDS,表现为进行性呼吸困难和难以纠正的缺氧。病理特点:肺顺应性降低,肺间质和肺泡内水肿,毛细血管扩张、充血、肺泡内出血,肺血管内白细胞聚集、微血栓形成,后期

透明膜形成、肺细胞和间质纤维增生。在 SAP 患者中，ARDS 发生率达 30%，占 SAP 死亡病因的 60%。三阶段之间不能明确划分。

二、急性胰腺炎相关性肺损伤的治疗策略

（一）西医方面

急性胰腺炎合并肺损伤的治疗大部分效果并不是很确切。由于起病的根本原因在于胰腺，所以目前针对急性胰腺炎的常规治疗方法仍是重要的基础。在临床中，仅仅抑制胰腺分泌，治疗结果难令人满意。尽管在 AP 中抗生素的应用以及营养支持都取得了不错的效果，但一旦出现肺顺应性降低和通气功能的损害，进而发展到 ARDS，最后导致多器官功能不全，各种措施很难起效，因此预防 ARDS 的发生尤其重要。通气治疗是目前基本的治疗及预防方法。在常规 SAP 治疗基础上，主要加强呼吸支持治疗，吸氧或呼吸机支持，如无禁忌证，可适当应用肾上腺皮质激素，减轻炎症反应，改善肺功能。但因发病机理不确切，西医无针对性治疗药物。部分学者做了一些有益的尝试，包括细胞因子调节剂、磷脂酶 A2 抑制剂、抗氧化剂、表面活性物质等的应用及一氧化氮（NO）吸入治疗，临床有一定效果，但经验不成熟。

（二）中医药方面

目前中医药在这方面的治疗露出了可喜的苗头。根据中医肺与大肠相表里的基础理论，针对 SAP 时严重的麻痹性肠梗阻（中医阳明腑实证，"腑气不通，上逆则喘满"），应用以大承气汤为基础加减拟定的复方中药清胰汤、茵陈蒿合承气汤等以其通里攻下、活血化瘀和清热解毒之功效，引肺气下行，以止喘息。

1. 研究认为其防治作用的机理主要有：

（1）通里攻下后可明显减轻腹胀，使膈肌下降，缓解对肺的机械性压迫，改善呼吸功能；

（2）通下后，麻痹性肠梗阻解除，肠道屏障功能恢复，减少肠道内毒素吸收，从而减轻细胞因子和炎症介质的激活，对多器官起保护作用；

（3）降低肠腔内压力，有利于胆汁和胰液的引流，阻止胰酶过度分泌和激活，起到釜底抽薪作用；

（4）肠道蠕动增强，血液循环改善，并加快微循环血流速度，降低毛细血管通透性，提高肺通气、换气功能；

（5）通腑泻热药如大黄等，通过抑制体温中枢前列腺素 E 的合成及扩张周围血管，增加散热而降低体温，并因此降低了氧耗，减轻了低氧血症；

（6）李建生等还从对中药清热解毒类（金银花、大清叶等）、益气回阳救逆类（人参、附子等）、活血化瘀类（丹参、川芎等）及益气养阴和清热解毒类（人参、麦冬、鱼腥草等）几方面的药理学研究中归纳总结出中药对 APALI 的防治机理：直接治疗 ALI 的原因或诱因；对抗细胞因子和炎性因子过度释放所致的 ALI；改善微循环及血液流变学；保护肺组织细胞。

2. 中医药在 SAP 治疗中发挥着极为重要的作用

（1）整体调节，综合治疗：应当指出的是，既往研究仅从抗炎治疗角度阐明了中药及其复方某些方面的作用机制。但中医药疗法可能不是对单一致病因素的简单拮抗，而是整体调节。已有许多研究证实，柴胡、丹参、大黄、川芎嗪等对胰腺炎时的内毒素血症、血液流变学变化、TXA_2/PGI_2 失平衡、清除氧自由基、抑制胰酶及脂质过氧化物活性、减轻胰组织损害等都有直接或间接的作用。这些都为中西医结合治疗奠定了必要的理论基础。

（2）辨证施治，灵活用药：在 SAP 多个病理环节中，根据中医辨证施治观点，灵活用药，常常取得明显效果。一般在早期以通里攻下、清热解毒法为主，活血化瘀法为辅；病情缓解、通下成功后，减少通里攻下药，继用清热解毒药，逐步转向将益气、回阳、救阴、开窍、活血等治法进行交叉联合应用。凉血化瘀、清热解毒药尤宜早期、长期应用，出现并发症时加大用量。

（3）中西结合，前景广阔：在现代 ICU 综合救治的基础上，结合现代进展加以立法、组方、用药，则选择余地更广阔。深入研究，极有可能找到一个系列中医治法，为以后 SAP 及其并发症的治疗开辟了新的思路。但今后还要进一步加强对 APALI 的机理探索以及中药治疗 ALI 的药理研究。

第三节　急性胰腺炎相关性肺损伤的发病机制

重症急性胰腺炎（SAP）具有发病急，病程进展快、病死率高等特点。SAP 除引起胰腺局部损伤外，尚可出现胰外多器官的损伤。急性肺损伤（acute lung injury，ALI）和 ARDS 是最常见的一种早期并发症。目前，国内外学者把这种由急性胰腺炎所导致的肺部损害称之为急性胰腺炎相关性肺损伤（APALI）。APALI 是 SAP 早期最常见、最严重的并发症。近年来对 APALI 的发病机制进行了大量研究，结果表明，很多因素参与其发病。

一、急性胰腺炎相关性肺损伤病理生理特点

（一）肺毛细血管通透性增加

表现为光镜下肺泡壁增厚，肺泡隔毛细血管高度扩张、充血，肺间质和肺泡腔内有大量含蛋白质液体渗出（肺水肿），严重者有肺泡腔内出血、纤维素沉积，肺间质中还可发生点状出血、灶性坏死以及淋巴管扩张。

（二）肺顺应性下降

表现为光镜下局灶性肺不张，肺泡萎陷。电镜下合成肺表面活性物质的肺 Ⅱ 型上皮细胞板层小体密度变低，部分空泡状变，甚至细胞凋亡。

（三）肺组织内多量炎症细胞浸润

AP 常伴有循环衰竭，多为高动力型休克，循环衰竭导致肺组织灌流不足，表面活性物质合成减少而发生肺不张；AP 时由于血栓素 A_2（TXA_2）与前列腺素 I_2（PGI_2）平衡失调，血小板激活因子（PAF）等水平增高，导致肺小动脉痉挛，肺动脉高压，肺循环阻力增加；AP 时肺内广泛的微血栓形成造成肺循环障碍，肺循环障碍与肺不张共同导致肺内出现明显的右向左分流。以上因素共同导致通气/血流比例失调，加重低氧血症。

二、急性胰腺炎相关性肺损伤的发病机制

（一）全身炎症反应综合征（SIRS）的作用

SAP 的发病机制是由于不同的致病因子引起肺泡细胞的损伤，引发活性胰酶的释放和单核巨噬细胞的激活，过度激活中性粒细胞，激发炎性因子的大量释放，导致胰腺炎、坏死、微循环障碍和血管通透性增高，引起肠屏障功能失调，肠道细菌移位至胰腺和血液，造成内毒素血症，激发 SIRS，进一步导致 MOF。近年来，日益增多的证据表明炎性因子在 SAP 发病过程中起着重要作用。参与 SAP 发生、发展过程中的细胞因子包括白细胞介素（IL-1β、

IL-6、IL-8、IL-10)以及肿瘤坏死因子(TNF-α)等；其他炎性递质包括 PAF、PGI_2 及 TXA_2、核因子 κB(NF-κB)、黏附因子等。细胞因子一旦产生活化，不但激活自身，还能促进其他因子的产生，引起连锁和放大效应，即所谓的级联效应。动物实验研究发现，通过不同的途径阻断细胞因子的功能可提高 SAP 的生存率，改善其病理生理过程。caspase-1 是 caspase 家族中的成员，其主要功能之一是将 IL-1β、IL-18 裂解成具有生物学活性的形式，通过抑制 caspase-1 而使 IL-1β、IL-18 的激活过程受到抑制，导致细胞因子级联效应，可能对 SAP 及其全身反应过程具有一定的治疗意义。

(二) 中性粒细胞的作用

近年来许多研究表明，AP 并发 ALI 与肺组织内大量中性粒细胞聚集、黏附、活化产生大量的促炎因子有关，可能是 AP 时 SIRS 的中心环节。研究结果表明 AP 时大量中性粒细胞聚集于肺组织是 ALI 早期的基本病理改变，也是导致 ALI 的重要因素。中性粒细胞与内皮细胞黏附是炎症反应的最初现象。是其进一步移行入肺组织的基础，也是中性粒细胞引起内皮细胞、肺组织损伤的关键。国外许多学者研究发现，诱导大鼠发生 AP 后数小时，大鼠肺小静脉及毛细血管内皮表达内皮细胞黏附因子(ICAM-1)、P 选择素和 E 选择素水平增高，胰腺内也有 ICAM-1 和 P 选择素表达增高。与之相应，肺内及胰腺内出现大量中性粒细胞浸润，组织损伤；用抗体对 ICAM-1 和 P 选择素进行免疫中和后，肺及胰腺内中性粒细胞浸润显著减少，组织损伤明显减轻。研究还发现在 AP 时肺内 ICAM-1 的表达增高出现较晚，在细胞因子、氧自由基等大量生成之后。因此认为 AP 时产生大量的细胞因子、炎性递质和氧自由基，这些物质刺激肺血管内皮细胞表达 ICAM-1 等黏附因子增多，促进中性粒细胞浸润组织，发生 ALI。

(三) 一氧化氮及脂类递质的作用

1. 一氧化氮的作用 一氧化氮(NO)是一种极其活跃的生物学活性物质，在生理情况下一般产生低浓度和短暂的 NO，主要作为生物信使分子和细胞保护剂而发挥保护作用。在病理状态下，高浓度的 NO 可抑制三羧酸循环和 DNA 复制中的关键项，造成能量代计障碍和 DNA 损伤。大量 NO 的产生还可增强 NF-κB 的激活，从而增加前炎性因子的产生，进而使 ICAM-1 和平滑肌细胞黏附因子表达增强，扩大炎症反应。同时高水平的 NO 可致大量的自由基和过氧化硝酸盐生成，进而损伤线粒体电子传递系统，引发蛋白质降解、脂质过氧化，导致肺损伤。

2. 脂类递质的作用 前列腺素 E_1(PGE_1)对 APALI 的保护作用可能是通过：PGE_1 可减少肺内的中性粒细胞浸润，PGE_1 可使中性粒细胞产生活性氧代谢产物等毒性物质减少，PGE_1 可抑制 TNF、IL-1 或其他炎性细胞因子的产生，从而减轻中粒粒细胞介导的炎症反应。近年来，PAF 在 AP 发病机制中的作用已受到较多关注。临床研究也发现经血小板拮抗剂治疗后，AP 患者的多器官功能障碍明显改善。说明 PAF 与 AP 有关。许多种细胞(包括中性粒细胞、巨噬细胞、血小板、内皮细胞)均可产生 PAF，其致病机制可能为：PAF 可趋化并激活中性粒细胞；PAF 直接或通过其他递质(如细胞因子、TXA_2、氧自由基)损伤肺血管内皮细胞；PAF 促进血小板聚集引起微血栓形成，并由此释放一系列炎性递质加重血管内皮损伤；PAF 通过减少肺血流量介导肺损伤。

(四) 细胞凋亡的作用

最近，学者们注意到肺部炎性损伤或 ARDS 进程中伴有肺组织细胞和浸润的炎症细胞凋亡的改变。有研究结果表明，诱导 AP 后肺内细胞凋亡指数与肺部损害的进展呈显著负相关,亦间接地证实肺内聚集的以中性粒细胞为代表的炎症细胞出现凋亡延迟,可能与肺损伤的发生有关。现已明确,参与 SIRS 炎症反应链的各种细胞因子包括 TNF 可以调控中性粒细胞的凋亡过程,但关于 TNF 对中性粒细胞凋亡的影响尚存争议。

(五)肺表面活性物质合成障碍

肺表面活性物质由肺泡Ⅱ型上皮细胞合成,化学成分为二棕榈酰卵磷脂,它能降低肺泡表面张力,使肺泡保持在扩张状态。一旦肺泡表面活性物质减少,可发生肺泡萎陷,导致肺通气及换气功能障碍。Wang 等在 SAP 大鼠模型中用同位素前体 $2\text{-}^{13}C$ 醋酸盐示踪来研究肺中磷脂合成的情况。$2\text{-}^{13}C$ 醋酸盐掺入肺组织及肺泡灌洗液的量反映了磷脂合成的量。实验发现,与对照组相比,AP 大鼠的肺组织及肺泡灌洗液中的 $2\text{-}^{13}C$ 醋酸盐掺入量显著减少,说明 AP 时,肺磷脂合成障碍,肺表面活性物质减少。肺表面活性物质合成障碍的原因还不完全清楚,合成所需的底物不足、激素调节异常、肺泡Ⅱ型上皮细胞损伤可能是其原因。

(六)肝脏在急性胰腺炎相关性肺损伤发病中的作用

AP 是一个 SIRS 已成为共识。AP 时损伤的胰腺组织释放大量胰蛋白酶、PLA_2 及各种炎性递质,这些物质经血管和淋巴管进入血液循环,通过激活补体系统、活化白细胞引发了SIRS。Norman 等研究发现,大鼠诱发 AP 后炎性细胞因子 $IL\text{-}1\beta$、$TNF\text{-}\alpha$ 水平首先在胰腺中显著增高,然后在肺、肝、脾中显著增高,而在肾、骨骼肌、心肌中无明显增高,这种炎性细胞因子的器官特异性增高说明了这些特殊脏器中浸润的白细胞在局部产生大量细胞因子,而不仅仅是受损胰腺释放的细胞因子入血到达各脏器。AP 并发 ALI 时,炎症反应过程中释放的胰酶和炎性因子可能通过腹膜后淋巴结经胸导管入血,从而在 ALI 中发挥作用。另外胰酶和炎性因子还可由门静脉系统通过肝脏进入血液循环,经过肝脏时这些酶和细胞因子可能过度激活肝脏 Kupffer 细胞,由此引起系列炎症反应与 ALI 和 ARDS 有关。AP 时,肝脏能产生多种可溶性递质激活肺泡巨噬细胞,肺泡巨噬细胞释放 NO、细胞因子等促进中性粒细胞浸润组织,肝脏 Kupffer 细胞产生的细胞因子是 AP 时炎性细胞因子的一个重要来源,也许是造成 APALI 的主要因素。

(七)腹水及肠淋巴液在急性胰腺炎相关性肺损伤中的作用

Lundberg 等和 Fujita 等分别在体外和体内研究了胰蛋白是否能诱导腹腔巨噬细胞产生细胞因子。结果发现,在体外研究中腹腔巨噬细胞暴露于胰蛋白酶后 $TNF\text{-}\alpha$ 和 $IL\text{-}1\beta$ 表达增加,在体内研究中注射胰蛋白酶腹水的动物 $TNF\text{-}\alpha$ 比对照组显著增高。因此得出结论,胰蛋白酶通过刺激巨噬细胞产生细胞因子。以上研究结果表明,腹水、腹腔巨噬细胞及腹腔淋巴系统可能在 AP 的炎性扩散过程中发挥作用。

(八)其他因素

1. P 物质的作用　有关神经肽 P 物质是前速激肽原 A(PPT-A)基因的产物之一,通过激活神经群肽Ⅰ型受体(neurokinin-1 receptor,NK-1R)而发挥作用。近年来 P 物质作为炎症介质的作用受到越来越多的重视,在 APALI 的炎症反应过程中也发现了它的参与。Bhatia 等研究了 P 物质和神经激肽受体在 AP 及肺损伤中的作用,发现在促泌素诱导的动物 AP 模型胰腺组织中 P 物质水平升高,胰腺腺泡 NK-1R 表达增强。但在 NK-1R 基因缺失的小鼠 AP 模型中发现肺组织内聚集的中性粒细胞减少,肺微血管通透性降低。在实验性研究中采用基因敲除 PPT-A 后几乎完全防止了 APALI 的发生,对胰腺损伤也有部分保护作用。

2. 趋化因子受体 1 的作用　Bhatia 等研究表明,敲除趋化因子受体 1(CCR-1)基因的小鼠在雨蛙肽诱发的 AP 过程中 ALI 减轻,而对胰腺炎无明显影响,对肺损伤的保护作用与 TNF-α 水平减低有关。CCR-1 及其 β 趋化因子配体的激活在介导 APALI 中起着重要的作用。

3. 补体 C_{50} 的作用 在许多病理状态下,通过补体 C_{50} 受体发挥作用的 C_{50} 被认为是一种过敏毒素和趋化因子。然而,张晓华等在敲除 C_{50R} 或 C_5 基因小鼠 AP 模型研究中发现,KO 小鼠比野生型小鼠 AP 及 APALI 更显著,提示在 AP 时 C_{50} 发挥抗炎效应。

4. 游离脂肪酸的作用 活化的 PLA_2、脂肪酸可分解血脂、细胞膜脂质以及胰周肠系膜脂肪组织而产生游离脂肪酸(free fatty acids,FFA),通过门静脉、淋巴系统进入体循环。FFA 可损伤内皮细胞和肺泡膜,诱导血栓形成。AP 时肝功能受损,血管通透性升高,导致血清白蛋白降低,中和 FFA 能力不足,使 FFA 增加。补充新鲜血浆、白蛋白以降低 FFA,可能有助于减轻 FFA 介导的肺损伤。

总之,越来越多的研究表明,APALI 的发病机制复杂,环节众多,涉及多种介质因子、多种细胞和多个系统。内皮细胞屏障的完整和功能的健全、循环白细胞的活化和募集以及肺泡巨噬细胞的上调在启动肺损伤的肺部炎症反应的发展中似乎是关键因素。受损的肺细胞引起肺功能改变及严重的预后。胰酶、过氧化损伤、炎症介质、P 物质等参与其发病。关于这些促炎因素和抗炎因素之间的关系及其在 AP 和肺损伤发病过程中的调节作用是今后值得研究的课题。目前,对于 APALI 的预防和治疗,基于其发病机制的复杂性,一种"鸡尾酒"式的治疗策略是可行的。值得强调的是,为了将来取得进一步满意的治疗方法,应该继续深入研究它的病理生理机制。

第四节 大鼠重症急性胰腺炎急性肺损伤的实验研究

研究表明,65%的 SAP 病死患者与 ARDS 有关,而 ARDS 是 ALI 的一个终末结局。早期预防和治疗 ALI 对降低 AP 的病死率及改善疾病的预后具有重要意义。但目前 SAP 时肺损伤的发生机制仍不很清楚,该实验通过对去氧胆酸钠胰管逆行注射制备的 SAP 大鼠模型,研究内毒素、细胞因子和氧自由基(oxygen-derived free radicals,OFR)等相关因素在 SAP 时 ALI 发生机制中的重要作用和相互关系。

(一) 主要研究方法和结果

1. 研究方法

选用纯雄性健康 40 只 Wistar 大鼠,随机分成假手术对照 Sham 组和 SAP 模型组,每组 20 只。其中模型组采用胆胰管内逆行注入 1.5% 去氧胆酸钠建立大鼠 SAP 时 ALI 模型。对照组则开腹后翻动胰腺数次,关腹。造模成功后取内眦静脉血和制备肺组织匀浆,采用自动分析法测定血清淀粉酶活性,采用全自动进口血气分析机测定动脉血气,采用鲎试剂偶氮基质显色法定量检测测定血清内毒素,采用 TNF-α 放免分析测定试剂盒测定血清及肺组织匀浆中 TNF-α,采用 IL-6 放免分析测定试剂盒测定血清及肺组织匀浆中 IL-6,采用硫代巴比妥法测定血清及肺组织匀浆中 MDA,采用黄嘌呤氧化酶法测定血清及肺组织匀浆中 SOD 活力,采用考马斯亮兰法测定肺组织蛋白定量,采用 60℃烤箱连续烘烤 24 小时,计算肺湿/干比值,通过光学显微镜和电子显微镜观察肺组织病理改变。

2. 研究结果

(1)血气分析的变化:与 Sham 组比较,SAP 模型组 PaO_2 明显下降($P<0.05$),$PaCO_2$ 明

显升高($P<0.05$),pH 显著下降($P<0.05$),HCO_3^- 明显减少($P<0.05$)。表明 SAP 组肺功能有明显损伤。

(2)血清淀粉酶的变化:SAP 模型组血清淀粉酶(7391 ± 1040)IU,显著高于 Sham 组(1056 ± 234)IU($P<0.01$)。

(3)内毒素和 SOD 的变化:SAP 模型组内毒素水平(0.21 ± 0.02)EU/ml,显著高于 Sham 组(0.04 ± 0.01)($P<0.01$)。SAP 模型组 SOD 活力明显低于 Sham 组($P<0.01$)。

(4)肺湿/干比值的变化:SAP 模型组肺湿/干比值(7.06 ± 0.26),较 Sham 组(4.22 ± 0.19)有显著升高($P<0.01$)。

(5)肺组织病理改变:Sham 组为正常肺组织病理切片。SAP 模型组可见肺间质高度充血,大部肺泡间隔明显增宽,肺泡腔部分融合成肺大泡,部分萎缩;肺间质大量中性粒细胞浸润,尤为小静脉和小支气管周围多见;部分小支气管上皮细胞脱落,腔内有红细胞,可见微血栓形成。

(二)研究结果的分析及意义

1. 急性胰腺炎肺损伤时出现内毒素血症诱发全身炎症反应

造模后 24 小时,模型组大鼠血清内毒素水平明显高于假手术对照组,出现严重内毒素血症。这是由于 SAP 可引起肠功能障碍、肠麻痹致使胃肠道扩张。胃肠道内容物淤滞导致肠黏膜屏障损伤和破坏,肠道菌群紊乱,革兰阴性菌过度繁殖产生和释放大量内毒素,经肠道黏膜,通过损伤的肠道屏障入血而产生内毒素血症。内毒素及内毒素产生的炎症介子,诸如 TNF-α、IL-1、PAF 等均可诱导内皮细胞表达大量黏附分子,使中性粒细胞附于血管内皮细胞,引起肺毛细血管通透性增加及肺内微血栓形成,从病理结果显示 SAP 时 ALI 大鼠肺内有大量中性粒细胞聚集,中性粒细胞聚集、活化和释放各种炎症介质在 ALT 中具有重要作用。

2. 大量炎症介质释放导致肺毛细血管通透性增加

SAP 组大鼠血清和组织匀浆中 TNF-α 水平明显高于 Sham 组,病理显示肺部病变程度与肺组织匀浆和血清中 TNF-α 水平呈正相关。TNF-α 在 SAP 早期炎性改变而导致肺损伤的初期阶段起重要作用。TNF-α 的异常增高往往预示病变严重及高并发症和病死率发生。TNF-α 通过诱导 IL-1 等细胞因子生成,引发肺部肥大细胞与血液嗜碱性粒细胞脱颗粒,释放组织胺及白三烯等炎症介质,从而使内皮细胞内 Ca^{2+} 明显增加并引起其收缩变圆,细胞间隙增加,使毛细血管通透性增加,而肺毛细血管通透性增加是 ARDS 重要特征。TNF-α 能动员髓内白细胞,并能诱导内皮细胞黏附分子的表达,使中性粒细胞在肺毛细血管中黏附、聚集,可以产生大量过氧化物和蛋白水解酶,造成血管壁损伤,血管通透性增高。

3. 炎症介导的 PMN"呼吸爆发"效应,使 PMN 产生更多细胞因子和炎症介质

SAP 模型中 IL-6 水平无论在血清及肺组织匀浆中均较 Sham 组显著升高,Cruickshak 认为 IL-6 是 SAP 时炎症细胞释放另一种重要炎症介质,IL-6 水平可以反映 SAP 时粒细胞/单核巨噬细胞活性,并可反映内皮细胞损伤程度。IL-6 可提高 TNF-α 介导的 PMN"呼吸爆发"效应,使 PMN 产生更多细胞因子和炎症介质。IL-6 与磷脂酶 A_2 活化密切相关,PLA_2 除直接破坏肺血管、肺泡膜外,还可使 PAF、TXA_2 等介质大量释放,提高 PMN 表面 PAF 受体表达,使 PMN 活化而致内皮细胞损伤。

4. 超强的过氧化反应造成严重的肺组织损伤

超氧化物歧化酶(superoxide dismutase,SOD)与丙二醛(MDA)相对应的一种保护因

子,是体内清除超氧化物阴离子的重要防线。在 APALI 模型中 MDA 生成增加而 SOD 的活力下降,导致机体对氧自由基清除能力下降;氧自由基攻击细胞膜形成脂质过氧化物,使得肺组织匀浆和血清中 MDA 水平均升高。

　　SAP 早期,胰酶的活化、炎症介质、细胞因子和氧自由基的诱生引发的机体超强的炎症反应,是造成早期病理损害的主要原因。随后的肠源性细菌移位导致的严重感染、内毒素血症、细胞因子诱生及 DIC 的发生造成了后期病理生理的恶性循环,引起严重的多器官功能障碍综合征,形成 SAP 病损变化的第二"高峰"。

（陈海龙　闻庆平　张桂信）

参 考 文 献

[1] 闻庆平,陈海龙.中性粒细胞在急性胰腺炎肺损伤发病中的作用[J].中国医师进修杂志,2009,32(20):10-12.

[2] 陈海龙,关凤林,闻庆平,等.急性胰腺炎相关性肺损伤的发病机制[J].中国医师进修杂志,2009,32(23):4-8.

[3] 陈海龙,关凤林,齐清会,等.急性胰腺炎相关性肺损伤的中西医结合治疗[J].中国医师进修杂志,2009,32(23):8-10.

[4] 闻庆平,陈海龙,关凤林,等.大鼠重症急性胰腺炎时急性肺损伤的实验研究[J].中华急诊医学杂志,2003,12(10):673-675.

[5] Sah,R P,Dawra,R K,Saluja,A K.New insights into the pathogenesis of pancreatitis[J].Current opinion in gastroenterology.,2013,29(5):523-530.

[6] Morrow,L E,Gogineni,V,Malesker,M A.Synbiotics and probiotics in the critically ill after the PROPA-TRIA trial[J].Current opinion in clinical nutrition and metabolic care,2012,15(2):147-150.

[7] Morrow,L E,Gogineni,V.Malesker,M A.Probiotic,prebiotic,and synbiotic use in critically ill patients[J].Current opinion in critical care,2012,18(2):186-191.

[8] Elder,A S,Saccone,G T,Dixon,D L,et al.Lung injury in acute pancreatitis:mechanisms underlying augmented secondary injury[J].Pancreatology,2012,12(1):49-56.

[9] Akbarshahi,H,Rosendahl,A.H,Westergren-Thorsson,G,et al.Acute lung injury in acute pancreatitis-awaiting the big leap[J].Respiratory medicine,2012,106(9):1199-1210.

[10] Zhou,M T,Chen,C S,Chen,B C,et al.Acute lung injury and ARDS in acute pancreatitis:mechanisms and potential intervention[J].World journal of gastroenterology,2010,16(17):2094-2099.

第十四章　急性胰腺炎的中西医结合治疗

第一节　中医"治未病"思想在急性胰腺炎防治中的临床应用

中医学的预防学术思想可谓源远流长,早在《黄帝内经》就提出了"治未病",强调防重于治,是实现"阴平阳秘"、"阴阳和合"的关键,开创了中医"预防为主"独具特色的基础理论体系。《素问》云:"是故圣人不治已病治未病,不治已乱治未乱"。《灵枢·逆顺》云:"上工刺其未生者也,其次刺其未盛者"。唐·孙思邈在《千金要方》中提出将疾病分为未病、欲病、已病3个层次,强调医者治疗疾病时要"消未起之患,治未病之疾,医之于无事之前"。"治未病"的思想内涵主要包括"未病先防"、"既病防变"和"病后防复"三个方面,本节将从这三个方面探讨"治未病"在急性胰腺炎防治中的应用。

急性胰腺炎是多种原因引起的临床常见的急腹症,近年来其发病率有明显上升的趋势,其中20%~30%的患者发展为重症急性胰腺炎(SAP)。以突发性左上腹剧烈疼痛伴有恶心呕吐,腹胀便秘,痞满拒按,肠鸣音减弱或消失,早期血清、尿淀粉酶升高为临床特征。祖国医学将急性胰腺炎归属于"结胸"、"脾心痛"、"腹痛"、"胰瘅"等。

一、未病先防:预防急性胰腺炎发生

未病先防,是指在疾病尚未发生之前,采取积极的预防措施防止疾病的发生。中医未病先防的内容主要包括提高正气、增强体质和防止病邪侵害(含药物预防)两个方面。急性胰腺炎的发病主要与胆道系统疾病(胆道结石、感染等)、酒食不节、高脂血症、创伤(ERCP等)、情志不舒、感受外邪等因素有关。因此,积极治疗胆道疾患、预防胆道感染、起居有常、饮食有节、劳逸适度、积极治疗可以诱发急性胰腺炎的其他疾病如高脂血症、低血压、高血钙等,可以有效预防急性胰腺炎的发生。此外,有研究证实中医药如中药单品大黄、芒硝、丹参,中药复方清胰汤、大柴胡汤、利胆排石汤、柴芍承气汤、参附注射液等已经广泛应用于ERCP术后胰腺炎的预防,可以有效降低ERCP术后胰腺炎及高淀粉酶血症发生率,并且还可以缩短血淀粉酶恢复时间、腹痛腹胀消失时间,从而促进ERCP术后胰腺炎及高淀粉酶血症恢复。

二、既病防变:防止急性胰腺炎病情恶化

既病防变,是指疾病发生之后,应该力争早期诊断、早期治疗,防止疾病恶化及传变。《金匮要略》开篇便直陈"上工治未病,何也",提出"见肝之病,知肝传脾,当先实脾"。叶天士提出"先安未受邪之地",能有效控制疾病的发展,是中医既病防变重要原则之一。

(一)急性胰腺炎的病机特点及传变规律

急性胰腺炎的病情发展迅速,早期机体肠道功能发生紊乱甚则出现肠麻痹、肠梗阻,引

216

起肠屏障功能障碍触发菌群、内毒素移位,导致内毒素血症;稍微处理不当,则可以引起全身炎症反应综合征(SIRS),并发急性肺损伤(ALI)甚至导致多器官功能障碍综合征(MODS),引起患者死亡。因此,积极做到早期诊治急性胰腺炎,防止疾病发生传变、恶化,方能力挽狂澜,免于错过最佳救治时机。

崔乃强等通过多年的实验研究及临床观察,提出了重症急性胰腺炎按病程可划分为初期、进展期和恢复期三个阶段,期间体现了少阳病证、少阳阳明合并证、阳明腑实证之间的传变的理论。急性胰腺炎病机演变特点是腑气不通,主要以气、血、湿、热、瘀、毒等壅滞于中焦导致的肝之疏泄失调、脾胃升降失职、肠之传化失司、肺之宣降失常为中心,体现了肝郁气滞、肝胆湿热、胃肠湿热、热结腑实、毒淤互结、内闭外脱等病机之间的传变。

(二)急性胰腺炎的控制治疗

1. 肝郁气滞证　急性胰腺炎早期阶段的主要病机是肝郁气滞,表现为上腹疼痛或季肋区、背部窜痛,腹胀、嗳气、恶心、呕吐,舌淡红,苔薄黄,属于少阳病证的范畴。治疗则予疏肝解郁、理气止痛、通里导滞之法,方能协调全身气机升降出入,通畅胆汁、胰液排泄。周颖等以胰安汤Ⅰ号口服,疏肝理气、通里攻下,治疗肝郁气滞型胰腺炎较单纯西医基础治疗效果更佳。此外,何诚等研究证实疏肝解郁、行气散结、缓急止痛的四逆散加减能够明显缓解肝郁气滞型急性胰腺炎的临床症状,防止疾病进一步传变。

2. 肝胆湿热证　若长期肝气郁滞不解,郁而化热,湿热蕴结,肝胆疏泄不畅,胆汁、胰液瘀滞,则可发展为肝胆湿热,是急性胰腺炎进展期主要病机之一。有研究证实,大柴胡汤可以有效降低胆道奥迪氏(Oddi)括约肌张力,促进胆汁的排泄,能够有效治疗急性胆源性胰腺炎,缓解病情改善预后,防止疾病由少阳病证向阳明病证传变。

3. 热结腑实证　若处理不当,病情将进一步加重,临床表现为痞、满、燥、实、坚,归属于阳明腑实证的范畴。六腑以通为用,以降为顺,不通则发为腹痛。治则以通里攻下,泻热通便之法,以大承气汤为主方。王晖等在西医常规治疗基础之上运用大承气汤加减治疗急性胰腺炎可以明显缓解临床症状,增强机体免疫力,提高疗效。此外,肺与大肠相表里,肺与大肠皆喜润而恶燥,其气以降为顺。若胃肠热结,腑气不通,腑病传脏,则肺失肃降,进而引起相关性肺损伤。大量的研究证实,阳明腑实证可以促进肠粘膜上皮细胞凋亡,破坏肠黏膜屏障,进而触发 SIRS、ALI 或 MODS。结合近年多项临床和基础研究表明:通里攻下不仅能改善胃肠蠕动,促进胃肠道细菌内毒素排出体外,起到"釜底抽薪,急下存阴"的作用;还能保护胃肠黏膜屏障,防止毒素及细菌的移位,截断传变途径,降低血中内毒素的水平,防止过氧化损伤;此外通里攻下法还可以通过抑制转录因子 NF-kB 活性,并能减少多种炎症因子(TNF-α、IL-6、IL-15 等)的表达释放而抑制 SIRS,对重要组织器官起到全面防护作用。

4. 毒瘀互结证　若急性胰腺炎发展至极期,病情进一步恶化,热入营血,热从毒化,热毒蕴结不解,毒淤互结,出现临床诸症可伴有弥散性血功能障碍。治疗多采用活血化瘀、清热解毒、活血凉血,佐以攻下腑实,截断热毒传变之路。蒋益泽等以活血化瘀、攻下腑实之桃仁承气汤配合西药常规治疗急性胰腺炎,证实治疗组疗效明显高于对照组。

5. 内闭外脱证　若发展至极盛期,可见内闭外脱,病情危重,多伴有意识障碍。内闭证,多予凉血解毒、醒脑开窍之法,可用安宫牛黄丸等。外脱证,全身气、血、津、液大量耗损,亡阳亡阴,可出现 MODS、中毒性休克等;多予益气养阴、回阳救逆之法,可用参附注射液、生脉注射液等。李金梁等运用中医辨证论治的治疗原则对 MODS 患者进行中西医结合诊治,中西医结合"治未病"综合方案个体化治疗可以明显降低 ICU 病房病死率、胃肠功能不全发生率、DIC 发生率。

三、病后防复：防止急性胰腺炎复发

病后防复，是指疾病将愈或愈后，防止其加重或复发。急性胰腺炎恢复期，正气亏虚，邪气亦不盛，呈现正虚邪恋的状态，主要病机为肝脾不和、气阴两虚、瘀留正虚等。

（一）气阴两虚证

热邪耗伤胃阴，邪去正虚，余热未尽，气阴两虚，临床表现为胃脘隐痛，饥不欲食，恶心、呕吐，口干唇燥，苔少，脉细等。中医则以益气生津、滋养胃阴为主要治则，可予益胃汤或增液承气汤合八珍汤，从而预防急性胰腺炎的复发。

（二）肝脾不和证

邪气已去，正气渐复，脾胃乃伤，土虚木乘，治则以扶土抑木，疏肝泻肝，健脾补中，可予旋覆代赭汤。若见脾阳虚衰，症见脘腹胀痛、疲倦乏力、四肢清冷、苔腻。治疗则以温阳散寒、缓急止痛或兼予通下、益气养阴，可予大建中汤或大黄附子汤，进而预防急性胰腺炎的复发。

（三）瘀留正虚证

此期为病情日久，瘀血阻滞于脘腹，血肉腐蚀，或发为疮疡痈肿，可导致胰腺周围脓肿、胰腺假性囊肿。治则以活血化瘀、扶正祛邪之法，可予桃红四物汤合丹参注射液。李劲等以活血化瘀方腹部外敷及灌肠治疗急性胰腺炎可以明显降低胰腺假性囊肿或胰周脓肿的发生率。有研究显示，活血化瘀之法可以促进炎性渗液的吸收，防止炎性渗液长期聚集于网膜囊内或胰周，减少胰腺假性囊肿、胰周脓肿形成的机会，降低急性胰腺炎的复发率。

总之，"治未病"是祖国医学的特色优势，未雨绸缪、防患于未然，是积极主动的预防策略，实乃国医之宝，应该努力传承并发扬。只有全面认识和掌握急性胰腺炎发病的病因、发病形式、病机特点和变化规律，才能在急性胰腺炎的防治中充分发挥中医药优势，做到"未病先防"、"既病防变"、"病后防复"。

第二节 "中医七法"辨证治疗急性胰腺炎的临床运用

急性胰腺炎（AP）是多种原因引起的临床常见急腹症，以突发性左上腹剧烈疼痛伴有恶心呕吐，腹胀便秘，痞满拒按，肠鸣音减弱或消失以及早期血清、尿淀粉酶升高为临床特征；祖国医学将其归属于结胸、脾心痛、腹痛、胰瘅等。重症急性胰腺炎（SAP）的病情发展迅速，若处理不当，可引起全身炎症反应综合征（SIRS），并发急性肺损伤（ALI）甚至导致多器官功能障碍综合征（MODS），引起患者死亡。目前现代医学对 SAP 的治疗效果不甚理想，而中医治疗 SAP 有其独特疗效。中西医结合治疗 SAP 的总体原则可充分体现中医的整体观，把病变在局部、反应在全身的 SAP 进行分期分型和辨证论治，运用通里攻下法、活血化瘀法、清热解毒法等法，使全身的炎症反应和"瀑布"效应得到充分控制，肠道屏障功能得到最大限度的保护，阻止了 SIRS 向 MODS 的发展趋势，从而减少了并发症的发生率和死亡率，提高了临床疗效。崔乃强等通过多年的实验研究及临床观察，提出了 SAP 按病程可划分为初期、进展期和恢复期三个阶段，各期间体现了少阳病证、少阳阳明合并证、阳明腑实证之间传变的理论。因此，医者要及时掌握 AP 患者发病各个时期的病机变化，辨证施治，方能力挽狂澜，免于错过最佳救治时机。

一、吐法

吐法是运用催吐药物或物理方法引起呕吐，使停留在中、上焦的有形之邪，得以排除体外，又称催吐法、涌吐法，多用于急性胰腺炎早期阶段的治疗。《内经》就有关于吐法的最早记载"因其轻者而扬之"、"其高者因而越之"；张仲景在《金贵要略》中提出用瓜蒂散作为涌吐法的治疗方药。

中医认为饮食不节、暴饮暴食是 AP 的主要诱因之一，正所谓"饮食自倍，脾胃乃伤"。脾与胃，一纳一运，一升一降，若饮食壅滞，可致脾胃升降气机交替不利、滞于中焦，不通则痛，而发为胃脘胀闷、疼痛，拒按。脾属土，肺属金，脾胃为实邪所壅滞，则亦可导致肺之宣降失常，在 AP 中表现为相关性肺水肿、肺损伤。《金匮要略》云："宿食在上脘，当吐之。"施于吐法，方可祛除中焦有形实邪，气机得以升降，阴阳平衡，即所谓"邪去而正安"。如上海中医药大学附属曙光医院应用吐法治疗 AP 取得初步疗效，对因暴饮暴食诱发的早期 AP 患者，仅用压舌板刺激舌根探吐，反复多次引起患者剧烈呕吐，经初步治疗症状明显缓解，血、尿淀粉酶等趋于正常。因此，告诫医者必须审证求因、辨证论治，不必拘泥于西医所言禁食、胃肠减压的框架，把握时机，给予合理的救治方法和手段。吐法实则为治疗急、重症的重要手段之一，实乃国医中的宝库。当代医家多顾及吐法耗气伤阴，将此法束之高阁，已经濒临失传，实在可惜。

二、和法

"和"即调和、和解、缓和之意，是指使患者半表半里之邪，或脏腑、阴阳不和之证得以缓解的一种治法。

有医家认为肝郁气滞引起的肝胃不和、肝脾不和是 AP 早期、恢复期主要病机之一，属少阳、阳明合病，治宜和解少阳，通腑攻下。肝为将军之官，主疏泄，肝喜条达而恶抑郁；恼怒或烦闷可以导致气机郁结，肝胆不能条达，气机横逆则犯及脾胃，此所谓"木郁则土壅"。脾失健运，湿热内蕴，气机不畅，则精气升降失常，从而导致胰液、胆汁排泄不畅，气机逆乱而发病，多为 AP 早期、恢复期阶段，应予疏肝理气、通里导滞之法，使气机升降出入协调，胆汁胰液排泄通畅，则病可愈，正所谓"气血调顺，则病邪可自去"。

大柴胡汤由小柴胡汤和小承气汤化裁而成，前者和解少阳而后者则在于通里导滞、推陈致新，是治疗本病的恰当方剂。王传兰等应用大柴胡汤加减治疗急性胆源性胰腺炎 32 例，结果证实治疗组有效率明显高于硫酸镁对照组（87.5％比 62.5％）。刘丽萍以大柴胡汤加减联合西药常规治疗 AP，试验组总有效率明显高于对照组。提示在常规治疗基础上予以大柴胡汤加减方治疗能明显缓解 AP 患者的临床症状，改善预后，提高疗效。何诚和顾学林研究证实，在西医常规治疗基础上予以疏肝解郁、行气散结、缓急止痛的四逆散加减治疗肝气郁结型 AP 较单纯西医常规治疗效果更好。有研究表明，大柴胡汤不仅能减轻 AP 患者的腹腔压力，恢复肠道功能，还能降低胆道奥迪（Oddi）括约肌张力、促进胆汁的排泄。

三、下法

下法是指涤荡肠胃，泻下大便，引邪下行的一种治疗方法。具有排出燥屎，推陈致新，泄热止痛，通导六腑结滞的作用，又称泻下法、攻下法。《金匮要略》云："按之心下满而痛者，此为实，当下之……"

中医认为,胃肠热结为 AP 急性期主要病机之一,属阳明病。胃为受纳之脏,肠为传导之腑。若外感邪气,入里化热或饮食不节,暴饮暴食则损伤脾胃、湿热内生、蕴久耗伤津液,热邪与肠中燥屎互结,结热壅滞肠胃。临床患者常以痞、满、燥、实、坚为主要症状,归属于阳明腑实证的范畴。六腑以通为用,以降为顺,不通则发为腹痛。应给予通里攻下之法,祛除积滞、清热泻火、润肠通便,使肠胃气机通畅,邪去则正复。王晖和朱理玮和贾利辉等运用复方大承气汤低位灌肠通里攻下可以减轻 SAP 患者的全身炎症反应;姜长贵和董耀等在常规治疗基础上运用大承气汤治疗 AP 可明显缓解临床症状、提高机体免疫力、缩短住院时间。

目前研究显示,AP 时机体肠道功能紊乱甚则出现肠麻痹、肠梗阻导致肠道内革兰氏阴性菌(G^-)大量释放内毒素;同时肠黏膜屏障被破坏,以致肠黏膜通透性增加,进而触发肠道内菌群、内毒素移位,引起内毒素血症。进入血液内的内毒素激活多种炎性细胞,引发 SIRS 而至 ALI,甚至诱发 MODS。结合多项近年的临床和实验研究表明:通里攻下不仅可以加快胃肠蠕动,促进胃肠道细菌内毒素排出体外,起到"釜底抽薪、急下存阴"的作用;还能促进腹腔内肠腔内血管活性及毒性物质排除,保护胃肠黏膜屏障,防止毒素及细菌移位,降低血中内毒素水平,防止过氧化损伤;此外,通里攻下法还可通过抑制核转录因子-κB(NF-κB)活性、减少多种炎症因子,如肿瘤坏死因子-α(TNF-α)、白细胞介素-6(IL-6)等释放而抑制全身炎症反应,对重要组织器官起到全面防护作用。

四、清法

清法是根据《内经》"寒者热之"的治疗原则而设,运用寒凉药物,以达到清热解毒的作用,主要适用于热病、痈肿疮毒等。热邪几乎贯穿 AP 发展的全过程。

(一)清热解毒之清法

《重订通俗伤寒论》云:"火热者,必有毒。"《成方便读》云:"毒者,火邪之盛也。"尤在泾言:"毒者,邪气蕴蓄不解之谓。"在 AP 的发展及病机演变过程中可见湿热壅滞,热邪亢盛、搏结中焦,中焦热邪久蕴不解,则热从毒化,或上迫于肺,或热伤血络,而出现临床诸症及相关并发症(如 ALI)。治疗则当施予金银花、连翘、蒲公英等清热解毒之药,截断热邪传变之路,方能断根本、泻热毒,则毒自衰。唐文富等以仙方活命饮加减治疗 SAP 非感染性高热患者 41 例,取得良好的临床疗效,降低了总体手术率。周国立和焦丽芝在常规治疗基础上应用四妙勇安汤加减治疗 AP,结果证实治疗组有效率明显高于静脉注射氨苄青霉素的对照组(96.0%比 76.7%)。大连医科大学附属第一医院善用清热解毒、攻下腑实的清胰汤加味(金银花、连翘、柴胡、大黄、芒硝、茵陈蒿、栀子、木香、玄胡、白芍、当归、甘草)治疗 AP 取得了明显疗效。

现代研究证实,中医之"毒"可能与机体产生过量的细胞因子、炎症因子、氧自由基及内毒素密切相关,而这些病理产物在 AP 的发病过程中扮演了重要的角色。多项研究表明,清热解毒药不仅可以抑制细菌的繁殖,保持肠道菌群的微生态平衡;还具有降低机体中内毒素水平的作用;此外还可抑制体内各种炎症因子、氧自由基的释放。

(二)清热利湿之清法

肝胆湿热是 AP 早中期主要病机,多因长期肝郁气滞,湿热内蕴,肝胆疏泄不利,胆汁瘀滞不畅,外加饮食不节、情志不遂等诱发。蒋模威在西医治疗基础上以清胰泻热汤〔组成:柴胡 15g,生大黄(后下)30g,芒硝(冲服)20g,枳实 20g,厚朴 20g,栀子 20g,延胡索 20g,黄芩

20g,黄连20g,赤芍20g〕保留灌肠,疏肝利胆、清热利湿,较单纯西医疗法治疗肝胆湿热型胰腺炎效果更佳。

五、消法

消者,去其壅也,主要是指消除体内因气、血、痰、水、虫、食等久积而成的有形之痞结癥块的一种治疗方法。《内经》中"坚者消之"、"结者散之"、"逸者行之"为本法最早的理论依据,水热互结、毒瘀互结皆是AP的主要病机。

(一)逐水泻热之消法

部分AP患者临床症状表现为脘腹灼热胀痛难忍、拒触、按之石鞭,干呕心烦,面红多汗,舌红、苔微黄,脉弦,其中医病机为水热结聚。结胸者,水与热邪互结,气机停滞,则见腹胀。与AP时胰腺坏死、大量腹水渗出相应,类似AP并发腹膜炎。《伤寒论》曰:"……,结胸热实,脉沉而紧,心下痛,按之石鞭者,大陷胸汤主之。"肖成等以大陷胸汤逐水泻热治疗AP,可明显促进病情恢复、缩短病程、提高疗效。何军明等和欧阳潭等独取大陷胸汤中甘遂一味药治疗水热互结型AP,旨在下陷热邪、上格水邪,使二者在膈间分解、各遂其道,起攻逐水饮、泻热破结之功效。结果证实,在西医常规治疗基础上给予甘遂辅助治疗水热互结型AP可以明显降低腹内高压及并发症发生率,改善预后。

研究表明,甘遂逐水泻热可抑制环氧合酶-2(COX-2)的表达,调节血栓素A_2/前列环素(TXA_2/PGI2)平衡,改善胰腺微循环,从而有效降低AP患者腹内高压。此外,还可抑制转录因子、炎症因子(如TNF-α、IL-6)的产生和释放,从而减轻AP的炎症反应。

(二)活血化瘀之消法

"瘀"者,"积"也。中医认为AP发病中后期属于广义的血瘀证,气为血之帅,若肝气郁滞或湿热阻遏气机,气不行血,久乃成瘀,毒瘀互结。此外,热毒内盛,邪热灼津,血行壅滞,或邪热迫血妄行,离经致瘀,日久则瘀腐成脓,可致胰腺脓肿、假性囊肿等临床诸症,多见于急性坏死性胰腺炎。可见血瘀与本病的发病密切相关,治疗当紧抓这一环节,辨证施予活血化瘀之法。蒋益泽等在常规治疗基础上应用桃红承气汤活血化瘀、通里攻下法治疗AP,结果证实治疗组有效率明显高于对照组(90.32%比78.13%)。李劲等以活血化瘀方腹部外敷及灌肠治疗AP可明显减少胰腺假性囊肿或胰腺、胰周脓肿的发生率,降低手术率,提高治疗有效率。研究表明,丹参注射液、丹参川芎嗪注射液活血化瘀佐治AP,可减少并发症,缩短病程。任燕怡等应用桃红四物汤及丹参注射液活血化瘀治疗AP假性囊肿取得良好的疗效。

现代医学研究证实,微循环障碍在AP发生发展过程中起重要作用,因此改善胰腺微循环是治疗AP的关键。近年研究证实,活血化瘀方药可降低血液黏稠度,改善微循环和血液流变性,增加胰腺的血流量以及组织灌注量,减轻胰腺水肿,抑制胰腺外分泌,降低胰管内压,具有抗炎、抗氧化等作用。

六、补法

补者,补其虚者。《内经》云:"虚者补之"。AP若发展至极盛期,津、气、血大量损耗,正气亏虚,则致脏腑功能衰竭,亡阴亡阳,类似AP并发SIRS、MODS、中毒性休克等。治疗予以益气养阴、回阳救逆之方。参附注射液具有益气养阴、回阳救逆的功效,已广泛用于AP的临床急救。蒋俊明等和李雷等以生脉注射液益气养阴辅助治疗AP合并多器官功能衰竭也取得明显疗效,提高了治愈率。

现代研究证实,参附注射液益气养阴、回阳救逆,具有抗氧化、抗炎,降低血液黏稠度、改善血液流变学指标,保护器官缺血/再灌注(I/R)损伤等作用。生脉注射液益气养阴不仅可以抑制 AP 器官组织脂质过氧化,增强组织超氧化物歧化酶(SOD)活性;还可以改善机体微循环、降低血液黏稠度,抑制炎性因子的产生。

在 AP 的恢复期,邪去正虚,余热不尽,气阴亏虚。中医则以补气养血、健脾和胃为主要治则,方可用增液承气汤合八珍汤。

七、温法

温者,温其中也。《内经》云:"寒者热之。"AP 患者发展到恢复期,若见脾阳不振,虚寒困脾,症见脘腹胀痛、神情疲惫、四肢清冷、苔腻、舌红质伴齿印、脉弦而细,治疗当以温阳散寒、缓急止痛,或兼予通下、益气养阴之法。李葆华用大建中汤加减治疗恢复期 AP 取得了明显疗效。路小光等在西医治疗基础上加用大黄附子汤温阳散寒、通里攻下治疗 AP,可明显降低病死率,减少平均住院费用,改善患者预后。现代研究证实,附子具有改善微循环、增加血流量、抗寒、增强免疫力、抗炎等作用。

随着医学的发展,中西医结合在 AP 的治疗中发挥着重要的作用。而中医的精髓就是不能简单地用中药治疗疾病,而是要掌握疾病的病机变化,辨证论治,审证求因,以法带药,重视君臣佐使配伍,使邪去正安。程氏《医学心悟》中将中医治法归纳为"汗、吐、下、清、和、消、温、补"八法,在诊疗疾病时我们方可做到"方从法出、法方相应",后七法尤其是下法、清法、消法、和法几乎贯穿了 AP 诊疗的全过程。本研究去"汗法"之故盖多缘于"汗法"常用于表证,且易伤津耗气,复用此法实在无益于本疾病,故斗胆弃而不用。

第三节 清、下、活三类中药对急性胰腺炎的作用规律

急性胰腺炎是常见急腹症之一。是一种由于胆汁逆流、胰管阻塞,胰管内压突然增高以及胰腺血液供应不足等原因引起的胰腺急性炎症。急性胰腺炎不仅是胰腺的局部炎症病变,而且是涉及胰外多个脏器的全身性疾病,可以引起 SIRS、MODS、DIC、休克,甚至是 MSOF,而导致死亡。急性胰腺炎在临床上发病迅速、死亡率高。虽然在诊断和治疗上不断进步,但死亡率仍高达 10%~50%。

近年来随着人们对急性胰腺炎的认识的不断深入和治疗手段的提高,其死亡率明显下降,中西医结合治疗疗效显著。急性胰腺炎中医辨证属于肝郁气滞、脾胃实热、瘀血阻滞,根据"六腑以通为用"的原则,选用具有通里攻下、活血化瘀、清热解毒等功效的中药随证加减,使脏腑气机得以疏利,瘀血得通,实热之邪得解而泄,故增强了机体抗病能力,尤其排出了胃肠内存留过久的内容物,减少肠道内细菌、内毒素有毒物质的吸收,减轻了腹痛、腹胀和中毒症状。

多年的临床观察和动物实验已经证明运用通里攻下类、活血化瘀类、清热解毒类等中药治疗急性胰腺炎具有较好的疗效,但临床上多是某一类或是某两类的运用,或是三类中药的联合用药;对三类中药配伍作用规律的研究则很少。该实验采用正交设计动物实验法,了解这三类中药对急性胰腺炎治疗的作用规律,了解三类中药各自、以及三类中药之间交互的作用;特别是不同类中药对急性胰腺炎发展过程中某些重要指标的不同影响,探讨临床常用中药对不同类型 AP 或 AP 不同时期的作用规律,指导临床上根据 AP 的不同症型、不同时期进行处方用药。

(一)主要研究方法和结果

1. 研究方法

实验将 100 只大鼠随机分成 9 组,每组 10～15 只。其中模型组采用胆胰管逆行注射去氧胆酸钠制备急性胰腺炎,对照组翻动胰腺数次,治疗组经口灌胃给予中药。造模 24 小时后,麻醉下经球后静脉丛取血,采用鲎试验偶氮基质显色法检测内毒素含量,采用放射免疫法检测 TNF-α 含量,采用浊度检测法测定淀粉酶含量,采用黄嘌呤氧化酶法检测超氧化物歧化酶(SOD)含量,采用化学比色法检测黄嘌呤氧化酶(XOD)含量,采用硫代巴比妥酸法检测丙二醛(MDA)含量,采用改良 Schmidt 法对胰腺组织水肿、坏死及出血等方面进行半定量评分,计算各组实验大鼠 24 小时的存活率。

中药的选择:分别选用在三类中药中最具代表性、临床上广为使用的单味中药。①通里攻下类—大黄;②活血化瘀类—川芎;③清热解毒类—栀子。中药的炮制:按正交设计法 $L_8(2^7)$ 的组合分别炮制。

2. 研究结果

(1)临床表现:所有造模大鼠在注射 1.5% 浓度的去氧胆酸钠溶液后均逐渐出现呼吸急促、浅快,并随时间的延长而逐渐加重,以至于后期皮肤黏膜发绀,大鼠呈现昏迷状态,甚或死亡(模型组死亡率为 33.3%)。

(2)大体解剖观察:在胰管逆行注射 1.5% 浓度的去氧胆酸钠溶液后,大鼠的胰腺立即出现明显的局限或弥漫性充血水肿,表面肿大变硬、包膜张力增高。模型组术后 24 小时,存活大鼠开腹后可见胰腺出血坏死,腹腔内有大量血性或黄色混浊腹水。在大网膜及胆总管处发现浅黄色的皂化斑;大鼠的肺也出现充血、水肿、出血。胃肠明显水肿,出现麻痹性扩张;肝脏稍肿大,有出血点;双肾明显增大,颜色也由浅红色变成暗红色。治疗组虽也可见上述现象,但各项变化程度均明显轻于模型组。

(3)病理改变:模型组大鼠胰腺组织镜下可见大量中性粒细胞浸润,及大量红细胞的填充,胰内及胰周脂肪组织坏死,胰管和血管损伤严重,并可见微血栓;治疗组大鼠胰腺组织中也可见不同量的中性粒细胞和红细胞,但数量明显少于模型组。

(4)各重要检测指标数值及统计结果

1)三类中药及其组方对血内毒素的影响:模型组血内毒素水平显著高于对照组($P<0.01$);7 种不同组合的中药治疗组与模型组相比,均能不同程度地降低外周血中内毒素的含量,其差异具有显著性($P<0.01$)。极差值直观分析及方差分析表明,在 7 种组方中,大黄组、川芎组、栀子组内毒素水平降低显著($P<0.01$)。在单因素水平中,栀子组内毒素含量明显低于其他两组;在两因素水平中,川芎+栀子组的内毒素含量低于其他两组,此种组合的交互作用最强;三因素联合组方内毒素含量明显低于其他各种组合方剂组。根据对 7 组不同方的作用对比,再结合组方内各因素的 K 值比较及交互作用的分析,川芎和栀子的交互作用最好;三类中药联合组方降低血内毒素的作用最佳。

2)三类中药及其组方对血 TNF-α 的影响:模型组血 TNF-α 水平显著高于对照组($P<0.01$);与模型组相比较,各中药治疗组外周血中 TNF-α 的含量均能不同程度地降低。除大黄+川芎组($P<0.05$)外,其他各组差异更明显($P<0.01$)。极差值直观分析及方差分析表明,三类中药及其组方中,大黄组、川芎组、大黄+川芎+栀子组显著性强($P<0.01$)。在单因素水平中,栀子组 TNF-α 含量低于其他两组;在两因素水平中,大黄+栀子组低于其他两组;三因素联合组方低于其他各种组合方剂,三类中药组方降低血 TNF-α 的作用最佳。根

据对 7 组不同方的作用对比,再结合组方内各因素的 K 值比较及交互作用的分析,川芎和栀子的交互作用最好。

3)三类中药及其组方对血淀粉酶的影响:模型组血淀粉酶水平显著高于对照组($P<0.01$);与模型组相比,各中药治疗组血淀粉酶的含量均有不同程度下降;大黄＋栀子组($P<0.05$)、川芎＋栀子组($P<0.05$),其他各组差异更明显($P<0.01$)。极差值直观分析及方差分析表明,三类中药及其组方中,大黄组、川芎组、大黄＋川芎＋栀子组显著性强($P<0.01$)。在单因素水平中,栀子组血淀粉酶含量明显低于其他两组;在两因素水平中,大黄＋栀子组低于其他两组;三因素联合组方低于其他各种组合方剂,三类中药组方降低血淀粉酶的作用最佳。根据对 7 组不同方的作用对比,同时结合组方内各因素的 K 值比较及交互作用的分析,大黄和栀子的交互作用最好。

4)三类中药及其组方对血 SOD、XOD、MDA 的影响:模型组血 XOD、MDA 水平显著高于对照组($P<0.01$),模型组血 SOD 水平显著低于对照组($P<0.01$);与模型组相比,各中药治疗组血 XOD、MDA 的含量均有不同程度的下降;血 SOD 的含量同时升高。

5)极差值直观分析及方差分析表明:三类中药及其组方与模型组相比,对于 SOD,大黄组、栀子组差异具有显著性($P<0.01$);对于 XOD 大黄组、川芎组差异具有显著性($P<0.01$);对于 MDA,大黄组、川芎组栀子组差异具有显著性($P<0.01$)。

6)对于 XOD,MDA,在单因素水平中,栀子组均低于其他两组;在两因素水平中,对于 XOD,大黄＋川芎组低于其他两组($P<0.05$),对于 MDA,川芎＋栀子组低于其他两组($P<0.05$)。对于 SOD,单因素水平中,栀子组明显高于其他的两组;在两因素水平中,川芎＋栀子组明显高于其他两组。三因素联合组方 XOD 和 MDA 含量明显低于其他各种组合方剂,SOD 含量明显高于其他各组;三类中药组方升高血 SOD、降低血 XOD、MDA 的作用最佳。根据对 7 组不同方的作用对比,再结合组方内各因素的 K 值比较及交互作用的分析,对于 SOD、MDA 川芎和栀子组合的交互作用最强;对于 XOD,大黄和栀子组合的交互作用强。在 MDA 与 SOD 的比值中,单因素水平中,栀子组值最低;两因素水平中,川芎＋栀子组值最低;三类中药组合的效果最好,也说明对胰腺组织的保护作用最强。在 XOD 与 SOD 的比值中,单因素水平中,栀子组值最低;两因素水平中,大黄＋栀子组值最低;三类中药组合的效果最好,也说明在脂质过氧化过程中的中间产物最少。

7)三类中药及其组方对胰腺组织病理的影响:模型组胰腺组织各项病理变化水平显著高于对照组($P<0.01$);与模型组相比,各中药治疗组胰腺组织的各项病理评分均有不同程度的降低($P<0.05$)。极差值直观分析及方差分析表明,三类中药及其组方与模型组相比,对于水肿,大黄组、大黄＋川芎＋栀子组差异具有显著性($P<0.01$);对于坏死,大黄组、川芎组、栀子组、大黄＋川芎＋栀子组差异具有显著性($P<0.01$);对于出血,川芎组、大黄＋川芎＋栀子组差异具有显著性($P<0.01$)。对于水肿,在单因素水平中,大黄组病理评分均低于其他两组($P<0.01$);在两因素水平中,大黄＋川芎组也均低于其他两组($P<0.05$);对于坏死,在单因素水平中,栀子组均低于其他两组($P<0.01$);在两因素水平中,川芎＋栀子组也均低于其他两组($P<0.05$);对于出血,在单因素水平中,川芎组低于其他两组($P<0.01$);在两因素水平中,大黄＋川芎组和川芎＋栀子组评分相同,均低于大黄＋栀子组($P<0.05$)。三因素联合组方低于其他各种组合方剂,三类中药组方减轻水肿、坏死、出血的作用最佳。根据对 7 组不同方的作用对比,再结合组方内各因素的 K 值比较及交互作用的分析,对于水肿,大黄和川芎的交互作用强;对于坏死,川芎和栀子组合的交互作用最强;

对于出血,大黄和栀子组合、川芎和栀子组合的交互作用相同好于其他的组合。⑧存活率:计算造模后 24 小时的存活率,治疗组要高于模型组。

(5)三类中药及其组方中各指标间的相关分析 三类中药及其组方中,对内毒素、TNF-α、SOD、XOD、MDA 等六个指标间进行相关分析,通过多元线性回归得到以下结果,见表 14-1、表 14-2 和表 14-3。

表 14-1　均数和标准差

	variable	mean	S. D
内毒素	1	123.47	35.88
TNF-α	2	1.45	0.72
淀粉酶	3	7817.94	5931.69
SOD	4	49.72	19.72
XOD	5	80.90	28.64
MDA	6	54.07	16.79

Correlation Coefficients

$R(1,2)=0.74$　$R(1,3)=0.76$　$R(1,4)=-0.88$　$R(1,5)=0.83$　$R(1,6)=0.84$

$R(2,3)=0.64$　$R(2,4)=-0.56$　$R(2,5)=0.66$　$R(2,6)=0.51$

$R(3,4)=-0.62$　$R(3,5)=0.68$　$R(3,6)=0.54$

$R(4,5)=-0.75$　$R(4,6)=-0.91$

$R(5,6)=0.72$

表 14-2　方差分析

	Sum of Squares	df	Mean Square	F	P
Regression	74 468.68	5	14 893.74	114.25	0.000(a)
Residual	7300.13	56	130.36		
Total	81 768.80	61			

a　Predictors:(Constant),TNF-α,淀粉酶,SOD,XOD,MDA

b　Dependent Variable(Y):内毒素

表 14-3　多元回归方程的变量

X	Index	B	SE of B	B′	PR	t	P
BO		91.59	22.26			4.12	0.000
1	TNF-α	10.72	2.88	0.21	0.65	3.72	0.000
2	淀粉酶	0.00	0.00	0.20	0.50	3.32	0.002
3	SOD	-0.65	0.21	-0.34	-0.03	-3.16	0.003
4	XOD	0.21	0.09	0.17	0.40	2.38	0.021
5	MDA	0.45	0.22	0.20	-0.04	1.86	0.049

注:B:partial regression coefficient

B′:standard partial regression coefficient

PR=partial correlation coefficient

根据上述的自变量系数可得多元回归方程:

$$Y=91.592+10.721X_1+0.001X_2-0.647X_3+0.211X_4+0.416X_5$$

在方程中,自变量 TNF-α(X_1)、淀粉酶(X_2)、XOD(X_4)、MDA(X_5)的系数均为正值,说明在数值上这些自变量的增加会引起应变量内毒素(Y)的增加。而自变量 SOD(X_3)的系数为负值,说明 SOD 在数值上的增加会引起应变量内毒素(Y)的减少;这也证实了 SOD 在脂质过氧化过程中的积极作用。

(6)三因素之间协同作用的比较单因素水平中,栀子组的作用比较广泛,疗效较其他两组好,栀子在治疗急性胰腺炎中的整体作用较大黄、川芎的作用强;对降低血中内毒素水平、减少 TNF-α 含量、降酶、减轻过氧化损伤、延缓胰腺坏死等均有明显作用。两因素水平中,川芎+栀子组对降低血内毒素水平,减少 TNF-α 含量、增加 SOD 含量、减少 MDA 产生、延缓胰腺出血和坏死等作用明显。大黄+栀子组对降低血淀粉酶作用明显;大黄+川芎组对降低血 XOD 水平、减轻胰腺水肿作用明显。

(7)各检测指标综合评分该实验为多指标同步观察、综合分析的研究,尚需进一步用综合评分法分析三类中药及其组合方剂对急性胰腺炎大鼠的总体效应。

1)评分方法:按下式对不同指标值规格化,使其转变为 0~1 之间的相对值,并以该值的大小判断优劣:①对于那些测定值越小,反应疗效越好的指标采用的公式:

$$X_{ki} = \frac{最大值-待规格化的值}{最大值-最小值}$$

②对于那些测定值越大,反应疗效越好的指标采用的公式:

$$X_{ki} = \frac{待规格化的值-最小值}{最大值-最小值}$$

2)不同指标值在综合评分中所占的比例定性排序的定量转化法处理:①9 个指标在该实验中的重要性依次排为:血浆内毒素、血清 TNF-α、血清淀粉酶、血清 SOD、血清 XOD、血清 MDA、胰腺组织水肿、坏死、出血。②公式:$W_i = \dfrac{lg(R+2-i)}{lg(R+2-1)}$(其公式中的 i 为序号,R 为最大排序值,本例中 R 为 9)

$W_n = \dfrac{W_i}{\sum W_i}$ 将最重要的指标排为 1。通过公式可计算出这 9 个指标在综合评分中的比例系数为多少。③计算:因为 $\sum W_i = W_1 + W_2 + W_3 + W_4 + \cdots\cdots + W_9 = 6.559$。④意义:1)+2)+3)+\cdots\cdots+9)总和应为 1。在同一治疗组内,因该药对不同指标的作用不同,所以它们在综合评分在所占比例不同。因而要计算出它们的比例系数。

3)设最后实际得分为 F_{ik},则 $F_{ik} = \sum W_i X_{ki}$,于是得到综合评分的最后评分。

综合评分表示,各治疗组评分均高于模型组,提示各治疗组均有一定的治疗作用。大黄、川芎、栀子单个因素的评分不如两个因素组合后大黄+川芎、大黄+栀子、川芎+栀子的评分高,但在治疗胰腺组织水肿、出血方面,大黄的单因素评分高于三个两因素组合的评分,说明大黄在治疗水肿方面有着重要的作用;而在胰腺组织坏死方面,栀子的评分也高于其他三个两因素的组合的评分。在两因素的组合水平中,以川芎+栀子的评分最高,也就是说明川芎+栀子的治疗作用要好于大黄+川芎、大黄+栀子的。9 个指标的对比也进一步证明,三个因素组合的作用明显,其治疗作用也是最好的。中药栀子有着多方面的作用。

（二）研究结果的分析及意义

1. 正交实验法的选择

(1)正交实验法是一种适用于多因素、多水平分析的研究方法:它具有均衡代表性强,随机化好,实验信息利用充分的特点;除了分析主因素之外,还可分析交互作用。可通过较少的试验获得较多的信息,具有方法简便、易于应用等优点。

(2)中药复方系由多味药物组成中药组方,历来讲究"君、臣、佐、使"的配伍原则:如用传统的拆方研究法分析方剂中各味中药主次作用则涉及因素较多,工作量大而难以进行,采用正交实验的方法,不仅节省人力和物力,而且还可以揭示各组方配伍的药效规律。运用综合评分法有助于将不同性质的指标用规范的方法进行转化以便更合理、更全面地分析和判断;而运用 Q 检验对各种处理所进行的两两比较则有利于选择更好的组方。

(3)对三类中药配伍作用规律的研究的意义:近年来,治疗急性胰腺炎的中药方剂很多,中药的类别常用的也主要是通里攻下类、活血化瘀类、清热解毒类等。但临床上多是某一类或是某两类的运用,或是三类中药的联合用药;对三类中药配伍作用规律的研究则很少。该研究采用正交实验法,通过动物实验了解这三类中药对急性胰腺炎治疗的作用规律,观察在急性胰腺炎发病、发展过程中的一些"经典"、显著的指标的变化及这些中药各自或各种不同组合对这些指标的影响;了解三类中药各自及三类中药之间的交互作用,也能对三类中药各自在方剂中的治疗效果做以比较。以便于为临床上根据胰腺炎的不同时期、针对不同特点进行科学合理选方用药提供指导和科学依据,提高治疗效果。

2. 内毒素、肿瘤坏死因子和氧自由基的作用

(1)内毒素的作用:近年来的研究表明,AP 发展成重症急性胰腺炎的病理变化很可能是消化酶的异常激活、机体过度炎症反应和继发细菌性感染共同作用的结果。这些病理生理改变是 SAP 临床上早、晚期出现两个病损"高峰"的病理基础。在 SAP 的早期,胰酶的活化,炎症介质、细胞因子和氧自由基的诱生以及机体高凝状态引发的机体超强的炎症反应,即系统性炎症反应综合征是造成人体器官损害和死亡的第一个"高峰"。而来自肠源性细菌的严重感染和内毒素血症对细胞因子诱生及 DIC 的形成导致了后期病理生理的恶性循环,造成严重的多脏器衰竭,形成 ANP 病损变化的第二个"高峰"。实验观测到的内毒素的早期升高可能是由于手术造模所致,而与胰腺炎症反应程度无明显相关关系,其后由于胰腺炎症导致的肠功能障碍,致使胃肠道扩张、淤滞和肠黏膜屏障损伤、肠道菌群移位,促使大量的内毒素释放入血,是实验后期出现严重的内毒素血症(ETM)的直接原因,而且内毒素血症的程度和胰腺炎的严重程度相关。国内外文献报道急性胰腺炎时内毒素血症的伴发率高达 $50\% \sim 65.5\%$。

(2)TNF-α 的作用:TNF-α 是 SAP 发病后最早产生的细胞因子,与全身并发症的关系较为直接和明确。Hughes 等进行的动物实验和临床观察表明,TNF-α 在 SAP 发病后短时间内即迅速升高,与对照组有明显差异。因此,Grewal 等认为 TNF-α 也可以作为早期评估胰腺炎症程度的指标。TNF-α 能增强血管内皮黏附分子的表达,使毛细血管通透性增加,炎症细胞浸润到炎症部位,同时作为 AP 时细胞因子中的第一位因子,TNF-α 还具有刺激或促进 IL-1、IL-6、IL-8 等细胞因子释放的作用,引发所谓的"连锁反应(Cascade)"。杨植等经实验证实,血清中 TNF-α 活性的高低与胰腺组织损害程度密切相关:TNF-α 可直接作用于胰腺血管内皮,导致局部出血坏死和 DIC;同时可增加肺血管通透性,引起肺间质水肿,促使 ARDS 的出现。因此,TNF-α 是 AP 早期发生和发展过程中最重要的细胞因子,其水平高低与病情的严重程度和病死率密切相关。

(3)脂质过氧化的作用:正常情况下氧自由基(OFR)被内源性清除剂如过氧化物酶(catalase)分解,但在病理情况下,氧自由基的产生超过了组织抗氧化能力,使细胞脂质过氧化,也可以通过超氧化歧化酶(SOD)的歧化使溶酶体、线粒体损伤的状况叫过氧化应激。机

体通过酶系和非酶系统产生氧自由基,后者能攻击生物膜中的多不饱和脂肪酸引起脂质过氧化作用,形成过氧化物(LPO)如中间产物丙二醛(MDA)、酮基、羟基、羰基、氢过氧基,以及新的氧自由基。超氧化物歧化酶(SOD)是需氧生物体内的一种含金属离子的酶蛋白,广泛存在于生物体内,其功能是催化超氧自由基的歧化作用,对机体起保护作用,其活性的高低间接反映机体清除氧自由基的能力。有研究发现,多种原因诱发的 AP 均有氧自由基的产生,在 AP 发生发展过程中,血浆、胰腺组织的脂质过氧化物(LPO)显著增加。氧自由基在胰腺腺泡损伤后内皮细胞损伤和毛细血管通透性增强的过程中起重要作用,并引发其他脏器的损伤。AP 大鼠胰腺细胞膜流动性下降与脂质过氧化物增加钙离子含量增多呈显著相关。以往研究已证明氧自由基过度产生参与了 AP 的发病过程;氧自由基可作用于膜脂多不饱和脂肪酸并依次传递形成自动解链反应,使得膜结构分子交联,从而出现膜脆性增加紧、流动性下降。在急性胰腺炎时机体内氧自由基形成增多,一方面使脂质形成脂质过氧化物引起脂质过氧化反应,造成胰腺组织损伤;另一方面导致大量的 SOD 被消耗,使血液中的 SOD 活性下降,难以对抗脂质过氧化对胰腺和胰外组织的损伤。张永宏等研究发现急性胰腺炎时 MDA 升高,SOD 下降。MDA/SOD 比值显著升高,造成 MDA、SOD 的两者比例失调,使胰腺组织进一步损伤,加剧炎症反应。所以,MDA 与 SOD 的比值也作为评测胰腺组织损伤的一个指标。该研究在对 SOD、XOD、MDA 的观察的同时,也通过对 MDA/SOD 值的比较来了解各组中药对胰腺组织保护作用的差异。

3. 急性胰腺炎的中医病机

(1)中医学关于急性胰腺炎的论述:中医学中并无"急性胰腺炎"病名,但据其症状主要包括在"胃心痛"、"脾心痛"、"结胸"等门类中,如《灵枢·厥病》载:"腹胀胸满,心尤痛甚,胃心痛也……痛如以锥针刺其心,心痛甚者,脾心痛也。"所描述的症状与急性胰腺炎相似。《金匮要略》云:"按心下满痛者,此为实也,当下之,宜大柴胡汤。"《伤寒论》中有"结胸热实,脉沉而紧,心下痛,按之石硬,大陷胸汤主之"、"发汗不解,腹满痛者,急下之,宜大承气汤"的记载,对后世历代医家治疗急性胰腺炎有很大的指导意义。迄今,大柴胡汤、大承气汤、大陷胸汤仍是临床上治疗急性胰腺炎最常用、最基本的方剂,其疗效确切。清胰汤也是由大柴胡汤演变而来。而治疗急性胰腺炎的主要中药也主要是通里攻下、活血化瘀、清热解毒之类。

(2)急性胰腺炎的病因病机急性胰腺炎的发生多由感受六淫之邪、饮食不节、胆道石阻、蛔虫上扰、精神刺激以及创作、手术、妊娠等因素,引起邪阻气滞,肝胆不利,湿郁热结,蕴于中焦,或表现为肝郁气滞之证,或为肝胆湿热之证,或为胃肠热结之证。总之,急性胰腺炎的病理演变包括了以下几个方面:郁(气机郁滞)、结(湿热蕴结)、热(热邪内盛)、瘀(毒瘀互结)、厥(气血逆乱)、虚(瘀留正伤)。故中医理论认为通里攻下、活血化瘀、清热解毒是治疗该病症的基本治则。

4. 三类中药对急性胰腺炎的治疗作用

(1)通里攻下类中药的作用:清代叶天士在张仲景"五脏元真通畅,人即安和"思想指导下,提出了"凡病宜通"的治疗学法则,赋"通"以新义,叶天士谓:"大凡经脉六腑之病,总以宣通为是""通非流气下夺之谓,作通阴,通阳训则可"。总之,通法游离于八法之外,而又包藏于八法之内,集和、清、消、下诸法于一体,其含义极广,凡能消除脏腑之毒、瘀、热、郁、结、湿等病理因素的方法皆属于"通"之范畴。通法包含着下法的内涵但又不同于单纯的下法,通过攻下胃肠之积滞,使毒有出路、瘀能消散,也符合张仲景"夫诸病在脏欲攻之,当随其所得而攻之"的论述。应用单味大黄及其复方治疗急性胰腺炎具有确切的疗效,即蕴含着"通"法的治疗学思想。"不通则痛"作为实痛的基本病机早在《内经》中就有论述,《素问·举痛论》指出:"热气留于小肠,肠中痛,瘅热焦渴,则坚干不得出,故痛而闭不通矣",李东垣以《内经》为基础,在《医学发明·泄可去荜苈大黄之属》中明确提出"痛则不通"的病机学说,确立了通利之法,即所谓"痛随利减,当通其经络,则疼痛去矣"。急性胰腺炎以腹痛为主症,止痛为治疗急性胰腺炎的目的之一。然而急性胰腺炎腹痛的形成,多为胆石梗阻、酒食失节等因素引起中焦湿热,热毒壅盛,气滞血瘀,治疗当遵循"六腑以通为用"、"不通则痛,痛随利减"的理论,以通里攻下为法。大黄具有攻下导滞、泻火凉血、逐瘀通经等功效,是通里攻下类中药的代表,临床中也用单味大黄治疗早期急性胰腺炎。现代研究认为,大黄具有改善微循环,抗内毒素,改善肠麻痹,降低炎症介质,抑制肠菌和清理肠道等作用。对急性胰腺炎治疗的作用机理可能为:降低内毒素所致的胃肠道微血管的通透性,减轻肠壁水肿,保护黏膜屏障,降低黏膜通透性,抑制肠道细菌移位和内毒素吸收;促进胆汁排泄,胆汁中的胆盐具有"去污"作用可以和内毒素结合,从而抑制内毒素的吸收;大黄中的大黄酸、大黄素和芦荟大黄素等对多种细菌有抑制作用,同时抑制肠道内毒素吸收和致病菌过度生长;大黄的蒽甙等成分具有较强的泻下作用,改善肠麻痹、肠梗阻;改善微循环,增加血流量,保护黏膜屏障;能维持肠道菌群平衡,并使紊乱的菌群恢复正常;具有显著提高机体细胞免疫和促进淋巴细胞增殖的作用;大黄酸对 TNF-α 作用下的胰腺组织具有保护作用;大黄素治疗后胰腺组织转化生长因子-β 表达明显增加,表达高峰前移,且胰腺总蛋白质、DNA 合成物明显增加,参与胰腺组织的再生和修复。对于急性胰腺炎患者早期的腹胀、腹痛的症状,按着"急者治其标"的原则,可首先使用通里攻下类中药大黄以缓解其临床症状。

(2)活血化瘀类中药的作用:急性胰腺炎的发生为邪阻气滞,肝胆不利,湿郁热结,蕴于中焦,或表现为肝郁气滞之证,或为肝胆湿热之证,或为胃肠热结之证。此三种证候是急性胰腺炎的常见证候,气、湿、热结聚不散,又易酿和热毒,导致血瘀。血瘀及热毒是急性胰腺炎发生发展的必然结果,是气滞、湿热和热结病机演变的必然趋势,AP 血瘀形成有以下几个方面:气滞:气血相关,气行则血行,气滞则血瘀,气不能行血,可导致血瘀;湿热:湿热内蕴,浊邪瘀结,气机阻遏终致血行不畅;热结:热壅则血瘀,"邪热炽盛,郁火熏蒸,血液胶凝"(《重订通俗伤寒论》),"伏火郁蒸血液,血被煎熬成瘀"(《重订广温热论》),"血受热则煎熬成块"(《医林改错》)。如气滞、湿热和热结不能及时清解易酿生热毒,出现如下的病机变化:热毒壅滞,气血不畅,正如前贤所云:"毒热内郁,则变为瘀血"(《圣济总录》),"毒热炽盛,蔽其气,凝其血";热毒耗液,津亏血滞,"热极逼入营阴,则阴液耗,而阴亦病","津液被火灼竭,则血行愈滞";热毒动血,离经成瘀,热毒深入血分,灼伤血络,迫血妄行,外溢成瘀。总之,AP 一旦发生,其病机演变必向着血瘀发展。近年来的研究发现,在急性胰腺炎的早期就有胰腺血流量的明显减少,而仅单纯胰腺血液循环障碍就可诱发胰腺炎。实验证明,水肿性胰腺炎可因血流量减少而发展成急性重型胰腺炎,若能维持胰腺的正常血供,则可有效地改善胰腺炎的预后。杨连萼等对急性胰腺炎患者进行血液流变学观测的结果表明,在急性胰腺炎时,血液流变学有显著的改变。目前认为,急性胰腺炎患者血液流变学的异常改变可能与以下因素有关:血细胞的聚集性增加;红细胞柔顺性和变形能力降低;胰酶及其分解的毒性产物对小血管口径和毛细血管通透性的影响;水、电解质丢失和酸中毒的影响。其中的两者使血液的黏滞度更进一步增加。各型胰腺炎均有不同程度的胰腺缺血和灌流不足。胰腺缺血和微循环障碍是 SAP 进程中一个导致胰腺持续损伤的因素,既是始动因子,又是恶化因子。活血化瘀药有抑制血小板聚集和黏附的作用,降低了血液黏稠度,改善了血液流变学,从而改善胰腺血液灌注,降低由于胰腺微循环紊乱等因素带来的胰腺加重损伤。活血化瘀药治疗ETM方面,与通里攻下药具有协同作用。活血化瘀药通过改善微循环,降低毛细血管通透性,减轻和清除炎症的过程,达到调动机体抗病因素、增加补体水平和免疫功能,加强网状内皮系统对进入体内的ET中拮抗和灭活的功能,使ET含量下降或毒性降低。同时,活血化瘀药还可通过增加肠壁组织的血流和氧供,保护肠屏障,达到减少肠道细菌移位及肠内毒素吸收的作用。中药川芎的主要功效为活血行气,祛风解郁。川芎的主要成分川芎嗪则具有抗氧化作用和抑制钙离子内流的效应。能抗血小板聚集,扩张小动脉,降低血压,改善微循环及脑血流,抑制血小板聚集等作用,川芎嗪还能明显减轻肾上腺素导致的肺水肿,其机制可能是明显抑制 TXB_2 的增高。

(3)清热解毒类中药的作用:中医学常认为起病急骤、病情重笃、损伤广泛多有毒,伤血动血败血甚者必有毒,病情顽固缠绵者常蕴毒,症见秽浊者多有毒,火热炽盛者多化毒。"毒"者,何谓也?《说文解字》载:"毒,厚也,害人之草。"在中医理论中,其本质含义专指病因即毒邪。毒有内外之分,外毒指由外而来,侵袭机体并造成损害的一类病邪,主要随六淫外邪而入,如《素问·五常政大论》王冰注:"夫毒者,皆五行标盛暴烈之气所为也。"内毒指内生之毒,主要是由脏腑功能紊乱、阴阳气血失调,使机体内的生理及病理产物不能及时排出,造成偏盛或郁结不解而生毒。内毒多在疾病过程中产生,既是原有疾病的病理产物,又是新的致病因素,如热毒、火毒。如《诸病源候论》载:"热毒气从脏腑出";刘河间言:"凡世俗所谓阳毒诸证,皆阳热亢极之证。"喻嘉言曰:"内因者,醇酒厚味之热毒,郁怒横结之火毒。"急性胰腺炎多起病急骤、病情重笃、变证丛生,故符合中医学"毒"的特性。现代研究证实,外毒与细菌、病毒和内毒素密切相关,而机体产生过量的氧自由基、炎症介质和细胞因子则可能是内生之毒的本质。这些病理因素均参与了急性胰腺炎的病理进程,成为急性胰腺炎的诱发或加重因素。候以岸等研究,栀子可抑制胰蛋白酶及弹性蛋白酶活性、减轻腺泡的损伤,纠正血液流变学异常。

5. 从正交设计研究的结果对应用中医中药的启示和思考

根据我们用正交设计研究的方法,以1.5%去氧胆酸钠诱发急性重症胰腺炎为动物模型,应用三类药物的代表,选择内毒素、肿瘤坏死因子、过氧化脂质、淀粉酶、病理分析等为指标,探讨了三类不同类别中药的不同组合对急性胰腺炎不同指标的治疗作用;用科学的事实证明了在我们临床实践中应用中医中药、选方用药,因人因时而宜,辨证施治。针对某一疾病复杂的病因病机,不同类别中药有机组合形成的复方中药是最有效的。方剂中的某一种药味都有各有专长,有机配合为最优,也就是中药组方讲究"君、臣、佐、使"的道理。针对某一具体的病,因有轻有重,有疾病的不同时期,每个时期有不同的特点,任何方剂都不可能是一方到底。要根据疾病的演变特点辨证加减、选方用药。

(1)从正交设计实验的结果来看,三类中药各自对所选的指标都有一定的作用,但有所侧重。通里攻下法从指标上来看对降低血淀粉酶含量,对降低黄嘌呤氧化酶(XOD)水平,特别是对减轻胰腺水肿、出血,改善组织病理变化为优。但结合临床实验,通里攻下法对于急性胰腺炎的腹胀、腹痛是最有效的。同时通里攻下法又是活血化瘀法和清热解毒法发挥的基础。在急性胰腺炎的早、中期,通里攻下法是必不可少的。但通里攻下法的运用要掌握分寸,根据病情变化和临床效果进行调整。不可太下,不可太长,恢复期则很少应用。否则有损机体正气,阴经虚衰,甚至造成水、电解质失衡。活血化瘀法对降低血内毒素水平、减少 TNF-α 的产生,特别是对防止氧自由基造成的过氧化损害,减轻器官组织的出血、坏死等病理变化方面有显著作用。清热解毒法对降低血淀粉酶和内毒素含量、减少 TNF-α 产生、防止过氧化损伤等有多方面的作用。在整体治疗上也发挥着很大的优势。该实验结果特别是以充分的证据证明,清胰汤中的栀子和大黄是不可缺少的重要组成。对于急性胰腺炎的治疗,三类中药的配合应用是优势互补、相得益彰。近年来的研究证实在急性胰腺炎治疗过程中,中医的通里攻下法可以使肠道细菌和内毒素随肠道内容物排出体外,减少肠源性内毒素的产生和吸收,有效地防止肠道细菌和内毒素移位,起到"釜底抽薪"的作用。清热解毒法可以抑制肠道细菌的生长和繁殖,直接裂解内毒素的结构,消除内毒素的毒性。活血化瘀法可以改善胰腺、肺脏、肠道等重要器官的微循环,降低肠道通透性,减少肺内渗出,减轻过氧化损伤,保护组织和器官功能。通里攻下法与清热解毒法可预防与治疗肠源性感染和内毒素血症,达到菌毒并治的目的,有助于减轻坏死胰腺组织的感染和脓肿形成,从而缓解第二个 MODS 高峰;通里攻下和活血化瘀中药能改善腹腔重要脏器的血液循环,促进炎症渗出物的吸收,对机体的重要器官具有一定的保护作用;清热解毒和活血化瘀药对内毒素有降解作用,能抑制内毒素介导的细胞因子和其他炎症介质引起的过度炎症反应。所以运用中药治疗过程中,通里攻下法、清热解毒法、活血化瘀法的适时有机配合是非常重要的。在急性胰腺炎恢复期,由于脾胃湿热或实热之邪消退,但正气已伤,脾阳虚衰,则应以健脾合胃、助运消食为主要治则。总之,急性胰腺炎发生时,清热解毒类、通里攻下类、活血化瘀类在发病的不同阶段和不同方面起到重要的作用。中药的使用在临床上对患者的治疗尤为重要,为救治生命,创造生机提供了更大的可能。

(2)在更深层次上,在急性胰腺炎的治疗过程中,在应用中医疗法的同时,还要注意常规西医疗法的应用。控制饮食、抗生素和胰酶抑制剂的应用,维持机体水、电解质和酸碱平衡。激素的适量和适时应用对于抑制超强炎症反应,缓解急性状态亦不可忽视。在中西医结合保守治疗过程中,仍要严密观察病情变化,遵守外科治疗原则,不失时机进行外科介入或手术治疗。真正做到:中西并用,内外结合;标本兼治,辨证施治。

第四节　中西医结合微创外科治疗重症急性胰腺炎

随着近几年来人们对重症急性胰腺炎(SAP)的病理生理过程研究的深入和认识的全面、完善,使以往的治疗观点和手段都发生了很大的变化,即由以往积极地急诊广泛骚扰胰腺的开腹手术观点转变为目前的病变早期积极、有效、综合的非手术治疗的观点,从而提高了 SAP 的治愈率,大大降低了死亡率。在大量的基础实验和临床研究中,发现 SAP 早期由于机体受到各种致病因素的侵袭,使大量的胰酶释放,引起大量的炎症介质入血,诱发 SIRS 以致 MODS、甚至 MSOF,这是 SAP 患者死亡的主要原因。所以防治 SIRS,阻断其向 MODS 发展的这一关键环节是治疗 SAP 的重要措施。非手术治疗 SAP 是针对过去常规采取早期手术而提出的一种新的 SAP 治疗策略。大量的研究均表明了中西医结合非手术治疗 SAP 的效果较好,尤其是近几年微创外科(EST、LAI 和腹腔灌洗)的开展,使 SAP 的治疗取得了更大的进展。

一、中西医结合微创外科治疗重症急性胰腺炎的方法

中西医结合微创外科治疗是在中西医结合非手术疗法的基础上,经 CT、B 超和腹穿证

实腹腔内大量腹水者,予以腹腔灌洗,可以盲穿置管,也可以在腹腔镜直视下置管,同时必要时行坏死组织清除。治疗时间不宜过长,4 日左右,至腹腔渗出极少,灌洗液清澈为止(应注意防止脱落的坏死碎片及黏稠的浓液堵塞引流管腔,在灌洗时经常调整引流管的位置,必要时更换新的引流管)。经增强 CT 扫描后,发现胰腺坏死明显及胰周病变严重者,予以 LAI 治疗,即于 DSA 室采用 Seldinger 法,应用单弯导管(如 Ysino)经股动脉插管,视胰腺病变主要部位的不同,将导管置入腹腔动脉(全胰病变)或胃十二指肠动脉(胰头病变为主)或脾动脉(胰尾病变为主),由动脉输液泵加压持续给予高效广谱抗生素和生长抑素以及中药。

二、中医通里攻下法治疗重症急性胰腺炎的机理

目前 SAP 的治疗非常棘手,尤其是 SIRS 对机体的打击直接导致了 MODS 的发生。许多学者的研究表明 SAP 引发炎症介质高水平的表达与多器官损伤的严重程度密切相关。尤其是胰腺组织中和血液循环中的促炎性因子过度表达产生的"细胞因子网络效应",相互交叉作用,形成 SIRS,是导致 SAP 时发生 MODS 的主要机制。

近年来,有学者在研究中发现中药在保护脏器功能,抑制单核巨噬细胞、PMN 的活化,减少炎症因子的表达方面具有较好的效果。在我们的实验研究中证实了通里攻下法可以通过诱导胰腺腺泡细胞凋亡,防止坏死来减少促炎因子的释放,缓解 SAP 的病情,达到治疗 SAP 的目的。我们发现,通里攻下法能够有效地调整 SAP 患者血清的促炎因子和抗炎因子的平衡,既弥补了抗体中和法的单一,又避免了血液滤过的"敌我不分、一网打尽"和腹腔灌洗局限在腹腔渗液的弊端。

我们通过众多研究发现通里攻下中药在多层次、多水平、多环节上治疗 SAP,其主要机理如下:

1. 能够防止已受损的胰腺腺泡细胞坏死,诱导其凋亡,从而减少胰酶、炎症介质的外溢,使胰腺组织、血液循环中的胰酶、炎症介质水平明显降低。

2. 能够减少胰腺组织、外周血液循环中黏附因子 CD11/CD18 的表达,同时也抑制 PMN 表面的黏附因子 Mac-1 的表达,从而减少 PMN 的浸润程度,减少炎症介质的释放,减轻对机体的损伤。

3. 能够直接抑制单核巨噬细胞、PMN、内皮细胞等释放 TNF-α、IL-1β、IL-6、IL-8 等促炎性细胞因子。

4. 大黄能对血液中 ET 产生灭活作用,并保护肠黏膜屏障,减少细菌移位、ETM 的发生,在 ET 这一环节阻断级联反应,进而抑制 ET 介导的单核巨噬细胞、PMN、内皮细胞等产生促炎因子,减少这些细胞因子造成的"瀑布效应",从而减轻了对靶器官的损害,起到保护机体脏器功能的作用。

5. 对神经内分泌和免疫系统进行调节,使 CD3、CD4/CD8 比例相对下降,使 Ti 细胞数量相对增加,对 Th 细胞的抑制作用增强,抑制 SIRS。

6. 促进抗炎因子表达、释放,调节机体的免疫力,使促炎因子和抗炎因子的表达趋于平衡,提高抗炎症反应能力,调节 SIRS 和 CARS 的失衡,重建稳定的内环境,有利于保持促炎反应和抗炎反应处于动态平衡之中。

总体上来说,"整体调节、平衡作用"是中医药的独特之处,是西医无法替代的。另外,中药复方在多方面、多位点、多环节上发挥治疗作用,也是其他西药所不具备的。

三、微创外科治疗 SAP 的开展

随着光学与电子成像技术的进步以及特殊材料等高新技术的介入,使以微小的创伤来治疗以前需进行创伤很大的手术才能治疗的疾病成为可能。因为 21 世纪外科新领域—微创外科对机体损伤小、恢复快、住院时间短,所以深受欢迎。微创的概念已逐步深入人心,其涉及多个学科。当前,国内外 SAP 的治疗趋向于非积极手术治疗,微创外科也逐渐地应用于 SAP 的治疗。其包括"治标"和"治本",前者包括腹腔灌洗及 LAI,后者包括 EST、ENBD、LC 治疗急性胆源性胰腺炎。SAP 急性期主要以"治标"为主(胆总管下端梗阻的除外)。由以前的腹腔灌洗到现在颇受青睐的 LAI,这些微创外科技术的应用减少了 SAP 的并发症,提高了 SAP 的治愈率,降低了死亡率。

(一) 腹腔灌洗

SAP 的基本病理变化是大量的胰酶激活、释放,自身消化周围组织,产生大量的渗液。同时刺激周围组织的单核巨噬细胞、PMN、内皮细胞产生大量的炎症介质入血,导致 SIRS,以至 MODS、MSOF。腹腔灌洗可稀释、清除腹腔渗液的胰酶,减轻其对周围组织的自身消化作用,阻止局部病变的进展;另外腹腔灌洗还可稀释、清除腹腔渗液中的大量炎症介质,阻止它们对胰腺周围和远隔脏器的进一步损害,从而保护肺、肾、肝、心和脑等重要器官的功能,降低 MODS 的发生率。1965 年 Wall 首先报道了用腹腔灌洗治疗 SAP 的患者,取得了较好的效果。但是,Ranson 等于 1990 年指出,腹腔灌洗 7 日以上难免发生细菌感染,可能引起败血症;且很快引流管周围形成窦道,使腹腔冲洗变为窦道冲洗,故腹腔灌洗术不应持续时间过长;由于腹腔引流管不能达到网膜囊内,仅局限于大腹腔,因此腹腔灌洗仅能使 SAP 的早期病死率明显降低,却不能减少胰腺脓肿、腹膜后脓肿和败血症等后期并发症的发生。

(二) 早期区域动脉灌注

采用 LAI 是将以前由外周静脉输入的生长抑素和抗生素等改由介入导管直接注入病变胰腺区域,提高了病变区域血中的有效药物浓度,解决了外周静脉全身用药因大部分在体循环中被代谢及灭活的问题,使得药物可以透过"血胰屏障",充分发挥生长抑素抑制、减少胰酶和促炎因子的产生、释放的作用,以及抗生素抗菌、控制感染的作用,明显地减轻了 SAP 时 SIRS 对机体的损伤,降低了继发细菌感染率,避免了胰腺脓肿、败血症等并发症的发生,使 SAP 病情明显缓解。许多动物实验和临床研究均说明了早期进行 LAI 对 SAP 具有良好的治疗效果。日本 Takeda K 报道了 22 例 SAP 患者接受 LAI 的治疗,疗效佳。我们亦应用中西医结合微创外科疗法针对 SAP 患者进行了治疗。除 1 例由于施行 LAI 比较晚,已有继发细菌感染、严重的 MSOF 而死亡外,余很快痊愈出院,且无并发症。这也说明了 SAP 需尽早进行 LAI,以免发展到 MSOF 期,错过治疗时机,疗效不佳。

四、中西医结合微创外科治疗 SAP 的优势

(一) 腹腔灌洗和 LAI 的优势

腹腔灌洗能够尽快而有效地减少和清除腹腔渗液中的炎症介质、细菌;LAI 能够提高胰腺病变区域血中的有效药物浓度,透过"血胰屏障",充分发挥生长抑素的抑酶、降低促炎因子的作用和抗生素的抗菌作用。这些弥补了中药及常规治疗所不能直接、尽快作用的缺陷,缩短疗程,提高疗效。同时微创外科—腹腔灌洗和 LAI 也使一些需开腹手术的治疗通过微

创来完成,避免了广泛骚扰胰腺等对机体损伤很大的手术。

(二) 中药的特点在于其"整体调节、动态平衡"的作用

通里攻下中药能够有效地降低 SAP 患者血清中的促炎因子和 ET 的水平,阻止 SIRS 的发展;同时,还能够提高机体的抗炎因子水平;从而有效、全面地调节机体的免疫功能,整体调节促炎因子和抗炎因子的平衡,维持内环境的稳定,既防止了 SIRS,又避免了矫枉过正的产物——CARS。

(三) 中药与微创方法结合治疗 SAP 相得益彰

在中药平衡促炎因子和抗炎因子、整体调节促炎症反应和抗炎症反应的基础上,发挥微创外科的创伤小、局部作用强的优势。做到整体与局部相结合,中医与西医相结合,非手术与微创技术相结合。中西医结合微创外科治疗 SAP,有利于阻断胰腺坏死进程,防止胰腺脓肿等并发症的发生,表现在 Balthazar CT 评分明显降低,继发细菌感染率下降;能显著减轻局部体征,表现在疏通肠道快,腹痛消失和腹胀缓解时间明显缩短;有利于阻断 SIRS,平衡抗炎症反应和促炎症反应,表现在治疗患者血清促炎因子的明显下降,抗炎因子的升高;有利于改善重要脏器功能,防止 MODS 的发生,表现在 APACHE Ⅱ 评分显著降低,MODS 的发生率也明显下降;有利于提高疗效、缩短病程、减少治疗费用。

综上所述,对于 SAP,中西医结合治疗显示了其优势,尤其是中医药与新的学科领域——微创外科的结合,能扩大中西医结合治疗的适应证,各自充分发挥其作用,相互促进,为中西医结合向更高层次发展和深入研究中西医结合对急危重症的治疗机理提供了契机。21 世纪微创外科会蓬勃发展,同时也使中西医结合进入一个崭新的时代。

第五节　腹腔置管灌洗治疗重症急性胰腺炎并发腹腔间隔室综合征

重症急性胰腺炎(SAP)病理过程复杂,病情凶险,早期即出现大量腹腔积液,其中多种胰源性有害物质对 SAP 的病程演变起重要作用。腹腔间隔室综合征(abdominal compartment syndrome,ACS)是指由于腹内压力持续增高,引起腹腔内脏器和相关的腹外器官系统的功能损害。SAP 是导致腹内压增高,引发 ACS 的主要病因之一。SAP 并发 ACS 是急性胰腺炎的一种特殊并发症,其病情复杂,病死率很高。张庆凯等早期于局部麻醉下行腹腔置管灌洗引流术治疗 SAP 并发 ACS 41 例,取得了良好的效果。

一、资料与方法

(一) 一般资料

2005 年 1 月—2009 年 I2 月,共收治 SAP 并发 ACS 共 41 例,其中男 24 例,女 17 例;年龄 21～86 岁,平均年龄 54.7 岁。本组患者诊断均符合中华医学会外科分会胰腺学组制定的 SAP 临床诊断及分级标准(1996 年第 2 次方案)。31 例患者 Balthazar CT 分级均在 C 级以上。B 超及 CT 证实胰周及腹腔内大量积液,腹腔穿刺均抽出血性或浑浊腹水,腹水淀粉酶值均$\geqslant$1800U/L。SAP I 级 7 例,II 级 34 例,其中合并多器官功能不全综合征者 6 例。所有病例均经 Foley 尿管膀胱压力测定$\geqslant$25cmH$_2$O。入院后 48h 内均于局部麻醉下行腹腔置管灌洗引流。

(二)腹腔灌洗引流

1. 适应证

对确诊的 SAP 患者,经 B 超及 CT 发现腹腔积液,并经腹腔穿刺证实有血性或浑浊腹水者,测定腹水淀粉酶证实为胰性腹水即可尽快行腹腔灌洗引流术。

2. 穿刺置管部位的选择腹腔引流的置管部位选择脐下及右、左髂前上嵴连线的中外 1/3 交界处(右侧麦克伯尼点及左侧对称部位)。

3. 方法

采用常规腹腔引流管,以 1‰盐酸利多卡因局部逐层麻醉,起效后作 2～3cm 小切口逐层切开,提起腹膜,剪开、放置腹腔引流管,其中经脐下放置的腹腔引流管指向胰腺方向,右、左下腹放置的腹腔引流管指向盆腔方向,并缝合固定于皮肤,引流管接引流袋,保证引流管通畅,患者保持斜坡体位以利于引流。引流液常规送细菌培养及药敏试验,以指导进一步针对性地选用抗生素。引流管放置 6～8 小时内以引流为主,待腹水基本引流干净后,即行腹腔灌洗,灌洗液采用林格氏液及甲硝唑交替,经脐下引流管灌入腹腔,右、左下腹放置的腹腔引流管开放引流,灌洗量 10 000ml/24 小时,持续灌洗 3～7 天(视患者恢复情况酌情增减灌洗时间)。部分患者灌洗 1～2 天后出现引流不通畅的情况,考虑为腹腔内分隔影响引流,可经各引流管分别灌洗引流。

4. 停止灌洗及拔管的指征

当患者腹膜刺激征消失,灌洗液清亮,灌洗液细胞计数正常,灌洗液淀粉酶水平正常,灌洗液细菌培养阴性时,可考虑停止腹腔灌洗或拔管。

二、研究结果

该组腹腔置管灌洗引流手术时间 30～60 分钟,平均 45 分钟,所有患者均良好耐受并顺利完成手术。灌洗时间 3～7 天,平均 5.0 天。住院时间 6～50 天,平均 19.2 天。药敏实验结果显示为大肠杆菌,予以头孢哌酮钠、舒巴坦钠或喹诺酮等治疗,效果佳。该组 31 患者无并发症发生,痊愈出院,治愈率达 75.6%;6 例出现胰腺假性囊肿,经治疗症状消失出院,占总例数的 14.6%;4 例发生腹腔感染后形成脓肿,其中 2 例经治疗后病情平稳出院,另外 2 例因病情过重死于 MOF。总治愈率 95.1%,死亡率 4.9%。

三、研究结果的分析及意义

(一)SAP 与腹腔间隔室综合征

腹腔是一个密闭的间隔室,正常人腹腔内压的平均值是 $8.6cmH_2O$($0.26～21.06$)cmH_2O,任何原因引起的腹腔容量增加均可导致腹腔高压(intraabdominal hypertension,IAH)。腹腔内压等于或大于 $25cmH_2O$ 时对全身脏器功能的影响将十分严重,原有脏器功能障碍将迅速加重,可引起呼吸频率增快、气道峰压增高、心排血量下降或少尿,称为腹腔间隔室综合征(abdominal compartment syndrome,ACS)。

SAP 病理过程复杂,病情凶险。由于胰腺细胞损伤,组织坏死后释放出多种酶及生物活性物质,产生并释放大量炎症介质,引起全身毛细血管通透性增加,出现全身毛细血管渗漏综合征,导致腹腔脏器水肿,加之肠麻痹、全身炎症反应综合征等多种因素,导致腹内压增高而并发 ACS。近几年来,国内外学者开始关注重症急性胰腺炎中的一种严重类型,即暴发性急性胰腺炎。它的特点是发病急、早期即出现脏器功能障碍,死亡率高,多死于发病早期。

最近,Isenmann 等把暴发性急性胰腺炎归为重症急性胰腺炎的一个亚类,命名为"早期重症急性胰腺炎(early severe acute pancreatitis. ESAP)"。此类病人常常出现腹腔内压的增高。有报道统计 SAP 并发 ACS 发病率为 31.4%。SAP 并发 ACS 可导致机体内环境紊乱,组织和器官损害加重,若不及时控制病情可引起休克、急性肾功能不全、急性呼吸窘迫综合征等,并导致老年人心、肺、脑等基础疾病加重,迅速出现多器官功能衰竭,是导致急性胰腺炎患者死亡的主要原因。

(二) SAP 并发 ACS 的发病机制及病理生理

1. 发病机制

(1)早期(全身炎症反应期):重症急性胰腺炎早期可有大量体液或血浆渗出到组织间隙,潴留于肠腔、腹腔和腹膜后间隙,造成有效循环血量不足。主要为全身炎症反应综合征(SIRS)导致大量细胞因子释放,使毛细血管通透性增加,出现全身毛细血管渗漏综合征(capillary leakage syndrome,CLS),导致大量体液渗透至腹腔。另外,SIRS 还可以引起胰腺本身、肝脏、脾脏和肠道等腹腔内多个器官以及后腹膜及周围脂肪、大网膜等炎症水肿,大大增加腹腔内器官组织的体积,使腹腔压力增加。再者复苏抗休克的大量补液,也是引起 ACS 的一个重要因素。还有腹腔内炎症、大量胰酶性渗出使腹腔神经丛受浸润,导致其功能失调而出现肠麻痹、胀气,甚至麻痹性肠梗阻,肠道细菌过多产生并积聚大量气体、液体,进一步加剧了腹腔内升高的压力。

(2)后期(感染期):ACS 主要是由大面积的腹腔和(或)腹膜后感染性坏死组织及局部形成的脓肿造成的。坏死组织及脓肿主要通过增加腹腔内容、继发粘连性肠梗阻、腐蚀周围器官,加上 SIRS 和 CLS 的作用等,最后导致发生迟发性 ACS。

2. 病理生理

ACS 的基本病理变化是腹内压异常升高,压迫脏器、大血管等导致脏器功能损害。腹腔内出血、渗液、积液、积气,以及肠管膨胀、水肿等病因,致腹腔内压升高形成腹腔高压,然后压迫膈肌造成胸腔高压,从而导致心输出量减少、呼吸道阻力增加、肺顺应性下降,使机体缺血缺氧;同时腹腔高压可压迫下腔静脉,使回心血量减少;腹腔高压压迫腹内脏器的血管,使多个脏器先发生静脉血回流障碍,继而出现血供不足,导致功能受损,从而形成 ACS。胰腺病变引起 SIRS,细胞因子瀑布效应造成组织缺氧,脏器功能障碍进行性加重;此外,缺血一再灌注损害使 ACS 与 SIRS 互为因果,形成恶性循环,进一步加重脏器损害,最终导致多脏器功能衰竭,甚至死亡。

(三) SAP 并发 ACS 的临床表现及治疗的探讨

1. 临床表现

患者自觉腹胀明显,腹部膨隆,腹部前后径等于或大于左右径,腹壁高度紧张,腹膜刺激征明显,肠鸣音减弱甚至消失;少尿或无尿,血尿素氮、肌酐升高等肾功能障碍表现,且对扩容、襻利尿剂不敏感;呼吸系统有气促或呼吸困难、紫绀、低氧血症、高碳酸血症;心血管系统可出现心率加快、血压降低、脉搏细速、四肢厥冷等休克表现,但中心静脉压和肺动脉楔压正常或升高,浅静脉怒张,对扩容及升压等治疗措施不敏感;神志可为意识障碍、烦躁、精神状态改变等。

2. 治疗的探讨

重症急性胰腺炎并发 ACS 说明病情严重,要特别关注。ACS 有两种情况。一种是以腹腔积液为主,可以通过早期腹腔镜引流和减压,也可以在局麻下行小切口或穿刺放置腹腔引流管减压。注意在减压过程中可使用血管收缩剂以防血压突降。B超定位下的腹腔穿刺置管引流可以引流腹腔内和腹膜后的有胰液和炎症介质的游离液体，减轻全身炎症反应综合征，达到减少腹腔内容积，降低腹内压的作用。腹腔灌洗则更进一步，除了引流液体，还可通过液体的灌洗稀释酶性渗出，一定程度上减轻 SIRS，但不能处理腹膜后的积液。ACS 只是暴发性急性胰腺炎或者说是 SAP 的一种表现、征象，减压固然重要，也是必须的，但更重要的是解决严重的胰腺病变本身；腹腔灌洗和穿刺引流不能根本改变胰腺病变，治标不治本，有些情况下仍需手术治疗。有资料显示，未行有效腹腔引流的 SAP 的死亡率可达 20% 以上，而进行持续有效腹腔灌洗的 SAP 的死亡率降至 7% 左右，这充分说明了腹腔灌洗对治疗 SAP 的重要性。所以 SAP 一旦确诊，腹腔灌洗引流应及早进行，过迟则影响效果。

该组 SAP 并发 ACS 病例在早期局部麻醉下腹腔置管灌洗治疗，有如下体会：

（1）局部麻醉下腹腔置管灌洗创伤小，不加重患者的心肺负担，尤其适用于老年患者或同时合并心肺基础疾病的患者；置管操作简便，危重患者可于床头操作。

（2）手术放置 3 常规腹腔引流管，管径较粗，引流效果好，能迅速降低腹腔内压力，有效缓解患者的腹痛、腹胀等症状；灌洗充分、彻底，可将含有各种炎症介质、病原菌和各种毒素的腹腔渗出液充分引流至体外。

（3）引流液做细菌培养，可以指导临床抗生素的使用。

（4）置管灌洗时间不宜过长，一般在 3～7 天即可有效改善患者全身情况，个本消失，别情况可适当延长引流时间，待患者症状及体征基本消失，腹水淀粉酶值和生化指标基本正常时即可停止。

对 SAP 并发 ACS 的患者，在采用非手术治疗方案的前提下，早期采取局部麻醉下腹腔置管引流灌洗，可以有效阻断炎性介质对组织和器官的进行性损害，减轻全身炎症反应，并能迅速降低腹腔内压力，终止胰腺炎病程进展，阻止进一步发展为 MODS，明显降低 SAP 并发 ACS 患者的死亡率，且局部麻醉下置管引流灌洗技术操作安全简便，并发症较少，费用低廉，是一种简单而有效的治疗措施，值得临床推广和应用。

还有一种情况是 ACS 以肠麻痹和胃肠道及其为主，可以采用硫酸镁或通里攻下方剂，如清胰汤、复方清下汤、柴芍承气汤或单味大黄粉等，促进肠蠕动，降低腹腔压力，并可保护胃肠道功能，减少细菌移位；中药腹部理疗和针灸等也可促进胃肠道功能恢复。

第六节　中西医结合外科对胰腺炎治疗的认识

国际胰腺病学联合会关于急性胰腺炎外科处理的指导建议（下称"指导建议"）正式公布，是胰腺炎治疗史的一件大事，其中对"一直争议"做了务实的叙述。经过学习并以唯物科学史观认为"一直争议"已属于直系生命存亡、实践与理论的学术问题。对此，欲以中西医结合外科实践，阐述研究认识。

一、关于"指导建议"对早期治疗"一直争议"的记述

"指导建议"首先指出："100 多年来，胰腺炎治疗有无必要进行外科干预，用保守治疗还是手术治疗一直存在争议"，即"一直争议"。并以暴发性胰腺炎（fulminant acute pancreatitis, FAP）对现状确认："病死率极高，保守或手术治疗的疗效都很差"，并对 SAP 称："过去早期手术病死率 65%，现在早期和晚期（12 天后）手术病死率分别是 56% 和 27%"

时，对 FAP 仍做出早期"可尝试手术治疗"的倡导；明确规定："轻型胰腺炎（mild acute pancreatitis，MAP）不是外科治疗的指征"。对上列记述可归纳如下三点：①"一直争议"是从 1857 年至今，现已长达一个半世纪；②确定分治基准：以"外科干预"与否，定为内外科分治基准；③重型治则：对重型两类中的 FAP，仍倡导早期手术。

二、关于"一直争议"中病死率对比的条件时段、数率和前景预知

（一）病死率相比的条件与时段

在长达一个半世纪"一直争议"中的病死率。前一个世纪由内科转外科时期，难寻对比条件；后半世纪，由于中西医结合外科的亘古开创，产生了与西医同期、同治的对比条件。以大连医科大学"中西医结合外科治疗 AP 总体降低重型病死率治疗方案研究"中的重点，便是同"一直争议"相比；即以 1388 例中 SAP 342 例和 FAP 61 例的疗效同国内外病死率相比。

（二）中西医结合外科治疗的病死率同国内外以数率相比

1. 20 世纪 50 年代 AP 总体病死率：大连医学院附属医院为 1.18％（2/170）；北京协和医院（1956）为 9.3％（5/54），whaxton GK（美 1958）为 17.0％（63/371），PollokA. V（英 1959）为 26.0％（26/100）。差幅为 8.1～24.8 个百分点。

2. 20 世纪 70 和 80 年代 SAP 病死率：大连医学院附属医院为 9.21％（7/76）；上海二医大"主张早期手术"为 50.0％（13/26）和 34.6％（19/55）；天津医大"以早期引流"为 72.7％（16/22）和 34.8％（8/23）；Rettori（法 1977）为 62％（49/79）；美国 Frey CF"内科治疗"为 100％。同期的中国全国中西医结合治疗急性胰腺炎学术会议（1978）报道 AP 总体病死率为 1.39％（79/5675），其中 SAP 为 15.7％（79/503）；国际外科学 27 届会议报道 AP 总体病死率为 19.3％（147/763）和 SAP 为 62％。

3. 两世纪相交期 SAP 和 FAP 病死率：大连医科大学附属第一医院 SAP 为 9.81％（16/163），国际在早期手术中为 65％和 56％。大连医科大学附属第一医院 FAP 为 16.3％（10/61）；从 1994 年后的 70 余篇报道有 46.2％（6/11）、53.6％、55.5％和 70％～93％，而有学者指出："常规非手术治疗的死亡率极高。"

（三）学术观点差异对"一直争议"前景的预知

从上列病死率的对比中，已见到中西医结合外科优势的显现。对此，已得到了学者的认同，如：Ranson 称："对重型胰腺炎早期手术不但无益，还可能有害"；Hollender 进一步明确："要等待最恰当的手术时机，要避免过往积极过早的手术"；张延龄教授做了具体论定："急性反应期手术治疗只会加重对机体的打击，恶化全身炎症反应综合征，增加病死率等，已经指出了早期手术是无须争议的高病死率主因。但是，对这些已获低病死率高效的科学论断，仍然不欲接受；如：在"指导建议"之后，又重新亮出："外科手术在重症急性胰腺炎治疗中的地位和有学者突出强调："国内外文献几乎一致的，一旦诊断明确即应早期手术，清除胰腺坏死组织。由此便知，"一直争议"仍将处于没有终结的继续状态。关于"一直争议"仍无终时之因存在于分治的专业惯性之中。

1. 以"外科干预"定为分治基准的利弊

对胰腺炎的治疗，从西医内科到外科与现实的内外科分治；经历一个半世纪仍无终时的事实，便是疾病特殊性的历史见证，而且居高不降的病死率特征并未随着内外科转换发生根本性改变。因此，可以确认内外科转换尚没有揭示疾病本质的内涵规律。事实已经证明，以

"外科干预"的分治基准,也适应不了胰腺炎总体突发、骤变、凶险等内涵规律的特点,所带来专业惯性的弊大于利之危害,更难以防范。因为分治的方法,仍没有深至疾病内涵规律的理性深层。

2. 胰腺炎总体不存在"保守"或"手术"单一化治疗的科学内涵

胰腺炎总体中 AP、RAP、MAP、SAP、FAP、CP 的六种之间,具有相互转化规律的内涵联系,不是一时、一次、一药、一刀便可治愈之病;而且,任何治法只能打保卫胰腺的"外围战",绝不可轻易实施病脏切除的"阵地战";因此,不存在"内科保守"或"外科手术"单一化的治疗根据。如:胰腺炎总体是"炎",却不可等同肺炎而行单一的"内科保守";SAP 和 FAP 均有肯定的"胰腺坏死出血",若等同坏疽胆囊炎而"即应早期手术",必将提升病死率。

3. 以"扶正祛邪"理论对"一直争议"危害的揭示

"指导建议"不是对"一直争议"的终止而是以"外科干预"的分治基准加以肯定,对病死率居高难降的负效应也未作揭示。对此,在"以通为用扶正祛邪"理论指导的中西医结合外科必予阐明,早期治疗的"保守"或"手术"均不可能获得低病死率的高效,特别是早期手术率同病死率呈现显著的同步变幅。如:"保守"治疗重用抗生素的疗效有限而医源性副效应却难以防止。再如:早期全麻剖腹大骚扰手术,在多层次、多靶点上不是"扶正"而是"伤正";更不能"祛邪",如:在病后 72 小时之内炎症浸润高峰期强行"清除胰腺坏死组织",只能引发无法控制的渗血、出血,恶化全身炎症反应综合征,提升病死率。所以,"一直争议"的内容是非科学方法违背疾病内涵规律的逆治。

(四) 关于胰腺炎总体疾病内涵规律的探索认识

特殊于诸多疾病的胰腺炎总体,独具发生与演化的内涵规律;以临床与基础同步研究,形成了总体全程三个病死高峰期的认识。

1. 第 I 个病死高峰期

始发于第一次内源致病因子的打击,导致胰腺腺泡细胞内酶原颗粒中酶的激活等一系列微观演化,引发阳明腑实证。之后的一系列病理损害由胰腺内演化到全身表现,便见MAP 的痞满郁滞、SAP 的燥实化热与 FAP 的毒血败乱等阳明腑实证"不通"壁垒的构成。在临床上可见结肠麻痹、有效循环量锐减、腹腔积液高压和胸腔积液呼吸窘迫等综合征的出现;与此同时,肠腔积液膨胀导致肠血屏障破坏,细菌毒素(LPS)进入血运引发内毒素血症,肺、肾、脑等多脏器受累,便进入了第一个病死高峰期。

2. 第 II 个病死高峰期

由于胰腺内外至全身各系统中受损伤后不可恢复的细胞大量死亡、积液等致死性毒源进入感染化脓并导致衰竭,便进入更为强烈的全身炎症瀑布反应的第二个病死高峰期。

3. 第 III 个病死高峰期

经过住院病例的调查发现,AP 总体中 2～32 次因 RAP(复发)占 25%,该组 2001 年以来的 RAP 高达 34%(147/433);因此,RAP 成为重复第 I 期过程的第 III 个病死高峰期。

上述三期,对临床治疗具有重要的指导价值。疗法及其疗效的优劣,存在于对三期内涵规律的顺逆;顺逆之焦点,聚集于外科手术干预,病死率随顺治则低、逆治必高。

(五) 遵循内涵规律实施规范化顺治的总体方案

1. 中西医结合外科治疗原则

遵循胰腺炎总体独具的内涵规律,以降低病死率为总目标,在"以通为用"理论指导下实施"扶正不留邪·祛邪不伤正"的全程三期、总体六病的集中化治疗。进行辨病、辨证、辨期的"先标"重用非手术和"后本"重用手术等实施规范性程序化治疗。

2. 遵循并顺应疾病规律的三期治疗方案

(1)第Ⅰ期(发病至10天):打开阳明腑实证"不通"壁垒,截断致死性毒源,应用"扩、抑、灌、纠、通、抗、限、稳、供、给"的十字方案。纠正有效循环锐减综合征;抑制胰酶释放;以合方中药灌肠涤荡肠道滞物及其革兰氏阴性杆菌种的LPS,解除肠麻痹综合征;以"微创腹灌"替代全麻剖腹和胸水抽吸;解除腹腔和胸腔积液高压综合征;从而,便可尽早打开阳明腑实证"不通"壁垒并从源头上截断致死性毒源,使多数度过第一个病死高峰期。

(2)第Ⅱ期(11～20天):巩固"十字疗法"效应并查明发病"内因"。前期治疗,使胰腺和机体在"静"中得以苏缓而进入本期。以动物造模实验证实:"十字疗法"中"抑"治的醋酸奥曲肽、"通"法的合方中药和"稳"疗的糖皮质激素等发挥了截断LPS移位减轻ETM、下调NF-κB、抑制中性粒细胞趋化黏附与减少炎症因子释放;以及上调调控基因Bax表达水平,使大量不可恢复的受损细胞凋亡,抑制胰酶、IL-6和IL-8的释放并维持SIRS/CARS平衡;降低iNOS mRNA表达防止肺损伤,在肠—肝—肺轴产生多靶点调解效应;其中合方"通"效显著,大黄中Emodin作用突出;抗生素不产生上述效应;因此,使多数度过了第Ⅱ个病死高峰期。

(3)第Ⅲ期(21天～2年):治疗残留病症和除"因"治"本"防RAP。胰腺炎总体中独具内涵规律之一,便是必须除"因"治"本"防RAP。残留的实体之"痕"、囊性之"痕"、胆道和主胰管之"石邪"、胆囊收缩功能低下和胰腺功能不足的"脾胃虚寒"等,均已成为高达34%反复RAP之"内因"。对此,主选中西医结合手术和非手术"辨证"地除"因"治"本"、化"痕"消"痕"和增强胆囊收缩功能等处理,已取得防止RAP避免第Ⅲ个病死高峰期的显效。

第七节　中西医结合治疗重症急性胰腺炎的总体疗效

中医药学自古以"结胸"证"辨证论治"到1857年国际定名为胰腺炎至今,已演进分为急性胰腺炎(AP)、复发性急性胰腺炎(recurrent acute pancreatitis,RAP)、轻症急性胰腺炎(mild acute pancreatitis,MAP)、重症急性胰腺炎(SAP)、暴发性急性胰腺炎(fulminating acute pancreatitis,FAP)和慢性胰腺炎(chronic pancreatitis,CP)的总体六类;其中SAP和FAP是公认的高病死率医学难题。大连医科大学从20世纪50年代中期至2004年,开创了在张仲景"以通为用"理论指导下与西医学相结合的临床与基础应用研究;依据疾病内涵特殊规律的探索发现,实行了总体、全程三期、集中式治疗方案,取得降低病死率的显效,特予总结。

(一)主要研究方法和结果

1. 主要方法

(1)临床资料:历时50余年总共三个时期,收集国内外病例1208例;其中SAP 239例和FAP 61例。男性608例和女性600例,年龄2～94岁。各时期病例状况如下。初期(20世纪50年代)于大连:AP总体170例。中期(70年代)于遵义:AP总体271例,其中MAP 195例(72.0%)和SAP 76例(28.0%),对CP的RAP开始了研究。近期(1998-2003年)于大连:AP总体767例,其中SAP 163例和FAP61例。西医学辨病和阳明腑实的辨证型诊断,同全国统一分级标准一致并与国际Ranson评分、APACHE-Ⅱ、Balthar CT ABCDE评分系统接轨。定MAP痞满郁滞、SAP燥实化热、FAP毒血败乱和CP脾胃虚寒证型。

（2）总体治案：治疗原则是在"以通为用"理论指导下与西医学融汇结合并遵循疾病独具的Ⅰ、Ⅱ、Ⅲ期规律，以"扶正"不留"邪"与"祛邪"不伤"正"地保护、增强机体抗病能力。实施Ⅰ期重用非手术疗法治"标"从源头截断肠道、腹腔、胸腔致死性毒源；Ⅱ期巩固疗效和查明发病"内因"；Ⅲ期重用手术治"本"根除 RAP"内因"。

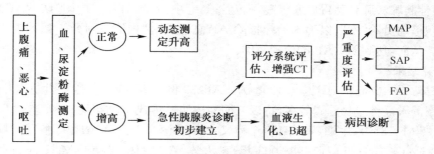

图 14-1　AP 总体诊断分级流程图

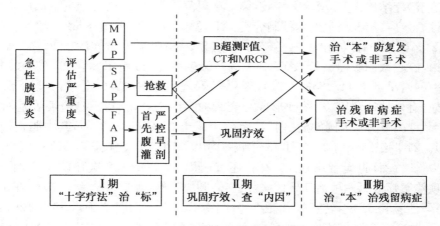

图 14-2　AP 总体三期治案流程图

1）Ⅰ期（发病至 10 天）三项治案：第一项非手术规范化"十字疗法"扩——扩容，维持有效循环量、肾血流和正常尿量；抑——抑制胰腺分泌，促进静养复苏；灌——"微创腹灌"与胸水抽吸；纠——纠正酸中毒与离子紊乱；通——通里攻下，通肠泻肺；应用合方中药（菌陈、栀子、枳实、厚朴、大黄、芒硝）煎剂灌肠，注入胃肠减压管；抗——抗感染，选用广谱抗菌素和清热解毒中药；限——限制经口摄入，减轻胰腺负担；稳——稳定线粒体细胞膜，保护细胞器；供——供能、供养，维持能量与合成代谢，防衰竭；给——给氧，维持血氧饱和度与肺泡气体交换。本"十字疗法"，对 MAP 宜予选用、SAP 多可应用和 FAP 全部早用；第二项严控早期全麻剖腹大骚扰手术指征对 SAP 治疗，宜严控早期（72 小时内）全麻剖腹大骚扰手术指征；对必须剖腹的胆道坏死、穿孔和外伤者，亦应实行操作从简；第三项对 FAP 抢救宜及早应用"微创腹灌"和胸水抽吸。指征：腹腔、胸腔反应性积液高压综合征。方法：于脐左下 1.5cm和左下腹点状皮肤局麻后的尖刀刺 0.2cm 切口刺入套管针，将导管置入右上腹腔和盆腔，测压后开放。以甲硝唑液和生理盐水上管进下管出，连续冲洗 5～7 天；首次腹水查淀粉酶、镜检和细菌培养。胸水定位后，及早抽吸。

2）Ⅱ期（11～20 天）两项治案：第四项巩固疗效巩固Ⅰ期疗效，以清热解毒或活血化瘀中药治疗，防止抗生素所致的真菌泛滥，予肠内营养防止消耗性胃、肠、膀胱和脑等器官的瘫症发生；第五项查明发病"内因"依据病史、B超、CT、MRCP等常规检查，并经 $F=(A-P)/A\times100\%$、$N=(R-r)/R\times100\%$ 和 $S=(R2-r2)R2\times100\%$ 公式测算，确诊发病"内因"。

3)Ⅲ期(21天～2年)两项治案：第六项治疗残留病症　采用中药、理疗和手术治疗实体性肿块、假性胰腺囊肿和脾胃虚寒等残留病症；第七项治"本"根除"内因"防RAP依据查明的"内因"积极动员治"本"，以手术治疗根除AP总体发病"内因"；对暂不接受者，宜予中医"辨治"等。从而，达到防RAP的治疗目的。

2. 研究结果

(1)总体结果：共收治AP总体1208例，SAP239例、FAP61例。因半世纪内几经中断等影响病死率的阶段性差异因素较多，特以三期列述如下：初期(50年代)于大连：AP总体170例，病死2例(1.18%)；中期(70年代)于遵义：AP总体271例；MAP195例"零"病死，SAP病死率9.21%(7/76)；近期(1998-2003年)于大连：AP总体767例；MAP543例(70.8%)"零"病死，SAP病死率9.8%(16/163)和FAP16.39%(10/61)。

(2)三期治疗结果：①三项治案疗效：第一项规范化"十字疗法"：产生了低病死率互补性"三截断"综合效应；第二项早剖术控制分类：AP总体早剖术常控在8.12%(22/271)的SAP病死率9.21%(7/76)；严控在0.91%(7/767)的SAP病死率9.8%(16/163)和FAP16.39%(10/61)；第三项"微创腹灌"：抢救FAP61例，"微创腹灌"应用率88.52%(54/61)，病死率14.81%(8/54)，早剖率11.48%(7/61)，病死率28.57%(2/7)。②Ⅱ期两项治案结果第四项巩固疗效：有效地避免感染、脓肿形成与衰竭的第二次打击；第五项查明发病"内因"：20世纪50年代170例中71例发病"内因"定位于胆道38例(53.52%)，其中胆道蛔虫14例(19.72%)。21世纪结题前39个月433例中"内因"定位于肝、胆、胰者322例(74.36%)，胆道蛔虫病0.31%，而胆囊者高达46.2%；还查明因RAP 2～32次住院147例(34.0%)。③Ⅲ期两项治案疗效第六项治疗残留病症：实体肿块7例，接受系统治疗4例，在1～2年间全部消散；假性囊肿51例，转急性化脓感染1例(1.96%)、内引流手术15例(29.4%)、6～12个月非手术治疗吸收35例(68.64%)；病死率为"零"；第七项治"本"防RAP：经剖腹或腹腔镜胆囊切除209例，术后RAP2例(0.96%)，其中1例以N、S公式测定"内因"位于Oddis括约肌，以EST治愈。徐某，曾32次RAP住院，因肝内外胆管结石取出肝肠吻合Roux-en-Y内引流术5年未复发；刘某，曾11次RAP住院，因主胰管结石取出胰管空肠吻合Roux-en-y内引流术后4年未复发；田某，曾4次RAP住院，因将巨大肝囊肿的左肝切除750g后3年未复发；周某，切除6200ml容量的胆管囊肿后10年未复发；等等。

(二)研究结果的分析及意义

1. 关于"一直争议"中的高病死率与对其系统研究的认识

世界最高权威学术机构——国际胰腺病学联合会的"指导建议"指出："100多年来，胰腺炎有无必要进行外科干预，用保守治疗还是手术治疗一直存在争议"，以FAP对现状确认"病死率仍极高，保守或手术治疗的疗效都很差"之后，仍然提出继续"尝试手术(早期)治疗"的倡导。这是对一个半世纪争议史与现实高病死率的准确定论，本题完全认同；但对仍然强调"尝试手术(早期)治疗"，本题难以认同，并预知这一颇具影响力的倡导必然会将高病死率的形势推向仍无终时的未来。对"保守"或"手术"治疗方法"一直争议"的焦点，本题历经半世纪的临床观察和动物造模实验，已取得了明确认识。将1208例在中西医结合非手术和手术治疗中，对早期(72小时内)全麻剖腹大骚扰手术做了常控、松控和严控与病死率的对比观察；得出了显著差异的数字结论：早剖术是病死率居高难降的突出症结；又经临床与细胞分子领域的探索，揭示了胰腺炎总体独具的、不同于诸多病种的三期特殊规律。治疗方法的顺逆决定着病死率的高低，对 FAP"病死率仍极高，保守或手术治疗的疗效都很差"的事实说明了是逆科学规律而治的结果；而本题 FAP 状 61 例的高生存与最低病死率，则是早用"微创腹灌"和严控早剖术，是遵循规律顺治的显效。本题以大量地反复探索发现为据，认为"一直争议"及其仍无终时的基源是陷入非科学误区而酿成长期高病死率的生命代价，是早该终止的科学悲史。AP 总体是"炎"但绝不可如同肺炎一律"保守"治疗，SAP 和 FAP 虽属"出血坏死"又绝不能如同坏疽胆囊"即应手术"切除；确认胰腺炎总体六类的全程治疗中不存在"保守"或"手术"方法的单一化治疗，只宜遵循独具的内涵规律实施中西医结合非手术和手术的先"标"后"本"程序化治疗，才能获得稳定持久的低病死率疗效而造福于人类社会。

2. 关于总体治案疗效与细胞分子水平演化的融汇

（1）总体治案疗效的产生机理：对胰腺炎治疗的总体三期七措施降低了三个病死高峰期的危害；起始于"内因"性致病因子第一次靶向击中胰腺腺泡细胞和阳明腑实证的伴随，迅即演化为多层面与多系统的轻、重、危重反应性"不通"壁垒，亦即急性Ⅰ期。在"以通为用"指导"扶正"、"不留邪"和"祛邪"不伤"正"地保护、增强机体抗病能力的三措施，以"通"、"灌"或抽吸之顺治尽快打开阳明腑实证"不通"壁垒，有效截断肠道、腹腔和胸腔致死性毒源，使多数渡过了第一个病死高峰期；而早期（72 小时内）全麻剖腹大骚扰手术的外力猛击，严重损害了机体的抗病能力，乃是病死率居高难降的主因。Ⅱ期由于前Ⅰ期效果的巩固而降低了第二个病死高峰期的危害并为后期查明了发病"内因"。由于对 AP 总体中 2～32 次 RAP 高达 25% 和本题 34.0%（147/433）的发现，确定了Ⅲ期以手术治"本"根除"内因"，有效地防止了第三个病死高峰期。此即总体治案疗效产生的机理。

（2）细胞分子水平演化的疗效基础：降低病死高峰期危害的微观显现，本题在与临床研究的同时，基础实验动物造模证实："十字疗法"中"抑"治的醋酸奥曲肽、"通"法的合方中药和"稳"疗的糖皮质激素等发挥了清除肠道革兰氏阴性杆菌种、抑制 LPS 移位、减轻 ETM、下调 NF-κB、抑制中性粒细胞趋化黏附和减少炎症因子释放的作用；以及上调调控基因 Bax 的表达水平，使大量不可恢复的细胞凋亡、抑制 IL-6 和 IL-8、减少胰酶和炎症因子释放、维持 SIRS/CARS 稳态平衡。从而，降低 iNOS 防止肺损伤，在肠—肝—肺轴发挥多靶点调节作用，使"肺与大肠相表里"学说得以验证。其中合方中药的综合效应最为显著，大黄中的 emodin 作用突出。而"抗"治的头孢他啶（ceftazidime）等高价抗生素，无上述效应。因而产生了降低病死高峰期危害的微观效应，是低病死率目标实现的理论根据。

（尚　东　陈海龙　张庆凯）

参 考 文 献

[1] 毕伟,关凤林,尚东,等.中西医结合外科对胰腺炎治疗"一直争议"的研究认识[J].中华临床医学杂志,2008,9(2):51-53.

[2] 关凤林,陈海龙,尚东,等.中西医结合治疗急性胰腺炎降低重型病死率的系列研究[J].中国中西医结合杂志,2006,26(1):95.

[3] 关凤林,陈海龙,尚东,等.中西医结合外科治疗胰腺炎降低重型病死率总体治疗方案疗效分析[J].中华

临床医学杂志,2007,8(12):4-7.

[4] 陈海龙.急性胰腺炎的中西医结合研究与治疗[J].中华中西医临床杂志,2003,3(12):1409-1412.

[5] 吴志刚.急性胰腺炎的发病机制与综合治疗方法的探讨[J].中西医结合心血管病电子杂志,2014,(2):107-108.

[6] 王月俊.中西医结合治疗急性胰腺炎[J].医学理论与实践,2010,23(6):678-679.

[7] 顾运周,王子平.中西医结合治疗轻症急性胰腺炎40例临床观察.现代临床医学[J],2009,35(6):428-429.

[8] 中国中西医结合普通外科专业委员会.重症急性胰腺炎中西医结合诊治常规(草案)[J].中国中西医结合外科杂志,2007,13(3):232-237.

[9] 张庆凯,侯振科,罗鹏,尚东.腹腔置管灌洗治疗重症急性胰腺炎并发腹腔间隔室综合征[J].中国现代普通外科进展,201,13(5):397-398.

[10] 崔乃强.中西医结合治疗急性胰腺炎:临床与基础研究[M].武汉:华中科技大学出版社,2009.

[11] 许才明,陈海龙,张桂信,张经文,韩啸.谈"中医七法"辩证治疗急性胰腺炎的临床运用.中国中西医结合急救杂志,2015,22(1):10-14.

[12] 许才明,陈海龙,张桂信,张经文,韩啸.中医学"治未病"在急性胰腺炎防治中的临床应用。中国中医急症,2015,24(8):1408-1410.

第十五章 | 急性胰腺炎肺损伤的中西医结合治疗

第一节　急性胰腺炎肺损伤的中西医结合治疗进展

急性胰腺炎（AP）是外科临床常见急腹症之一，尤其是重症急性胰腺炎（SAP）更是急危重症之一，发病急，变化快，并发症多，病死率高。AP 的病理生理过程，实际上就是一种全身性炎症反应综合征 SIRS 的发展过程，在这个过程中机体在各种病因的作用下，单核巨噬细胞系统被激活，多种炎性细胞因子和炎症介质表达、产生、释放，引起超强的炎症介质的连锁反应，并互相刺激不断放大和叠加，形成毒性网络，作用于机体的组织细胞、血管内皮细胞，以致严重影响机体的凝血、补体、纤溶、激肽等系统，出现 DIC、ARDS、急性肾衰竭、休克等，导致出现 MODS 或 MOF 而死亡。SAP 的肺损害（APALI）多较重，如原发病控制不好，或患者身体素质较差（如老年、心肺有基础疾病等），或呼吸损害的问题从一开始就未得到足够重视和妥善处理，有相当一部分人会很快进展为 ARDS 或急性呼吸功能衰竭（acute respiratory failure，ARF）。因此，在 AP 合并肺损伤的治疗过程中应该提倡：内外结合，中西并用；辨证施治，标本兼治。

一、西医方面

（一）对原发病的基础治疗

AP 合并肺损伤的治疗大部分效果并不是很理想。由于起病的根本原因在于胰腺，所以目前针对 AP 的常规治疗方法仍是重要的基础。控制饮食，抗生素和胰酶抑制剂的应用，维持机体水、电解质和酸碱平衡。激素的适量和适时应用对于抑制超强炎症反应，缓解急性状态亦不可忽视。在中西医结合保守治疗过程中，仍要严密观察病情变化，遵循外科治疗原则，不失时机进行外科治疗。根据近年来的研究成果，由于 AP 不仅是胰腺本身的炎症反应、出血或坏死，更重要的是它所引起的胰外器官的病理变化，特别是 SIRS。单纯针对胰腺本身的手术应该持审慎的态度，过大的手术并不能改变 AP 的病理进程和预后。除了必须进行的传统的胰腺被膜切开减压、腹腔引流、腐胰切除、胆道引流等术式外，对于一些微创和介入治疗值得考虑。关凤林等经过临床病例对比研究，科学分析后指出，对 AP 要顺应病期规律，施行全程化中西医结合分期治疗；在急性期，以非手术及早施行"扩、抑、灌、纠、通、抗、限、稳、供、给"十字疗法。后期对病因和残留病症选择手术治疗。真正体现"急则治其标，缓则治其本"的实质和内涵。

对于胆源性 AP，可以考虑经内窥镜 Oddi 氏括约肌切开成型（EST）加鼻胆管引流术（ERBD），既可以解除括约肌狭窄，又可以通畅胆道引流，降低胆道压力，迅速缓解病情。待病情平稳后，可以再施行内镜下胆道取石或行腹腔镜胆囊切除术。对于腹水比较多的出血坏死性 AP，可以施行腹腔置管灌洗引流术，引流腹腔内含有大量炎症介质和毒素的腹水，又不对胰腺和机体造成太大的生理扰乱。结合床旁连续性血液透析，可以更多地挽救急性胰腺炎患者的生命。其他方面,选择性动脉灌注 5-氟尿嘧啶,灌注醋酸奥曲肽等胰酶抑制剂等都有很好的效果,可以结合各自的条件和实际情况选择应用。

(二)机械通气的应用

尽管在 AP 中抗生素的应用以及营养支持都取得了不错的效果,但一旦出现肺顺应性降低和通气功能的损害,进而发展到 ARDS,最后导致多器官功能不全,各种措施很难奏效,因此预防 ARDS 的发生尤其重要。通气治疗是目前基本的治疗及预防方法。

急性呼吸功能不全(或衰竭)一经确立,均应采取积极的治疗措施——机械通气。在常规 SAP 治疗基础上,主要加强呼吸支持治疗,吸氧或呼吸机支持,如无禁忌证,可适当应用肾上腺皮质激素,减轻炎症反应,改善肺功能。但因发病机理不确切,西医无针对性治疗药物。部分学者作了一些有益的尝试,包括细胞因子调节剂、磷脂酶 A_2 抑制剂、抗氧化剂、表面活性物质等的应用及一氧化氮(NO)吸入治疗,临床有一定效果,但经验不成熟。在呼吸功能不全发生之前,或机械通气的同时,还需采取其他的呼吸道管理和呼吸功能支持的措施,包括氧疗,呼吸道湿化、雾化,舒张支气管,稀释痰液,控制感染及肺扩张治疗等。AP 需机械通气治疗的有两种情况,一是术后呼吸支持,这种患者往往术前已存在呼吸困难,或有其他系统合并症,或脏器功能不全,或内环境紊乱,机械通气时间通常不超过 72 小时,当围手术期的急性生理紊乱纠正后即可撤机。另一种情况是急性呼吸窘迫综合征(ARDS),可发生于术前、术后或非手术治疗的患者,机械通气的设置和管理均比术后支持要求更高,更复杂。

二、中医药方面

目前中医药在这方面的治疗露出了可喜的苗头。根据中医肺与大肠相表里的基础理论,针对 SAP 时严重的麻痹性肠梗阻(中医阳明腑实证,"腑气不通,上逆则喘满"),应用以大承气汤为基础加减拟定的复方中药清胰汤、茵陈蒿合承气汤等以其通里攻下、活血化瘀和清热解毒之功效,引肺气下行,以止喘息。

研究认为其防治作用的主要机制如下:

1. 通里攻下后可明显减轻腹胀,使膈肌下降,缓解对肺的机械性压迫,改善呼吸功能;

2. 通下后,麻痹性肠梗阻解除,肠道屏障功能恢复,减少肠道内毒素吸收,从而减轻细胞因子和炎症介质的激活,对多器官起保护作用;

3. 肠内压力降低,有利于胆汁和胰液的引流,阻止胰酶过度分泌和激活,起到釜底抽薪作用;

4. 肠道蠕动增强,血液循环改善,并加快微循环血流速度,降低毛细血管通透性,提高肺通气、换气功能;

5. 通腑泻热药如大黄等,通过抑制体温中枢前列腺素 E 的合成及扩张周围血管,增加散热而降低体温,并因此降低了氧耗,减轻了低氧血症。

6. 有学者还从对中药清热解毒类(如银花、大青叶等)、益气回阳救逆类(人参、附子等)、活血化瘀类(丹参、川芎等)及益气养阴和清热解毒类(人参、麦冬、鱼腥草等)几方面的药理学研究中归纳总结出中药对 AP ALI 的防治机制:(1)直接治疗 ALI 的原因或诱因;(2)对抗细胞因子和炎性因子过度释放所致的 ALI;(3)改善微循环及血液流变学;(4)保护肺组织细胞。

目前实验研究和临床观察已证实,中医药在 SAP 治疗中发挥着极为重要的作用。应当指出的是,既往研究仅从抗炎治疗角度阐明了中药及其复方某些方面的作用机制。但中医药疗法可能不是对单一致病因素的简单拮抗,而是整体调节。已有许多研究证实,柴胡、丹参、大黄、川芎等对 SAP 时的内毒素血症、血液流变学变化、TXA_2/PGI_2 失平衡、清除氧自由基、抑制胰酶及脂质过氧化物活性、减轻胰组织损害等都有直接或间接的作用。这些都为中西医结合治疗奠定了必要的理论基础。在 SAP 多个病理环节中,根据中医辨证施治观点,灵活用药,取得明显效果。一般在早期以通里攻下、清热解毒法为主,活血化瘀法为辅;病情缓解、通下成功后,减少通里攻下药,继用清热解毒药,逐步转向将益气、回阳、救阴、开窍、活血等治法进行交叉联合应用。凉血化瘀、清热解毒药尤宜早期、长期应用,出现并发症时加大用量。在现代 ICU 综合救治的基础上,结合现代进展加以立法、组方、用药,则选择余地更广阔。深入研究,极有可能找到一个系列中医治法,为以后 SAP 及其并发症的治疗开辟了新的思路。但今后还要进一步加强对 AP ALI 的机理探索以及中药治疗 AP ALI 的药理研究。

三、针对急性胰腺炎肺损伤时炎症反应的治疗新策略

(一)减少肺组织中中性粒细胞数量

应用抗中性粒细胞抗体来抑制中性粒细胞与内皮细胞黏附功能可防止 SAP 时肺损伤的发生,清除循环血液中的中性粒细胞也可达此目的。国外学者 Bhatia 等在通过给动物喂食缺乏胆碱而辅加乙硫氨酸饮食(CDE)诱发的急性胰腺炎模型中,用抗中性粒细胞血清清除循环中的中性粒细胞,结果证实可以完全防止以中性粒细胞募集和肺血管内皮通透性增加为特征的胰腺炎相关性肺损伤的发展,但只是部分降低胰腺炎的严重性。

(二)炎症介质拮抗剂

1. 胰酶抑制剂　在一项雨蛙肽(50mg/kg,间隔 1 小时)诱发的 AP 的实验研究中,静脉注射一种羧酸胺盐衍化物(IS-741)可以防止动物肺脏广泛的中性粒细胞浸润、出血和细胞因子诱导的中型粒细胞化学趋化因子和 Mac-1 阳性细胞数量的增加。从受损的胰腺组织释放到循环中的胰酶被认为可以刺激补体系统的活化、白细胞系统的过度活化及多种炎症介质释放。预先应用胰酶抑制剂抑肽酶可防止肺淋巴流蛋白清除率,降低肺血管阻力,周围血粒细胞计数,动脉纤维蛋白原浓度。这也意味着蛋白酶产生和释放与肺内白细胞募集和内皮屏障功能不全的发展有关。

2. 抗黏附分子抗体　在中性粒细胞跨越内皮细胞屏障、聚集浸润于局部受损区域之前,首先须完成与血管内皮细胞的黏附。近年来研究表明,活化的中性粒细胞表面的整合素 CD11b/CD18β2 复合体与血管内皮细胞表面的细胞间黏附分子-1(ICAM-1)以受体-配体的形式相结合是细胞黏附过程中的关键环节。

3. 抗 IL-8 抗体　有研究表明,在那些有中性粒细胞募集和活化危险的患者,特别是在那些严重脓毒症或 ANP 患者 ARDS 的发展过程中,IL-8 起了关键性的作用。Osman 等用经胰导管内逆行注射 5% 鹅脱氧胆酸盐并结扎胰管的方法制备 AP 模型。治疗组在诱导 AP 前 30 分钟注射抗 IL-8 单克隆抗体(WS-4),对照组注射生理盐水。结果显示用抗 IL-8 抗体预先处理可以部分防止 AP 时肺组织中 CD11/CD18 阳性细胞数量的增加、粒细胞浸润和肺组织水肿,但并未预防肺间质单核细胞浸润、白细胞在血管的募集及中性粒细胞在血管周围的浸润和肺血管血栓形成。

4. PAF 拮抗剂　有研究发现,在 AP 动物模型中,PAF 水平明显增加,从而提示 PAF

可能是 AP 诱发的炎症反应的重要介质，可以有效防止中性粒细胞浸润和肺出血的发展及细胞因子诱导产生的中性粒细胞化学趋化因子和 Mac 阳性细胞数量的增加。有研究证实，PAF 受体的特异性拮抗剂，除了能降低胰酶活性、减轻胰组织病理损伤外，还能提高微循环的血流速度从而降低胰腺炎动物的病死率及延长平均存活时间。

（三）抗炎性细胞因子 IL-10

主要由 Th2 细胞产生，是一种强效抗炎性细胞因子，它能抑制炎性因子从各种组织中释放。IL-10 与相应受体结合后能抑制酪氨酸激酶活性和 ras 途径，能抑制 NF-κB 活化，从而抑制多种基因转录。应用 IL-10 类似物可减轻实验性 AP 肺损伤的严重程度。Zou 等在实验中将转基因 IL-10 注入小鼠腹腔干预牛磺胆酸钠诱发的 AP，发现用药组大鼠 7d 生存率显著增加，胰腺、肺脏和肝脏的损伤减轻。

（四）PPAR-γ 配体

过氧化物酶体增殖物激活受体（peroxisome proliferator activated receptors，PPARs）是一种配体激活的核受体转录因子，具有转录激活和转录抑制作用。其中 PPAR-γ 配体能作用于炎性信号传导途径的多个环节，从而抑制细胞因子、趋化因子、黏附分子等的基因表达，减轻组织损伤。Okada 等和 Ito 等均证实，激活 PPAR-γ（曲格列酮预处理）可显著抑制转录因子早期生长反应基因 1（early growth response gene 1，Egr 1）的活性，下调靶基因 IL-1β、巨噬细胞炎性蛋白-2（MIP-2）和单核细胞趋化蛋白-1（MCP-1）的表达，同时显著减轻肺组织白细胞聚集，改善肺功能、提高存活率。

（五）炎性信号通路调节因子抑制剂

预先应用 CNI-1493（一种 p38MAPK 信号通道阻断剂）可以防止胰腺炎诱发的肺内皮屏障通透性的增加，改变肺组织学变化（肺泡内出血、肺泡膜增厚、间质水肿、纤维素沉积和炎症细胞募集），并能防止支气管肺泡内 TNF-α 水平的增加。预先应用 PDTC（二硫代氨基甲酸吡咯烷铵，一种 NF-kB 活化抑制剂），可以防止胰腺弹力蛋白酶诱发的肺 TNF-α 的产生和肺内皮屏障通透性的增加。在应用 5% 牛磺胆酸钠逆行胰胆管注射大鼠 SAP 肺损伤模型中应用 PDTC 后，NF-kB 活化水平下降，TNF-α、IL-6、ICAM-1mRNA 表达降低，肺组织的湿/干比值下降，从而达到对肺组织的保护作用。

尽管目前关于 AP 时肺损伤的机制还未完全阐明，但有理由相信，随着研究的深入，新治疗措施的出现，AP 时的肺损伤会得到有效控制，从而提高 AP 的疗效，降低病死率。

第二节　清胰汤治疗急性胰腺炎肺损伤的实验研究

一、清胰汤有效降低血内毒素水平和减轻过氧化损伤

重症急性胰腺炎（SAP）是外科急危重症之一，它发病急，变化快，并发症多，死亡率高。其死亡的发生又常与其并发症密切相关。ARDS 是重症急性胰腺炎最常见的并发症之一。重症急性胰腺炎病死患者中 65% 以上与 ARDS 有关。而 ARDS 是急性肺损伤（ALI）的一个终末结局。早期预防和治疗 ALI 对降低急性胰腺炎的死亡率及改善疾病的预后具有重要意义。

既往的临床观察发现清胰汤通里攻下的功效对急性胰腺炎有很好的防治作用。但应用清胰汤是否因为保护肠屏障功能而减少了肠源性内毒素产生和吸收，抑制炎症介质对肺

的损害而降低了 ALI 的发生率的问题始终被关注。

（一）主要研究方法和结果

1. 主要方法

将 60 只 Wistar 大鼠随机分成 3 组：假手术组（SHAM 组）重症急性胰腺炎组（SAP 组），清胰汤治疗组（QYT 组），每组 20 只。采用胰管内逆行注入去氧胆酸钠制备大鼠重症急性胰腺炎时急性肺损伤模型。SHAM 组仅翻动胰腺数次，QYT 组造模后以及造模后 12 小时分别灌胃 2 次。24 小时后，麻醉下取动静脉血及肺组织。采用全自动血气分析机测定动脉血气，采用鲎试剂偶氮基质显色法定量检测血清内毒素水平，应用放免法测定血清及肺组织匀浆中 TNF 及 IL-6 水平，采用硫代巴比妥法测定血清及肺组织匀浆中 MDA 水平，采用黄嘌呤氧化酶法测定 SOD 活力，测定肺湿/干比值，通过光学显微镜观察肺的组织病理变化。

2. 研究结果

(1)血气结果显示：SAP 模型组与 SHAM 组比较 PaO_2，明显下降（$P<0.05$），$PaCO_2$ 明显升高（$P<0.05$），pH 显著下降（$P<0.05$），HCO_3^- 明显减少（$P<0.05$），表明 SAP 组肺功能有明显损伤。QYT 组上述各项指标与模型组相比均有显著改善（$P<0.05$）。

(2)SAP 组内毒素水平显著高于 SHAM 组（$P<0.01$），与模型组相比 QYT 组内毒素水平明显下降（$P<0.05$）。

(3)SAP 组血清和肺组织匀浆中 TNF-α，IL-6 水平显著高于 SHAM 组（$P<0.01$），QYT 组与 SAP 组相比血清和肺组织匀浆中 TNF-α，IL-6 水平明显下降（$P<0.05$）。

(4)SAP 组血清和肺组织匀浆中 MDA 水平显著高于 SHAM 组（$P<0.01$），SOD 活性较 SHAM 组明显降低（$P<0.01$）。QYT 组各项指标均较 SAP 模型组明显好转（$P<0.05$）。

(5)SAP 模型组肺湿干比值较 SHAM 组有显著升高（$P<0.01$）。QYT 组与模型组相比肺湿/干比值均有明显下降（$P<0.05$）。

(6)SAP 模型组可见肺间质高度充血，大部肺泡间隔明显增宽，肺泡腔部分融合成肺大泡，部分萎缩；肺间质大量中性粒细胞浸润，尤以小静脉和小支气管周围多见部分小支气管上皮细胞脱落，腔内有红细胞；可见微血栓形成。QYT 组肺组织在病理上明显改善，肺组织基本正常，少数偶有肺间质水肿、出血。部分小血管内见少许中性粒细胞浸润。

（二）研究结果的分析及意义

1. 大鼠重症急性胰腺炎时出现急性肺损伤

模型组大鼠血中内毒素水平，血和肺组织中 TNF、IL-6、氧自由基的含量明显高于对照组，出现低氧血症等异常的血气分析结果，肺湿重/干重比值增加，肺通透性增高和病理显示肺组织损伤。

2. 清胰汤对肺组织的保护作用及可能的机制

清胰汤通过降低血中内毒素水平，减轻过氧化损伤，减少 TNF、IL-6 等炎症介质释放，从而改善肺组织病理改变，达到对肺脏的保护作用。

清胰汤在 SAP 时 ALI 保护作用机理可概括如下：

(1)通里攻下有利于肠麻痹的解除，能促进腹腔内肠腔内血管活性及毒性物质的排除，从而有助于顺利度过第一个 MODS 高峰，为下一步治疗创造条件；

(2)已经证明通里攻下与清热解毒法是防治肠源性感染与内毒素血症的有效措施，有助

于减轻坏死胰腺的感染及脓肿形成,从而可减少感染性并发症及缓解第二个 MODS 高峰;

(3)通里攻下与清热解毒中药对内毒素具有降解作用,能抑制内毒素介导的细胞因子及其他炎症介质引起的过度炎症反应;

(4)通里攻下和活血化瘀药物能改善腹腔内器官的血液灌注,疏通微循环,防止过氧化损伤,并能促进炎性渗出物的吸收。这些作用对减少中性粒细胞在大鼠肺组织中黏附和聚集,提高肺的通气和换气功能,降低肺毛细血管通透性有积极作用。

因此,清胰汤在 SAP 情况下对机体的肺组织具有较全面的保护作用。

二、清胰汤改善肺泡表面活性蛋白的基因表达水平

急性肺损伤(ALI)是重症急性胰腺炎(SAP)早期最常见、最严重的并发症,急性胰腺炎(AP)患者约 1/3 伴发肺损伤或 ARDS,1 周内死亡 AP 患者大约 60% 伴有肺损伤或 ARDS。研究证实中药清胰汤可以减轻 SAP 肺损伤的程度。有研究表明肺表面活性蛋白 A(surfactant protein A,SP-A)是肺泡表面活性物质的主要成分之一,对维持肺泡的结构、功能具有重要作用,有减轻急性肺损伤的作用。

(一) 主要研究方法和结果

1. 主要方法 将 30 只 SD 大鼠随机分为对照组(SO 组)、重症急性胰腺炎组(SAP 组)和清胰汤治疗组(QYT 组),每组 10 只。采用胆胰管内逆行注入去氧胆酸钠制备重症急性胰腺炎时急性肺损伤模型,SO 组于开腹后翻动胰腺数次,QYT 组分别于造模成功后 30 分钟、12 小时给予清胰汤灌胃。造模 24 小时后,麻醉下取动静脉血、肺组织及胰腺组织。采用全自动生化分析仪测定动脉血气及血淀粉酶,测定肺湿/干比值,采用 RT-PCR 技术检测肺组织中 SP-A mRNA 的表达,通过光学显微镜观察肺及胰腺的组织病理变化。

2. 研究结果

(1)SAP 模型组与 SO 组比较 PaO_2 明显下降($P<0.05$),$PaCO_2$ 明显升高($P<0.05$),pH 显著下降($P<0.05$),肺干湿比明显增大($P<0.05$),血清淀粉酶明显升高($P<0.05$),清胰汤治疗组改善较显著,差异有统计学意义($P<0.05$)。

(2)AP 模型组与 SO 组比较肺 SP-A mRNA 明显下降($P<0.05$),肺病理评分明显升高($P<0.05$),清胰汤治疗组改善较显著,差异有统计学意义($P<0.05$)。

(3)SO 组为正常肺组织病理切片,肺组织结构清晰,肺泡壁薄,肺泡腔内偶见巨噬细胞,未见中性粒细胞浸润。SAP 组可见肺间质高度充血、水肿,大部肺泡间隔明显增宽,较多的肺泡萎陷及邻近肺泡隔断裂形成肺大泡,肺间质大量中性粒细胞浸润,毛细血管扩张、充血,灶状肺泡内出血。QYT 组可见肺组织结构清晰,肺泡间质轻度充血,可见少量白细胞浸润。

(4)SAP 组 SP-AmRNA 表达与肺损伤评分呈负相关($r=0.876$,$P<0.01$)。QYT 组 SP-A mRNA 表达与肺损伤评分呈负相关($r=0.75$,$P<0.05$)。⑤SO 组胰腺结构大致正常;SAP 组可见胰腺弥漫性出血、片状坏死,胰腺间质及腺泡炎症细胞浸润;QYT 组胰腺病变较 SAP 组明显减轻,差异有统计学意义($P<0.05$)。

(二) 研究结果的分析及意义

1. SAP 并发急性肺损伤时肺内 SP-A 表达降低且与肺损害程度呈负相关

模型 24 小时后,PaO_2、pH 下降,$PaCO_2$ 升高,肺 W/D 明显增加,病理检查见弥漫性肺实质损伤和肺水肿,符合急性肺损伤的病理改变。肺组织 SP-AmRNA 表达减弱,提示 SAP 并发 ALI 可致大鼠 PS 有效成分 SP-A 含量的减少,肺内 SP-A 表达降低。以肺 W/D 比、肺

组织病理评分来判定肺损伤程度,并将肺损伤程度与肺组织 SP-AmRNA 表达相关性进行分析,发现 SP-A 表达与肺损害程度呈负相关,提示肺内 SP-A 含量的减少可能发生在转录水平。表明肺内 SP-A mRNA 表达减弱可能在 SAP 肺损伤时起重要作用。SAP 肺内 SP-A 表达减弱可能与下列因素有关:SAP 时胰腺激活的酶原进入血液,引起肺泡Ⅱ型上皮细胞功能受损,合成、释放 SP-A 减少;SAP 时炎症细胞释放的细胞因子等损害肺泡Ⅱ型上皮细胞、抑制 SP-A 合成。

2. 清胰汤可以提高肺组织 SP-A 的表达从而保护肺组织

QYT 组肺组织 SP-A mRNA 表达与 SAP 组比较有显著增高,与 SAP 组比较 QYT 组 PaO_2 显著升高、$PaCO_2$、肺 W/D 显著降低。表明 QYT 有保护肺组织、减轻肺损伤的功能。QYT 治疗 SAP 肺损伤的可能机制是保护肺泡Ⅱ型上皮细胞,维持其合成、分泌 SP-A 功能,从而保持良好的肺表面张力,防止肺泡萎陷,维持肺功能。

目前临床应用清胰汤对 SAP 取得较好的疗效,但清胰汤治疗 SAP 肺损伤机制研究较少。中医理论认为,清胰汤有通腑利肠泻肺实的作用,使肺气得以宣发肃降,在治疗肺系感染中有显著疗效。清胰汤在 SAP 时 ALI 保护作用机制可概括如下:通里攻下有利于肠麻痹的解除,能促进腹腔内肠腔内血管活性及毒性物质的排除;通里攻下与清热解毒法有助于减轻坏死胰腺的感染及脓肿形成;通里攻下与清热解毒中药能抑制内毒素介导的细胞因子及其他炎性递质引起的过度炎症反应;通里攻下和活血化瘀药物能改善腹腔内器官的血液灌注,疏通微循环,防止过氧化损伤,并能促进炎性渗出物的吸收。这些作用对减少中性粒细胞在大鼠肺组织中黏附和聚集,提高肺的通气和换气功能,降低肺毛细血管通透性有积极作用。

三、清胰汤对胰腺炎肺损伤大鼠 caspase-1 表达的影响

中药清胰汤对急性胰腺炎的治疗得到了广泛的研究和应用,也取得了很好的疗效。但中药清胰汤对急性胰腺炎诱发急性肺损伤治疗中对 casepase-1 相关的炎症信号通路的影响,鲜有报道。以往的研究和实验表明,ALI 的发病机制与细胞因子特别是白细胞介素-1β(interleukin-1β,IL-1β)的过度产生有重要关系,而 IL-1β 的产生依赖于半胱氨酸蛋白酶-1(又称白细胞介素-1β 转化酶,interleukin-1β converting enzyme,caspase-1/ICE),而 caspase-1 的活化有赖于 ASC(apoptosis-associated speck-like protein containing caspase recruitment domain)。因而,"ASC→活化 caspase-1→活化 IL-1β 前体→有活性的 IL-1β"这一炎症信号通路在急性胰腺炎肺损伤发病机制中起到非常重要的作用。以前的研究证明,caspase-1 相关的信号通路在急性胰腺炎肺损伤发病机制中起到一定的作用。该实验应用大鼠 SAP 诱发 ALI 模型,应用中药清胰汤对重症急性胰腺炎诱发肺损伤大鼠进行治疗,通过观察上述炎症信号通路在治疗过程中的变化,探讨中药清胰汤治疗重症急性胰腺炎诱发肺损伤的作用机制,为临床更好地应用中药清胰汤治疗重症急性胰腺炎肺损伤奠定理论和实验基础。

(一)主要研究方法和结果

1. 研究方法

将 40 只雄性 SD 大鼠随机分为 4 组:假手术组(SHAM 组)、胰腺炎肺损伤组(ALI 组)、中药清胰汤治疗组(QYT 组)和醋酸奥曲肽治疗组(SS 组)。以 15g/L 去氧胆酸钠(1ml/kg)逆行注入胰胆管制备胰腺炎肺损伤模型。SHAM 组剖腹后只翻动胰腺,QYT

组在造模后立即及造模后 12 小时分别灌胃 1 次（每次 10ml/kg），SS 组造模后立即及造模后 12 小时分别皮下注射 1 次醋酸奥曲肽注射液（20μg/kg）。造模 24 小时后，麻醉下取静脉血及肺组织。测定肺湿/干比值，采用酶化学法测定肺组织 MPO 活性，采用自动生化分析仪测定血清淀粉酶水平，采用 ELISA 法测定血清 IL-1β，采用 RT-PCR 技术检测肺组织 caspase-1 的表达，采用免疫组化法检测肺组织 caspase-1 蛋白，通过光学显微镜观察肺组织病理变化。

2. 研究结果

（1）光镜下 SHAM 组肺组织正常。ALI 模型组可见肺间质高度充血、水肿，大量炎症细胞浸润；大部肺泡间隔明显增宽，肺泡腔部分融合成肺大泡，部分萎缩；肺间质大量中性粒细胞浸润，尤以小静脉和小支气管周围多见部分小支气管上皮细胞脱落，腔内有红细胞，可见微血栓形成。两治疗组肺组织炎症反应明显减轻。

（2）ALI 组肺湿/干比值明显增加，两治疗组与 ALI 组比较有显著性差异（$P<0.05$）。

（3）ALI 组 MPO 活性明显增高，而两治疗组明显下降，差异有统计学意义（$P<0.05$）。

（4）SHAM 组血清淀粉酶水平较低；ALI 组血清淀粉酶水平显著升高，差异有统计学意义（$P<0.05$）。

（5）SHAM 组血清 IL-1β 水平较低；ALI 血清 IL-1β 水平升高，两治疗组血清 IL-1β 水平较 ALI 组明显降低，差异有统计学意义（$P<0.05$）。

（6）SHAM 组肺组织内可见 caspase-1 mRNA 表达，ALI 组肺组织内 caspase-1 mRNA 的表达明显上调，而两治疗组与 ALI 组比较 caspase-1 mRNA 的表达明显下调，差异有统计学意义（$P<0.05$）。

（7）SHAM 组肺组织内可见 caspase-1 蛋白表达，ALI 肺组织内 caspase-1 蛋白的表达明显上调，而两治疗组与 ALI 组比较有显著性差异（$P<0.05$）。

（二）研究结果的分析及意义

SAP 是外科重症之一，死率高，特别是合并急性肺损伤时死亡率更高，其机制尚不完全明了。多数人认为是由于不同的致病因子引起胰腺腺泡细胞的损伤，引发活性胰酶的释放和单核巨噬细胞的激活，过度激活中性粒细胞和巨噬细胞，释放大量炎症介质包括细胞因子，再通过这些炎症介质网络，引起连锁和放大效应，即所谓的级联效应（cascade），导致多器官损害，特别是肺功能的损害。

1. ASC 的增加、caspase-1 的激活、IL-1β 分泌增加与 SAP 时肺损伤有密切关系

在众多的炎症介质和细胞因子中，IL-1β 和 TNF-α 在 SAP 发病过程中起着重要的作用，IL-1β 是 SAP 时导致肺损伤重要的细胞因子，而 IL-1β 的活化有赖于 caspase-1。Caspase-1 参与了 SAP 的发生，加重了肺损伤，一些研究人员已将 caspase-1 抑制物应用于治疗 SAP 并取得了较好的效果。Caspase-1 又称白细胞介素 1β 转化酶（ICE），它是胱天蛋白酶（caspase）家族中的成员。Caspase-1 不直接参与凋亡信号传导，它主要参与白细胞介素前体的活化，其主要功能之一是将分子质量为 31kDa 的 IL-1β 前体裂解为 17kDa 的具有生物活性的 IL-1β 形式。而 casepase-1 作为重要的信号传导物质，其活化与释放与其信号通路上的上游物质–ASC 有关。ASC 是 casepase-1 信号通路上的上游物质，是近几年发现的新的蛋白质，它能诱导 caspase-1 的活化，从而参与炎症反应。ASC 在 caspase-1 信号途径中发挥活化因子的作用。而 IL-1β 的分泌是 caspase-1 活化的结果之一，ASC 是炎症小体的重要成分，它通过直接与 caspase-1 前体或其 CARD（caspase recruitment domain）结构域来发挥

作用增加 IL-1β 的分泌。

大量的实验证明了 ASC 能诱导 caspase-1 的活化,从而证明了它参与炎症反应过程。该实验也证明了"ASC→激活 Casepase-1→IL-1β 前体→有活性的 IL-1β"这个信号通路在胰腺炎肺损伤中的作用机制。因此,探讨一种治疗方法来阻断这一信号传导通路,可能具有阻断急性胰腺炎诱发肺损伤的作用。结合肺组织 MPO 水平及肺组织的病理形态学改变,通过实验证明,重症急性胰腺炎大鼠肺组织和胰腺组织 ASC 表达明显增高,导致 caspase-1 裂解 IL-1β 前体增加,使活化的 IL-1β 分泌增加,这一信号通路在 SAP 诱发肺损伤发病过程中起着关键性作用。特别是 IL-1β 的大量产生,是导致肺损伤的重要因素之一。

本试验通过 15g/L 去氧胆酸钠逆行注入胰胆管诱发胰腺炎肺损伤模型发现,血清IL-1β水平明显升高;肺组织 caspase-1 和 ASC 的表达显著上调,同时,血清淀粉酶水平增高。免疫组化结果显示 caspase-1 和 ASC 蛋白表达明显增强,提示 ASC 的增加、caspase-1 的激活、IL-1β 分泌增加与 SAP 时肺损伤有密切关系。发病早期,具有活性的 IL-1β 在胰腺和肺组织内释放和合成,是介导中性粒细胞和巨噬细胞引起组织损伤的重要炎症介质。同时由于 SAP 的发生导致全身炎症反应综合征的出现,又使肺组织内浸润大量的中性粒细胞和巨噬细胞,因而产生了大量的细胞因子,特别是 IL-1β 的大量产生,是导致肺损伤的重要因素之一。因而,SAP 时 IL-1β 产生的高低是判定急性胰腺炎肺损伤严重程度的重要指标。

2. 阻断"ASC→激活 Casepase-1→IL-1β 前体→有活性的 IL-1β"这一信号通路是中药清胰汤治疗重症急性胰腺炎诱发肺损伤的重要机制之一

临床上 SAP 的治疗是个难点,目前通常采用个体化的综合治疗方案,其中,中医中药治疗 SAP 是一个很重要的方面,临床上已有了肯定的疗效,特别是中药清胰汤治疗胰腺炎。经过广大中西医结合急腹症外科临床科研工作者的不懈努力,已经证实了中药清胰汤在治疗 SAP 方面的有效作用。

中医理论认为,肺与大肠相表里。若肺气被邪毒所遏,失其宣肃,则喘促息数。传入阳明与肠道糟粕搏结,肺气不通而浊气又不能从下而出,扰乱了肺与大肠相表里的生理状态,而出现"喘"、"满"症情。急性胰腺炎被称为"脾心痛",其临床发病急,变化快,病情凶险,多由患者饮食不节、暴饮暴食或酗酒而引起,若治疗不当,延误治疗,易造成死亡。中医理论认为 SAP 由于肝胆失疏、湿热蕴结,或上迫于肺,或内陷心包,或热伤血络,因而造成肺损伤,出现胸胁苦满,湿热蕴结。其病机关键是"热实瘀血"。治则应是清热、泻实、化瘀,而清胰汤可泻下热结,荡涤积滞,通畅腑气,其通腑利肠泻肺实,使肺气得以宣发肃降,具有通里攻下、活血化瘀、清热解毒的功效,清胰汤中的茵陈具有清热、利湿、退黄的功效,栀子具有泻火除烦,清热利尿,凉血解毒之功效。大黄有推陈致新,以通为补的作用,可以用它通里攻下的作用达到治疗 SAP 时 ALI 的目的。芒硝具有泻热通便,润燥软坚,清火消肿的功效。以上四味药配合柴胡、木香的疏肝理气,健胃止痛作用;元胡的活血化瘀、行气止痛;白芍的平肝止痛;甘草宣肺化痰;当归的补血活血,润肠通便。连翘的清热解毒,消肿散结等功效使清胰汤即具有单味药的药效又显示出复合制剂的复合功效。因而在治疗 ALI 时具有其他方法无法比拟的优势。

中医学认为"六腑以通为用,以降为顺","不通则痛"采用中药清胰汤能针对 SAP 时 ALI"热实瘀血"的病机特点,有效的消除病理因素对机体的危害。方中大黄、芒硝相须为用,峻下热结之力甚强,红花活血化瘀、兼能润肠,既助诸药泻结,又防止血瘀引起的组织坏死。研究结果表明,该方具有如下作用机制:①有利于肠麻痹的解除,能促进腹腔内肠腔内血管活性及毒性物质的排除,从而有助于顺利度过第一个 MODS 高峰,为下一步治疗创造条件;②已经证明通里攻下与清热解毒法是防治肠源性感染与内毒素血症的有效措施,有助于减轻坏死胰腺的感染及脓肿形成,从而可减少感染性并发症及缓解第二个 MODS 高峰;③通里攻下与清热解毒中药对内毒素具有降解作用,能抑制内毒素介导的细胞因子及其他炎症介质引起的过度的炎症反应;④通里攻下和活血化瘀药物能改善腹腔内器官的血液灌注,疏通微循环,防止过氧化损伤,并能促进炎性渗出物的吸收;⑤通里攻下药物能够调节在严重腹腔感染时出现的异常免疫反应,使之较快恢复常态。这些作用对减少中性粒细胞在大鼠的肺组织中黏附和聚集,提高肺的通气和换气功能,降低肺毛细血管通透性有积极作用。因此,清胰汤在 SAP 情况下对肺组织具有较全面的保护作用。

中药清胰汤具有通里攻下的作用,这在治疗 SAP 时具有积极的治疗效果。它可以通过改善胃肠道的功能,促进内毒素的排泄、减少炎症介质和细胞因子的产生和吸收,从而减轻全身重要器官的损害,达到治疗目的。中药清胰汤治疗急性胰腺炎肺损伤已有不少报道,但是其治疗机制研究较少。清胰汤是否可以通过影响"ASC→激活 Casepase-1→IL-1β 前体→有活性的 IL-1β"这个信号通路达到治疗急性胰腺炎肺损伤的目的,尚未见报道。

该实验采用中药清胰汤治疗实验性重症急性胰腺炎肺损伤大鼠,设立阴性对照组(假手术组)和阳性对照组(醋酸奥曲肽治疗组),通过观察上述指标来判定中药清胰汤是否可以通过阻断"ASC→激活 Casepase-1→IL-1β 前体→有活性的 IL-1β"这一信号通路,减少细胞因子来治疗重症急性胰腺炎肺损伤。醋酸奥曲肽即生长抑素衍生物,具有通过影响细胞因子治疗 SAP 肺损伤的作用,因而作为阳性对照组具有可靠性。为了判定肺损伤程度,该实验通过测定肺组织内 MPO 活性和肺湿/干质量比值这两项反映肺损伤程度的指标来判定肺损伤程度是否与血清内 IL-1β、肺组织内 caspase-1mRNA、ASC mRNA 和 caspase-1、ASC 蛋白的表达相平行,并且通过检测肺组织病理切片来判定肺损伤程度是否与细胞因子的测定值具有一致性。结果表明,肺损伤的严重程度与血清 IL-1β 测得值以及肺组织内 caspase-1mRNA、ASC mRNA 和 caspase-1、ASC 蛋白的表达程度相平行,并与血清内淀粉酶活性增高趋势相一致。从实验结果看,中药清胰汤可以减少血清内 IL-1β 的分泌量,下调肺组织内 caspase-1mRNA、ASC mRNA 和 caspase-1、ASC 蛋白的表达,下调胰腺组织内 ASC 蛋白的表达,并且与降低肺组织内 MPO 活性和肺湿/干质量比值相平行。从而提示,减少血清内 IL-1β,下调肺组织内 caspase-1mRNA、ASC mRNA 和 caspase-1 及 ASC 蛋白的表达,阻断"ASC→激活 Casepase-1→IL-1β 前体→有活性的 IL-1β"这一信号通路是中药清胰汤治疗重症急性胰腺炎诱发肺损伤的重要机制之一。

四、清胰汤防治大鼠 SAP 急性肺损伤的综合治疗效应

重症急性胰腺炎(SAP)是外科急危重症之一,他发病急,变化快,并发症多,死亡率高。其死亡的发生又常与其并发症密切相关。ARDS 是重症急性胰腺炎最常见的并发症之一,重症急性胰腺炎死亡患者中 65% 以上与急性呼吸窘迫综合征(ARDS)有关,而 ARDS 是急性肺损伤的一个终末结局。早期预防和治疗 ALI 对降低急性胰腺炎的死亡率及改善疾病的预后具有重要意义。中医通里攻下法对急性胰腺炎具有很好的防治作用,但应用通里攻下中药是否因为保护肠道屏障功能而减少了肠源性内毒素产生和吸收,抑制炎性递质对肺的损害而降低了 ALI 的发生率?该实验同时设计 4 种药物(清胰汤、地塞米松、醋酸奥曲肽、头孢他啶)对 SAP 进行治疗观察,并通过生化、病生等方法和手段,研究应用不同药物治疗

SAP 时 ALI 各种致病因素的变化,探讨各种药物作用机制,为临床治疗提供确切依据和理论基础。

(一)主要研究方法和结果

1. 主要方法

将 65 只 Wistar 大鼠随机分成 6 组:假手术组(SHAM 组),10 只;重症急性胰腺炎组(SAP 组),20 只;醋酸奥曲肽治疗组(SS 组),10 只;地塞米松治疗组(DEX 组),10 只;头孢他啶治疗组(KEF 组),10 只;清胰汤治疗组(QYT 组),10 只。采用胰管内逆行注入去氧胆酸钠制备大鼠 SAP 时 ALI 模型,SHAM 组开腹翻动胰腺数次,关腹。QYT 组在造模后及12 小时后分别灌胃 1 次,SS 组分别于造模后及造模后 12 小时皮下注射 1 次,DEX 组造模后及造模后 12 小时分别静脉注射 1 次,KEF 组造模后及造模后 12 小时分别静脉注射 1 次。造模 24 小时后,麻醉下取动静脉血及肺组织。采用自动分析法测定动脉血气及淀粉酶活性,采用鲎试剂偶氮基质显色法定量检测血清内毒素,采用放免法测定血清及肺组织中的 TNF 及 IL-6,采用硫代巴比妥法测定血清及肺组织中的 MDA,采用黄嘌呤氧化酶法测定血清及肺组织中 SOD 的活力,测定肺湿/干比值,通过光学显微镜观察肺组织病理变化。

2. 研究结果

(1)造模后 24 小时,SAP 模型组死亡率(55%)与 SHAM 组比较死亡率明显增加($P<0.01$),各治疗组动物死亡率均较模型组明显改善,造模后 24 小时各治疗组大鼠死亡率如下:醋酸奥曲肽治疗组(40%),地塞米松治疗组(30%),SAP+头孢他啶治疗组(30%),SAP+清胰汤治疗组(30%)与模型组相比明显降低($P<0.01$),各治疗组间无明显差异($P<0.01$)。

(2)SAP 模型组与 SHAM 组比较 PaO_2 明显下降($P<0.05$),$PaCO_2$ 明显升高($P<0.05$),pH 显著下降($P<0.05$),HCO_3^- 明显减少($P<0.05$),表明 SAP 组肺功能有明显损伤。各治疗组上述各项指标与模型组相比均有一定改善,其中地塞米松组和清胰汤治疗组对动脉血气改善较显著。

(3)SAP 模型组血清淀粉酶显著高于 SHAM 组($P<0.01$)。与模型组相比各治疗组血清淀粉酶含量出现明显下降($P<0.05$)。其中醋酸奥曲肽治疗组淀粉酶下降明显。SAP 模型组内毒素水平显著高于 SHAM 组($P<0.01$),与模型组相比各治疗组内毒素水平明显下降($P<0.05$)。其中清胰汤治疗组尤为显著。提示清胰汤对治疗内毒素血症具有较明显作用。

(4)SAP 模型组肺湿/干比值较 SHAM 组有显著升高($P<0.01$)。与模型组相比各治疗组的肺湿/干比值均有明显下降($P<0.05$),其中地塞米松治疗组对降低肺湿/干比值较明显。

(5)SAP 模型组血清和肺组织匀浆中 TNF-α,IL-6 水平显著高于 SHAM 组($P<0.01$),与模型组相比各治疗组血清和肺组织匀浆中 TNF-α,IL-6 水平明显下降($P<0.05$)。其中清胰汤治疗组尤为显著,其他治疗组在某些指标上较清胰汤治疗组改善差($P<0.05$)。SAP 模型组血清和肺组织匀浆中 MDA 水平显著高于 SHAM 组($P<0.01$),SOD 活性较 SHAM 组明显降低($P<0.01$)。清胰汤治疗组治疗效果最显著,各项指标均较 SAP 模型组明显好转($P<0.05$),其他治疗组在某些指标上较清胰汤组改善差($P<0.05$)。

(6)组织病理变化的比较:SHAM 组为正常肺组织病理切片。SAP 模型组可见肺间质高度充血,大规市泡间隔明显增宽,肺泡腔部分融合成肺大泡,部分萎缩;肺间质大量中性粒细胞浸润，尤以小静脉和小支气管周围多见；部分小支气管上皮细胞脱落，腔内有红细胞，可见微血栓形成。醋酸奥曲肽和头孢他啶治疗组肺组织病理改变基本一致，病理显示肺轻度瘀血，肺泡隔增宽，间质可见少量白细胞浸润，可见少量微血栓，少数肺泡内壁可见透明膜形成。清胰汤和地塞米松治疗组在病理上明显改善，肺组织基本正常，少数偶有肺间质水肿、出血，部分小血管内见少许中性粒细胞浸润。

（二）研究结果的分析及意义

1. 抗生素治疗和糖皮质激素治疗有局限性

由于 ALI 常与感染有关，理论上应用抗生素治疗是成立的，但目前尚无一种制剂能够明显降低总体死亡率。如果盲目使用广谱抗生素，导致肠道菌群失调，加剧炎症反应导致组织器官的进一步损害，所以并不主张对所有患者常规预防性使用抗生素。实验结果也证实抗生素组治疗效果欠佳，但较模型组仍明显好转，因为在大鼠急性重症胰腺炎后期由于肠道屏障破坏，细菌移位导致感染，应用抗生素有利于控制继发感染，对 ALI 的治疗仍有一定意义。DEX 治疗组，动物动脉血气和肺湿/干比均较模型组明显改善，但并不能阻止其他脏器衰竭的发生，总体死亡率并无改善。临床研究发现皮质激素对 ARDS 或脓毒症患者并无益处，它不能阻止 ALI 的发展，也不能改善预后，但糖皮质激素可能对纤维化期有治疗作用，而 ARDS 晚期死亡与肺纤维化和由于并发肺炎所致的脓毒症及 MOF 有关。

2. 醋酸奥曲肽治疗在抑制胰淀粉酶作用上有明显优势

醋酸奥曲肽治疗组在抑制胰淀粉酶作用上明显优于其他治疗组，但对降低血液循环内毒素水平，防止过氧化损伤，抑制炎性递质和细胞因子的释放等方面无明显效果；对减轻组织病理损害效果不明显。醋酸奥曲肽是一种 PAF 释放的强抑制剂并能刺激网状内皮系统功能，增强机体对细菌和毒素的清除能力。但在 SAP 发病过程中胰蛋白酶原激活后产生的胰蛋白酶对胰腺组织细胞的破坏作用只是一种"扳机"作用，在 SAP 后期各种细胞因子释放，内毒素血症交互作用，激肽及补体系统的激活，毛细血管内皮细胞的损伤以及其他酶从激活的白细胞释放等一系列病变是 SAP 病程发展的主要原因，而不是激活的胰蛋白酶自身直接作用造成的。故靠单一使用生长抑素对改善疾病的预后，降低死亡率并无明显作用。

3. 通里攻下法、活血化瘀法、清热解毒法在治疗急性胰腺炎时具有其他方法无法比拟的疗效

中医理论认为"肺与大肠相表里"。若肺气被邪毒所遏，失其宣肃，则喘促息数传入阳明，与肠道糟粕搏结，肺气不通，而浊气又不能从下而出，扰乱了"肺与大肠相表里"的生理状态，而出现"喘"、"满"症情。而清胰汤可泻下热结，荡涤积滞，通畅腑气，其通腑利肠泻肺实，使肺气得以宣发肃降在治疗肺系感染中有显著疗效。实验结果显示：中药治疗组在整体疗效上优于其他治疗组，对改善 SAP 时 ALI 的各种致病因素均有显著疗效。综合中药在 SAP 时 AIL 作用概括如下：通里攻下有利肠麻痹的解除，能促进腹腔内肠腔内血管活性及毒性物质的排除，从而有助顺利度过第一个 MODS 高峰，为下一步治疗创造条件；已经证明通里攻下与清热解毒法是防治肠源性感染与内毒素血症的有效措施，有助于减轻坏死胰腺的感染及脓肿形成，从而可减少感染性并发症及缓解第二个 MODS 高峰；通里攻下与清热解毒中药对内毒素具有降解作用，能抑制内毒素介导的细胞因子及其他炎症介质引起的过度炎症反应；通里攻下和活血化瘀药物能改善腹腔内器官的血液灌注，疏通微循环，防止过氧化损伤，并能促进炎性渗出物的吸收；某些临床观察还证实，通里攻下药物能够调节在严重腹腔感染时出现的异常免疫反应，使之较快地恢复常态。这些作用对减少中性粒细胞在

大鼠肺组织中轴附和聚集,提高肺的通气和换气功能,降低肺毛细血管通透性有积极作用。因此,清胰汤在 SAP 情况下对机体的肺组织具有较全面的保护作用。

总之,SAP 是一种全身性疾病,SAP 导致的 ALI 具有多方面的发病机制,涉及内毒素、肠屏障、微循环、炎性递质和细胞因子连锁反应等多个环节。因此治疗上没有一种能解决所有问题的万能钥匙。中医中药具有多方面的综合效应,但仍需与抑酶、抗过氧化损伤和抗炎症递质等疗法在不同时期,不同阶段配合应用,中西医疗法相结合,优势互补,相得益彰。

(闻庆平　任双义　王冠宇)

参 考 文 献

[1] 陈海龙,关凤林,齐清会.急性胰腺炎相关性肺损伤的中西医结合治疗[J].中国医师进修杂志,2009,32 (23):4-8.

[2] 张雪梅,陈海龙,王朝晖.清胰汤对急性胰腺炎肺损伤治疗作用的实验研究[J].中国中西医结合消化杂志,2008,16(2):106-108.

[3] 闻庆平,陈海龙,关凤林.清胰汤对大鼠重症急性胰腺炎时急性肺损伤治疗作用的观察[J].中国中西医结合外科杂志,2003,9(4):302-306.

[4] 闻庆平,陈海龙,关凤林.不同药物治疗大鼠重症急性胰腺炎时急性肺损伤的比较[J].世界华人消化杂志,2004,12(6):1359-1363.

[5] 任双义,陈海龙.清胰汤对胰腺炎肺损伤大鼠 caspase-1 及相关细胞因子表达的影响[J].中药药理与临床,2006,22(3):126-128.

[6] 关凤林,陈海龙,尚东,等.中西医结合治疗急性胰腺炎降低重型病死率的系列研究[J].中国中西医结合杂志,2006,26(1):95-95.

[7] 张雪梅,陈海龙,王朝晖.清胰汤对大鼠急性胰腺炎肺损伤时 SP-A 表达的影响[J].世界华人消化杂志,2007,15(35):3738-3743.

第五篇

胆道感染和胆道梗阻的中西医结合研究

第十六章 | 胆道感染的病变特点及发病机理

引起胆道(胆系)感染的最常见致病原因是细菌,此外亦可由寄生虫,诸如蛔虫、中华睾吸虫及钩虫等引起。实际上,当肠道寄生虫进入胆道系统时,除了寄生虫及其卵的致病作用外,必然同时也带入了肠道的细菌,为此,本章主要论述细菌引起的胆系感染。

第一节 胆道感染的病因

一、引发胆道感染的细菌类别

在胆系感染时从胆汁中分离到的细菌多达数十种,可概括为需氧菌及厌氧菌两大类。随着对厌氧菌培养技术的发展和改进,发现厌氧菌感染占腹部外科感染的 $65\%\sim94\%$,占胆道感染的 40% 左右。根据国外学者对 105 例胆系感染者胆汁中各种细菌检出率的频度调查,依次为:需氧菌有大肠杆菌、克雷伯杆菌、D 型链球菌、肠杆菌、肺炎杆菌、假单胞菌、柠檬菌、链球菌等;厌氧菌则依次为类杆菌属(占 $80\%\sim90\%$)、梭形杆菌属及革兰氏阳性厌氧球菌等,而与胆红素钙结石形成关系密切的最常见的是脆弱类杆菌(占类杆菌属的 $70\%\sim80\%$)和产气夹膜杆菌。有时在胆汁中甚至检出弯曲杆菌及霉菌等。国内的报告指出:从胆道感染患者胆汁中分离到的细菌,按其比例在需氧菌中占优势的是大肠杆菌、克雷伯杆菌和肠链球菌;在厌氧菌中则一般以类杆菌,特别是脆弱类杆菌占优势。

目前多数研究认为胆汁中的细菌主要呈几种细菌并存的混合感染。绝大多数厌氧菌都需要与需氧菌相伴生存,需氧菌与厌氧菌的比例为 $1:100\sim1000$ 以上。混合感染时,需氧菌消耗病灶中的氧,降低感染组织中局部的氧化还原电位,有利于厌氧菌生长繁殖。其次,厌氧菌可抑制机体的免疫功能,产生的 β-内酰胺酶可破坏青霉素及头孢菌素类的 β-内酰胺环,从而降低药效,保护了大肠杆菌。有的研究还指出胆汁中的细菌检出率与胆系疾病的类型或患者是否存在高危因素密切相关。一般来说,70 岁以上的高龄患者,有黄疸、发热、寒战,尤其伴有胆石者,胆汁细菌培养的阳性率可高达 67%,而低危患者则仅为 19%,二者之间具有显著差异。不同类型的胆系疾病,其胆汁细菌的检出率亦有明显差异。原发性胆管结石的细菌阳性率高达 100%,而胆囊结石、慢性胆囊炎仅 26%。胆汁中细菌的数量及种类,常随病情而演变。通常病情严重、病变复杂,诸如曾经多次胆道手术或曾行胆肠吻合术者,不仅胆汁中细菌的数量多(有时可高达 10^9/ml),而且常存在着厌氧菌感染。引起胆道感染的原因除了细菌外,还可由蛔虫、中华睾吸虫及钩虫等诱发。实际上,当肠道寄生虫进入胆道时,除了寄生虫本身及其虫卵的致病作用,必然同时带入胆道细菌。因此,胆系感染时胆汁中检出的细菌不仅有助于判断引起胆系感染的原因,而且还可以估计胆道手术后发生切口感染、感染性并发症及危险程度,可据此了解病情,以采取有效的防治措施。

二、胆道感染的途径及影响因素

目前认为,胆系感染的途径主要包括经血运、淋巴以及直接由肠道经十二指肠乳头孔循胆道上行感染等几种途径。

(一)经血运

门静脉血是胆系感染的重要来源。由于分布于肝窦壁的库普弗细胞等网状内皮系细胞具有强大的吞噬及屏障功能。正常情况下,少量细菌经门静脉到达肝脏,会被肝内网状内皮系统清除。因此,尽管在正常状态下门静脉血中常可检测到一些细菌,但胆汁是无菌的。为此有人将肝脏比喻为体内的细菌滤器。在肠道血运障碍、肠道微生态环境紊乱或胆盐缺乏,肠黏膜屏障受损,出现肠道细菌移位,大量细菌和内毒素经门静脉进入血液循环,超过肝脏的清除能力,或出现肝功障碍,特别在肝硬化时,肝脏的清除能力受损,血源性胆道感染的危险性才明显增高,细菌可随分泌的胆汁进入胆道引起胆系感染,也从而构成某些无石性胆囊炎和肝内胆管炎的发病基础。

(二)胆道逆行感染

胆道是胆系感染的主要来源。由于各种原因引起的 Oddi 括约肌功能低下,均可引起肠胆反流,使富含细菌和消化酶的肠内容物进入胆道。事实上,胆道感染的细菌主要是肠源性的。在正常情况下,胃及十二指肠等上消化道内仅含极少量的细菌。而且大多为非致病菌。引起胆系感染的致病菌,尤其厌氧菌基本上都来自下消化道。当机体内环境发生紊乱,引起肠道内细菌移位及菌群失调时,一些下消化道内的细菌在十二指肠内留滞、繁殖,若进入胆道就可以发生逆行感染。这些情况常见于肠道运动或血运障碍、肠内容物积滞(如术后肠麻痹,肿瘤侵犯或压迫十二指肠,胃次全切除毕Ⅱ式吻合术后的输入襻梗阻等),尤其好发于经鼻胆管十二指肠括约肌切开成形术或胆肠吻合术后。临床上一些老年患者常因便秘、身心负荷、饮食不调、胃酸降低、消化不良等引发胆囊炎或胆道感染,其发病机理大多与此有关。

(三)经肠黏膜屏障

当黏膜遭受机械、物理或化学性损伤时,肠道的黏液和黏膜屏障被破坏,肠道的细菌就可经肠管经淋巴途径或直接穿过肠壁进入肝胆而引起胆系感染。

第二节　胆道感染的病变特点及其机制

由于急性胆囊炎和急性梗阻性化脓性胆管炎分别是胆系感染中最为常见和最严重的病变,以下就此为重点进行论述。

一、胆囊炎的病变特点及其机理

(一)病变特点

1. 无石性急性胆囊炎　无石性急性胆囊炎是指胆囊有明显的炎症而胆囊内无结石存在的炎性病变,大多有细菌感染。有些是在原先存在的炎症、狭窄等基础上发病,另一些则可能与胰腺病变有关。大多发生于老年人,尤以女性为多,常伴有糖尿病或败血症,亦见于急性创伤、烧伤、意外事故及术后患者,多数处于禁食、饥饿状态,尤其多见于全胃肠外营养者。表现为突然发生的右上腹阵发性或持续性疼痛,或呈典型的胆绞痛。本病演变快、病情重,常迅速恶化乃至发生胆囊坏疽、穿孔而引发局限性或弥漫性腹膜炎。由于多数患者是老年人,反应迟钝,抵抗力低下,耐受性差,且常伴有其他严重的病变,因此病情常不典型,容易误诊,贻误治疗而危及生命。其愈后与病情的拖延直接有关,死亡率可达20%。其治疗原则除了针对原发病因进行积极治疗外,应迅速控制感染,通畅胆流,以及纠正机体的水、电解质和酸碱失衡,必要时应作急症手术摘除病变胆囊或置管造瘘、减压引流以挽救生命。

2. 结石性胆囊炎　结石性胆囊炎的病变特点及发病机理是胆流淤滞,细菌感染或胆囊缺血。除少数病例外,胆流淤滞绝大多数是由于胆石梗阻引起。实验证明,向胆囊内注入细菌并不引起胆囊炎,只有同时造成胆流梗阻或中断血液供应才会诱发急性胆囊炎。实验还发现,单纯结扎胆囊管可以引起胆汁成分逐渐被吸收,并不发生炎症;若使动物处于饥饿状态下再作同上处理,就可引起胆囊逐渐扩张,并有胆汁的浓缩,有时伴发炎症反应。进一步的研究揭示,上述情况与饥饿动物的胆汁使胆固醇过饱和状态有关;另有实验显示向胆囊内注入溶血性卵磷脂亦可诱发急性胆囊炎,从而表明胆囊炎可能是胆囊内压增高、胆汁成分改变、血运障碍等多种因素综合作用的结果。

(二) 发病机制

急性胆囊炎发病过程是一种动态演变过程,大致可概括为以下4期,各期具有一定的病变特点。

1. 胆绞痛期　急性胆囊炎的发病绝大多数起因于胆石或其他原因引起的胆道梗阻、胆汁流通障碍,这种情况与闭襻性肠梗阻的变化相似。此时胆囊因胆汁积滞而被扩张,胆囊壁张力增高,由于胆囊颈部或胆囊管变窄,加上胆汁久储浓缩,黏滞度增加等造成的胆流阻力增大,从而在排胆活动时因为胆囊的强烈收缩而发生痉挛性绞痛;当胆囊跨壁压增高、静脉回流受阻而发生血运障碍时则可引起胆囊壁充血水肿,这种变化以浆膜下层尤为显著。

2. 急性炎症期　感染初期,胆囊仅有轻度炎症、水肿或伴有轻度的囊腔扩张。胆囊的炎症反应,除了可以由细菌及内毒素引起外,胆汁中的一些成分本身亦是化学性致炎因素。在胆道感染伴有排胆障碍时,郁积的胆汁为细菌的繁殖提供了条件;胆汁中的结合型胆汁酸在肠源性细菌的作用下,发生脱结合转变为游离型胆汁酸,卵磷脂则转变为溶血性卵磷脂,它们均具有明显的致炎作用,而且由于这些分子可以自由透过胆囊壁,从而进一步使胆囊发生炎症变化。如果病变不十分严重,由于重力关系,病变可主要发生在胆囊底部;当整个胆囊发生弥漫性病变时,由于胆囊肝床面的组织固定,伸展性较小,故病变常以此处为重;若胆囊颈、壶腹部有结石存在,由于局部压迫,可成为病变较重的部位。

在细菌的作用下,胆囊内和胆汁混浊变臭;由于黏膜遭受刺激及白细胞和巨噬细胞释出大量组织胺、白三烯、白细胞介素及肿瘤坏死因子等细胞因子及活性物质,促使毛细血管通透性增加及黏液大量分泌,从而使胆汁更为黏稠,炎症、充血、水肿等变化进一步加重;胆汁内的结合型胆红素在大肠杆菌以及一些厌氧菌的β-葡萄糖醛酸酶作用下水解为游离型胆红素,当其与胆汁中的钙离子及黏多糖等黏合后可以发生沉淀与析出,从而在胆汁中出现许多胆色素颗粒及絮状沉渣以及胆泥样物质,如伴有产气荚膜菌的感染,则胆囊内还可见到气体。

本期胆囊壁的病理变化,除了充血、水肿外,还可见大量炎症细胞浸润。由于局部瘀血、缺氧,血管通透性增加,可出现灶性出血、细胞变性及纤维素沉着等一系列变化。基于胆囊壁各层组织血液供应的特点,胆囊发生急性炎症时以黏膜的病变出现早、且病变重。

3. 坏死穿孔期　若病变进一步加重,胆囊的血运障碍及细胞代谢紊乱更趋严重,组织病变加剧,细胞坏死乃至发生胆囊穿孔。这种病变大致可由下述2种情况引起:一是由胆石的机械性压迫或炎症、水肿导致胆囊壁的主要血管发生栓塞,或因局部血流急剧减少而致相应部位的组织缺血、坏死而发生穿孔,如常见于胆囊颈部结石嵌顿引起胆囊管和胆总管联接处发生严重充血、水肿、血流障碍及组织变性。由于病变进展迅速,穿孔后感染的胆汁随即向腹腔扩散,而引起弥漫性腹膜炎。另一种情况是由于胆囊管梗阻,胆汁淤积,胆囊内压逐渐增高,胆囊壁张力变大,加上炎症感染的影响而使胆囊壁的血运障碍逐渐加重,最后因组织缺血、坏死而发生胆囊穿孔。这类穿孔常发生于胆囊底部,这是由于该处受到的张力最大,血运障碍亦最为严重所致。由于病变常是渐进性,有较长的演变过程,通常当炎症扩展到胆囊浆膜层时,由于炎症渗出波及胆囊周围组织,尤其是大网膜的移行包裹而形成粘连,因此胆囊穿孔时常呈局限性腹膜炎或形成袋状脓肿。除此以外,若胆囊穿孔朝向肝床或与之粘连的肝脏表面,则可引起肝脓肿;若穿入附近肠道,诸如十二指肠或结肠,即形成胆肠瘘,有时可因排入较大的胆石而导致胆石性肠梗阻。

4. 慢性炎症期　由于细菌感染、机械和化学性致炎刺激未能彻底清除,病变迁延或反复发生,以致胆囊壁呈现慢性炎症并伴有一定程度的血运障碍,从而使胆囊黏膜上皮萎缩、结缔组织增生,囊壁变厚、变硬,顺应性降低,胆囊的舒缩功能及浓缩功能相应减弱,甚至演变为胆囊萎缩。若胆囊管由于炎症反应或结石梗阻造成堵塞,引起胆汁流通严重障碍时,胆囊内的胆汁由于黏液仍不断分泌而胆色素等被吸收,逐渐变成灰色或灰白色胆汁。合并细菌感染时则可呈带有粪臭的脓样胆汁;若分泌量超过重吸收,胆汁就逐渐变稀,胆囊被伸撑、扩大而变为胆囊积水;若胆囊感染产气细菌,诸如韦氏梭形杆菌、大肠杆菌、厌氧链球菌及其他一些梭形杆菌或存在着与肠道相通的胆瘘则可出现胆囊积气。通常伴有胆石的慢性胆囊炎常常可因胆流受阻、再次感染而急性发作,从而呈现反复发作的病程特点。

二、胆管感染的病变特点及其机理

与胆囊感染的病变相似,当胆流排通障碍时,由于胆汁淤滞而致胆管内压增高和胆管扩张;管壁因炎症、水肿而增厚,严重感染时胆汁亦可转变为脓样;病程绵延反复者则成慢性炎症。病变的根本问题亦是梗阻、感染及其派生的各种变化。

(一) 乳头炎

胆总管下端及乳头部是胆道系统天然的狭窄部位,肝内外胆管结石及胆囊结石在其排出过程中均须经此进入肠道,亦可留滞于胆道括约肌上端的袋状部,因此这些部位常可由于胆石的压迫、机械刺激,尤其是发生嵌顿、合并感染而遭受损害。胆道黏膜发生炎症充血、水肿乃至结缔组织增生等一系列变化,从而引起胆管狭窄,其次则因胆汁及胆石等的积滞而致胆管扩张,严重时胆总管可增粗 2~3cm 甚至更大。乳头部反复发生炎症则可演变为缩窄性乳头炎。

(二) 肝内外胆管炎

含有结石的肝内、外胆管由于结石的反复刺激、胆汁淤积及细菌感染而发生一系列急、慢性炎症变化。尤以慢性肝内、外胆管炎值得重视。其特点表现为胆管黏膜有单核细胞及淋巴细胞浸润,病变局部有肉芽组织的修复反应,管壁各层有结缔组织增生,黏膜呈乳头状或腺瘤样增生以致管壁增厚、管腔变窄乃至完全闭锁。在梗阻以上的胆管由于排胆不畅而逐渐扩张。基于胆道的流体力学,胆管狭窄常发生在肝总管上端、左右肝管开口部及二级肝胆管的开口处。前者常多形成环状狭窄,上方有结石嵌顿;发生在二级和三级肝胆管开口处的狭窄,其上的胆管常呈囊状扩张,并积滞多量胆石,尤以左叶为甚。

炎症可波及胆管周围组织,肝内小胆管及汇管区可见明显的炎症反应及胆管上皮增生。

病程绵延反复者可引起肝小叶周围的肝细胞发生萎缩性变化,肝索周围及汇管区出现多量结缔组织而发生胆汁性肝硬化。如梗阻、感染仅发生于某一肝段或肝叶则可导致肝段或肝叶的萎缩。严重的胆汁性肝硬化同样可引发门静脉高压及肝功衰竭等危重变化。

(三) 急性重症胆管炎

急性重症胆管炎(acute cholangitis of severe type,ACST)是因胆管急性梗阻并继发化脓性感染所致,以肝胆系统病损为主,进一步可造成多器官功能和器质性损害的全身严重感染性疾病,是胆道感染疾病中的严重类型。过去也常称为急性梗阻性化脓性胆管炎(acute obstructive suppurative cholangitis,AOSC)。AOSC 是 1961 年由 Genn 所命名,1983 年中华医学会外科学分会在重庆会议将其定名为 ACST。

ACST 的诊断标准尚未完全统一。国内普遍采用 1983 年我国制定的标准,即在急性化脓性胆管炎前提下,出现感染性休克(动脉收缩压<9.3kPa 也即<70mmHg,或具有下列两项以上情况者即可确诊:①精神异常症状;②体温>39℃ 或<36℃;③脉率>120 次/分;④白细胞计数>$20×10^9$/L(>20 000/mm³);⑤胆汁呈脓性伴胆管内压明显增高;⑥血培养阳性。

ACST 是胆总管、总肝管、左右肝管或肝内胆管发生急性梗阻及严重的化脓性细菌感染所致,是胆系感染中最严重的类型,病情凶险常伴有休克,是胆系疾病最主要的致死原因。绝大多数患者伴有胆石,特别是肝内结石,并存在着严重的胆管狭窄,尤其好发于左右肝管汇合处,常呈节段性狭窄,狭窄上有肝管扩张、肝内胆管常同时存在各种程度的狭窄。有时可因胆石嵌顿于胆总管下端而引发。据国内统计,引起本病的感染细菌主要是大肠杆菌、铜绿假单胞菌、变形杆菌以及金黄色葡萄球菌。其中半数以上系由大肠杆菌感染。常合并厌氧菌感染,感染率可达 80%~100%,主要包括脆弱类杆菌、产气荚膜杆菌及念珠菌。有时可因胆道寄生虫,尤其是胆道蛔虫或肠内容物向胆道逆流而引发。

1. 发病机制

(1)胆管内压力的影响:胆管梗阻所致的胆管内高压是急性化脓性胆管炎发生、发展和恶化的首要原因,在发病机制中它起着"动力作用"。实验证明,当胆管内压>2.9kPa(30cmH₂O)时,细菌及其毒素即可反流入血而出现临床感染症候。梗阻愈完全,管内压愈高,菌血症和内毒素血症发生率愈显著。在胆管持续高压下,除大量细菌毒素从炎性组织经毛细血管和淋巴管吸收入血外,已证明胆管内各种感染物质也可直接进入血液循环中,产生严重的脓毒血症。

归纳感染物质入血途径如下:①毛细胆管-肝窦瘘。感染物质循肝小叶中央静脉、小叶旁静脉、肝静脉和下腔静脉达右心,经肺动脉入肺,产生胆砂性栓塞及败血性梗死。②胆源性肝脓肿腐蚀损害肝内血管使细菌入血。③胆管黏膜炎性溃烂累及相邻的门静脉分支,在门静脉内可发现胆砂性血栓。④与肝内淋巴管相通,可能经肝门淋巴管、胸导管入上腔静脉,在淋巴管内也发现过胆砂石。

胆管内高压还会强烈刺激管壁自主神经,抑制交感神经活动可发生神经性低血压、休克。动物实验证明,无感染因素的急性胆管高压可引起血压明显下降,同时动物的右内脏神经冲动频率显著增加;胆管减压后,上述改变即刻恢复正常。临床上急症胆管减压术中,脓性胆汁排出后,血压迅速回升和脉率减慢者亦屡见不鲜,表明有神经因素参与。

(2)细菌和毒素的作用:肠源性多菌种联合协同感染而产生大量强毒性的细菌毒素,是引起本病严重感染症候、休克和多系统器官衰竭的重要原因。胆管内严重感染由革兰氏阴性需氧和厌氧多种细菌大量释放入血的内毒素,是本病的主要细菌毒素,也是高内毒素血症的主要来源。在发病过程中肠源性内毒素超常吸收也是不可忽视的加重因素。实验和临床证明,胆盐有维持肠内正常菌群结合或吸附内毒素作用。胆管梗阻后,胆盐排入肠道减少或缺如,使肠内菌群失调,革兰氏阴性杆菌过度繁殖致内毒素池扩大,同时见肠黏膜、绒毛水肿致屏障功能受损,从而导致细菌和内毒素大量吸收移位至门静脉血内。内毒素刺激机体单核巨噬细胞系统产生、表达和释放肿瘤坏死因子-α等炎性细胞因子,进而激活有多种炎症介质参与的全身炎症反应综合征,形成毒性网络和连锁反应,多种炎性细胞因子和炎症介质相互叠加和放大毒性效应,对机体产生系列有害作用。内毒素还能激活补体和凝血系统,从而加重感染。

(3)免疫防御机能降低:本病所造成的全身和局部免疫防御系统的损害,直接削弱了机体自身消灭致病菌能力,是感染恶化的重要影响因素。吞噬作用是人体内最重要的防御功能。肝窦壁上的库普弗细胞是全身巨噬细胞系统即网状内皮系统中重要组成部分,占整个系统的70%,它具有清除血液中微生物、毒素、免疫复合物及其他大分子化学物质的作用,是阻止细菌和内毒素自胆管和自血液进入胆系的过滤屏障。本病发展时库普弗细胞首当其害,胆管内高压可削弱其吞噬功能。实验证明,结扎动物胆管后,库普弗细胞吞噬以同位素标记细菌的作用显著降低。而急性化脓性感染所致的广泛肝窦细胞严重炎症改变甚至坏死,以及长期反复急慢性交替感染所导致的肝纤维化和胆汁性肝硬化,又使库普弗细胞结构受损。血浆调理素和纤维连接素是促进巨噬细胞系统吞噬功能的重要体液介质,在感染过程中,它们不断与细菌和毒素结合或被分解而明显减少,从而使体内吞噬功能进一步下降。这些都是全身防御免疫系统结构和功能受损的明显表现。有实验还证明,梗阻性黄疸动物的细胞免疫功能受损,主要表现为 T 淋巴细胞识别抗原的能力受到抑制,可能与细胞介导免疫缺陷或产生某种抑制因子有关。

2. 病理生理特点

狭窄部位的上端,胆流淤滞、胆管内压急剧升高,胆管明显扩张,并淤积大量恶臭的脓性胆汁,有淤积的胆石或胆泥。扩张的胆管黏膜严重充血、水肿、化脓,管壁变薄,有反复发作的胆道感染时由于炎症及结石的长期刺激,局部胆管还伴有肥厚增生等变化,肝组织内可见变性。在胆道高压的情况下,感染迅速向肝侧扩展,肝窦明显扩张,出现大量中性粒细胞及化脓性变化,肝组织内可见多处小灶状或大片肝细胞坏死,肝索排列紊乱,而丧失正常构型,肝细胞出现明显的水样变性,呈气球样外观;有些细胞胞浆不匀、核固缩或呈现嗜酸性坏死;汇管区有严重的炎症细胞浸润,胆管内有大量胆栓及脱落的细胞残屑及脓细胞团。肝脏表面严重充血、水肿并有多量脓性渗出物,可见多发性脓肿形成。

由于胆汁反流,细菌感染及胆管内压急剧升高,导致肝细胞之间的连接复合体遭到破坏。胆-血屏障功能丧失,大量胆汁成分、细菌及其毒素、蛔虫或虫卵甚至感染的胆砂,可经胆管-肝窦瘘、胆管-肝脓肿-血管瘘或胆管-血管瘘直接进入血液循环,产生严重的内毒素血症、多菌种败血症及脓毒败血症,并造成多系统器官急性化脓性损害,较常发生的有急性化脓性肺炎、肺脓肿、间质性肺炎、肺水肿、肾炎、肾皮质及肾小管上皮变性坏死、心肌炎、心包炎、脾炎、脑炎、胃肠道黏膜充血、糜烂和出血等。这些严重全身感染性损害,是导致病情重笃、使机体发生中毒性休克乃至多脏器衰竭而危及生命的病理生理基础。

第三节　胆道感染对机体的影响

腹痛、发热、黄疸以及休克是胆道严重感染时出现的特征性变化,亦是临床上所谓的 Charcot 三联征或四联征。其病理生理基础是胆流淤滞,细菌及其代谢产物对胆道系统及全身的毒害。病变的性质、程度及其表现形式,取决于感染细菌的毒力、数量、胆系的局部状况及机体全身的抗病能力等多种因素的总和。

一、腹痛

胆系感染时引起的腹痛,其特点是持续性胀痛伴阵发性加剧。主要由于胆汁积滞引起胆囊或胆道扩张以及炎症侵及胆系及其附近组织所致。由于壁内压升高产生的牵张刺激和感染过程中产生的 H^+、K^+、腺苷酸、组胺、前列腺素,缓激肽、神经激肽以及 P 物质等的化学刺激,达到一定程度就可引起疼痛反应。

二、黄疸

胆系感染可以发生梗阻性、肝细胞性乃至溶血性黄疸,其程度视胆道梗阻、胆汁反流、肝细胞受损以及脓毒血症的情况而异。单纯的胆系感染可以不发生黄疸,但伴有胆总管结石或肝内外广泛结石,尤其当胆道发生淤滞时则可发生重度黄疸。当发生内毒素血症及休克时,由于弥散性血管内凝血以及合并血管内溶血及出血,则可兼有一定程度的溶血性黄疸。

三、发热

胆系感染时的发热是外源性及内源性致热源共同作用的结果。由于病变范围和感染的程度不同,发热的形式及程度可以有很大的差别,细菌及其代谢产物(如内毒素等)是具有高度活性的外源性致热原,只要 $0.01\mu g/kg$ 就可使感染机体发生明显的发热反应;炎症反应时由白细胞、内皮细胞、巨噬细胞、淋巴细胞等释出的大量 TNF-α 白细胞介素(IL-1、IL-6)等都是具有致热作用的内源性致热原。实验研究表明,用肿瘤坏死因子 $0.1\sim0.2\mu g/kg$ 乃至 $50ng/kg$ 就可使体温升高 1℃左右。由于这些致热因子对视前区前下丘脑体温调节中枢的刺激,并通过前列腺素 E(PGE)、cGMP 等中枢发热介质的释放,作用于相应的神经元,使体温中枢的调定点(温阈)上移,引起体温重新调节,通过增加产热、减少散热而处于一个高的体温水平。严重的胆道感染,在发热之前所出现的发冷、寒战,多半是在体温升高之前,由于交感神经兴奋,使体表血管收缩,皮温下降,刺激了皮肤的冷感受器以致骨骼肌收缩的结果。亦有人认为寒战是由于下丘脑后部靠近第三脑室壁的寒战中枢被兴奋所致。寒战可以大量产热,其代谢率多为正常的 4~5 倍,从而使体温急剧上升。当体温已升高并维持新的调定点时,就在高体温的范围内波动而呈持续高热。调定点的高度与致热原的存在情况相随。在梗阻性化脓性胆管炎时,由于细菌及其代谢产物、白细胞产生的细胞因子以及抗原抗体复合物等致热原持续地进入血流刺激机体;又由于这些因素因病情变化而呈现不同的作用强度,从而使其热度、热型很不规则,或是弛张热,或呈高热持续状态。需强调的是,当胆道感染时,胆汁排泄不畅而严重淤滞,这往往成为高热或发热持续不退的重要原因。因此临床上对于那些高热不退、中毒症状严重的患者经常需要进行胆道的充分引流才能缓解病情。

发热既是机体发生炎症、感染等的一个信号,表明机体的代谢与机能活动发生了一系列紊乱;但就发热的生物学意义而言,又是机体抗御感染的一种抗病反应,它可通过提高机体的抗病能力,清除致病因素及其引起的损伤障碍,促进机体康复。

四、休克及多器官功能障碍综合征

胆系感染时发生的休克主要是由于大量的细菌及其代谢产物,特别是内素素等进入血流所致。实验表明,当胆道内压力达 1.96kPa(200mmH₂O)时,胆道内的细菌就可以出现于胸导管的淋巴液中;当胆道内压>2.45kPa(250mmH₂O)时,就可使毛细胆管与 Disse 间隙沟通,胆-血屏障破坏,细菌从胆道系统移行入血。进入血流的大量细菌及内毒素,一方面可以直接损害肺、肾、肝、心、脑等重要脏器的实质细胞和循环中的红细胞,破坏细胞膜、影响膜的流动性、通透性,使离子泵功能发生障碍,大量 Na^+ 进入细胞内引起细胞水肿,导致细胞器的结构与功能遭受损害,诸如线粒体肿胀变性、ATP 代谢障碍,溶酶体破坏而释出大量溶酶体酶导致细胞自身破坏,并释放入血液中;另一方面在细菌内毒素的刺激下,腹腔及肝内的大量巨噬细胞以及血液内众多白细胞、淋巴细胞、单核细胞等被活化而释出大量细胞因子,包括肿瘤坏死因子、白细胞介素 1(IL-1)、花生四烯酸的代谢产物—前列腺素及血栓素,白三烯,以血小板激活因子;并可激活补体、纤溶及凝血系统;与此同时内毒素以及一些细胞因子或活性介质还可刺激交感肾上腺系统和直接、间接地损伤毛细血管内皮,使激肽、组胺、5-HT 等血管活性物质的释放。同时,由于血小板激活因子的活化导致血流动力学改变及微血管内白细胞黏附、微血栓形成等一系列变化,引起组织器官的微循环障碍,造成组织缺、缺氧,细胞代谢紊乱及内环境失衡,从而导致动脉血压下降、休克以及肝衰、急性肾衰、心肌抑制、循环衰竭、休克肺、脑水肿、昏迷、凝血系统功能紊乱及胃肠道出血等一系列的多脏器损害和功能障碍的发生,造成 MODS 或 MSOF,甚至引起死亡。

第四节　胆道感染防治的病理生理学基础

胆流梗阻与细菌感染是引起胆系炎症的两大基本因素,而且常相互影响,互为因果,因此控制感染、通畅胆流、消除致病因子,及时有效地阻止病情恶化,纠正机体发生的各种障碍及紊乱,是治疗的基本原则。

在控制感染方面,应针对致病的细菌,选择能在胆汁中保持足够浓度与足够时间的抗生素。但不容忽视的是,致病菌随着抗生素的长期广谱使用等,耐药菌不断增加,细菌菌种不断发生变化,所以在疾病的不同阶段都应有针对性地正确合理使用抗生素,以有效地控制胆道感染。

通畅胆流应积极去除引起胆流障碍的原因,如结石及狭窄等,并视病情及机体的具体情况,采取手术或非手术措施,力求安全、有效、及时为首要准则。在治疗急性梗阻性化脓性胆管炎时,因该病病情危重,尤应积极、慎重,在抢救休克的同时必须采取果断措施解除梗阻、控制感染、菌毒并治,否则断难收效。

(陈海龙　贺雪梅　王　辉)

参 考 文 献

[1] 黄志强.当代胆道外科学[M].上海:上海科学技术文献出版社,1998.

[2] 李永渝主编.消化病理生理学高级教程[M].上海：同济大学出版社,2012.

[3] 施维锦主编.胆道外科学[M].上海：上海科学技术出版社,1993.

[4] 施维锦.胆石病诊治中的若干问题[J].胃肠病学,2003,8(3):130-131.

[5] 崔乃强主编.中西医结合胆道外科学[M].武汉：华中科技大学出版社,2009.

[6] 关中正,唐乾利.胆色素结石形成中各因素作用的研究进展[J].吉林医药学院学报,2007,28(2)：109-112.

[7] 胡佑华,王迪浔.胆管高压对血液动力学及植物神经活动的影响[J].中华外科杂志.1990,28(10)：628-630.

[8] 李宁,肖路加,傅林,等.脆弱类杆菌与大肠杆菌在胆红素结石成因中的比较研究[J].华西医科大学学报,1991,22(4):416-419.

[9] Xiao LJ,Jiang JM,Meng XQ,et al.Biliary origin septicemia[J].Chin Med J（Engl）,1981,94(2)：127-132.

[10] Deitch EA,Sittig K,Li M,Berg R,et al.Obstructive jaundice promotes bacterial translocation from the gut[J].Am J Surg.1990.159(1)：79-84.

[11] Lygidakis NJ,Brummelkamp WH.The significance of intrabiliary pressure in acute cholangitis [J].SurgGynecolObstet,1985,161(5)：465-469.

[12] Smith AL,Stewart L,Fine R,et al.Gallstone disease.The clinical manifestations of infectious stones [J].Arch Surg,1989,124(5)：629-633.

[13] Nakai K,Tazuma S,Ochi H,et al.Does bilirubin play a role in the pathogenesis of both cholesterol and pigment gallstone formation? Direct and indirect influences of bilirubin on bile lithogenicity[J].Biochim Biophys Acta,2001,1534(2-3)：78-84.

[14] Lum DF,Leung JW.Bacterial Cholangitis[J].Curr Treat Options Gastroenterol,2001,4(2)：139-146.

第十七章 | 急性胆道感染和胆道梗阻的临床和实验研究

一、急性重症胆管炎大鼠肝损伤的发病机制

急性重症胆管炎（ACST）又称急性梗阻性化脓性胆管炎（AOSC），是胆道感染中最严重的一种疾病，具有发病急、病情重、变化快、并发症多、死亡率高等特点。胆道梗阻后继发细菌感染是 ACST 发病的根本原因，而由此引起的脓毒症，即由感染引起的全身炎症反应综合征（SIRS）及进一步发展出现的多器官功能障碍综合征（MODS）是导致患者死亡的直接原因。因此细菌和内毒素（LPS）诱发的细胞因子和炎症介质过度释放引起的脓毒症成为该病的核心，也是人们研究的热点。有证据表明，ACST 时 LPS 大量进入血液循环，形成的内毒素血症是引起细胞因子和炎症介质释放的根本原因。而肿瘤坏死因子-α（TNF-α）作为前炎性细胞因子是诱导其他细胞因子和炎症介质释放的主要中间介质，在脓毒症的发病中起关键性作用。核转录因子-κB（NF-κB）是细胞内一种重要的核转录因子，它在细胞因子诱导的基因表达中起关键性调控作用，并参与机体的免疫反应、炎症反应及细胞凋亡的调控。一氧化氮（Nitric oxide，NO）是一种神经递质也是一个活性自由基，可调节细胞与细胞间的信息、参与细胞免疫反应、介导细胞毒性，各种免疫细胞的激活均以 NO 为效应因子，它可通过阻断三羧酸循环，引起细胞缺氧、窒息、死亡。已有研究表明 NO 参与了急性胆道感染后肝损伤的过程，并在其中可能起着重要作用。在 ACST 导致的 MODS 中，肝损伤被认为是一种较突出的表现，具有重要的临床意义。但迄今为止，有关 ACST 大鼠模型的制备方法，没有统一标准，尤其符合临床实际要求的减压内引流方法更有待于改进；且 ACST 时相关细胞因子的变化规律及合并肝损伤机制的研究较少；对 ACST 患者采取怎样的治疗措施亦缺乏确切的实验研究依据。本部分实验着重探讨：①ACST 大鼠模型的制备及减压内引流方法；②ACST 大鼠血清中相关细胞因子及炎症介质的变化规律和意义；③通过分析相关细胞因子和炎症介质与血常规、肝生化、肝脏病理变化及肝细胞凋亡情况探讨肝损伤的机制及形式；④不同治疗方法对 ACST 大鼠的治疗作用及可能机制。

以上问题的解决有利于进一步明确 ACST 时并发脓毒症及 MODS 的机制，为合理应用中医药治疗 ACST 提供进一步的理论依据，有利于临床工作中使中西医两种不同的治疗方法相互取长补短，形成一套有效的、中西医相结合的治疗方案，以提高 ACST 的治愈率降低死亡率。

（一）主要研究方法和结果

1. 主要方法

（1）药物：清胆汤（茵陈 30g、金钱草 30g、栀子 15g、黄芩 15g、木香 15g、枳实 15g、柴胡 15g、元胡 20g、大黄 15g、芒硝 10g）制成每毫升含 1g 生药的药液。灌胃给药，剂量为每只大鼠每次 1ml/100g 体重，早晚各一次。抗生素使用注射用氨苄青霉素，用法为腹腔注射给药，经过换算使用剂量为 167mg/100g 体重，早晚各一次。

（2）动物：健康 SD 大鼠 104 只，体重 270~330g，雌雄各半。

（3）实验方法：将大鼠随机分为假手术（SO）组 8 只，ACST 组 16 只，单纯减压（SP）组 12 只，单纯中药（SH）组 16 只，单纯抗生素（SA）组 16 只，胆管减压＋中药（DH）组 12 只，胆管减压＋抗生素（DA）组 12 只，胆管减压＋中药＋抗生素（DHA）组 12 只。采用胆总管注射大肠杆菌 $O_{111}B_4$ 制备 ACST 大鼠模型。取大鼠标本后，血常规以全自动血球计数仪检测，鲎试剂偶氮基质显色法检测血清内毒素水平，放射免疫法检测血清 TNF-α 浓度，硝酸还原酶法检测血清 NO 水平，全自动生化分析仪检测血清 ALT 和 D-bil、I-bil，免疫组化法检测肝细胞 NF-κB 和 caspase-3 表达水平，TUNEL 法检测肝细胞凋亡情况。

2. 研究结果

（1）一般情况：各组大鼠造模完成后约 2 小时麻醉清醒，可自主活动，饮用糖盐水。术后 4 小时除 SO 组外，均出现精神不振，不愿活动，竖毛，对外界刺激反应下降。术后 6 小时上述表现更加明显，耳朵开始出现黄染，呼吸急促。术后 12 小时未经治疗或治疗无效的大鼠开始出现尿色黄，少尿或无尿，呼吸困难加重，甚至张口呼吸，鼻出血，并开始出现死亡现象；术后 24 小时经中药治疗组大鼠出现稀便，其他组大鼠无大便。到术后 48 小时，治疗有效的大鼠状态已明显好转，并可进食，而 ACST 组则仍无食欲，尿色深黄，无大便，解剖可发现结肠中有较多干燥、坚硬的粪块。

（2）各组大鼠死亡率比较：SO 组没有大鼠死亡，SH 组死亡率最高为 56.3%，其次为 ACST 组 50%，两者无差异（$P>0.05$），与 ACST 组相比 SD、SA、DH、DA 及 DHA 组死亡率显著降低（$P<0.01$），其中 DHA 组最低。

（3）各组大鼠 WBC 计数的比较：ACST、SH、SA 三组大鼠 WBC 显著高于 SO 组（分别为 $P<0.01$，$P<0.01$，$P<0.05$），三组间无显著差异（$P>0.05$）；SD、DH、DA 及 DHA 等减压治疗组显著低于 ACST 组（$P<0.05$），与 SO 组比较无统计学差异（$P>0.05$）。

（4）各组大鼠 PLT 计数的比较：所有胆道感染组大鼠血小板均明显低于 SO 组（$P<0.01$）；SA、DA 及 DHA 组与 ACST 组相比血小板计数显著升高（分别为 $P<0.05$，$P<0.01$，$P<0.01$），而 SD、SH 和 DH 组与 ACST 组相比无差别（$P>0.05$）。同时发现血小板计数在减压治疗组中，均高于相应不减压治疗组，其中在抗生素组具有显著差异（$P<0.05$）。应用抗生素治疗组高于相应应用中药治疗组，均具有统计学差异（$P<0.05$，$P<0.01$）。

（5）各组大鼠血清 ALT 含量的比较：ACST、SD、SH 和 SA 组大鼠血清 ALT 均显著高于 SO 组（$P<0.01$），其中 ACST 组最高，SD 组最低；DH、DA 和 DHA 组显著低于 ACST 组（$P<0.01$），SD 和 SA 组亦低于 ACST 组（$P<0.05$）；SH 组与 ACST 组比较无显著差异，但明显高于其他治疗组（$P<0.01$）。ACST 大鼠经减压引流治疗后血清 ALT 水平显著低于相应非减压引流治疗组（$P<0.001$）。在减压基础上应用中药和抗生素时 ALT 均明显低于盐水组（$P<0.05$），但二者之间无显著差异（$P>0.05$）；不进行减压治疗，中药组和盐水组血清 ALT 之间无显著差异（$P>0.05$），但二者均高于抗生素治疗组（$P<0.01$）。

（6）各组大鼠 D-BIL 和 I-BIL 含量的比较：经减压引流治疗的 SD、DH、DA 和 DHA 四组无论是 D-BIL 还是 I-BIL 均显著低于其他未减压组（$P<0.01$）。

（7）各组大鼠血清内毒素水平的比较：与 SO 组相比，ACST 组大鼠血清 LPS 明显升高（$P<0.01$）；SD、SA 和 DA 组亦高于 SO 组（$P<0.05$）；与 ACST 组相比，各治疗组血清 LPS 均显著下降（$P<0.01$）。应用减压内引流治疗的大鼠血清 LPS 水平较相应非减压组大

鼠下降更为明显,其中盐水组具有显著差异($P<0.01$)。应用中药治疗后大鼠血清 LPS 水平较应用盐水及抗生素组均明显下降($P<0.01,P<0.05$)。

(8)各组大鼠血清 TNF-α 水平的比较:与 SO 组相比,ACST 组大鼠血清 TNF-α 显著升高($P<0.01$),SA 组也明显升高($P<0.05$),其他各组虽高于 SO 组,但无统计学差异;与 ACST 组相比,SA 组血清 TNF-α 浓度虽有下降,但无统计学差异,而 SD 和 SH 组低于 ACST 组($P<0.05$),DH、DA 及 DHA 组则显著下降($P<0.01$)。应用减压内引流治疗组大鼠血清 TNF-α 浓度较相应非减压组均有下降,其中盐水组有显著差异($P<0.05$),其他两组则无统计学意义。在减压组,大鼠血清 TNF-α 浓度在各种疗法间均无明显差异;在非减压组,应用中药治疗组大鼠血清 TNF-α 浓度最低,明显低于盐水组($P<0.01$),但与抗生素组无统计学差异。

(9)各组大鼠血清 NO 水平的比较:胆道感染的各组大鼠血清 NO 浓度均显著高于 SO 组($P<0.01$),其中 ACST 组最高,SH 组次之,两者相比无显著差异($P>0.05$);其他治疗组均低于 ACST 组($P<0.01$)。无论在盐水组、中药组还是抗生素组,经减压引流治疗后的大鼠血清 NO 浓度均比未经减压治疗组低,具有显著差异($P<0.01$)。ACST 大鼠无论是否进行减压引流治疗,应用抗生素治疗组其血清 NO 浓度均显著低于应用盐水及中药治疗组($P<0.01$);而中药组虽低于盐水组,但两者之间无统计学差异。

(10)各组大鼠肝组织的病理改变:SO 组肝脏无病理改变;ACST 组大鼠胆总管明显扩张达 3~5mm,肝脏肿大、瘀血,有较多出血点,严重者肝脏表面可见小脓肿,数目、大小不等;SD 组大鼠胆总管无明显扩张,肝脏轻度肿大,个别肝脏表面可见小脓肿,但较 ACST 组数目少,面积小;SH 组肝脏大体观察与 ACST 组未见明显区别;SA 组大鼠胆总管明显扩张,与 ACST 组相比肝脏肿大及瘀血略有减轻,肝脏表面脓肿或脓点明显减少;DH、DA 和 DHA 组大体表现基本相同,无胆总管扩张,肝脏肿大及瘀血不明显,肝脏表面无脓肿或脓点。镜下观察:SO 组大鼠肝细胞形态正常,排列整齐,肝窦无扩张,肝窦及汇管区无炎症细胞浸润;ACST 组可见肝窦及小叶间胆管明显扩张,肝窦、肝细胞周围及汇管区有大量炎症细胞浸润,肝细胞排列疏松紊乱,脂肪变性明显,有散在的点状或小片状坏死灶,坏死灶内大量炎症细胞浸润;SD 组肝窦及小叶间胆管无明显扩张,肝窦、肝细胞周围及汇管区均有炎症细胞浸润,但数量较 ACST 组有所减少,肝细胞轻度脂变,个别大鼠肝脏有点状坏死灶;SH 组肝脏病理与 ACST 组相比无改善反而有加重倾向,主要表现在坏死灶面积扩大,数量增加;SA 组肝窦及小叶间胆管明显扩张,肝细胞排列疏松,脂肪变性明显,与 ACST 组比较炎症细胞浸润明显减少,仅有少量点状坏死灶;DH 组肝窦基本无扩张,肝细胞排列较整齐,仅少数肝细胞发生脂肪变性,个别大鼠肝脏有点状坏死灶;DA 组与 DH 组镜下表现相比肝细胞发生脂肪变性明显增多,但炎症细胞浸润减少,无点状坏死灶;DHA 组表现为肝窦基本无扩张,且无明显炎症细胞浸润,肝细胞排列较整齐,仅少数肝细胞发生脂肪变性,无点状坏死灶,好于其他治疗组。

(11)各组大鼠肝细胞中 NF-κB 活性的比较:在 SO 组中仅少数大鼠肝脏有 NF-κB 活化的表现,且阳性肝细胞数均小于 10%;在各胆道感染组 NF-κB 活化的肝细胞数明显增加($P<0.01$),活化的肝细胞多集中在肝小叶汇管区和中央静脉周围,靠近肝被膜很少有活化的肝细胞;各治疗组除 SA 组外 NF-κB 活化程度均低于 ACST 组($P<0.05$);减压治疗组 NF-κB 活化程度低于相应非减压组($P<0.05$)。

(12)各组大鼠肝细胞 caspase-3 表达的比较:在 SO 组肝细胞中呈低表达或不表达;与

SO 组相比各胆道感染组肝细胞 caspase-3 表达均明显升高（$P<0.01$），阳性的肝细胞多分布在中央静脉和汇管区周围；各治疗组中除 SH、SA 组与 ACST 相比无差异（$P>0.05$）外，其他各组 caspase-3 表达水平均显著下降（$P<0.05$），其中 DHA 组最低；减压治疗组肝细胞 caspase-3 阳性率显著低于相应非减压组（$P<0.01$）；单纯抗生素治疗组肝细胞 caspase-3 阳性率显著低于单纯中药治疗组（$P<0.01$），配合减压引流后二者差异消失（$P>0.05$）。

（13）各组大鼠肝细胞凋亡的比较：SO 组凋亡的肝细胞数量少，呈散在分布，与 SO 组相比各胆道感染组肝细胞凋亡率明显升高，其中 ACST 组凋亡的肝细胞分布密集，呈条片状，且以坏死灶周围和中央静脉及汇管区居多；各治疗组中除 SH 组与 ACST 相比无差异（$P>0.05$）外，肝细胞凋亡率均显著下降（$P<0.01$），其中 DHA 组最低；减压治疗组肝细胞凋亡率显著低于相应非减压组（$P<0.01$）；单纯抗生素治疗组肝细胞凋亡率显著低于单纯中药治疗组（$P<0.01$），配合减压引流后二者无差异（$P>0.05$）。

（二）研究结果的分析及意义

急性重症胆管炎是在胆道急性梗阻基础上发生的一种严重胆道感染。胆道感染所致的多种细胞因子和炎症介质过度释放引起的脓毒症，在肝、肾、心、肺等多器官损害中起重要作用。目前临床上多在抗感染、抗休克的同时，采取急诊手术治疗，此疗法虽然有效，但手术创伤往往使胆源性败血症所致的肝脏损害进一步加重，诱发或加重 MODS，风险极高。而采用中西医相结合的治疗方法，即通过手术或利用内窥镜胆道减压引流配合中药清胆汤及抗生素等药物的使用，则极大地提高了治疗的安全性，在临床应用中取得了良好的治疗效果。

1. 关于大鼠 ACST 模型的制备方法

国外尚无报道，国内已有较多研究，大致有如下五种方法，均在无菌条件下开腹：第一种方法，游离胆总管，远端结扎，近端注入大肠杆菌后，再次结扎近端，关腹；第二种方法，游离胆总管，在近肝门处的胆总管插管，结扎其远端，然后经导管注入大肠杆菌后，继续注入 0.25ml 空气暂时阻断导管，关腹前将导管的远端埋入十二指肠；第三种方法是游离胆总管后，在距左右肝管汇合处远端 1cm 处离断胆管，远端结扎，近端插入硅胶管，用细丝线结扎固定。向管内注入大肠杆菌，然后将硅胶管游离端妥善封闭后留置在腹腔，关腹。术后可选择时间再次开腹，打开封闭的远端，置入十二指肠，行胆管减压内引流术；第四种方法，找到胆胰管十二指肠乳头开口处，在十二指肠对系膜缘刺一小孔，将直径 1mm 硅胶管经乳头逆行插入胆管至肝门，并于距肝门 0.5cm 处细丝线妥善结扎固定。然后向管内缓慢注入大肠杆菌，注毕 10 分钟后拔除硅胶管，关腹；最后一种方法是，在 10 倍手术显微镜下显露和游离胆总管及左、中、右肝管，充分游离左肝管，用 5-0 丝线在靠近各肝管汇合部结扎左肝管，于其稍上方用 4 号注射针头穿刺左肝管并缓慢注入大肠杆菌液，拔针后在穿刺点近端再次结扎左肝管，关腹。以上五种方法各有优缺点，可根据实验需要进行选择。通过对上述五种方法的综合分析及该实验要求，作者采用了改良后的新方法（具体如前述），其具有如下特点：①符合 ACST 病因要求，梗阻和感染确切，程度均一，重复性好；②造模过程中不需要手术显微镜，技术要求不高，一般实验人员均可操作；③能够进行减压内引流，符合临床治疗要求，且方法简单，操作时间短（全过程小于 1 分钟），创伤小，可使 ACST 大鼠更好地耐受二次手术，降低因二次手术引起的死亡率，节省人力物力；④引流方式及创伤程度与临床上行内窥镜胆道减压引流相似，具有微创特点，因此更具有临床意义。从该研究结果来看，采用本方法制备的 ACST 大鼠，WBC 显著升高及 PLT 显著下降正是胆道严重感染的后果，与临床患者表现相同；ALT、D-IL 和 I-BIL 均明显升高，且在所有非减压治疗组中 D-IL 较 I-BIL 升高更为明显,符合胆道梗阻的临床表现;ACST 大鼠术后的表现和肝脏的病理变化也与急性梗阻性化脓性胆管炎的表现一致。由此可见,我们制备的 ACST 大鼠模型是符合实验要求的。此外,大多研究表明 ACST 大鼠在造模后 6 小时,ALT、TNF-α 以及肝组织中性粒细胞数量和 NF-κB 活化水平均已显著升高。说明在造模后 6 小时大鼠已开始发病,所以我们选择在 6 小时进行减压治疗。从前面的结果可以发现在进行减压内引流术后,所有减压组血清胆红素水平均较非减压组显著下降,接近 SO 组,尤其以 D-BIL 为明显,下降达数十倍,可见减压引流是十分有效的。综上,我们所制备的 ACST 大鼠模型是成功的,减压引流是有效的。

2. 内毒素与急性重症胆管炎的关系

内毒素是革兰氏阴性细菌外壁的一种脂多糖(LPS)成分,当细菌受到抗生素或补体的攻击后出现死亡并裂解,LPS 被释放出来,这是 LPS 的主要来源。此外,在细菌的对数生长期或营养缺乏时,细菌会以出泡方式释放 LPS。ACST 时内毒素血症的形成主要有两条途径:一种来源于胆道,另一种来源于肠道。该实验结果表明:ACST 大鼠血清 LPS 水平显著高于 SO 组,提示 ACST 时由于严重的胆道感染导致胆血屏障和肠黏膜屏障的破坏,大量 LPS 进入血液循环,出现了严重的内毒素血症。LPS 对多种细胞有毒性作用,能直接对心肝肺肾等重要器官造成损害;也是重要的外源性致热源,刺激白细胞产生内源性致热源,作用于下丘脑体温控制中枢,引起发热;刺激肥大细胞释放组胺,引起炎症;激活凝血系统,引起弥散性血管内凝血,血小板过度消耗,继发出血;激活体内单核巨噬细胞系统,从而使多种炎症介质过度释放,包括:TNF-α、白细胞介素及血小板激活因子等。过度释放的细胞因子形成连锁放大反应进而造成休克、急性呼吸窘迫综合征、MODS 等严重后果。反过来,这些后果又加重肠道屏障的破坏,从而加重内毒素血症,形成恶性循环。研究结果还表明,血清 LPS 与 TNF-α 和 NO 及 ALT 呈显著正相关。提示:增高的血清 LPS 促使 TNF-α 和 NO 等炎症介质的释放,并导致了肝损伤。因此,针对 ACST 时血清 LPS 的两条来源途径及早采取防治措施,是减轻肝损伤、避免形成更加严重的内毒素血症及继发 MODS,降低 ACST 死亡率的根本所在。

3. TNF-α 与急性重症胆管炎的关系

TNF-α 是一种主要由单核巨噬细胞系统产生的具有多种生物学活性的前炎性细胞因子,在机体免疫反应和炎症反应中起重要作用。目前认为 ACST 所诱发的脓毒症及继发的 MODS,不仅是细菌和 LPS 直接作用的结果,更是细菌和 LPS 刺激机体单核巨噬细胞系统释放过量的细胞因子及炎症介质,形成瀑布样级联反应,引起组织细胞损伤的最终结果,其中 TNF-α 的作用最为明显。该研究结果表明:ACST 大鼠血清 TNF-α 显著高于 SO 组,而且与血清 LPS 水平呈显著正相关。说明 ACST 时高内毒素血症刺激机体释放过量的 TNF-α,与林秀珍等的研究结果一致。TNF-α 引起肝损伤的机制可能与下列因素有关:①TNF-α 直接损伤肝窦内皮细胞,促进肝内白细胞黏附于肝窦内皮,促进白细胞脱颗粒,释放大量自由基及酶等;②TNF-α 增多导致炎症连锁反应被启动,促进其他细胞因子持续性释放(包括氧自由基,NO,IL-2,IL-6,IL-8,血小板激活因子),这些因子又增强了 TNF-α 的作用;③TNF-α 还能损伤血管内皮细胞,造成血流动力学改变及凝血功能异常,反过来加重肝损伤。因此,TNF-α 水平能够反应感染的严重程度。该研究结果也表明:血清 TNF-α 与 ALT 和 WBC 呈显著正相关,与 PLT 呈显著负相关。提示:TNF-α 参与了 ACST 时肝损伤的病理生理过程,在 ACST 形成内毒素血症后继发脓毒症和 MODS 中起关键作用,其水平高低间接反映了感染的严重程度。因此，抑制 TNF-α 的过度释放或应用其抑制剂可能是治疗 ACST 的有效方法。

4. NO 与急性重症胆管炎的关系

NO 是一种难溶于水的脂溶性气体，具有多种生理功能，包括：作为神经递质，参与特异性和非特异性免疫反应，介导细胞毒性等。NO 是由一氧化氮合酶（nitric oxide synthase，NOS）催化 L-精氨酸（L-arginine，Arg）而生成的。与炎症反应有关的 NOS 按功能分为结构型（constitutive，cNOS）和诱生型（inducible NOS，iNOS）两种，前者催化作用短而迅速产生微量 NO，为该酶的生理保护形式；后者催化作用持续时间长，产生 NO 量大，为该酶的病理损害形式。iNOS 在正常生理情况下其基因不表达，只有细胞受到某些炎症介质、细胞因子如：细菌内外毒素、肿瘤坏死因子、r-干扰素及白介素等刺激时，才经基因转录翻译而产生。通过研究发现，胆道感染的各组大鼠血清 NO 浓度均显著高于 SO 组，且与 LPS 和 TNF-α 均呈显著正相关，说明 ACST 大鼠增高的血清 LPS 和 TNF-α 可诱导机体产生大量的 NO。另有研究表明，急性胆道感染后，在肝脏有大量 iNOS 生成，从而导致 NO 的大量生成，使肝组织及血中 NO 含量增加，且随着感染加重，病情的发展，血浆及肝组织中 NO 的含量呈进行性增加。该实验结果表明：血清 NO 与 ALT 水平呈显著正相关，提示 NO 参与了 ACST 时肝损伤的过程，并可能在其中起重要作用。ACST 大鼠血清中增高的 LPS 和 TNF-α 可能通过刺激机体合成大量 iNOS，从而导致 NO 生成异常增高，进而引起肝组织损伤。但 NO 也是机体防御反应的重要组成部分，自然免疫的中心内容，又是一种有效的病原体清除剂。因此，适度抑制 iNOS 活性或抑制其合成，从而减少 NO 生成，也许在 ACST 时对肝脏具有保护作用。

5. NF-κB 与急性重症胆管炎时肝损伤的关系

NF-κB 是 1986 年首次由 Sen 和 Baltimore 从 B 淋巴细胞核抽提物中检测到的一种核蛋白因子。NF-κB 通过调控多种炎症介质和细胞因子的基因转录参与免疫反应、炎症反应、细胞凋亡、肿瘤发生等多种病理生理变化。在未受刺激的细胞中即非激活状态下，NF-κB 在胞浆内以无活性的异二聚体形式存在，此时它与 NF-κB 的抑制分子（inhibitoryκB，IκB）以非共价结合成三聚体复合物使其无法进入细胞核内发挥作用。当细胞受到刺激后，首先引起 NF-κB 诱导激酶（NF-κB inducingkinase，NIK）的活化，继而活化 IκB 激酶（IκB kinase，IκK）使 IκB 磷酸化，IκB 被破坏降解后，活化的 NF-κB 即进入细胞核，结合于特异的 DNA 位点，从而启动相应基因的转录。有研究表明，在脓毒血症时 NF-κB 能够被激活，并诱导多种细胞因子及炎症介质的转录，最终引起 MODS。我们应用的 NF-κB p65 兔抗鼠多克隆抗体能与 NF-κB 的亚单位 p65 区域特异性结合。在正常情况下此区域被抑制蛋白 IκB 所覆盖，活化后该区域才显露出来，因此该抗体能在原位识别活化的 NF-κB。利用免疫组化方法研究发现，NF-κB 在肝细胞核和胞浆内均有表达。但其只有进入胞核内才能发挥转录调节作用，因此该实验以观察 NF-κB 阳性的肝细胞核为主，发现 SO 组大鼠肝组织内很少见 NF-κB 活化，而 ACST 组大鼠肝组织内 NF-κB 活化明显增加，提示 ACST 时，肝细胞中 NF-κB 被激活，并可能参与了肝损伤；该实验还发现 NF-κB 阳性的肝细胞主要分布在中央静脉及汇管区周围，而近肝被膜的肝细胞很少活化，这一现象是否与接处能活化 NF-κB 的内毒素及炎症介质多少有关，还有待于进一步研究。冯虎翼等研究表明，NF-κB 活化能诱导急性梗阻性胆管炎大鼠发生 MODS，且其中以肝损伤发生最早。综上，在 ACST 时，肝细胞中 NF-κB 被激活，并导致了肝损伤。通过抑制 NF-κB 的过度活化，可能对肝细胞损伤具有保护作用。

6. 变性、凋亡、坏死三者共同参与 ACST 时的肝损伤

以往研究多认为,ACST 时的肝损伤主要为变性和坏死,大量肝细胞发生坏死是肝功能衰竭的病理基础。但近来随着对细胞凋亡的形态学和生物化学特征的逐步认识,有些研究发现在急性胆道感染时,也存在肝细胞凋亡并可能在 ACST 时的肝损伤中发挥重要作用。细胞凋亡作为细胞死亡形式之一,以细胞 DNA 发生特异性降解,形态上表现为核固缩、胞浆浓缩和凋亡小体形成为特征,是由特定的基因调控,无明显细胞溶解的自杀过程。通过研究细胞凋亡的分子机制发现,凋亡的信号传导有如下两条路径:一条是胞外途径,即 Fas 等配体与细胞表面 FasL 等死亡受体结合;另一条是胞内途径,即各种细胞毒性物质刺激线粒体释放细胞色素 C。两条路径最终均以激活 caspases 参与的级联反应而致靶细胞解体。其中 caspase-3 处于该级联反应的下游,通过降解细胞内相应底物使细胞凋亡,是 caspases 级联反应中最关键的效应酶,是凋亡过程进入不可逆阶段的标志。因此,通过检测 caspase-3 可间接反映细胞凋亡水平。通过观察 ACST 大鼠肝脏切片,发现明显的肝细胞脂肪变性和片状坏死灶;免疫组化染色显示 ACST 组 caspase-3 表达明显强于 SO 组,与 Tunel 法检测到的 ACST 组肝细胞凋亡数升高的结果一致。提示 ACST 时肝细胞存在明显的脂肪变性和坏死,同时还存在凋亡,且肝细胞凋亡与 caspase-3 活化有关。变性、凋亡、坏死三者共同参与 ACST 时的肝损伤。结合前人研究发现,我们认为 ACST 时肝细胞受损首先出现变性,然后发生凋亡,被 kupffer 细胞吞噬后清除,此过程不引起炎症反应。当病变严重时,大量细胞凋亡超过机体清除能力时才出现坏死,并继发严重的炎症反应。通过体外细胞培养证实,caspase-3 抑制剂具有明显的抗肝细胞凋亡作用。如果抑制凋亡的信号传导,如利用 caspase-3 抑制剂则可能避免肝细胞大量凋亡,从而减轻 ACST 时肝细胞损伤的程度。

7. 减压内引流对急性重症胆管炎的治疗作用

早期恢复胆道通畅是治疗 ACST 成功的关键,而急症手术治疗虽有效,但手术创伤往往使胆源性脓毒血症所致的肝损害加重,诱发或加重 MODS,预后极差。随着内镜技术的发展,在内镜下行胆道减压引流,已成为多种原因引起胆道梗阻的有效疗法,且已有研究表明其对治疗 ACST 同样有效,能够快速缓解临床症状,提高治愈率。胆道梗阻时,胆道压力骤升,压迫肝窦,使肝窦内压力增高,肝窦灌流不畅,结果造成肝细胞缺氧、变性、肿胀、肝细胞功能受损。当胆管减压引流后,解除了胆汁瘀积,便能缓解上述病理变化。实验研究证实,进行减压内引流能够降低 ACST 大鼠的死亡率,抑制 TNF-α、IL-1、IL-6 等细胞因子的过度释放,减轻组织损伤,保护机体的免疫功能。此外进行减压内引流还能恢复肝肠循环,且进入肠道的胆盐能与 LPS 结合,防止 LPS 通过肠道屏障进入血液循环。通过研究发现:ACST 大鼠经减压内引流术后 WBC、ALT、D-BIL、I-BIL、LPS、NO 和 TNF-α 水平均显著下降,肝脏病理变化明显减轻、肝细胞 NF-κB 活化水平降低、caspase-3 表达下调,而且肝细胞凋亡率也明显下降。提示:减压内引流能够减少通过胆血屏障和肠道屏障进入血液循环的 LPS,减轻内毒素血症引起的 NF-κB 活化和 TNF-α、NO 的过度释放及它们最终造成的肝组织损伤。还有研究发现,ACST 大鼠单纯进行胆道减压内引流治疗,不能控制细菌移位,对肠道屏障的恢复没有明显作用。减压引流也不能清除进入血液循环的细菌和 LPS。从研究结果还可看出:SD 组大鼠血清 ALT、D-BIL、I-BIL、LPS 和 NO 仍高于 SO 组,且 PLT 较 ACST 组无明显升高;SD 组大鼠肝脏病理切片在肝窦、肝细胞周围及汇管区仍有炎症细胞浸润、肝细胞脂肪变及点状坏死灶,有明显的 NF-κB 活化及 caspase-3 表达,仍有大量肝细胞发生凋亡。

说明单纯进行减压内引流不是治疗 ACST 的完美方法,但它恢复了胆道的正常生理功能,减轻了炎症介质造成的组织损伤,为中药、抗生素、激素、免疫等治疗创造了良好的基础。多年来的临床实践亦证明,恢复胆道通畅不但是治疗 ACST 成功的关键,也是防止其反复发作的决定性因素。

8. 抗生素对急性重症胆管炎的治疗作用

抗生素是临床治疗急性重症胆管炎应用最多的一种药物,也是必不可少的一线药物。但现在已有大量实验表明,许多抗生素尤其是 β-内酰胺类抗生素在杀死细菌的同时,促使大量 LPS 从细菌胞膜上释放出来。而且,释放 LPS 的多少与细菌的种类和所用抗生素的种类、浓度及时间有关,高剂量抗生素在彻底杀灭细菌的同时,有较少的 LPS 释放;而低浓度的抗生素不仅达不到杀菌目的,反而可能诱导较多的 LPS 释放,此外抗生素使用时间越长,LPS 释放的越多,间断给药组比持续给药组 LPS 浓度高出 50%。通过动物模型和临床研究,越来越多的证据表明应用抗生素治疗革兰氏阴性杆菌引起的脓毒性休克,能诱导大量 LPS 释放,导致病情恶化。但也有实验表明,应用抗生素治疗脓毒症小鼠虽然 LPS 水平升高,但能使 TNF-α、IL-6 水平下降,提高了生存率。尚有研究表明,应用抗生素治疗后革兰氏阴性杆菌感染者血浆 LPS、TNF-α、IL-6 水平无明显改变。实验结果表明,单纯应用抗生素治疗的 ACST 大鼠,死亡率和血清 LPS、NO、ALT 水平均明显下降;PLT 明显回升;TNF-α 也有下降趋势,但其变化无统计学意义;肝脏内炎症细胞浸润明显减少;肝细胞 NF-κB 活化及 caspase-3 表达下调,凋亡率下降。这与该实验在感染早期即应用大量抗生素密不可分,抑制了细菌过度增殖,因此血清 LPS 及其诱导产生的细胞因子和炎症介质水平下降,保护了肝组织,降低了死亡率。此外,从研究结果还可得出:ACST 大鼠经单纯抗生素治疗后,上述这些指标仍明显高于 SO 组,提示抗生素在控制胆道感染的同时,也大量杀灭了肠道内的革兰氏阴性杆菌,增加了进入体内的肠源性 LPS。这很可能是 ACST 大鼠经单纯抗生素治疗后上述细胞因子和炎症介质及死亡率不能继续下降的根本原因。尽管目前关于应用抗生素治疗脓毒症最终导致病情恶化还是提高生存率尚有争议,但结合研究结果可得出如下结论:①治疗感染性疾病应尽早且足量使用敏感抗生素,力求短时间内迅速控制感染;②当患者已进入脓毒症阶段时,应用抗生素治疗可能在短时间内引起大量 LPS 释放入血,加重病情。所以这时应在使用释放 LPS 相对较少的抗生素同时,注重针对 LPS 及其诱导产生的细胞因子和炎症介质的治疗,才能达到治疗效果。

9. 中药清胆汤对急性重症胆管炎的治疗作用

(1)中医病因病机及治则:中医学认为,急性胆道感染属"黄疸"、"胁痛"、"胆胀"等疾病范畴,辨证多为肝胆湿热或胆腑郁热。其病机多因湿热侵袭、饮食不节、情志失调、虫积等致使肝郁气滞、胆失疏泄,郁久化热,煎熬胆汁,聚而为石,进一步使肝胆气机受阻。胆失通降,胆液不循常道外溢而发黄;胆腑不通,不通则痛。如邪热炽盛,与肠中糟粕相搏,则燥屎内结,腑气不通,发展为阳明腑实证。如邪热上扰心神,则神昏谵语,甚则狂乱不安。热盛日久,耗伤气阴,则出现亡阴或亡阳等危重症候。

根据六腑以通为用的原则,选用清胆汤(大柴胡汤合茵陈蒿汤加减)以取其清热利湿、疏肝利胆、通里攻下之功效。方用茵陈、金钱草为主,清热解毒、除湿退黄、利胆排石之功效。配伍栀子、黄芩增强清泄三焦湿热,利胆退黄之功;木香、柴胡、元胡疏肝、行气、止痛;枳实、芒硝、大黄通里攻下,诸药配合,相辅相成。

(2)清胆汤治疗胆道感染的运用:清胆汤为治疗胆道感染的验方。然而单纯应用清胆汤治疗 ACST 大鼠时,虽然血清 LPS、TNF-α 浓度和肝细胞 NF-κB 活化水平均明显下降,但死亡率、NO、WBC、PLT 和 ALT 则无明显变化,肝脏病理变化无改善、肝细胞 caspase-3 表达水平及凋亡率也无下调,且 D-BIL 和 I-BIL 明显升高。提示对于胆道完全梗阻的 ACST 大鼠单纯应用清胆汤,不但无益,反而有害。纠其原因可能是由于其利胆作用,增加了胆汁的分泌量,使本来已形成的胆道高压更加严重,进一步破坏胆血屏障,导致血清胆红素上升,加重了肝组织损伤。而中药配合减压引流治疗的 ACST 大鼠以上各项指标除 PLT 回升不明显外,均显著低于 ACST 组,肝脏病理改变明显好转;与 SD 组相比 ALT 和 LPS 也明显降低,其他指标虽无统计学差异,但亦优于 SD 组。综合分析上述结果可得出,清胆肠能降低 ACST 大鼠 LPS 水平,抑制其诱导产生的细胞因子和炎症介质过度释放,对肝功能具有保护作用。

(3)清胆汤治疗 ACST 可能的作用机理:结合目前对中药治疗 ACST 的研究,清胆汤治疗 ACST 的机理可以总结为:①直接抑、杀细菌。药理研究表明,本方所用的大黄、黄芩、栀子、金钱草、茵陈、木香、柴胡均有抗菌作用,尤其是前三味药,但抗菌效果不及抗生素。②抗 LPS 作用。主要通过直接灭活和促进排出体外减少吸收两方面来起作用。许多研究证实,清热解毒类中药如本方使用的大黄、黄芩、栀子可直接破坏 LPS 的生物学活性。茵陈、金钱草、栀子能增加胆汁分泌,舒张 Oddi 扩约肌,促进胆汁排泄,从而冲洗胆道,排出胆道内的细菌和 LPS,保护胆血屏障,减少胆源性 LPS 的吸收。此外进入肠道的胆盐还能与 LPS 结合,减少 LPS 从肠道吸收。大黄、枳实、芒硝能荡涤肠腑,清除肠道内细菌和 LPS,保护肠黏膜屏障,减少肠源性 LPS 的吸收。③调节炎症介质作用。目前国外研究最多的是通过设法阻断或削弱细胞因子的作用来达到这一目的。主要依靠以下三种物质:抗体,包括抗细胞因子及其受体的抗体;可溶性受体;受体拮抗剂。这些方法虽在体外和动物实验上已取得可喜结果,但在临床应用上却不尽如人意。我国学者通过对中草药的研究发现,中药对细胞因子网络调节是双向的,多位点的,能使抗炎因子和抑炎因子达到相互平衡,即中医理论中的健康状态"阴平阳秘"。实验显示清胆汤能显著下调 TNF-α、NO 水平。可能与其能降低血清 LPS 有关,但下调 NO 水平的程度却不及抗生素,具体机制有待于进一步研究。无论传统中医理论,还是现代研究结果均证明清胆汤是治疗 ACST 的有效方剂,能显著下调 LPS、TNF-α、NO 等细胞因子和炎症介质水平,保护肝功能,防治 MODS。

10. 中西医结合是目前治疗 ACST 最有效的方法

对以上论述进行总结后可发现减压引流、抗生素、中药清胆汤三种疗法各有优缺点,单独应用任何一种方法均不能取得理想疗效。其中减压引流是治疗的关键,应及早进行。如不进行减压引流,应用抗生素和中药都很难取得治疗效果,特别是中药,可能反而有害。而联合应用减压引流后则不同,抗生素和中药的疗效明显提高,尤其是中药。但仍各有不足:应用抗生素后会引起大量 LPS 及其诱导产生的细胞因子和炎症介质释放,甚至能使病情恶化,增加治疗困难。而中药其抗菌效能明显不及抗生素,该实验结果也提示,其回升 PLT 及下调 NO 能力不及抗生素。三种疗法联合应用则能取长补短,达到理想的治疗效果,为目前治疗 ACST 等严重感染的最有效方法。

二、茵陈蒿承气汤配合经内镜乳头括约肌切开术治疗急性胆管炎

近年来发现内毒素血症(ETM)是急性胆管炎的病理生理基础。内毒素(ET)是细胞因子、炎症介质的"扳机"。以往研究发现茵陈蒿承气汤对于防治急性胆管炎 ETM 有明显的

疗效。而随着腔镜外科的发展,内镜乳头括约肌切开术(endoscopic sphincterotomy,EST)已能够替代部分外科手术对急性胆管炎进行治疗。本部分研究对茵陈蒿承气汤配合 EST 对急性胆管炎时的 ETM 的治疗作用进行观察,旨在研究与探讨其治疗的有效性及作用机制,改变急性胆管炎的治疗状况。

(一)主要研究方法和结果

1. 主要方法

(1)药物:将茵陈蒿承气汤(茵陈 30g、栀子 15g、厚朴 15g、枳实 15g、大黄 15g、芒硝 10g)其中大黄后下,芒硝冲服,制成煎剂。

(2)患者:1995 年 7 月—1997 年 1 月,根据 ET 测定结果将具有 ETM 的符合 EST 治疗指征的 21 例急性胆管炎患者。

(3)实验方法:观察对象随机分成二组:单纯 EST 组(简称 EST 组)共 11 例,男 6 例,女 5 例和 EST 加茵陈蒿承气汤组(简称 EST 加中药组)共 10 例,其中男 6 例,女 4 例。明确诊断后,胆总管结石患者行 EST,根据具体情况采取网篮捞石、气囊取石、器械碎石、网篮碎石加捞石等;胆道下端良性狭窄患者行 EST;胆道蛔虫患者行 EST 后钳夹取虫。EST 加中药组行 EST 后第一天始服茵陈蒿承气汤,每日一剂(200ml),早晚分服。全部患者于入院时(EST 治疗前)和 EST 治疗后第 3、5、7 天采集肘静脉血,以鲎试剂偶氮基质显色法定量测定血浆 ET 的含量,采用黄嘌呤氧化酶法测定 SOD 活力,采用硫代巴比妥酸比色法测定 MDA 含量,采用全自动生化分析仪测定 C-反应蛋白(C-reactive protein,CRP)。

2. 研究结果

(1)经治疗后,EST 加中药组住院时间平均 7 天,痊愈 9 例,好转 1 例,无 1 例并发症出现。EST 组患者住院时间平均 12 天,痊愈 8 例,好转 3 例,并发症 2 例,其中 1 例急性腹膜炎,1 例为结石嵌顿于乳头括约肌下端,中转手术。

(2)不同治疗对 ETM 的影响:治疗前两组病例外周血 ET 值均明显高于正常人,存在 ETM。治疗后第 3 天,EST 加中药组病例 ETM 阳性率明显下降,与治疗前有显著性差异($P<0.05$),以后继续下降。而 EST 组 ETM 阳性率也呈下降趋势,但在第 5 天时才与治疗前有显著性差异。第 5 天时,EST 加中药组 ETM 阳性率明显低于 EST 组($P<0.05$)。第 3 天时,两组病例 ET 含量均明显下降,但无明显差异。第 5、7 天时 EST 加中药组 ET 含量明显低于 EST 组($P<0.05$)。

(3)不同治疗对血清 SOD 活力的影响:两组患者治疗前血清 SOD 活力均低于正常人(104.2±18.8)NU/ml 水平,组间比较无明显差异,治疗后第 3、7 天时 SOD 活力均显著升高,但 EST 加中药组恢复得更快。第 7 天已恢复至正常水平,与 EST 组有显著性差异($P<0.05$)。

(4)不同治疗对血清 MDA 水平的影响:两组患者在接受不同治疗后,MDA 水平均呈不同程度的下降,但 EST 加中药组下降比 EST 组显著,第 7 天时 MDA 水平已近正常。

(5)不同治疗对血清 CRP 的影响:两组患者治疗前血清 CRP 值明显高于正常,组间比较无明显差异,但经不同治疗后的第 3、7 天,则出现明显下降趋势,尤以 EST 加中药组最为显著,与 EST 组比较有明显的差异($P<0.05$)。

(6)不同治疗对血清补体 C3 的影响:治疗前两组血清补体 C3 水平均低于正常,组间比较无明显差异,虽经不同治疗后第 3、7 天均有上升趋势,但以 EST 加中药组恢复最显著,明显超过 EST 组($P<0.05$)。

（二）研究结果的分析及意义

1. 茵陈蒿承气汤对急性胆管炎 ETM 的治疗能够减少 ET 的产生和吸收

大黄与芒硝通里攻下，排除胃肠积滞，将大量细菌和 ET 排除体外，减少 ET 的来源；大黄、栀子、厚朴有较强的抑菌作用，减少 ET 的产生，从而减少肠源性 ETM。大黄、茵陈、栀子具有较强的利胆、解痉、抗炎等作用。利于胆道内高压的感染性胆汁流入肠道，从而减少或解除由胆道梗阻引起的胆源性 ETM。大黄有较强的直接拮抗 ET 的作用，在电镜下可看到大黄使 ET 的网状结构崩解、破坏，减少氧自由基的生成。ET 激活白细胞的"呼吸爆发"，引起组织器官低灌流，使机体产生大量氧自由基，对组织细胞，尤其是肠黏膜屏障有强烈的损伤作用，并对生物膜中多不饱和脂肪酸进行攻击，引发脂质过氧化，形成过氧化物，如 MDA 等。茵陈蒿承气汤能减少过氧化脂质 MDA 的生成，提高 SOD 的活性，降低毛细血管的通透性，改善微循环。从而减少氧自由基的生成，调节、改善组织中氧化和抗氧化系统的平衡失调，减轻肠黏膜屏障损害，减少 ET 的生成和吸收，抑制 ET 与氧自由基的"瀑布效应"，阻止恶性循环，维持机体内环境稳定，提高机体抗氧化能力，减轻机体的过氧化损害。应用茵陈蒿承气汤后，补体 C3 迅速恢复，CRP 则很快下降到正常，说明该方具有扶正祛邪，提高机体免疫力，促使补体系统及单核巨噬细胞系统功能恢复的作用，加快对 ET 的灭活。

2. 茵陈蒿承气汤配合 EST 防治急性胆管炎 ETM 具有更佳的疗效

其优势在于：EST 切开部分 Oddi 括约肌，利用碎石器械，解除胆道下端狭窄，消除机械性梗阻因素，通畅胆流，然后服用中药，使中药在此基础上充分发挥其作用。在中药的作用下，使结石顺利排出，去除急性胆管炎的主要病因。EST 后经内镜逆行胆道内引流或内镜鼻胆管外引流，迅速降低胆压，引流感染性胆汁，在中药作用下，清湿热、利肝胆、降阳黄、破瘀除满，保护肝肾功能。EST 能够替代部分外科手术对急性胆管炎进行治疗，使患者避免手术及手术后并发症，住院期短、痛苦小、恢复快、不受多次手术及机体条件的限制。茵陈蒿承气汤通过通里攻下、清热利湿、扶正祛邪的机理，发挥其减少氧自由基的生成，减轻脂质过氧化，拮抗和抑制内毒素的产生和吸收的作用，从而减轻急性胆管炎 ETM。

三、胆道梗阻后心肌损伤及川芎嗪的保护作用

近年来国内外学者研究结果表明梗阻性黄疸与心脏功能损害有直接关系。1986 年 Green 等用胆总管-腔静脉吻合术法建立了狗的梗阻性黄疸模型，发现梗阻性黄疸时狗的 PEP/LVEF 升高（PEP：左心室射血前期；LVEF：左心室射血时间；PEP/LVEF 是反映左心室收缩功能的敏感指标），在排除了左心室前、后负荷对 PEP/LVEF 结果影响的前提下，指出胆汁血症损害了左心室收缩功能，并提出"黄疸心"的概念。国内全志伟等用相同动物模型，得出相似结论，指出梗阻性黄疸时可能由于"黄疸心"的发生，引起心肌收缩力减弱，心输出量降低，有效循环血量减少，导致梗阻性黄疸患者术后易发生休克和肾衰竭，但其发生的确切机制尚不清楚。该实验观察实验大鼠胆道梗阻后心肌损伤及川芎嗪（TMP）的保护作用。

（一）主要研究方法和结果

1. 主要方法

（1）药物：川芎嗪（TMP）。

（2）动物：健康 SD 雄性大鼠 30 只。

（3）实验方法：实验动物随机分为 SO 组（假手术对照组）、BDL1 组（胆道梗阻 6 天组）、

BDL2 组(胆道梗阻 12 天组)、BDL＋TMP1 组(胆道梗阻＋TMP 治疗 6 天组)、BDL＋TMP2 组(胆道梗阻＋TMP 治疗 12 天组),每组 6 只。SO 组入腹后除不结扎胆总管外,其他操作与 BDL 组相同。术后,各 BDL＋TMP 组于术后 1 天腹腔注射川芎嗪 30mg/kg,SO 组及各 BDL 组腹腔注射相同容积生理盐水。各组到梗阻时间后,心脏穿刺取血,迅速开胸取左室心肌。硫代巴比妥酸反应测定心肌组织 MDA 含量,羟胺法测定 SOD 含量,全自动生化分析仪测定血清 T-Bil、TBA、ALP、CK-MB 含量,偶氮基质显色法定量检测血清中微量内毒素水平,放免法测定血清 TNF-α 含量,心肌组织以 10% 福尔马林液固定后在 Olympus 光镜下观察并摄片,应用 ABC 免疫组化染色法,定位 TNF-α 在心肌组织中的表达和分布,以心肌细胞浆内有棕黄色片状物质为阳性。

2. 研究结果

(1)各 BDL 组心肌组织内 MDA 含量较 SO 组明显升高,并随胆道梗阻时间的延长而加重($P < 0.01$),SOD 含量则下降,梗阻时间愈长,SOD 下降愈明显($P < 0.01$)。各 BDL＋TMP 治疗组与同时期 BDL 组比较,MDA 含量明显减少($P < 0.05$),SOD 含量增加($P < 0.05$)。

(2)各 BDL 组与 SO 组比较,血清 T-Bil、TBA、ALP、CK-MB 均随胆道梗阻时间的延长而逐渐升高。($P < 0.05$),各 BDL＋TMP 治疗组与同时期 BDL 组相比,血清 T-Bil、AIP、CK-MB 含量减少($P < 0.05$)。

(3)BDL 组血清中 TNF-α、ET 水平明显高于 SO 组($P < 0.05$),BDL＋TMP 治疗组与 BDL 组比较,TNF-α、ET 水平明显降低于 BDL 组($P < 0.05$)。

(4)TNF-α 在心肌组织中的表达:BDL2 组为阳性,BDL1、TMP 组为弱阳性表达,SO 组为阴性。

(5)同 SO 组相比,BDL 组胆道梗阻 6d 后开始出现心肌细胞浊肿,白细胞浸润,有少许心内膜下心肌发生出血、坏死。BDL＋TMP 治疗组较同时相的 BDL 组白细胞浸润少,同时细胞浊肿轻微,未见有心肌细胞出血及坏死。

(6)电镜下见 BDL 组 6 天时较 12 天时病变轻微,具体为 6 天时 BDL 组线粒体肿胀、嵴模糊,12 天时线粒体减少、变形、外膜不清,核糖体脱颗粒,心肌肌丝结构紊乱。BDL＋TMP 治疗组病变较同时相 BDL 组轻微,12 天时仅有线粒体减少及线粒体肿胀。

(二) 研究结果的分析及意义

1. 胆道梗阻后心肌组织过氧化损伤明显

胆道梗阻后心肌组织中自由基产生增多、清除能力下降,脂质过氧化损伤随梗阻时间延长而进行性加重,血浆中 ET、TNF-α 含量增高,心肌组织内 TNF-α 含量增高,胆道梗阻后大鼠心肌受到损害且随着梗阻时间的延长而损害加重。

2. 胆道梗阻后心肌损伤的机制是一个多因素的病理生理过程

自由基脂质过氧化是胆道梗阻后心肌损害机制中的一个重要环节。胆道梗阻后,高胆盐和胆红素血症可能是诱发氧自由基产生的主要原因。此外,由于胆道梗阻时肠源性内毒素血症影响系统血液循环,从而影响到心肌的血液供应,心肌细胞由于缺血缺氧而致氧自由基生成增加。另一方面,SOD 为机体主要的氧自由基清除酶,胆道梗阻后 SOD 含量下降,使得自由基清除产生障碍。SOD 含量下降的原因目前不清楚,可能与胆道梗阻后消耗过多,合成减少有关。TNF-α 参与了胆道梗阻后心肌损害的过程,该实验结果显示,心肌组织中 MDA 含量变化与血清 TNF-α 含量呈明显正相关,r 值为 0.932 和 0.850($P < 0.05$),结

果提示 TNF-α 在胆道梗阻心肌损伤过程中主要通过氧自由基脂质过氧化发挥作用。

3. 川芎嗪对胆道梗阻所致心肌损害有明确的保护作用

TMP 是著名活血化瘀兼有理气功用中药川芎的一种生物碱,其有效成分是四甲基吡嗪,具有良好的自由基清除、抗肿瘤作用,对增强及调节免疫效果明显。该实验发现,TMP 能明显降低胆道梗阻后大鼠心肌组织内 MDA 含量、血清中 ET、T-Bil、TBA、TNF-α、ALP 水平,提高心肌组织内 SOD 含量,证明 TMP 不仅具有增强氧自由基清除剂活性、抑制脂质过氧化反应的功能,且具有降低 ET 及 TNF-α 的作用,可避免 ET 直接或间接地损害心肌,对抗 TNF-α 对心肌的损害。可见川芎嗪对胆道梗阻所致心肌损害有明确的保护作用。

四、黄芪对梗阻性黄疸大鼠心肌 TNF-α 及 SOD 基因表达的影响

心肌损害是梗阻性黄疸所致严重后果之一,也是临床患者发生急性心脏合并症及急性肾衰竭的直接原因,最后常导致多脏器功能衰竭,临床死亡率很高。现将以大鼠为对象的有关实验资料介绍如下。

(一) 主要研究方法和结果

1. 主要方法

(1)药物:黄芪。

(2)动物:健康 SD 雄性大鼠 48 只。

(3)实验方法:将 48 只成年 SD 雄性大鼠,随机分为 5 组:假手术对照组(SO 组)16 只、胆道梗阻 6 天组(BDL$_1$ 组)、胆道梗阻 12 天组(BDL$_2$ 组)、胆道梗阻后黄芪治疗 6 天组(AM$_1$ 组)、胆道梗阻后黄芪治疗 12 天组(AM$_2$ 组),每组 8 只。治疗组于术后当日始腹腔注射黄芪注射液 40mg/kg,SO 组及各 BDL 组腹腔注射相同体积生理盐水。SO、BDL、AM 各组到梗阻时间后,手术后第 6、12 天分别处死 8 只大鼠,心脏穿刺取血,迅速开胸取左室心肌并去除包膜。新鲜组织置于 −80℃保存。全自动生化分析仪测定血清中的直接胆红素、总胆汁酸的含量,放免法测定血清中 TNF-α 的含量,测定羟胺法测定心肌匀浆上清 SOD 含量,RT-PCR 测定大鼠心肌组织中 TNF-α、SOD 的基因表达。

2. 研究结果

(1)与 SO 组相比,BDL$_1$ 组和 BDL$_2$ 组血清中总胆红素、总胆汁酸、TNF-α 的含量以及大鼠心肌组织中 SOD 的含量均明显增多($P<0.01$),与同时期 BDL 组相比,BEL$_1$＋AM 组和 BEL$_2$＋AM 组血清中总胆红素、总胆汁酸、TNF-α 的含量以及大鼠心肌组织中 SOD 的含量均明显减少($P<0.01$)。

(2)梗阻性黄疸 6 天大鼠心肌 TNF-α 基因表达升高不明显,梗阻性黄疸 12 天大鼠心肌 TNF-α 基因表达明显高于 SO 组,AM$_2$ 组明显低于 BDL$_2$ 组。

(3)胆道梗阻后 SOD mRNA 随梗阻时间延长而下降,AM 能够增加胆道梗阻后 SOD mRNA 的表达高于同时期的 BDL 组。

(4)组织中 SOD 含量与心肌组织中 SOD mRNA 基因表达成正相关,而与 TNF-αmRNA 基因表达成负相关,血清中 TNF-α 与组织中 TNF-αmRNA 成正相关。

(二) 研究结果的分析及意义

1. 胆道梗阻后心肌组织 TNF-αmRNA 的表达增加

假手术组大鼠血浆 TNF-α 含量极低,心肌组织 TNF-αmRNA 可有少量表达。胆道梗

阻后,血浆中 TNF-α 含量增高,且随着梗阻时间延长而升高;TNF-αmRNA 表达在胆道梗阻后 6 天升高不明显,随梗阻时间延长,12 天时 mRNA 表达明显高于对照组。可见外周血 TNF-α 含量与 TNF-αmRNA 表达在时间上不完全平行。可能的原因是,正常大鼠组织内可能含有一些 TNF-α 前体分泌泡;在应激状态时可大量释放入血、出现一个高峰,而后转录水平进行地相对缓慢,局部组织合成 TNF-α 后再释放入血,此时 TNF-α 在血浆中仍维持一个更高的水平;TNF-αmRNA 基因表达相对缓慢,6 天时转录水平很低,故 mRNA 表达增高不明显,12 天时 mRNA 基因表达增高,TNF-α 合成开始增多,这也是 2 周后大鼠死亡率明显增加的原因。

2. 胆道梗阻后心肌组织 SOD mRNA 表达下调

胆道梗阻后,心肌组织中 SOD 水平明显降低,已随梗阻时间的延长而加剧,说明 SOD 蛋白表达水平明显降低。SOD 是生物体防御过氧化损伤的关键酶类主要功能是清除体内有氧代谢所产生的超氧自由基(O_2^-)。当胆道梗阻产生梗阻性黄疸时,总胆红素、胆汁酸、内毒素、TNF-α 水平增高,使得体内产生大量氧自由基(O_2^-),这是梗阻性黄疸脏器损伤的关键因素。SOD 水平的高低决定了机体损害的程度,当机体处于梗阻性黄疸状态时,SOD 在转录—翻译过程水平下调以致 SOD 合成减少,还是由于氧自由基生成过高,SOD 合成尽管没有减少而消耗过多呢? 该实验结果显示胆道梗阻后 SOD mRNA 表达下调,且随梗阻时间延长 mRNA 表达下调更为明显。这说明,胆道梗阻后,SOD 在转录水平即受到影响。组织中 SOD 含量下降的原因是从转录水平即受到影响,同时合并氧自由基生成过多,引起 SOD 在消除自由基时消耗过多。但不能完全排除在翻译水平合成是否受到影响,这有待于深入研究。

3. 黄芪对梗阻性黄疸心肌损害的保护作用

黄芪是一种传统补中益气中药,性甘、微温,入肺、脾经,兼具活血化瘀之功效。该实验证实黄芪的分子生物学机制为:下调 TNF-αmRNA 基因表达,上调 SOD mRNA 表达,降低血浆中 TNF-α 水平,使 SOD 合成增多,从而对梗阻性黄疸心肌损害起到保护作用。黄芪能够增强及调节免疫,降低循环免疫复合物调节细胞团子分泌,对老年人淋巴细胞具有明显的保护作用。体外实验证实低剂量黄芪(5%)可增强 ConA 刺激引起的 T 细胞增殖和 IL-2 的产生冲剂量(10%)和高剂量(20%)黄芪反而抑制上述反应,但对 LPS 刺激引起的 B 细胞增殖无明显促进作用。故可以认为黄芪对机体的免疫调节作用是双相的。梗阻性黄疸时机体免疫系统存在紊乱现象,细胞免疫抑制,体液免疫增强,细胞因子和 TNF-α 等过度表达分泌,黄芪能够下调 TNF-αmRNA 基因的表达使之重趋平衡,大剂量时还可能抑制细胞因子过度分泌,从而达到保护脏器的作用。可见,黄芪成分复杂,其对梗阻性黄疸心肌损害的保护是多层次、多靶点的双相调节作用。

五、pLNCX-SOD 基因转染联合黄芪对胆汁毒性心肌损害的保护作用

本部分研究通过逆转录病毒—超氧化物歧化酶(pLNCX-SOD)基因转染心肌细胞联合中药黄芪,使 SOD 过表达对抗胆汁的损害,探讨梗阻性黄疸(梗黄)对心肌细胞损害的机理,为临床防治梗黄细胞损害提供有效的手段和方法。

(一) 主要研究方法和结果

1. 主要方法

(1)原代培养大鼠心肌细胞:参照刘建军等方法原代培养心肌细胞,用贴壁分离法去除

成纤维细胞和内皮细胞,将悬浮的心肌细胞过 20 目不锈钢网,于 10℃下 500r 离心 3～4 分钟,后用 DME 完全培养基(CM)悬浮、计数并调节细胞浓度,台盼蓝拒染实验证实细胞存活率大于 95%。心肌细胞分别培养于 96 孔平底培养板,每孔 $1×10^5$;24 孔培养板,每孔 $8×10^5$;培养瓶($2×3×6cm^3$)每瓶 $2.5×10^6$ 个细胞,在同样的 20% 小牛血清的 Eagle's 培养基,37℃、含 5%CO_2 浓度、饱和湿度培养箱中培养。

(2)留取、测定胆汁:成年 SD 雄性大鼠 5 只,体重($200±20$)g,术前禁食 12 小时,乙醚麻醉,于无菌条件下,上腹正中切口长约 2cm,切开入腹,分离、暴露胆总管,于胰腺段上端予 1 ♯丝线双重结扎、离断,插入已做好的细管,将胆汁在无菌条件下留存,直至无胆汁流出,共约 12 小时,5 只共收集 20ml。取少量胆汁于 747 全自动生化分析仪测定直接胆红素(direct bilirubin,D-Bil)、总胆汁酸(Total bile acid,TBA),其余保存于冰箱中待用。

(3)心肌细胞 G418 最小致死量试验:取 6 孔板培养的心肌细胞,每孔 $5×10^4$ 个细胞培养 24 小时后,按下列浓度加 G418:0、$200μg/ml$、$300μg/ml$、$400μg/ml$、$500μg/ml$、$600μg/ml$ 继续培养。观察细胞的生长和死亡情况,维持上述 G418 浓度,正常换液。1 周后使细胞全部死亡的最低浓度为最小致死量。

(4)胆汁对心肌细胞的细胞毒作用:①将 96 孔板每孔 $1×10^5$ 个细胞,6 孔分别加入 0、0.25%、0.5%、1%、2%、4% 浓度的胆汁(v:v,bile:DMEM 即胆汁与培养基体积比分别为 0,1:400、1:200、1:100、1:50、1:25),48h 后用四甲基偶氮唑蓝比色法(MTT 法)检测细胞的存活量并以此计算抑制率。②1.5pLNCX-SOD 质粒转染心肌细胞,将 $2×10^5$ 个心肌细胞接种于 6 孔板中,观察细胞搏动良好,连接成片,待细胞密度为 40%～70% 时,换成 4ml 的完全培养基准备转染。向 1.5ml eppendorf 管中加入 $4μL$ 无血清的 1640 培养基,然后加入 $12μL$ 的 TrnsIT-LT1(Polyamine transfection reagent),振荡充分混匀,室温放置 20 分钟。再向其中加入 $4μg$ 的质粒 DNA,混匀后室温放置 15 分钟。同时,用 1640 培养基(无血清)2ml 洗细胞 1 次。反应结束后,将 $400μL$ 转染混合物覆盖在上述洗过的细胞表面,轻轻振荡混匀,继续培养 48 小时,转染时设未转染组和 pLNCX 空质粒转染组作为对照。

(5)插入基因的 PCR 检测:采用蛋白酶 K/SDS 方法提取细胞 DNA。

(6)SOD 基因表达的 Western-blot 印迹分析:细胞用胰酶-EDTA 消化,加入 PBS 离心收集,用 PBS 洗 1 次后,向细胞沉淀中加入少量裂解液(20mMTris HCl pH 7.5,1%SDS,2mM EDTA,$100μg/ml$ PMSF),冰浴下超声处理(20s×6 次),12 000r 离心 10 分钟,去掉细胞碎片,取部分上清测蛋白含量,其余的加等体积的 2×Loading buffer,100℃水浴 3 分钟,冷却至室温后上样,做 SDS-PAGE 电泳,每个泳道上样重 $50μg$ 蛋白,电泳结束后,转膜、抗体结合,碱性磷酸酶显色、拍照、扫描分析。

(7)pLNCX-SOD 基因转染心肌细胞联合黄芪对胆汁毒性的保护:将 $2×10^5$ 个心肌细胞接种于 2 块 24 孔板,分转染组、pLNCX 空载体转染组(pLNCX-nero)、对照组及基因转染联合黄芪组进行培养与基因转染,72 小时后,基因转染联合黄芪组加入 AM $300μL$ 共同培养 72 小时后,去掉上清液,分别加入 0、0.5%、1%、2%、4%、6%(v:v,bile:DMEM 即胆汁与培养基体积比分别为 0,1:200、1:100、1:50、1:25、1:15)不同浓度的胆汁,作用 72 小时后,去掉上清液,用 PBS 洗 2 次,加入完全培养基,48 小时后用 MTT 比色法检测细胞毒性。

2. 研究结果

(1)培养 48 小时于倒置相差显微镜下可以看到心肌细胞开始贴壁生长,个别单个细胞搏动良好,28 次/分钟(1 次 4 秒),72 小时形成细胞单层并成簇,呈同心圆放射状排列,为向心性同步化搏动,形成所谓功能性合体,搏动频率接近于 80 次/分。

(2)PCR 反应扩增出 7.0kb 的特异片段,说明转染的 pLNCX-SOD 质粒已成功整合到基因组 DNA 上。

(3)Western-blot 印迹结果显示,pLNCX-SOD 转染心肌细胞组比未转染组、空载体细胞表达 SOD 蛋白的量明显增多,约增高 3 倍。说明转染的 pLNCX-SOD 在细胞内成功表达 SOD。

(4)与 pLNCX-SOD 转染＋AM 组相比较,未转染＋AM 组与转染空质粒＋AM 组胆汁毒素 IC50 的浓度降低,具有统计学意义($P<0.01$)。

(二)研究结果的分析及意义

1. 梗阻性黄疸可以造成心脏损伤

梗黄可引起心、肝、肾、肺等全身各器官系统的严重损害,梗黄造成的心脏损伤与急性肾衰竭、低血压状态、休克及 MODS 等密切相关,是梗黄围手术期死亡率较高的重要原因之一。但心脏损伤发生的确切机制目前仍不清楚。梗黄脏器损害的机制主要有:脂质过氧化、内毒素血症、有效供血不足、细胞钙稳态失调等,最终的作用途径为氧自由基损害。SOD 是生物体防御氧化损伤的重要酶类,广泛存在于需氧生物、耐氧生物及某些厌氧微生物中。主要功能是清除体内有氧代谢所产生的超氧自由基(O_2^-)。梗黄发生时,心肌组织中 SOD 水平下降,SOD mRNA 表达下降,说明 SOD 合成减少是心肌损害的重要机制之一。心肌细胞是人类基因治疗的靶细胞之一,对逆转录病毒载体的感染较为敏感。转染后的心肌细胞不能传代培养,做瞬时表达。过表达的 SOD 以蛋白的方式分泌到细胞外。

2. 过氧化损伤是胆汁酸对心肌细胞毒性作用的主要机制

胆汁酸对细胞的毒性作用主要是通过过氧化损伤,SOD 通过清除氧自由基对抗胆汁的毒性。这也说明脂质过氧化损伤是梗黄细胞损害的主要机制之一。pLNCX-SOD 转染的细胞可明显增强对胆汁的耐受性,减轻胆汁对细胞的损害。实验结果显示:转染后的心肌细胞增强了对胆汁毒性的耐受性,半数致死浓度由原来的(1.47 ± 0.13)%提高了 2.19 倍,达(3.21 ± 0.17)%。

3. pLNCX-SOD 转染联合黄芪能明显增强心肌细胞对胆汁毒性损害抵御能力

黄芪是一种传统补中益气中药,性甘,微温,入肺、脾经,兼具活血化瘀之功效。pLNCX-SOD 转染联合黄芪能明显增强对抗胆汁毒性的损害。转染后的心肌细胞和黄芪联合应用对胆汁毒性的生长抑制率明显低于单纯转染组。黄芪与 SOD 基因转染心肌细胞的协同保护作用分子生物学机制为:上调 SOD 的基因表达,增强 SOD 的传录、合成,增加转染细胞 SOD 的分泌量,从而增强对抗胆汁及血清中各种毒素的损害作用。

六、内镜下鼻胆管引流术在胆道围术期的应用

应用十二指肠镜在 X 线介导下对 14 例梗阻性黄疸患者行术前内镜下鼻胆管引流术(ENBD),13 例取得满意疗效。现将该临床研究介绍如下。

(一)主要研究方法和结果

1. 主要方法

梗阻性黄疸患者 14 例,男 8 例,女 6 例,平均年龄 51 岁(35～78 岁)。所有患者术前均行逆行胰胆管造影(ERCP)确定梗阻部位。9 例为胆总管结石,其中 2 例同时合并有肝内胆

管多发结石,3 例合并急性重症胆管炎(ACST)。5 例为恶性肿瘤,其中肝总管癌 1 例,胆总管中段癌 1 例,胆总管下段癌 1 例,胰头癌 1 例,壶腹癌 1 例。应用 JF-IT30 型十二指肠镜直视下经 X 线介导置入斑马导丝、沿导丝导入长猪尾引流管,使猪尾先端超过狭窄部位,拔出十二指肠镜和导丝,将引流管调整好位置后经鼻腔引出固定牢固,记录每日胆汁引流量及性质。

2. 研究结果

本组 12 例引流量 400～800ml/d,引流 7～10 天后患者一般状况及肝功能明显改善,黄疸指数恢复或接近正常,行手术治疗。3 例急性重症胆管炎(ACST)患者开始引流出脓性胆汁,24～48 小时后体温降至 37℃以下,使患者安全度过休克期。1 例因肝内外胆管多发结石,肝功能损害严重,胆汁引流量 200～250ml/d,胆泥较多,经常阻塞引流管,每天需用生理盐水或甲硝唑冲洗,引流 14 天后手术。1 例因胆总管下段癌致胆道严重狭窄,导丝无法通过狭窄段,置管失败,次日中转手术,行胆囊造瘘引流,术后切口感染,住院 30 天后行肿物彻底切除胆肠吻合术。引流术后 9 例胆石症患者全部行胆肠吻合术,4 例肿瘤患者行肿瘤根治术。13 例患者行 ENBD 后无一例出现并发症,与同期非引流术组相比,住院天数明显缩短。13 例行 ENBD 前、后转氨酶(GPT、GOT)及黄疸指数(TBiL、DBiL)变化情况,经统计学处理(t 检验),自由度为 12 时,$t^{0.01}=3.06$,本组求得 TGPT、TGOT、TBil、TDBil 分别为 10.79、12.17、20.95、29.87,$P<0.01$,差异极显著。

(二)研究结果的分析及意义

对绝大多数梗阻性黄疸患者行 ENBD 可以避免因内引流或 PTCD 所造成的创伤,并有效地进行胆道减压引流,改善机体状况,使黄疸减退或消失,缩短术前准备时间。资料表明,ACST 患者手术治疗和非手术治疗死亡率都很高,但开展 ENBD 技术以来已挽救了许多重危患者的生命。应用 ENBD 术可使 ACST 患者安全度过休克期,变急诊手术为择期手术。此外,ENBD 还可以防止因 ERCP 引起的胆管炎、胰腺炎,也可以经 ENBD 引流管注入溶石性药物治疗胆石症、注入抗生素治疗胆道感染等。

(巩 鹏 尚 东 陈海龙)

参考文献

[1] 季成春,刘金,陈海龙.清胆汤联合胆道减压内引流对急性重症胆管炎大鼠肝功能和炎症因子的影响[J].中医杂志,2013,54(6):512-515.

[2] 尚东,关凤林,陈海龙,等.茵陈蒿承气汤配合乳头括约肌切开术治疗急性胆管炎内毒素血症的临床研究[J].中国中西医结合外科杂志,1998,4(1):8-12.

[3] 巩鹏,王忠裕,马浙夫,等.胆道梗阻后心肌损伤及川芎嗪保护作用的实验研究[J].大连医科大学学报,2001,23(4):241-243.

[4] 巩鹏,王忠裕,王洪江,等.黄芪对梗阻性黄疸大鼠心肌 TNFα 及 SOD 基因 mRNA 表达的影响[J].中国中西医结合外科杂志,2003,9(3):15-19.

[5] 吴涌宏.内毒素血症在梗阻性黄疸发生发展中作用的研究进展[J].中国普通外科杂志,2010,19(8):912-915.

[6] 巩鹏,王忠裕,王洪江,等.pLNCX-SOD 基因转染大鼠心肌细胞联合黄芪对胆汁毒性损害的保护作用[J].中国中西医结合外科杂志,2003,9(4):57-60.

［7］崔建华，尚东，陈海龙，等.内镜下鼻胆管引流术在胆道围手术期的应用［J］.中国中西医结合外科杂志，1997,3(06):34-35.

［8］Lee SH,Moon JH,Choi HJ,et al.Endoscopic management of acute cholecystitis and cholangitis caused by limy bile［J］.Gut Liver.2009,3(4):349-351.

［9］Negm AA,Schott A,Vonberg RP,et al.Routine bile collection for microbiological analysis during cholangiography and its impact on the management of cholangitis［J］.GastrointestEndosc.2010.72(2):284-291.

［10］Teicher EJ,Sandhu RS,Dangleben DA,Badellino MM.Common duct obstruction by shotgun bullet fragment as a cause of cholangitis［J］.Am Surg.2010.76(7):780-782.

第十八章 胆结石的成因及胆石症的发病机理

第一节 胆结石的流行病学特点

胆石症是胆道系统中发病率较高的一种良性疾病,其在成人中的综合发病率达到10%,其发病年龄以20~45岁最为多见,男女均可发病,女性多于男性,男女比1:3~4。近10年来研究认为,胆石的形成并不完全依赖于胆汁物理化学方面的改变,还与遗传、生活习惯、饮食、感染等有关。Stringer等研究认为肥胖人群更容易发病,约有1/3的患者BMI指数大于等于30kg/m²,41%的患者有确切的家族史,且胆囊结石的成分差异和人群的种族有很大联系。胆结石根据成分差异大致分为胆固醇性结石,混合性结石,胆色素性结石三大类,前两大类约占74%,胆色素结石按色泽区别又可细分为黑色素性结石(约20%)和棕色素性结石(约5%)两小类。

胆石的类型具有明显的地区特征。在西方欧美国家,80%以上为胆固醇结石,胆色素类结石仅10%~27%;在东方及发展中国家则主要为胆色素类结石。日本在第二次世界大战前,胆固醇结石与胆色素结石之比为3:7,近年来这二种结石的比例恰好倒转,其中纯胆固醇结石为15%,胆固醇混合结石为45%,胆红素钙结石为15%,黑胆石为15%,复合结石为10%。我国地域广阔,地理条件和生活习惯各地差异很大,因此不同类型的结石在国内各地分布也不相同。裴德恺1984年对13省市868例胆石所进行的光谱和化学分析以及参照国内有关资料显示三类结石在我国均有,但存在着甚为明显的地区特点。沿海地区以胆色素结石为主,如福建、浙江、山东、辽宁等地均在85%以上;西北地区以胆固醇类结石为主,如内蒙、新疆、甘肃等地均在80%以上;而中原地区如北京、天津、上海等地,这两类结石的比例接近。

随着生活水平的提高和卫生条件的改善,胆固醇结石在我国出现了逐渐增多的趋势。1983年至1985年,中华医学会外科学分会对11342例因胆石症手术的患者调查表明:52.8%为胆囊结石,11.0%为继发性胆管结石,20.1%为原发性胆管结石,16.1%为肝内胆管结石。1995年中华外科杂志报道了由全国胆道外科学组组织的来自7个省市、33所医院3911例胆结石手术病例的第二次全国临床调查资料并与十年前首次调查的结果(中华外科杂志1987,25:321~329)比较。调查证实:胆石症仍是我国普外临床的多发病,约占同时期住院患者的11.5%;多见于50岁以上的女性;女:男约2.57:1。约80%的单一部位结石分布于胆囊,以胆固醇类结石为主;而以胆色素类为主的胆管结石仅占10%。与十年前相比,胆囊:胆管结石从1.5:1上升至7.36:1;胆固醇:胆色素结石从1.4:1升至3.4:1。天津市南开医院统计6年期间(2000.1-2005.12)经手术治疗的18079例胆石症患者,进行回顾性流行病学分析。结果显示:胆囊结石的比例显著升高,达81.77%,并随年龄增长而增加。表明胆石症的病种构成已经发生明显变化,其中胆囊结石的构成比明显高于其他部位。有学者提出与胆石症有关的主要危险因素也称为"5F",即fat(肥胖)、fertile(多产次)、female(女性)、forty(四十)和family(家族史)。

第二节　胆结石的类型及其特征

一、胆结石的类型

胆结石有多种分类方法,各具特色,有相互补充的意义。目前多采用以下两种方法。

（一）按结石成分分类

1. 胆色素类结石包括胆红素钙结石和黑胆石。

2. 胆固醇类结石若胆固醇的含量>90%,可称纯胆固醇结石。

3. 混合性结石

4. 稀有胆石包括碳酸钙结石、脂肪酸钙结石、胆汁酸结石、多糖结石和蛋白结石等。

（二）按结石所在部位分类

1. 胆管结石多为胆色素结石或混合结石,且多为原发性。结石可位于胆总管下端、肝总管或肝内胆管。不同部位的结石发生阻塞时,则可出现相应的临床症状和体征。

2. 胆囊结石多为胆固醇结石或混合结石,单发或多发。临床上可无任何症状,当结石嵌顿在胆囊管时,则出现急性胆囊炎的表现,甚至可致胆囊穿孔。

3. 胆囊胆管结石多为混合型结石,在胆管及胆囊内都有结石存在,可具备两者的临床表现。

二、胆结石的性状特征

（一）胆固醇结石

以胆固醇为主的结石。含大量胆固醇,较少量的胆红素和游离脂肪酸以及钙、镁、铝等少量的金属元素。大多数分布于胆囊内,亦可随胆汁排泄而进入胆管。数目不一,多为数个,多者可达数百粒;单个大结石有时直径可达 2～4cm,小者似粟。结石呈圆形、桑葚样及石榴子样相嵌的多面体,表面光滑、粗糙或呈颗粒样的多种形状。纯者呈白色、乳白色或晶状,随着不同含量的胆色素的混杂而呈乳黄、土黄、棕、褐、茶褐、黑褐等多种色调,有些结石表面有光泽犹似珍珠。纯胆固醇结石或其含量高者,剖面可见放射状晶状结构,多数有大小不等的色素核心;胆色素稍多的混合结石其剖面则呈放射状层状结构。在扫描电镜下可见云母片样或砖砌状的聚块。X 线下不显影。

（二）胆红素钙结石

以胆红素钙为主的结石。系由胆红素、钙、黏液物质以及脂肪酸等多种成分组成,并含有较多量的多种金属元素,诸如钙、镁、铜、铁、钠、磷、铅、锰、铝等十余种。大多质松易碎。X线下不显影。主要分布于肝内、外胆管,单发或多发,后者大多有相嵌接触面。色泽深,呈棕褐到黑褐色,为团块状、砂粒或泥样结石,有柱形、多面体、胆管样铸型、不规则形等多种形状;有时以蛔虫的尸骸为核心形成素条状或串珠状的结石;有些结石则在黄色的云片糕状的内层之外,被覆黑炭样的外壳。结石的剖面呈层状,可见明显的核心,其外,层层包绕,像树木的年轮;另一些结石犹似疏松的泥团,剖面无明显的定形结构。用扫描电镜,可观察到许多集聚的胆红素钙球小粒,夹杂一些丝网状结构和片块状的胆固醇结晶。

（三）黑胆石

由胆色素及多种金属元素组成,其中游离型胆红素的含量达30%～40%,其余则为胆红素的多聚体,亦即用溶媒不能提取的黑色残渣。大多系发生于胆囊内的多个无定形的小结石,有时亦呈结聚为桑葚样的小块,硬度很高,不易破碎。裂面光洁、无结构。红外光谱分析无特征性吸收峰,呈包络形波图。扫描电镜下呈板块状间有结聚似菜花样的胆红素颗粒。

（四）其他较少见的胆石

脂肪酸钙结石系棕榈酸,甘油酯等的游离脂肪酸与钙的结聚物。主要存在于胆总管内,起因于胆道感染,多数呈黑褐色或黑色,亦有呈灰褐或黄褐色者;有些有光泽,有些似蜡块,剖面为黄色或黄白色,呈层状或条纹状结构。扫描电镜下呈花瓣样构型。碳酸钙结石形成于胆囊内,系灰褐或黑褐色的较小硬结石,圆形或多面形,表面粗糙,剖面呈层状;主要成分为碳酸、磷酸等的钙盐,有方解石和霰石等几种形式;扫描电镜下可观察到板块状结构,表面附着大量方形的结晶小块。

第三节　胆结石的成因及其机制

不同类型的胆结石虽然具有不同的成因和机理,但作为共性,它们均系胆汁成分在一定条件下发生沉淀、结聚成形、留滞于胆系内逐渐增长而成。若能掌握这一过程,及时予以中止,即有可能阻止胆石的形成与发展。以下是胆石形成的几个主要因素。

一、胆汁成分变化在胆结石形成中的意义

胆汁是肝细胞和胆管上皮细胞的分泌物,它是一种弱碱性、透明的胶态液体。由于所含胆汁色素而呈不同的色泽。胆汁的性状及其成分可因所取标本不同而异。一般来说,肝胆汁色浅、稀薄、偏酸;胆囊胆汁色深、黏稠、相对偏碱。胆汁的主要成分为水,其主要溶质除了与血浆成分相似的电解质、蛋白质等外,还有大量经肝脏生物转化等处理后经胆排泄物。其中有些是代谢终末产物或有害物质;另外有些胆汁成分则在肠道参与食物消化吸收等生理活动;有不少成分还具有肠肝循环的特点。胆汁成分甚为复杂,在临床上受到重视的溶质有胆汁酸盐、胆色素、胆固醇、磷脂、脂肪酸以及胆汁中的各种电解质和酶（例如碱性磷酸酶、乳酸脱氢酶、r-谷氨酰转肽酶等）。

胆囊可将肝胆汁浓缩 $5\sim10$ 倍,浓缩时水及部分电解质被吸收,钠及胆汁酸的浓度升高,钾与钙的含量亦略有增加,而氯及重碳酸盐则见减少。胆汁成分及其含量可以因机体的代谢情况、生活习性以及体内外的许多因素的影响而发生改变。在生理状态下,胆汁中的各种成分均溶解于胆汁中,只有当正常的平衡发生改变或在胆道系统的一些病理状态下,才出现不溶解的成分、沉淀或发生结石。在正常代谢及病理情况下,与胆石形成有关的胆汁成分,大致有以下数种。

（一）胆汁酸

胆汁酸是胆汁中的主要脂质成分之一,约占固体总重量的 50% 以上。它在胆汁中呈离解状态,与胆汁中的阳离子（主要是钠和钾离子）结合,以胆汁酸盐的形式存在,简称为胆盐。人胆汁中主要含有三个羟基的胆酸（cholic acid,CA）,两个羟基的鹅脱氧胆酸（chenodeoxycholic acid,CDCA）和脱氧胆酸（deoxycholic acide,DCA）;另外还有少量的熊脱氧胆酸、石胆酸、猪胆酸、猪脱氧胆酸等。胆汁酸在肝细胞内合成后,与甘氨酸（G）或牛磺酸（T）结合,成为结合型的胆汁酸排至胆汁中,只有结合型的胆汁酸,才在消化过程中具有重要的生理功能。胆汁中与甘氨酸结合的胆汁酸含量,高于与牛磺酸结合的胆汁酸的

含量,两者间的比例约为 3∶1。正常情况下,人体内胆汁酸的总量保持于一个比较稳定的状态,称为胆汁酸池(bile pool),约为 2~4g;肝脏每天约合成 200~600mg 的胆汁酸,以补充从粪便中的丧失。

胆汁中的两种初级胆酸(胆酸及鹅脱氧胆酸)均是在肝细胞中从胆固醇合成而来。从胆固醇转化为胆酸是一个非常复杂的过程。胆汁酸是由胆固醇在肝细胞微粒体内,通过两条代谢途径,经历 15 个以上步骤,在多个酶促作用下转化而成。其中胆固醇 7α-羟化酶是限速酶。人类每日有 500~800mg 约占 80%~90% 的胆固醇在肝内转变为胆汁酸,称为原生性胆汁酸,包括胆酸(CA)和鹅脱氧胆酸(CDCA)。肝细胞合成的结合的胆酸,通过载体的主动转运,从肝细胞分泌至肝毛细胆管内,在通过毛细胆管膜时,与卵磷脂、胆固醇形成复合微胶粒进入胆汁。它们进入肠道后,在细菌作用下,由结合型转变为游离型,并分别脱去一个羟基而成为脱氧胆酸(DCA)及石胆酸(LCA),称为继生性胆汁酸;其中 95% 以上被肠道重吸收,返回肝脏,大部分以结合型胆汁酸再进入胆汁组成肠肝循环。如此每餐进行 2~3 次,每日总计达 6~8 次。

胆汁酸的合成、排出与重吸收之间存在着极其精细的反馈性调节。胆汁酸的分泌率=胆汁酸池的含量×肠肝循环的次数,因此后者的影响很大。当肠肝循环的返回量少时,肝细胞的 7α-羟化酶的活性提高,从而胆汁酸的合成增加,使胆汁酸池保持相对稳定。在正常情况下,胆汁中的胆汁酸绝大多数是与甘氨酸(G)或牛磺氨酸(T)结合的钠或钾盐,按其种类大约有十几种。G/T 视食性而异,素食者以 G 型为主,肉食者则以 T 型为多。各种胆汁酸均为双亲性分子,在其环戊烷多氢菲母核上的羟基、羧基或磺酰基都为亲水基团,位于 α 侧;β 侧的甲基和烃核则为疏水(亲脂)基团。这种立体构型赋于其很强的界面性,从而使胆汁中的胆固醇、脂肪酸、胆红素等疏水分子得以溶存于胆汁酸的胶团(micelle)中。胆汁酸,特别是 T 型的还可增加胶团双电层结构间的 δ 电位,而增加胶团的稳定性。就界面活性而言,3羟基的>2 羟基、结合型>游离型、T 型>G 型。在正常情况下,胆汁中的胆汁酸仅 0.1% 为游离型,而在胆道感染时由于细菌的脱结合、脱羟作用,游离型胆汁酸可增加数十倍乃至上百倍;另外一方面,当肝细胞合成、转化作用减弱,胆囊功能不全,或肠道有病变,干扰肠肝循环时,甚至正常人在空腹状态下,均可出现胆汁酸池变小,胆汁内胆汁酸含量降低,以致对胆固醇等脂质的溶存能力下降、成为形成结石的重要基础。

(二) 磷脂

人胆汁中的磷脂有 90% 以上为卵磷脂,约占胆汁中固体成分的 9%~21%,肝脏每天新合成 3~6g 的卵磷脂排至胆汁中。此外还有少量的脑磷脂、神经(鞘)磷脂和溶血性卵磷脂。胆汁卵磷脂进入肠道后,由膜磷脂酶水解,成为溶血卵磷脂,被吸收后分泌至淋巴液,成为乳糜微粒中的卵磷脂。人胆汁中的卵磷脂其侧链脂肪酸大多为棕榈脂酸、油酸及亚油酸。胆汁中卵磷脂的含量受胆汁酸分泌的影响。它亦是一种双亲性分子,在胆汁中可以结聚成亲水基朝外的载体(vehicle),其朝内的非极性区亦具有接纳胆固醇等脂质的性能,但溶存能力比胆汁酸小,而当其与胆汁酸一起形成混合胶团时,则溶存脂质的能力大大提高,远比各自的单独作用强。上述胶团的溶存能力及稳定性部分地取决于卵磷脂与胆汁酸的相对浓度。研究表明单独用胆汁酸其溶存胆固醇的比为 30∶1,若加入足量的卵磷脂则可使之减少为6∶1,溶存能力与稳定性显著担高。另外一些实验还指出,当胆汁酸浓度保持相对恒定时,1mol 的卵磷脂能溶存 (0.37 ± 0.1) M/L 的胆固醇,而等量溶血性卵磷脂仅能溶存 (0.2 ± 0.1) M/L 的胆固醇,显示磷脂的溶存脂质能力还与其不同的化学结构有关。业已证明胆道感染可使胆汁溶血性卵磷脂的含量增高,后者不仅削弱对胆固醇的溶存能力,而且还有强烈的致炎性,从而有诱发胆结石生成的作用。

(三) 胆固醇

肝脏是合成胆固醇的主要器官,胆汁中胆固醇的量与当初胆结石的形成有密切关系。胆固醇在胆汁中占固形成分的 $3\% \sim 11\%$,除少量酯型外,主要为游离型胆固醇。正常时,肝脏分泌到胆汁中的胆固醇依存于胆汁酸的分泌量,当后者 $>5\mu mol/min$ 时,二者呈直线相关;而在胆汁分泌减少时,这种线型关系消失,表现为胆固醇分泌量的迅速增加。胆固醇是疏水分子,借助于磷脂和胆汁酸所形成的微胶粒才得以溶存于胆汁中。近年来的研究指出:胆汁中的胆固醇是由肝细胞通过其滑面内质网到质膜的向量性传输,而且以载体的胞吐方式进入胆汁的。如上所述这种载体系由磷脂包绕胆固醇所组成,且要求二者有一定的配比范围。通常为 $3:1$ 的关系,构成 $50 \sim 100nm$ 的单层球状载体。由于肝脏对胆固醇、磷脂等的分泌是一个持续进行的动态过程,因此载体中二者的比例、载体的大小及其结构形式,可以有不同的变化。当胆固醇分泌量增高时,磷脂载体界面接纳的胆固醇分子增多,形成的载体相应变大。载体的稳定性与其直径成反比,当载体变大达到一定程度后,就相互融合形成多聚载体或多层载体,进而成为大载体(液晶体)。若胆固醇/卵磷脂的比例为 $2:1$ 时,载体直径就达到 $500 \sim 1000\mu m$,即形成一个胆固醇结晶,乃至沉淀析出;并由此不断地吸取从超载载体中脱逸出来的胆固醇而使晶体进一步变大;在一定条件下,再渐次结聚即可成为胆固醇结石的晶核。这一过程即所谓的成核过程,亦是形成结石基础,而胆汁浓缩、含量减少,可以构成载体稳定性下降,晶体结聚的条件。

胆汁中胆固醇的过饱和状态可以依胆汁酸、胆固醇和磷脂三者的摩尔浓度,用 Admirand 和 Small 制定的三角座标图来定点标示。根据三者的含量定点,可以区分为胆固醇可以稳定地溶存于胆汁中的安定区;胆固醇呈过饱和状态,其含量超过胆汁酸和磷脂的溶存的能力,呈现胶团、载体和胆固醇结晶共存的不安定区,亦即所谓的致石性胆汁;以及介于上述二者之间的间变区,表现为胆固醇含量很高,达到过饱和的界限,已处于载体和胶团所能溶存的极限,虽尚无胆固醇晶体析出,但极不稳定,稍有增减即可向上述二区衍变,故又称临界状态。鉴于在胆固醇呈过饱和胆汁的人中,有胆石者仅占 $20\% \sim 60\%$,从而表明过饱和胆汁并非发生胆结石的必然因素,能否成石还与胆汁中存在的成石促进因子和抑制因子以及肝胆系统功能状态等许多因素有关。近年来的研究指出:在相同的过饱和状态下,胆结石患者的胆汁温育后出现胆固醇结晶的速度较无石者明显为快。其所需时间谓之成核时间,可以作为区分致石性胆汁的一项实用指征。

(四) 胆色素

主要为胆红素,系四吡咯环物质的分解产物,来自血红蛋白、肌红蛋白、细胞色素以及过氧化物酶等,其中 $80\% \sim 90\%$ 来自衰老的红细胞。由网状内皮细胞生成的胆红素是脂溶性的,称为非酯型(游离型)胆红素,在肝细胞的微粒体内通过多种酶促作用成为酯型(结合型)胆红素而排入胆汁。游离型胆红素虽有亲水基团,但由于侧链上的羧基与吡咯环对侧的 NH 基在分子内部形成紧密的结合而呈嵴瓦状构型,阻碍了亲水基团,因此在水相中溶解性很差;当其在酶促下与葡萄糖醛酸或硫酸基结合发生酯化后,胆红素内部的氢键被打开,转变为卷曲的开放构型,其非极性基被遮,亲水基团显露,从而得以溶解于水相中。正常时,胆汁中的胆红素绝大多数为酯型,其中 80% 系与葡萄糖醛酸结合,游离型 $<5\%$。用液相色谱分析至少可区分出 6 种主要形式:除了胆红素葡萄糖醛酸单、双酯(BMG 和 BDG)外,还有

BMG 的异构体、游离型胆红素及其原型 IXα 等。大多数动物的胆汁胆红素主要为 BMG，人则以 BDG 为主。胆红素的亲水性直接与其极性基团的多少有关。当 BDG 在内源性、特别是细菌性 β-葡萄糖醛酸酶的作用下转变为 BMG 及游离型胆红素；或因肝源性或溶血性原因使胆汁内出现多量 IXα 型时，由于亲水性降低而自行结聚成一种大分子的复合物，进而与钙离子结合，沉淀，可形成结石的母核。一些资料提出胆汁酸也有阻止胆红素分子内氢键结合的作用，从而使游离型胆红素在水相中的溶解度提高 4 倍；另外后者亦受溶液 pH 的影响，在一定范围内越偏碱，溶解度越大。因此当胆汁中胆汁酸含量减少，钙离子增多，pH 降低以及长期淤胆或胆道感染以致 IXα 及游离型胆红素增多时均可成为胆红素沉淀析出、进而形成结石的重要原因。

（五）胆汁蛋白、成核与抗成核因子

正常人胆汁中的蛋白质含量约 $0.3\sim3g/L$，包括白蛋白、糖蛋白、铁蛋白以及 IgG、IgA 等多种成分。其中与胆结石形成有较大关系者为糖蛋白，笼统地称为黏液物质。后者与胆汁的黏稠性有关。黏液是由胆囊上皮分泌的一种复合分泌液，其主要成分是黏蛋白，有液态和黏附于上皮细胞表面的胶态两种形式。黏蛋白的中心是多肽链，约占重量的 20%，其上联接有许多分支状的寡糖侧链，包括各种果糖、半乳糖、N-乙酰葡萄糖氨和 N-乙酰神经氨酸等 5 种单糖。多肽蕊的一端为疏水基，能与胆红素或其他脂质、载体等联接而黏结成团块，形成结石的网架，犹似黏在瓶刷上相互黏接，越积越大而成石，故又称为结石的成核部位。胆汁内过饱和的胆固醇具有刺激胆囊黏膜分泌黏液的作用，摄食多量胆固醇后数小时，在胆汁出现胆固醇结晶之前，就可见黏液分泌增加，而胆固醇结晶则可亲附于胆囊黏膜上皮的黏胶内。当脂质呈过饱和状态，胆汁成石指数>1.0 时，脂质与黏液相遇即可促进成核及成石。黏液浓度越高，接触时间越久成核越快、越多。最近的研究又指出，胆汁中的成核因子是一种分子量<300KD 的不耐热糖蛋白，来源于肝或胆管上皮。它存在于正常人的胆汁中，但以多发性结石者的含量为高。值得指出的是胆石能否形成，除了成核因子外，还与胆汁中存在的一些抗成核因子有关。后者亦是一些低分子蛋白质，已知载脂蛋白 A1（apoA1）和载脂蛋白 A2（apoA2）均有延长成核时间的作用，有学者认为其是抗成核因子。关于载脂蛋白 A1 与胆石形成的关系文献报道不多，可能的机制是：在胆固醇过饱和的胆汁内增加液相胆固醇结晶的稳定性，阻延其向固相结晶转变，使胆汁处于均衡状态。

（六）胆汁无机离子

胆汁中含有多种无机离子，有些离子如 Na^+、K^+、HCO_3^-、Cl^- 是通过电化学及渗透压平衡进入胆汁，其含量与血浆的相似；有些是由肝细胞通过肝胆汁清除，诸如 Ca^{2+}、Fe^{2+}、Si^{2+}、Mn^{2+}、Zn^{2+}、Pb^{2+}、Al^{3+} 等。与成石有密切关系的首推 Ca^{2+}，它是可以由胆囊黏膜分泌，在胆汁的浓度可因不同情况而异。胆汁中的钙，一部分是结合型的，另一部分是超滤型的。钙离子可以与胆汁酸单独形成可溶性复合物，亦可以与胆汁酸、卵磷脂形成混合胶团而合离子钙减少，溶解度增大。肝胆汁中的钙，80% 呈胶团状态，但在胆囊胆汁中仅占 50%。因此当胆汁酸含量降低，和（或）钙含量增高时，与混合胶团结合减少，游离钙即增多，尤其在 pH 值升高的情况下，就容易导致钙的沉淀析出。事实上无论是胆固醇或胆色素结石患者的胆囊胆汁均呈现钙过饱和状态，而且大多数胆石均含有钙组成的核心，而后由于胆红素和（或）胆固醇等的渐次沉积，才形成胆红素钙、脂肪酸钙以及碳酸钙和磷酸钙等各类结石。

二、胆囊功能状态在胆结石形成中的意义

胆囊具有储存胆汁，分泌、吸收胆汁成分以及通过收缩运动排放胆汁等多种功能，胆固

醇结石,黑胆石和碳酸钙等结石好发于胆囊内与这些功能异常密切有关。

(一)胆汁贮存与胆结石

由肝脏分泌的胆固醇过饱和胆汁,在其流动状态下并无致石之虞;但进入胆囊后,由于消化间期,特别在晚间空腹时,胆囊处于舒张,以致胆汁长时间的留滞在胆囊内,且由于重力关系,胆汁呈分层状态;再加上进食后引起的胆囊收缩,贮存的胆汁不能完全排空,从而为过饱和胆汁中的胆固醇由液晶转变为微晶、沉淀析出、结聚、增长,为成石提供了必要的时间与空间。另外还发现当胆汁储存于胆囊时,可使肝脏对胆汁酸的分泌减少和对胆固醇的分泌增多,而且空腹时间持续愈久,进入胆囊的胆汁其胆固醇过饱和程度愈高,这就使磷脂载体和混合胶粒更不稳定,以致引起胆固醇结晶析出乃至成石。

(二)胆汁浓缩与胆结石

胆汁在胆囊里储存时,由于胆囊黏膜对水和电解质的吸收,使胆汁浓缩 5～10 倍,含水量减少和黏液物质含量增高,以致胆汁变稠变黏,液流阻扰变大;加之胆囊管具有螺旋瓣样结构,因此在胆囊收缩功能不全和(或)胆管不全梗阻时,可以导致或加重排胆不畅和胆汁淤滞。一些研究指出,在胆固醇结石形成之前,先有胆囊黏膜对水和电解质吸收的增加;而在过饱和胆汁时,胆囊黏膜对胆固醇的重吸收程度与胆汁中的含量相一致,可由此引起的细胞膜胆固醇含量增高,而使膜脂流动性降低和黏膜细胞的功能和结构障碍。另外在胆道感染时则可引起胆囊黏膜对胆汁酸的重吸收而降低其在胆汁内含量,上述因素在胆石的生成与发展中均具不可忽视的意义。

(三)胆囊分泌与胆结石

如前所述,用致石性食饵使动物产生过饱和胆汁诱发胆石时,在胆汁内出现胆固醇结晶之前,就可见胆囊黏膜分泌大量黏液,而后出现的胆固醇结晶也黏附于覆盖黏膜表面的黏胶内。临床与实验室均已证实在胆囊内出现成形的胆石之前,在胆汁内首先可见由胆红素钙与黏液物质组成之小粒,称为胆泥(sludge),事实上亦是日后形成胆结石的核心。

另一些研究提示,在胆道感染和胆石症时,胆囊黏膜对钙离子的吸收能力下降,以致胆汁中的钙离子浓度升高,构成结石尤其胆色素结石和其他含钙结石的重要组分,而胆汁中的钙离子又可刺激胆囊黏膜分泌大量黏液,加上此时常伴有黏膜泌 H^+ 功能的减弱,使胆汁 pH 升高,从而使钙离子析出与黏液物质和胆色素等结合产生沉淀,进而发展形成结石。

(四)胆囊运动与胆结石

切断迷走神经、胃肠道外全营养、孕妇以及老年人易患胆石,与他们均有胆囊运动功能减弱有关。胆囊运动受激素和神经双重调控,尤以胆囊收缩素(CCK)的作用更为重要,近年来的资料指出,胆石症患者的胆囊肌组织的 CCK 受体减少,敏感性降低,以致即使血内CCK 浓度有代偿性升高,也不能引起胆囊产生有效的收缩,以致胆汁淤滞而成石。另有一些资料则认为在胆囊运动亢进,由于使胆汁酸池变小,亦可成为结石生成的条件,但其实际意义不如胆囊运动减弱重要。

从另一个角度来说,如果排泄胆汁功能正常,一般不易形成结石,即使在胆汁中出现结晶、胆泥及至成形的结石,通过正常的排胆,亦可以随胆流进入肠道而排出体外。由此可见胆囊不仅是形成胆石的场所,亦是驱除胆石的动力。

早就有人提出,正常胆囊的充盈和排空是胆囊、胆囊管和 Oddi 括约肌三者之间相互作用的结果,一个或几个这些肝外胆道功能的异常均可导致胆汁在胆囊内淤滞,促进胆结石形成。胆道动力学异常是形成胆色素结石的重要原因,与胆汁异常成分的沉淀和胆汁中糖蛋白的凝聚作用一起构成了胆色素结石形成的三个必要条件。胆道动力学的异常主要表现为胆囊收缩乏力和 Oddi 括约肌张力增加。胆色素结石形成过程中,引起胆囊收缩乏力的因素可能有 CCK 分泌不足继发血 CCK 水平下降、胆囊平滑肌 CCK-AR 减少;引起 Oddi 括约肌张力增加的因素可能有 Oddi 括约肌 Cap 表达和血 CCK 水平下降。以上因素的异常可能是胆道动力学异常的直接原因。综述近年有关研究可发现,胆道动力学异常促进胆道结石形成的机理主要是:①胆汁淤滞,使致石胆汁在胆囊内停留时间过长;②胆汁流动状态的改变,为结石成型提供外加动能;③胆道高压,一方面促使胆汁成分发生改变,另一方面使感染的机会增加;④胆汁肠肝循环呆滞,也使胆汁成分改变。

调宁蛋白(Calponin,Cap)是新近发现的一种平滑肌所特有的调控蛋白,其分子量为34kD。它能与肌动蛋白结合抑制平滑肌的收缩,是调节平滑肌舒缩的关键物质,影响细胞的分裂和分化,参与细胞信号传导和维持细胞骨架。平滑肌收缩的分子机制包括肌球蛋白轻链激酶(MLCK)和蛋白激酶(PKC)两条途径。MLCK 主要使肌球蛋白轻链上丝氨酸 19 磷酸化。PKC 途径能使 Cap 和钙调蛋白结合蛋白(Caldesmon)磷酸化,导致肌球蛋白 ATP 酶活性增加,平滑肌收缩。在一定范围内 Cap 在细胞内的表达下降,将降低其对平滑肌的抑制性;反之,则增加其对平滑肌的抑制性。鲁文彤和高炬等学者的研究发现,胆结石形成过程中,豚鼠 Oddi 括约肌 Cap 表达下降。认为 Cap 表达下降减弱了其对平滑肌的抑制性,从而导致 Oddi 括约肌的张力增加,加重胆汁淤滞,促进胆结石的形成。这就从基因水平提供了胆石形成中伴有 Oddi 括约肌功能异常的证据。朱培庭和方邦江等的实验发现,胆固醇模型组豚鼠胆囊组织 Cap 蛋白表达显著升高,疏肝利胆中药能明显降低胆结石豚鼠胆囊组织 Cap 蛋白的表达水平。认为胆囊平滑肌调宁蛋白可能是疏肝利胆方药改善胆囊运动功能的有效分子作用靶点。疏肝利胆方药通过降低胆囊平滑肌调宁蛋白的水平,解除了其对 ATP 酶活性的过度抑制,提高了胆囊平滑肌的收缩能力,进而阻止了胆结石的发生。

三、胆汁的流体力学变化在胆结石形成中的意义

胆汁在胆道系统内的流动取决于胆汁驱动力与阻力,亦即取决于胆汁分泌率,胆囊、胆道括约肌和十二指肠第二段的舒缩状态。胆流的驱动压来自肝细胞的分泌压和胆囊的收缩压。胆汁的生成率受生活习性及肝脏功能状态的影响,且依不同的种属而异。肝细胞虽然不间断地分泌胆汁,但分泌量随摄食、食物种类及饮水等而波动。一般而言,杂食者消化间期胆汁的分泌量高于素食者。人的胆汁生成率大约为 $0.2\sim5ml/min$。肝胆汁的最大分泌在为 2.94kPa 左右,其流动方向依存于管道系统各处的压差,其流速与驱动力成正比,与阻力成反比。胆总管内压约为 $0.98\sim1.47kPa$,胆道括约肌的静息压约为 $0.88\sim2.26kPa$。平均为(1.27±0.69)kPa,胆道括约肌的张力可因其功能状态而异当其遭受刺激,处于激惹状态而发生强烈收缩时,可使张力剧烈升高,甚至可达 7.84kPa,从而导致胆流中断,引起严重的胆汁瘀滞。在正常情况下,空腹时的胆囊内压约 0.98kPa,低于胆道括约肌的张力,因此由肝脏分泌的胆汁流入胆囊而储存;而在胆囊收缩时,囊内压增高至 $1.57\sim2.94kPa$,由于此时伴随着胆道括约肌舒张,于是胆汁被大量驱送入肠。胆流的阻力来自液体流动时的摩擦力,后者与胆管的内径以及胆汁的黏滞度有关。管腔的内径越小、胆汁越黏稠,胆流的阻力越大。在其他条件相同的情况下,若管径缩小 1/2,其阻力即增大 2.5 倍。结合胆道系统的结构特点分析,胆道壁的内面系由黏膜组成,其表面具有许多皱壁及隐窝小洼,黏膜细胞

上还有许多突起的纤毛,这些都是增加胆流阻力的因素;另一方面,由于液体在管道里流动时液流受到磨擦力不一而产生轴流及边流,边流的流速比轴流慢,非匀质液流尤为突出。在胆汁分泌较少及胆流驱动压较低时,胆流速度相应慢,胆汁中的颗粒物质发生附壁效应而依附、沉积于黏膜的隐窝及小洼内,成为结石的核心,进而积聚成石。胆道系统的另一特点是整个胆管具有像众川成河那样的构型。胆总管以上的肝管和肝内胆管是一个多分支的管道系统。在分叉汇合处管腔的内径骤然改变,而且成不同的角度。胆囊管是 0.1cm 左右内径的管道,骤然与 30～40ml 容积的囊腔相联;胆总管末端的括约肌部和其上的薄壁的袋状部,则又是由内径从 0.65cm 变为 0.19cm,骤然变小的管道相接续。根据流体力学的认识,当流体流经的管腔发生分叉或突然扩大、缩小时,液流的流线就发生弯曲,在该处的外侧壁附近出现分离,形成漩涡。从胆囊内的液流情况来看,在消化间期,胆囊既是胆汁的储存库又是浓缩的场所,储存于胆囊里的胆汁处于只进不出、相对静止的状态;由于重力关系,胆囊里胆汁具有分层的特点,又由于胆囊的一侧固定于肝床,另一侧游离于腹腔,再加上胆囊管的开口与两侧囊壁的距离不同,因此液流在入胆囊的入口附近形成两股流速不等的漩涡区。正是由于上述流体力学特点,因此在胆总管的袋状部,在胆囊颈附近的底部以及肝内胆管的分叉处是胆石的好发部位。由于胆汁进入胆囊形成漩涡,分散在胆汁中的晶核通过与黏蛋白等物质的结聚逐渐形成一个球形结石;若在成核过程中胆流不畅,胆汁在排胆运动时受到动力的方向不一,就可出现多个胆石晶核同步成石,从而可能形成多发结石;如果多个小结石在相对静止的条件下被黏结,则可能呈桑葚状结石或结石表面呈颗粒状结聚;如果在成石过程中胆囊的运动甚弱,胆石不能自由滚动,则可能形成镶嵌形的多面体结石。

四、胆道感染在胆结石形成中的意义

胆色素类形成与胆道感染的关系已为众所熟知,胆汁中的胆红素由结合型转变为游离型与钙离子和黏液等结合后沉淀析出结聚是形成胆结石的重要原因。这种转变就是由于胆道感染时胆汁内出现大量细菌性 β-葡萄糖醛酸酶所致。业已证实,大部分胆红素钙结石患者的胆汁均可检出细菌,阳性率＞80％,其中厌氧菌占 40％,但绝大多数为多种细菌的混合感染。已检出的细菌至少有 30 种以上,包括各种类杆菌、梭形杆菌、消化球菌、消化链球菌、真杆菌、放线菌及梭形芽孢杆菌等厌氧菌和大肠杆菌、枸橼酸杆菌克雷伯菌、变形杆菌、铜绿假单胞菌、链球菌及葡萄球菌等需氧菌,其中以类杆菌和大肠杆菌最为常见。大肠杆菌、类杆菌、梭形芽孢杆菌及克雷伯菌均能产生 β-葡萄糖醛酸酶。实验表明单纯向胆道或胆囊内注入细菌,并不能导致胆道感染。若同时结扎胆总管,胆囊管,造成胆汁液淤滞或同时使胆道的血液供应受阻,即可成功地诱发感染。这与临床上胆道感染多数伴存胆结石及胆道梗阻极为相似。引起胆道感染的原因,除了细菌外,还可由于寄生虫进入胆道而诱发。实际上除了寄生早及其虫卵的致病作用外,必然还同时混有细菌感染。

在胆道感染时,由于胆道黏膜发生炎症、充血、水肿、黏液分泌亢进、炎症细胞浸润以及结缔组织和腺体增殖等一系列组织学变化,可以导致胆道狭窄、胆汁黏滞度增加、胆流受阻、胆汁淤滞,而损伤脱落的上皮细胞和组织碎屑还可构成异质成晶的核心,这些都是形成胆石的重要因素。胆道感染除了对胆红素的影响外,在细菌性酶促作用下,还可使胆汁酸脱结合、脱羟基;使卵磷脂衍变为溶血性卵磷脂,这些变化不仅严重地影响胆汁中载体及混合胶团的稳定性,降低对胆红素、胆固醇和脂肪酸等的溶存能力,而且还可直接对黏膜产生致炎作用。胆红素钙结石的胆红素，其85%系游离型。结石中含有大量由黏液物质组成的网架，含有多量钙离子和脱氧胆酸，均表明这类胆石的形成与胆道感染密切有关。

五、其他因素在胆结石形成中的意义

胆结石的发生率具有明显的地区与种属特点，欧美等西方国家的胆结石绝大多数为胆固醇结石；美国的印第安土著和北欧一些国家胆结石率在70%以上；在非洲的Masai人则为0；日本在第二次世界大战以前胆色素结石为主，随着西方化，变成胆固醇结石为主；我国缺少精细的统计，据一些大城市的报道，近年来胆囊（胆固醇）结石有渐见增多的趋势。上述情况表明饮食习惯、生活状况与胆石的类型有着重要的关系，但遗传因素亦不能完全忽视。胆结石的发生率还和年龄、性别以及机体状况等有关，例如胆固醇结石以女性为多，青春期后渐次上升，停经后回降；老年人与肝硬化患者容易发生胆色素结石等，从而提示胆结石的形成、发展是一个与多种因素有关的复杂过程，必须结合具体情况进行较为全面的分析研究，才能获得较为切实的认识。

第四节　胆石症对机体的影响

胆结石对机体的影响主要是引起疼痛、梗阻、感染以及由此而引起的相关脏器的变化。

一、对肝、胆的影响

由于结石嵌顿和（或）局部组织炎症、水肿以及偶尔因胆道局部粘连牵张、受压，导致胆道梗阻、胆流受阻，一般容易发生于胆道的一些宽狭相接的生理性狭窄部，诸如肝内胆管的分叉处、胆囊颈哈氏袋处、胆胰壶腹括约肌的袋状部、法特（Vater）壶腹部和乳头等部位。当发生胆道梗阻时，由于胆汁仍在持续分泌，势必导致梗阻前方液流减少及停止，梗阻上方（后方）的管腔因液流积滞而被扩张，进而引起组织受压、缺血、缺氧、组织变性、坏死，并产生相应的组织结构和功能、代谢等一系列变化。胆道梗阻引起的变化，视其所在部位及程度而异。如胆石嵌顿于胆囊颈，使胆汁不能进入胆囊，此时积滞于胆囊内的胆汁由于胆囊黏膜的重吸收以及在张力及炎症时通透性异常，使胆色素、胆汁酸等减少，黏液物质和钙继续分泌而出现白胆汁、胆囊积液以及石灰乳，甚至最终导致胆囊萎缩、硬化等改变；在胆流不全梗阻时，由于排胆功能障碍而肝胆汁仍然可以进入胆囊，加上胆囊黏膜的分泌，可导致胆囊极度充盈、扩张、囊壁变薄及通透性增加，引起胆汁向腹腔渗漏；如伴有感染则可发生胆囊积脓、坏疽、穿孔以及腹膜炎等严重病变，甚至危及生命。当肝内、外胆管，尤其是胆总管发生梗阻时，胆汁入肠受阻，可以发生黄疸及脂类物质的消化、吸收障碍和肠道菌群紊乱。由于胆道内压增高，引起梗阻以上胆管直到毛细胆管扩张、微绒毛变形、减少乃至消失；肝细胞质膜的Na^+-K^+ATP酶的活性和膜脂流动性降低；肝细胞的分泌呈反向极性，基侧膜上的碱性磷酸酶、γ-谷氨酰转肽酶含量增高，这些酶在血中的含量也上升；内质网扩张、酶活性降低、肝细胞之间的连接复合体解离，导致血胆屏障通透性增加乃至破漏；肝细胞变性、生物转化及合成功能亦相应发生障碍。由于胆汁酸入肠不足可致摄入的脂类消化吸收障碍，大量脂质进入远端肠道，被细菌分解为脂肪酸，从而引起肠道蠕动加快，出现脂性腹泻，久之即可导致营养不良、出血倾向及骨质疏松。在严重黄疸时，由于肝功能障碍及抗病能力降低，机体容易发生内毒素血症、休克及肾功能损害，尤以老年为甚。

二、对胰腺的影响

胆道系统与胰腺在胚胎时发生于同一胚基,胆管的远端穿越胰腺头部进入十二指肠,并在进入肠壁前与胰腺管以不同的形式汇合,二者汇合后其内腔常有长短不同的纵襞分隔,有的可直达开口。因此,当胰腺头部发生炎症、肿瘤等病变时,由于胆管受压或病变的直接累及,可使胆管内腔变窄、甚至堵塞,从而导致胆流障碍。另一方面,当胆道末端为胆石嵌顿或发生炎症水肿、瘢痕狭窄时,也可引起胰液流通受阻,这种情况在胰腺具有共同通路时尤为严重。

胰液的分泌量每天 1500～3000ml,胰管内压波动较大,通常约 3.92kPa(400mmH$_2$O)左右,远比胆管内压为高,当胰液向胆道逆流时,可使胆道内压升高到 2.45～5.19kPa(250～630mmH$_2$O)。研究表明,当用相当于胆道内压 1.18kPa(120mmH$_2$O)压力进行胆道灌注时,造影剂不会进入胰管。若将灌注压提高到 1.96kPa(200mmH$_2$O)以上则可见胰管显影。由于胆管与胰管内压所具有的压力梯度,因此在正常情况下,胆汁不会逆流入胰管。而从结构特点来看胰液也不会逆流进入胆道,因为胆道括约肌实质上包含三个组分,除了胆道下端共同通路部位的括约肌外,胆总管及胰管在其汇合处以上均有各自的括约肌,加之胆总管括约肌位于胰管汇合处之上,这就为胆汁、胰液的流向提供了组织基础。根据流体力学分析,在消化间期,由于胆道下端括约肌处于收缩状态,液流的阻力很大,加上重力因素,因此在胆、胰管内流动的液体就向下流入十二指肠,胰液不会逆流进入胆道。在消化期间,在促胰液素引起胰液分泌的同时,也有胆汁分泌的增加;而且此时两者均为以水和电解质为主要成分的分泌液,黏滞度较低;加上括约肌舒张,液流的前向阻力减少,所以也不会导致胰液向胆道逆流。另一方面,即使发生逆流,只要升高的压力不破坏细胞之间的连接复合体,也不至于引起组织损伤;同时未活化的胰液中的胰酶和结合型胆汁酸对组织也均无损伤作用。只有胰酶被激活、胆汁酸发生脱结合时,逆流的胆汁、胰液才体现其致病作用。临床经验表明,胆石症与胰腺炎常互为因果或同时存在。急性胰腺炎合并胆石症者占 20%～75%。胆源性因素在胰腺炎的病因中居首位,而胰腺炎是否发生及其严重程度则与逆流液的量、反流压力、反流液的致炎性、破坏性、反流持续时间以及引起反流的原因等多种因素有关。作为胆汁反流性胰腺炎的病因,主要为胆道结石、乳头括约肌痉挛和(或)炎性狭窄以及寄生虫进入胰胆管和胆道感染等病变。实验研究证实,当十二指肠发生闭襻性梗阻时,高压的肠液可经乳头逆流进入胆、胰系统;向胰管内注入去氧胆酸,或在结扎胰管的同时辅以胰腺组织的血运障碍,或同时注入细菌都可以成功地诱发急性胰腺炎,甚至引起出血坏死性变化。这是由于在上述因素作用下,通过游离型胆汁酸、溶血性卵磷脂以及活化了的胰蛋白酶、弹力蛋白酶等对胰腺间质、腺泡以及血管等产生自身消化的结果。

近年来的资料指出,胆源性急性胰腺炎的发病大致包括五个时相:①胆汁逆流,胰管内压升高及致炎刺激引起胰腺血流障碍,导致组织缺氧、代谢障碍及腺细胞的水样及空泡样变性;②腺泡水肿,腺泡水肿系是由于腺体分泌障碍,胰液淤滞,分泌管扩大,胰液反流入间质以及淋巴反流障碍所致;③胰腺组织自身消化,由于局部缺氧,酸中毒及胰酶活化使胰腺组织发生蛋白及脂肪分解,导致细胞变性及坏死;④组织坏死,表现为细胞核固缩及染色质溶解,出现灶状坏死并由此引起连锁反应;⑤病变扩展及出血,重症胰腺炎最终都可合并出血、坏死,尤以胆源性者为甚;坏死病变还可向周围组织扩展。

在上述病理变化过程中,由于在胆流梗阻的病变基础上伴发胰腺损害,所以病情格外凶险,患者多有休克、循环衰竭甚至发生死亡。

三、对胃肠道的影响

消化不良是胆石症最常见的变化,可见于80%的患者。多表现为餐后饱胀、嗳气、烧心等。这些变化与胆石、胆道炎症引起的排胆不畅、胆汁淤滞、食物消化吸收不良以及胃肠运动功能障碍等有关。

近年来的研究指出,有相当一部分胃溃疡患者具有胆汁反流现象,其空腹胃液的胆汁着色情况比正常人多,胆汁酸的含量也高,其中尤以幽门近小弯处的浓度最高,可达正常人的7～8倍。当十二指肠被酸化时,胆汁反流量尤为增多。有些患者胆汁反流甚至可达食管下端。实验发现,胆汁反流与幽门括约肌关闭不全有关。当胆汁逆流入胃后,由于胆汁酸、溶血性卵磷脂等的刺激作用,可以破坏胃黏膜屏障及其表面的黏液屏障,引起 H^+ 逆向弥散导致胃黏膜糜烂、溃疡及出血性病变。

内镜观察表明,胆汁反流常常伴存于胃黏膜广泛性炎症、充血、水肿,稍加接触即致出血,呈浅表性或萎缩性胃炎性变化,其发病机制与胆汁酸和卵磷脂等的作用有关。若反流液中混有胰液,则引起的病变更为严重。胆汁反流可发生在进食后2小时内,胃黏膜受浸蚀后的早期,呈糜烂性出血性变化,久之可导致萎缩性变化;进一步的研究指出反流性胃炎与胆汁酸的种类、浓度、接触时间、胃内 pH 以及黏多糖的含量等有关。高浓度的游离型胆汁酸和胃壁局部偏酸的 pH 条件,可削弱胃黏膜的屏障功能,损伤黏膜上皮,降低壁细胞的跨膜电位,增加细胞膜的通透性,导致 H^+ 反向弥散,从而引起一系列炎症变化。实验还发现,胆汁反流可以促使促胃液素分泌和组胺释放,从而使胃液内的 H^+ 浓度增加。另外,在反流性胃炎、食管炎的发病中,局部黏膜的血运障碍、黏液分泌能力的受损以及唾液黏多糖的减少等因素也具有重要意义。

在肠道运动亢进患者和胃肠吻合术后出现盲襻综合征者可以由于胆汁酸重吸收减少,肠腔内游离胆汁酸增多,干扰水和电解质在肠内的正常吸收而发生腹泻、肠炎等病变。当胆道梗阻,肠道内缺乏胆汁酸时则可导致便秘。这是由于一定量的胆汁酸是结肠运动的一种生理性的刺激。

四、对心脏的影响——胆心综合征

胆心综合征是指胆道疾患伴有冠心病。远在20世纪初,就已注意到急性胆囊炎可以诱发期前收缩、房室传导阻滞、阵发性房速、心房补动乃至房颤等各种形式的心律失常,引起心绞痛并出现 T 波平坦、倒置等心电图变化。一般认为胆道疾患时发生的心功能改变,大多是在冠心病或隐性冠心病的基础上,由于胆石症、胆道感染的发病而被诱发。胆道疾病不是冠心病的原因,只是其发病的条件因素。实验证实,单纯扩张胆总管并不引起心电变化,但若事先结扎少量冠状血管,再扩张胆道即可引起冠状动脉缺血性心电变化。

有关胆心综合征的发病机制可能涉及以下两点:①胆石症与冠心病都与脂质代谢障碍有一定关系,因此可能在病因与发病学上存在某种联系;②胆道系统与心脏在神经支配上有共同通路,可能通过内脏—内脏神经反射而发病。心脏受胸神经(T2～T5、6)的支配,胆囊受 T4,5～T9 脊神经支配,在 T4-T5 的脊神经处可以交叉。当胆道发生炎症、梗阻、血运障碍时,冲动循脊髓沿脊髓视丘束经脑中枢的网状结构而至丘脑和大脑。由于一条脊经的后根中包含着几个脏器的传入纤维,而一个脏器又有几个传入通路;另外内脏的传入纤维又与躯体的传入纤维共同在一个脊髓节段中会聚,因此在神经支配有重叠的脏器之间,通过神经冲动的扩散易化就可产生牵涉反应。

五、对肾功能的影响

肝肾综合征是起因于肝胆疾病的急性肾功能不全,其特点是肾脏并无明显的器质性病损,将这种死者的肾脏作器官移植,能行使正常的泌尿功能。据统计,梗阻性黄疸时进行手术的患者,急性肾功能不全的发生率为21%~34%;伴有胆道感染者,这种危险性更高。在病理组织学上,肾小管虽有不同程度的胆红素沉着、变性以及在亨利襻以远的肾小管内有胆汁管型,这种变化只反映酯型胆红素自肾小球的滤过,与肾功能的受损并无病理学联系。目前认为严重而持久的胆流梗阻,可以导致肝细胞受损,并进而影响机体环境的稳定,引起肾脏的血供障碍,在伴发胆道感染时尤为突出。研究表明,胆道感染特别是伴有梗阻性黄疸患者极易发生内毒素血症,而细菌内毒素有强烈的收缩肾血管的作用,引起肾脏的血流动力学变化,使肾内血流重新分布,肾皮质缺血。并可引起肾交感神经兴奋性增高,激活肾素-血管紧张素系统,提高血管对儿茶酚胺的敏感性,引起血管收缩,肾脏缺血缺氧,发生肾小管坏死和肾皮质坏死,从而导致急性肾功能不全甚至出现不可逆性肾衰。

第五节 胆石症防治的病理生理基础

胆结石的治疗方法很多,各有所长亦各有不足。20世纪60年代以前胆石症基本采取外科手术治疗,20世纪70年代在中医药治疗基础上出现了排石疗法。其后,国内一些单位开展了溶石疗法,20世纪80年代末,在德国发明了超声震波碎石疗法,随后又有液电碎石疗法、激光碎石疗法等。这些对于胆石症的中西医结合治疗都积累了一定的经验。事实上迄今尚无任何一种方法足以满意地解决所有的结石病。应该根据病情选择相应的治疗方法或者将各种有效方法组成适合病情演变的最佳治疗方案,以取得理想的治疗效果。

一、手术取石

手术取石是治疗胆结石最基本的方法,在结石引起梗阻和(或)合并感染时,通过手术摘除结石是消除致病原因、缓解病情的最有效和可靠的措施。结石是引起梗阻的原因,又是构成炎症、感染的重要基础。梗阻不消除,感染亦难以控制,不仅会使肝、胆等局部组织受损,而且亦可因有害物质逆流入血而累及其他脏器,导致全身功能、代谢发生严重扰乱乃至危及生命。因此,掌握时机,及时进行手术取石具有十分重要的意义。由于结石所在的位置和患者的具体情况,手术也有多种不同的方法。最常用的有胆囊切除术,胆管切开取石后行"T"型管引流或胆肠吻合术。肝胆管结石的治疗仍遵循"清除结石,解除狭窄,矫治畸形,切除病灶,通畅引流"的"20字原则"。由于胆道微创外科和腔镜技术的发展,目前有较多单位开展了经腹腔镜胆囊切除术(LC)或胆囊切开取石术、经纤维胆道镜胆管取石术等。近年来,由于LC的成熟、并发症的降低,其疗效已被广泛接受,LC是胆囊切除术的"金标准"的地位已经确立。但随着对胆囊切除术对患者术后病理生理的影响以及胆囊功能认识的不断深入,保留胆囊取出结石的意识和理念日渐增强,对于胆囊疾患,众多专家提出应该首先考虑保护人体的器官功能,维持内环境的稳定,必要时再考虑切除胆囊。"保胆取石术"越来越引起人们的重视和患者的欢迎。不仅保留了具有相对正常生理功能的胆囊,有助于维持机体正常生理状况,还可以避免胆囊切除后的各种并发症和不良影响。

二、排石疗法

根据机体自然排石的原理,合理地采取利胆的中、西医治疗措施,在一定时间内使胆汁大量增加;通过增加排胆功能,促进平滑肌的运动,就有可能促使结石排出体外;但在胆道的生理狭窄部或存在着病理性缩窄时,较大的结石就难以通过,此时不仅难收排石之效,甚至由此而加甚或促进结石嵌顿,反而进一步促使病情加剧乃至恶化。因此,进行排石疗法必须严格掌握适应证,施治过程中必须严密观察,才能切实收效。

根据辨证分型,采用疏肝理气、清热利胆、通里排石的中药配合针刺和西药实施中西医结合排石疗法。天津、大连等地采用经内镜乳头括约肌切开术(EST)以解除胆管下端狭窄,术后应用中药排石,取得了很好的疗效。

三、溶石疗法

是成石的逆向发展,通常根据成石的原理,采取"反其道而行之"的办法,采取措施破坏胆石形成的条件或逆转其发展过程。通过改变胆汁中胆固醇的过饱和状态,增加胆盐的比例,可达到溶解胆固醇结石的目的。根据胆色素结石形成过程中多价金属离子与游离胆红素结合的特点,用某种药物与钙形成水溶性的螯合物,可使结石脱钙而崩解。例如通过口服熊脱氧胆酸(或鹅脱氧胆酸)提高胆汁溶存胆固醇的能力,和(或)抑制 β-羟 β-甲戊二酰辅酶 A 还原酶(HMG-CoA 还原酶)活性,减少内源性胆固醇的合成或促进 7α-羟化酶活性的增加,以使胆汁内胆汁酸含量增高,降低胆汁中胆固醇的饱和度,提高其溶存能力,从而溶解胆固醇结石。

溶石的方法常用的有口服溶石疗法和灌注溶石疗法。口服溶石疗法主要用于溶解胆囊结石;另外一种直接或灌注溶石法,是根据胆固醇的非极性特性用甲基叔丁基醚、辛酸甘油酯或萜类溶剂以及复方橘皮油乳剂等通过胆道内直接给药法进行灌注溶石。主要用于术后胆管残余结石。

由于结石的形成要经历一定的时间,具有一定的坚固性,因此口服溶石常常需要相当长的疗程,尤其结石的组成常不是单一成分,上述溶石药只限于溶解胆固醇结石,尚不足以治疗混合性尤其是含钙结石,为此,需要针对结石成分研制相应的溶石药才能体现切实的疗效。

四、碎石疗法

碎石疗法自 1985 年开始应用于临床,最初始于德国慕尼黑大学,首先在尿石治疗中取得成效。有体外震波及经导管直接碎石二种方式,其基本原理是将高能冲击波聚焦于体内结石,产生扭拉力而将结石粉碎;亦有采取激光、电脉冲或机械绞碎法等经导管将探头直接接触结石使之击碎的方法。一般适用于胆囊内较大的结石,经一次或数次治疗可将结石碎成米粒大的碎块;由于在震波等的刺激下局部组织可发生一时性组织及功能受损,故被粉碎后的小结石常历时数月才得排出而消除;若碎石长时间地潴留,则有可能发展成多发性小结石;有时被粉碎的许多碎屑壅积在一起,如胆结石碎石后可以排除到胆管内形成继发性胆管结石,不及时消除可以导致胆汁流通不畅,进而可能发生梗阻性黄疸和急性胆管炎。最近的研究表明,若在碎石前后辅以溶石和(或)排石治疗则可显著地加速及提高结石的消失率。

五、防石方法

根据结石的成因及其主要的发病环节,调整饮食,减少胆汁中的成石因素,降低溶质的过饱和度和(或)提高溶存能力,增加抗成核因子,改善排胆功能,畅通液流等措施,防止结石的形成和发展即有可能收防石之效。

应用利胆中药可以抗感染、增加胆汁流量、改变胆汁的成石性,因此广泛应用于胆石症术后某些并发症及结石复发的预防。

(陈海龙　贺雪梅　孙忠伟)

参 考 文 献

[1] 李永渝主编.消化病理生理学高级教程[M].上海:同济大学出版社,2012.

[2] 中华医学会外科学分会胆道外科学组.我国胆石病十年来的变迁[J].中华外科杂志,1995,33(11):652-658.

[3] Nakeeb A,Comuzzie AG,Martin L,et al.Gallstones genetics versus environment[J].Ann Surg,2002,235(6):842-849.

[4] 高飞,李荣.结石成因的理论研究现状与进展[J].中国医学创新,2011,26(8):183-185.

[5] Stringer MD,Fraser S,Gordon KC,et al.Gallstones in New Zealand:composition,risk factors and ethnic differences[J].ANZ J Surg,2013,83(7-8):575-580.

[6] Sriputtha S,Khuntikeo N,Promthet S,Kamsa-Ard S.Survival rate of intrahepatic cholangiocarcinoma patients after surgical treatment in Thailand[J].Asian Pac J Cancer Prev,2013,14(2):1107-1110.

[7] Zhou HB,Wang H,Li YQ,et al.Hepatitis B virus infection:a favorable prognostic factor for intrahepatic cholangiocarcinoma after resection[J].World J Gastroenterol,2011,17(10):1292-1303.

[8] Uchiyama K,Yamamoto M,Yamaue H,et al.Impact of nodal involvement on surgical outcomes of intrahepatic cholangiocarcinoma:a multicenter analysis by the Study Group for Hepatic Surgery of the Japanese Society of Hepato-Biliary-Pancreatic Surgery[J].J Hepatobiliary Pancreat Sci,2011,18(3):443-452.

[9] 张宝善.内镜微创保胆取石术治疗胆囊结石[J].中国内镜杂志,2012,8(7):1-4.

[10] 黄志强著.黄志强肝胆外科讲义[M].北京:人民军医出版社,2013.

第十九章 胆管结石和胆管狭窄的临床研究

一、肝管狭窄窝巢类结石分型根治的临床研究

在医学领域尚待攻克的世界性医学难题肝内胆管结石即肝管结石病中,狭窄窝巢类肝管结石是最难处理的一类,是二十多年来"排、溶"和常用"取"法探索中极难奏效的部分。为此,我们设计了分型根治的研究方案,经动物实验后转入临床,某大型医院于1988—1990年间共治疗64例,经近远期疗效观察,效果满意。现将该临床研究介绍如下。

(一)主要研究方法和结果

1. 主要方法

(1)全组64例,男20例,女44例,年龄平均为42岁(23~73),55岁以内的青壮年53例(82.3%)。术前检查以B型超声为初筛,ERCP为首选,选择性采用PTC、CT和T管逆行造影。初次手术40例(62.5%),多次(2~4)手术24例(37.5%),其中有6例做过胆肠内引流术,平均失血540ml(100~2500ml)。

(2)病理特征:①依据特检证实的肝管狭窄、窝巢、结石、感染的综合病变分布集中状况而分为Ⅰ型(病变集中于左侧肝内)、Ⅱ型(病变集中于右侧肝内)和Ⅲ型(病变集中于左右肝内)。本组伴有肝外胆管结石45例(70.3%);不伴外胆管结石19例(29.7%);Ⅲ型中各支各级肝管中均充满结石者11例,称为"石头肝"。②发现右肝具有4支2级肝管者3例,其与右前支肝管平行开口伸向左内下方,在其狭窄口内分支窝巢中充满结石,特命名为"右肝内前支肝管"。左肝外叶先天性缺如2例。胆囊缺如1例。肝后膈下胆囊1例。右尾叶肝管与肝外胆管并行而开口于十二直肠后段胆总管1例。肝固有动脉走行于肝外胆管前侧1例。③乙型肝炎16例,门静脉高压肝硬化7例,肝硬化晚期(脾大、腹水、呕血)3例。

(3)操作步骤:①在全麻和连硬麻醉下,选择始于剑突的右上腹直肌、右肋缘下或白线至脐右拐之"J"形切口入腹。②首先安置肝十二指肠韧带的止血胶管;行常规浆膜下切除胆囊;切开肝外胆管直达肝门隆突,清除结石,测定Oddi括约肌通畅度。若遇到既往曾行胆肠内引流术者,宜测定原吻合口和其上胆管的内直径;以便按特设的公式$D=R-r/R\times100\%$测定吻合口缩窄率和$S=R^2-r^2/R^2\times100\%$测定吻合口通过面积减少率(注:D为吻合口缩窄率,S为吻合口通过面积减少率,R为吻合口之上胆管的半径,r为吻合口的半径)。③依据分型而进左肝(Ⅰ型)、右肝(Ⅱ型)和先左后入左右肝(Ⅲ型)。以始于肝门的采用缝、扎、切、牵、穿、抽的循序推进为主,酌需选用肝圆韧带胆囊区域剥下、肝膈面结石感、肝脏面结石感、胆囊肝床、肝缘楔切、肝叶切面和肝段切面等途径达到各支各级肝管的病变部位,下进上合的会师,在直视下切开1、2、3或4级肝管狭窄、窝巢,并清除结石、感染的综合病变,再以双氧水和庆大盐水冲洗,最后采用OLYMPUS P10型纤维光束胆道镜窥查验证。进入左肝时,以每隔0.5cm的进度切开左肝管,使内、外、尾支管口裸于直视之下,再向病变的2、3级肝管进入,此时可选用另外途径切开4级肝管与其会师。在此过程中注意用穿刺抽吸或指

控法测定门静脉左支和肝中动脉的粗细,以便决定切断或保留。进入右肝时,经肝门推进、胆囊肝床或肝圆韧带胆囊区域剥下等入路切开右肝管后,使前、后、尾和内前支管口裸于直视之下,再向病变的2、3级肝管进入,此时可选用另外途径切开4级肝管与其会师。右尾支肝管可以切开,但其内、中、外段的3级肝管不能切开,只能对其间隔作"V"字成形扩大。此过程中注意处理跨右前支的肝中静脉分支。最后对切开的病变肝管进行拼合修边,力求边缘整齐和内壁光滑宽敞。④横断肝外胆管:于胆囊管水平横断肝总管,缝闭下段上口。⑤肝管肠管单层外翻缝合按测定的肝管切开口径,切开空肠或游离上提的十二指肠球段。由肝总管切缘的后下角开始,先左后右行黏膜对黏膜的单层外翻褥式缝合达左右顶角,置入T管或气囊后,再以同法缝合顶缘。⑥重建肠道抗反流通路根据年龄体质因素选用抗反流的双路、Roux-Y和间置空肠内引流通路;若遇胃次全切除毕Ⅱ式吻合者,可行十二指肠球段内引流。对于双路和间置空肠者,宜于十二指肠水平段放置硅塑管一条。

2. 研究结果

(1)原吻合口缩窄率和通过面积减少率:对6例曾行胆肠双层内翻传统法端端吻合术者,测定的D值高达91%和S值高达9%,证明了吻合缩窄和通过面积减少导致淤积、感染是结石再生的重要原因之一。

(2)进肝途径及其发现:遵照"循序入肝"的操作规程,只取肝门直入者40例(62.5%),配合另外入路会师19例(29.7%),因"石头肝叶"或"石头肝段"导致萎缩失功能而行肝叶或肝段切除者5例(7.8%)。对其中Ⅰ型"石头肝"11例,均经肝门、胆囊肝床和3~5处肝表面结石感入路,切开1、2、3、4级肝管狭窄、窝巢,清除病变,取石最多者达413枚,重达402克。特别是右肝内前支肝管2、3、4级中的肝管狭窄、窝巢全部敞开,使病变得以彻底清除。从而发现并查明病变集中于左外叶41例(61.4%)、左尾叶34例(53.1%)和右尾叶35例(54.7%),肝管平均狭窄数6个(1~9),最长狭窄段3cm,最窄内径0.1cm,平均窝巢数8(2~13),内存结石数多者为79枚,多有较大结石堵于狭窄内口,称为"挡门石",体积最大者为3.5cm×3.0cm×2.5cm。

(3)肝管肠管吻合:全组Ⅰ型24例中19例行左侧肝肠单层外翻吻合,5例行单纯肝叶和肝段切除T管引流术;Ⅱ型9例,行左肝管和右肝内各支各级肝管的肝肠吻合,Ⅲ型31例,均行左右各支各级肝管的肝肠吻合,共行肝肠吻合59例。

(4)重建肠道内引流通路的方式:对空肠十二指肠双路和间置空肠的42例置入了十二指肠水平段的导管。作用:可有效地降低十二指肠内压力与酸度,夹闭T管后胆汁可流入十二指肠,使pH值维持在7的水平,术后使其与T管尽早接通,胆汁流入肠道,并可经此管供给营养物质,从而可减少静脉补液数量,缩短输液时间,有利于体质体力的及早恢复。

(5)术后观察:术后3天拔掉腹腔引流,18天夹闭T形引流管,经逆行造影后,拔掉T管,其中4例疑有残石,经胆道镜证实3例(4.7%),冲洗和灌溶治愈,故结石取净率为95.3%。术后4周42例具有十二指肠通路者,作稀钡反流观察,均无钡剂越过人工套叠的抗反流装置进入肝内,但见2例在加压下钡剂进入残留胆总管;其中十二指肠间置空肠的12例;有6例钡剂越过了人造乳头。

(6)并发症和死亡率:术中并发症主要是大出血2例,1例是嵌于右尾支内段的结石,取后立即喷血,结扎肝固有动脉后止住,另1例是因多次手术分离粘连时,渗血较多。术后并发症主要为切口感染和低蛋白血症。全组死亡1例(1.5%),死于败血症。

(7)随诊情况:全组对术后6~38个月的63例患者作了随诊检查,随诊的结果显示优良率为 96.8％,全部恢复工作,体重平均增加 9Kg(3～15Kg)。差者均系乙肝病例。

（二）研究结果的分析及意义

1. 分类分型的研究

对肝管结石病,积 21 年的"排、溶、取"疗法探索实践证明,本病的类型与疗效存在着重要的关系。因此,提出了真性狭窄窝巢类和无真性狭窄堆积类;后者采用"排、溶"疗法,可以取得临床效果,但用于前者往往促使病情加重。实践证明,对于前者只宜采用术前诊断的Ⅰ、Ⅱ、Ⅲ分型指导下的手术根治,方能予以治愈。

2. 病变的综合性和居首位的治疗目标

首次提出并突出强调肝管狭窄窝巢类结石的病变,不能视为单一性的结石,而应视为综合性病变,并顺次为肝管狭窄、窝巢、结石、感染四个因素。对于病变的明确,不能依赖于术中探查,而应依赖于术前特检的诊断分型。由于"挡门石"的存在,手术的针对目标,居首位的乃是肝管狭窄窝巢的充分切开,而不是单纯针对结石的肝外掏挖。在肝内综合病变没有解除的情况下,不宜轻易废弃 Oddi 括约肌的生理抵御功能。

3. 肝管低平后位沉积成石的发现

左外叶肝管是结石的多发部位,文献中早有明确,该研究证实其发生率为 61.4％,但对左、右尾叶的多发问题,尚无文献描述,该研究首次证实其发生率分别为 53.1％和 54.7％。较其他肝管多发的原因,在于此三支肝管的低、平、后位解剖特征;于患者常取的立位和仰位时,感染、游离、水解状态的胆红素易与黏蛋白、黏多糖和钙离子,在低、平、后位的肝管内沉积成石。所以,结石发生率较其他肝管为高。

4. 右肝内前支肝管的发现与命名

由于进肝达到了一定的深度而发现了右肝第四支 2 级肝管,并命名为右肝内前支肝管。其伸向左、后、下位置中的综合病变,除本手术外的其他方法,既接触不到,更解除不了。

5. "石头肝"的概念形成与提出

全肝内各支各级肝管均充满综合病变,并于术中在肝的膈面和脏面触及多量结石性结节者,即谓"石头肝"均属Ⅲ型。本分型根治法对其予以治愈,并达到了保留肝组织的完整、恢复肝功能而又清除综合病变的目的。

6. 探明进肝新途径并解决了术中大出血问题

探明了肝圆韧带、胆囊区域剥下和肝缘楔切等进肝新途径。采用"缝、扎、切、牵、穿、抽"的直视下六字技术操作,解决了进肝术中大出血和大喷血的严重障碍,从而切开各支各级肝管,并彻底清除病变。

7. 肝肠单层外翻整形吻合优于双层内翻

对于为了清除病变而切开的各支各级肝管,均需与肠管行等同口径的单层外翻褥式缝合,黏膜对黏膜缝合的全部线结均打在吻合口之外的肠管黏膜而。这种优于双层内翻传统吻合的内腔,近期无水肿、狭窄和肉芽增生的内翻唇,也无易于胆泥附着成石的线头线结,远期还无过度增生肉芽中的肌成纤维细胞所导致的吻合口严重狭窄。因此,经特设的专用公式 D 和 S 测算其吻合口缩窄率和吻合口通过面积减少率的结果,更加说明了问题的本质;胆肠、肝肠单层外翻整形吻合口的缩窄率和通过面积减少率低于 2％～5％;而双层内翻传统法吻合后的缩窄率即可达到 33％,通过面积减少率为 56％,不久后随着症状的出现与加重可达到 91％和 90％。由此,便进一步揭示了传统术后吻合口逐渐狭窄而致的胆汁淤积进行性加重,乃是疾病反复的重要原因之一。

8. 肠道抗反流双路内引流的优越性

全组采用了肠道抗反流双路、间置空肠、Roux-y 和十二指肠球段四种内引流通路。经全面比较结果,以抗反流双路为宜,可使胆汁回流到十二指肠,中和胃酸而防止十指肠高酸性溃疡的发生。较人造乳头宽三倍的人工套叠裂隙,不会成结石堆积梗阻的狭窄条件,当来自空肠的逆流物受到下垂的人工套唇阻碍,便可折入十二指肠内,而来自十二指肠的逆流物又可折入空肠,故可发挥良好的抗反流作用。

二、胆道镜治疗胆肠吻合术后胆管结石复发

胆肠吻合术是治疗肝胆管结石的常用手术,但因胆肠吻合术后胆肠反流和胆管炎的发生,容易导致结石复发,再手术创伤大、风险高、经济负担重。我们采取金属标记胆道通道,通过胆道镜技术很好地解决了这一难题。现将该临床研究介绍如下。

(一)主要研究方法和结果

1. 主要方法

2003 年 1 月—2006 年 8 月在大连某大医院行胆肠 Roux-en-Y 吻合术的肝胆管结石患者共 47 例,其中男 21 例,女 26 例,年龄 24～71 岁,平均 45.5 岁。术中均行胆道镜探查、取石,同时行银夹标记。通过银夹标记,在数字减影血管造影(DSA)监测下,以银夹标记为导向,选择穿刺进针点,局部麻醉后,穿刺置管于胆肠吻合的空肠输出袢,通过造影确定置管成功后,在导丝引导下,应用扩张管扩张窦道,置入直 16Fr 或 18Fr 引流管[相当于 Olympus CHFP20 纤维胆道镜的直径(0.49cm)],1 周后用胆道镜经该窦道进入进行治疗。

2. 研究结果

47 例患者术后用胆道镜通过 T 管窦道进行探查,发现肝胆管残留结石 16 例,其中合并胆管狭窄 5 例,均经 T 管窦道行胆道镜探查、取石及肝胆管狭窄治疗而愈。全部患者随访至今,有 2 例分别于术后 2 及 2.5 年开始反复出现腹痛、寒战等胆系感染症状,结合超声或 CT 检查发现结石,诊断为结石复发。针对结石复发,应用银夹标记通道胆道镜取石技术,均成功在 DSA 下通过穿刺置管入胆肠吻合的空肠输出袢,通道建立顺利,结石全部取出、取尽。未发生出血、肠瘘、胆瘘、腹膜炎等并发症。

(二)研究结果的分析及意义

肝胆管结石术后较高的结石残留率或复发率一直是困扰外科医生的难题,如何简便、有效地处理术后残留或复发结石是治疗肝胆管结石的重要组成部分。自 20 世纪 70 年代纤维胆道镜应用于肝胆外科以来,特别是胆道镜下等离子碎石技术等各种辅助设备的临床应用和对胆管狭窄的认识的逐步深入,提高了取石的成功率,降低了结石的复发率,使胆管结石的治疗效果有了明显改善。如何将胆道镜技术应用于胆管结石复发的诊治上,更好地发挥其优势?

1. 利用金属银夹标记胆道通道治疗胆肠吻合术后胆管结石复发是行之有效的方法

胆肠吻合只是解决肝胆管结石的一种方法,并没有从根本上解决复发问题,尤其是吻合后胆道密闭性被破坏、胆肠反流等,结石复发仍难避免。我们采取在距胆肠吻合口 7～10cm 的输出袢处用 3 枚银夹作三角形标志,为之后胆道镜进入提供标识,避免了再次开腹手术,而且此方法优于传统的胆肠吻合盲袢皮下胆道通路(避免了皮肤瘘道及胆瘘经久不愈合、切口疝等的发生)。我们在空肠盲袢或输出袢做金属银夹标志并固定于壁层腹膜上而不是皮下,避免了上述情况的发生,提高了患者的术后生活质量。另外,有意识地将标志点距离胆肠吻合口较近,可使胆道镜快捷地进入胆道。本组 2 例结石复发者正是借助于此方法得到

了有效治疗。1例复发结石同以往取出的结石明显不同,结石松软,内以食物残渣、纤维素为主;另外1例则为松散的食物团絮,并未发现确切的肝内胆管狭窄,镜下选择性造影也未发现狭窄和结石。2例的共同特点是:肝内胆管明显扩张,胆道镜可进入Ⅴ、Ⅵ级甚至以上的胆管内,而肝门部胆管开口和狭窄扩张后与扩张明显的病例肝内胆管相比仍狭窄,即相对狭窄,这可能是结石复发的原因。镜下可见反流入肝内胆管的食物残渣,而相对狭窄的胆管不能有效地排出大量反流的食物而蓄积在扩张的胆管内,导致梗阻→结石→胆系感染的发生这也可能是术后胆汁淤积、结石复发的重要原因,有关的研究也得到相同的结论。这从另一方面提示,胆管狭窄在结石的复发和胆系感染中的作用,胆管相对狭窄也是我们必须认真处理的,对较高的Ⅲ、Ⅳ级肝管开口的狭窄并有肝组织萎缩或纤维化,以切除该叶/段肝组织的效果为佳,位于Ⅰ、Ⅱ级肝管开口部甚至肝总管,必须行狭窄环切断,敞开或是成形。重视解决绝对狭窄,也不容忽视相对狭窄。

2. 皮下通道型胆囊肝总管吻合术为一种值得推荐的治疗结石复发的方法

针对结石复发病例,在DSA监测下,以既往手术中放置的银夹标记为导向,准确性强,只需采用局部麻醉,穿刺置管入空肠输出袢,顺利建立通道,过程简捷、方向性强、安全、痛苦小、有效。本组2例均未发生出血、肠瘘、胆瘘、腹膜炎等并发症。因此,金属银夹标记胆道通道在治疗胆肠吻合术后肝胆管结石复发上具有微创、安全、简捷、经济、有效的特点,有望成为手术治疗肝胆管结石的重要补充手段之一。而对于那些肝外胆管扩张不明显(直径<2.5)的胆管结石,没有进行胆肠吻合而无法进行空肠标记者,皮下通道型胆囊肝总管吻合术也不失为一种值得推荐的治疗结石复发的方法。

三、防反流措施对胆肠吻合术后肝胆管结石复发的干预

肝管或肝(胆)总管空肠Roux-en-Y胆肠内引流术是肝胆管结石治疗经常采用的手术方法,其优势在于很好地满足了胆道通畅引流的目的,但是同时也带来了旷置空肠袢引起肠道菌群的变化、胃肠道内分泌调节紊乱、胆道的解剖生理的破坏、胆肠反流、反流性胆管炎等,笔者就Roux-en-Y胆肠吻合术的胆肠反流情况进行了临床观察。现将该临床研究介绍如下。

(一)主要研究方法和结果

1. 主要方法

①大连市某肝胆外科研究所肝胆管结石病行胆肠Roux-en-Y吻合术的51例患者,其中男23例,女28例,年龄22~71岁,平均46.3岁。术中均行胆道镜检查、取石,术后肝胆管残石13例,残石合并有狭窄6例。②51例Roux-en-Y胆道空肠吻合术旷置空肠袢的长度40~50cm,均附加输出人工乳头抗反流瓣(距离肠-肠吻合口近端10cm处)。③术后常现经T管窦道进行胆道镜检查、治疗肝胆管残留结石、肝胆管狭窄,观察记录胆肠反流情况。④对于复发的2例通过术中的空肠输出袢的银夹标记,在DSA监测下,穿刺置管入胆肠吻合的空肠输出袢,通过造影确定置管成功后,在导丝的引导下,依次扩窦道至16~18F(符合Olympus CHF-P20纤维胆道镜的直径0.49cm),1周后经该窦道用胆道镜进入胆道进行诊治。

2. 研究结果

①胆道镜观察胆肠反流情况:44例可见肠内容物、絮状物、食物残渣的反流(44/51,出现胆肠反流86.3%)。②胆道镜通过T管窦道解决了的13例术后肝胆管残石和6例残石合并狭窄,全部随访(随访率100%),2例分别于术后2年、2.5年后开始反复出现腹痛、寒战

等胆系感染症状。考虑结石复发。在 DSA 下通过穿刺置管入胆肠吻合的空肠输出袢,应用胆道镜诊治,1 例结石松软,内以食物渣、纤维素为主,另外 1 例为松散的食物团。

(二) 研究结果的分析及意义

Roux-en-Y 空肠的设计者是 Cesar Roux(1893 年),最初用于胃空肠吻合,以后广泛用于胆道、胰腺手术及胆道与消化道吻合手术。由于 Roux-en-Y 空肠袢具有完整的血管供应,有足够的长度可行远距离转移,且与胆道吻合的肠段为顺蠕动。有利于防止反流。基于这些特点,Roux-en-Y 胆道空肠吻合术成为胆道外科中的常用手术。在胆道疾病中采用胆肠内引流术的主要作用是解除胆汁淤积,为不断分泌的胆汁建立一排出道,从而使黄疸消退,使梗阻性黄疸所引起的一系列病理生理变化得以逐渐恢复。

1. Roux-en-Y 胆肠吻合术的技术要点之一是空肠袢具有适当长度,从而防止肠内容物逆流。

早年认为,Roux-en-Y 空肠袢长度达到 25cm,则可防止反流/逆流。但实际上,延长空肠袢长度达到 50～60cm 仍然逆流发生。笔者资料中的病例在此基础上行人工乳头后观察仍然有反流的存在,说明期望通过增加旷置空肠袢的长度来防止反流是不可行的,况且旷置的空肠段会发生一系列的病理生理改变:一是空肠旷置袢肠液细菌数增加,二是胃肠道内分泌调节紊乱,胃酸分泌量增加(可能与肠抑胃肽的减少有关),导致十二指肠溃疡的发病率升高。

2. Roux-en-Y 胆肠吻合术反流的干预措施

为解决肠内容物逆流,附加了许多的改良方法:如胆管-间位空肠-十二指肠吻合、胆管间置空肠乳头成形术、旷置空肠段作人工空肠套叠术等。笔者采取的旷置空肠段人工乳头实际上与人工空肠套叠术作用机制是一样的。在胆道镜进行胆肠反流"零距离"观察时,笔者发现肝内大量的反流物,胆肠反流率达 86.3%,高于笔者既往的样本数据。这些病例虽然均实施"防反流人工瓣",但是并没有达到笔者所期望的要求(有效率 13.7%),因此,有没有必要实施各种防反流措施,延长不必要手术时间,值得商榷。随着胆道镜技术的开展和推广,更多的病例和各种防反流措施和方法进一步地进行内镜观察,对实施各种防反流措施的必要性重新进行论证。

3. 防反流措施对胆肠吻合术后肝胆管结石复发的干预

(1)胆肠 Roux-en-Y 吻合术是治疗肝胆管结石病经常采用的术式:在行胆肠 Roux-en-Y 吻合术时,前提是必须保证在吻合口上方或肝内无狭窄、梗阻、结石的存在,否则将发生难以控制的反复的胆系感染,结石再生,陷入尴尬的境地,切忌在肝内结石和狭窄尚未解决的情况下,一厢情愿、主观地通过宽敞的胆肠吻合口使肝内胆管的结石、"石库"的"塌方"而自动排出。随着近年来胆道镜技术的开展与成熟,从内镜观点重新审视肝胆管结石的病理生理、解剖,近一半(40.72%)病例伴有肝内胆管狭窄,且多数病例不但一支胆管有一处狭窄,而且一个病例多支胆管有多处狭窄,或一支胆管有多处狭窄,这些狭窄将胆石牢牢地兜住在胆管内。正因为肝内胆管解剖复杂性,肝内胆管多处狭窄将结石牢牢地兜住,形成结石→梗阻→炎症→狭窄→结石的恶性循环,使肝胆管结石无法自动向肝外胆管脱落和移动,在笔者进行肝内胆管结石胆道镜治疗时,常需要借助于等离子碎石、狭窄的球囊扩张才能使肝内胆管结石得到有效的治疗更具体地说明了这一点。所以希望"自动塌方"排石侥幸心理是没有科学根据的,如果没有胆道镜的术后进一步的治疗,切忌不要盲目地进行胆肠吻合术,以免造成严重的胆系感染。在有效掌握和利用胆道镜技术基础之上,术前、术中对肝胆管结石有明确判断,在胆肠吻合之后,能借助于内镜技术有效解决肝内残石和狭窄,才能确保在胆道开放之后,不会或是很少出现难以控制的反复胆系感染的尴尬局面。笔者资料中的病例均有效地采取此步骤,效果良好。

(2)有效地解决胆管狭窄、取净肝内胆管结石是防止结石复发的前提:亦即,胆肠吻合后狭窄和结石的有效解决是肝胆管狭窄、结石防治的重要前提。笔者资料中的 51 例术中术后通过有效的胆道镜技术,使 16 例肝内胆管结石、肝胆管狭窄全部获得成功治疗,随访只有 2 例复发,就是很好的例证。

(3)胆肠吻合只是解决胆管有效引流的一种方法,并没有从根本上解决复发问题,尤其是吻合后的胆道密闭性的破坏,胆肠反流等,结石复发也不可避免。在胆肠吻合口输出襻处使用银夹作标志,来为以后胆道镜进入胆道提供入路,避免了再次手术的困难和对患者带来的痛苦和经济上的负担,使治疗安全、简捷,笔者资料中复发的 2 例正是借助于此方法得到了有效地解决。在复发的 2 例治疗过程中,其中 1 例的复发结石同以往取出的结石不同,结石松软,内以食物渣、纤维素为主,另外 1 例则为松散的食物团絮。这说明胆肠吻合后虽然通畅了胆道的引流,但是,又容易发生新的结石,虽然此结石与原发的不同,但病理结局是一样的,结石→梗阻→炎症→狭窄→结石的恶性循环同样发生,胆肠吻合通畅了胆道的引流,但是却带来了新生结石的新问题,因此,要严格掌握胆肠吻合的手术指征。在镜下观察并未有发现确切的肝内胆管狭窄,镜下选择性造影也未有发现狭窄和结石,而且上次狭窄经过胆道镜镜下球囊扩张和有效的支撑治疗的狭窄并未发现再狭窄。2 例的共同特点是:肝内胆管明显的扩张,胆道镜可以进入 Ⅴ、Ⅵ 级甚至以上的胆管内,而肝门部胆管开口及狭窄扩张后较扩张明显的病理性肝内胆管仍狭窄,即相对狭窄,这可能是结石复发的原因。虽然术中采取了防反流的"人工瓣膜",但是并没有发挥应有的效果。镜下可以观察到反流入肝内胆管的食物残渣,反流食物进入明显扩张的肝胆管内,而相对狭窄的胆管不能有效地使大量反流的食物及时地排出而蓄积在扩张的胆管内,导致胆系感染的发生。通过观察新生的结石的物理性状可验证,笔者推理,这可能是术后胆汁淤积、结石复发的重要原因。这从另一方面也提示笔者,胆管狭窄在结石的复发和胆系感染中的作用,胆管相对狭窄也是必须认真处理的,重视解决绝对狭窄,也不容忽视相对狭窄。因为术后依靠胆道镜解决相对狭窄是有限的,目前的球囊扩张器和支撑管只能达到 0.6~0.8cm 直径,术前的 ERCP 及术中胆道镜观察对笔者判断相对狭窄有指导意义。

(4)胆肠吻合后的胆肠反流等弊端提示笔者要持慎重态度,严格其指征。对于那些行胆肠吻合术的,胆肠输出襻金属银夹标记胆道通道为胆道镜提供入路治疗术后结石复发是一种可行的有效方法,值得借鉴和推广。

四、原位肝移植术后胆管狭窄的诊断和治疗

近年来,由于胆道内镜技术的广泛开展和应用,给原位肝移植术后胆管狭窄的诊断和治疗带来了新方法。我们对 14 例原位肝移植术后发生胆管狭窄的患者应用胆道内镜进行诊断和治疗,均获得较好的疗效。现将该临床研究介绍如下。

(一)主要研究方法和结果

1. 主要方法

2001 年 7 月—2005 年 10 月,我们对 14 例(本院 10 例,外院 4 例)原位肝移植术后发生胆管狭窄的患者进行了诊断和治疗,其中男性 10 例,女性 4 例,平均年龄 46.07 岁。原发病

为:原发性胆汁淤积性肝硬化1例;乙型肝炎肝硬化、门静脉高压、脾功能亢进2例;肝移植术后、胆管非吻合口狭窄、移植肝功能丧失1例;丙型肝炎肝硬化、门静脉高压、脾功能亢进2例;乙型肝炎肝硬化、肝功能失代偿期1例;乙型肝炎肝硬化、慢性重型肝炎2例;乙型肝炎肝硬化合并肝癌4例;肝淀粉样变性、肝功能失代偿1例。14例患者的肝移植术均采用供、受者胆管端一端吻合;本院10例患者术中均留置了T型管;外院的4例患者中,2例术中未放置T型管,2例分别于术后3周和2个月时拔除T型管。采用逆行胰胆道造影(ERCP)、T型管造影以及胆道内备检查综合判断是否发生胆管狭窄以及狭窄的类型。肝移植术中留置T型管的患者,经T型管窦道将纤维胆道镜插入胆管,通过镜身扩张吻合口狭窄;不能通过胆道镜进入者则采取镜下球囊扩张,每次扩张时间10～15分钟,压力为4～6mmHg。气囊扩张后,纤维胆道镜均能顺利通过狭窄部位,取净肝内胆管结石。胆道扩张后放置支撑管(管径0.5～0.6cm)。肝移植术中未留置T型管的患者,应用ERCP+经内镜十二指肠乳头括约肌切开术(EST)+网篮取石,通过胆道造影确定为肝内外胆管结石或肝内胆管显影差者,开腹手术行胆总管探查取石、留置T型管以备二期纤维胆道镜治疗。T型管造影通畅,无狭窄表现;内镜观察狭窄环消失,吻合口处黏膜移行;镜下观察不确切者,取活组织行病理学检查分析确定。

2. 研究结果

(1)通过胆道造影诊断吻合口狭窄4例,非吻合口狭窄10例。诊断为吻合口狭窄的4例中,1例肝内外胆管显影佳;1例示肝外胆管条索状负影,肝内胆管呈枯树枝样和节段性狭窄;1例示肝内外胆管里条索状负影,肝内胆管是稀疏样及枯树枝样改变;1例肝外胆管明显扩张,内有条索状负影,肝门部胆管狭窄,Ⅰ、Ⅱ级肝胆管僵直纤细,Ⅱ级以上胆管不显影,因为肝功能衰竭行2次肝移植,取下的肝脏组织解剖观察见:肝内胆管明显减少、胆管壁厚、质韧,明显变细,变直,病理检查呈现肝内胆管消失综合征改变。胆道造影诊断的10例非吻合口狭窄,经内镜检查,只有1例符合诊断,其余均经内镜检查明确诊断为肝内外胆管结石/胆栓的影像学特殊表现,并非真正意义上的非吻合口狭窄,而吻合口狭窄却由于胆管结石/胆栓的特殊征象被掩盖。因此,经内镜和胆道造影综合诊断吻合口狭窄13例(92.86%,其中1例是结石导致的假象狭窄);非吻合口狭窄1例(进行了2次肝移植)。肝移植术后3～4个月时发生胆管狭窄11例,6～8个月时发生3例。

(2)通过胆道造影明确诊断的吻合口狭窄中,1例采取球囊扩张1次治愈;2例行EST+网篮取石+鼻胆引流术(ENBD)后仍然发生胆系感染和黄疸而行手术以及纤维胆道镜治疗;1例2次肝移植术后发生急性排斥反应而死亡。12例肝移植术后留有T型管者(包括2例再次手术时放置),通过T型管造影,1例发现狭窄和结石负影;纤维胆管镜检查发现肝内外胆管有多发的条索状负影,无狭窄,胆道造影所显示的狭窄为条索状结石所致的假象,胆管吻合口愈合佳,黏膜移行良好,镜下取出结石后拔管治愈;2例肝内显影差或不显影呈胆管消失改变,通过纤维胆管镜取净结石后,均为吻合口狭窄,球囊扩张后分别用支撑管支撑3、4个月,镜下观察狭窄消失,黏膜移行良好,拔管治愈;8例肝内外胆管显影模糊,肝外和肝内Ⅰ、Ⅱ级胆管有条索状、柱状、树枝状结石负影,取净结石后观察吻合口处均有不同程度的狭窄、充血水肿,经球囊扩张以及支撑管支撑平均2.5个月后拔管,镜下取组织行病理学观察可见:修复性黏膜组织,被覆上皮完整,上皮下纤维组织和小血管增生,散在浆细胞以及淋巴细胞浸润;1例经胆道造影和内镜观察明确诊断的吻合口狭窄,未发现结石,镜下行狭窄处扩张,支撑管支撑2个月后拔管治愈。

(二) 研究结果的分析及意义

1. 肝移植后胆管狭窄发生的原因分析

随着胆道吻合技术的提高和日趋成熟,由于技术原因而导致的狭窄明显减少,而由胆管冷、热缺血、再灌注损伤、胆管结石、反复的胆系感染和供、受者胆管直径的不均一性等成为主要原因。该组资料中 11 例(11/14;78.57%)胆管狭窄合并有结石,镜下观察胆管吻合口处充血水肿、肉芽组织增生,可以认为结石梗阻、反复胆系感染可能是导致吻合口狭窄的主要原因;另外,移植肝和受者的胆管直径通常在正常的解剖范围,瘢痕挛缩易导致吻合口狭窄,本组资料中的 2 例因为 T 型管短翼脱至胆总管内使吻合口失去支撑;外院患者中有 2 例术中未留有 T 型管,另有 2 例分别于术后 3 周和 2 个月时拔除 T 型管,说明失去 T 型管支撑也可能是导致狭窄的原因之一。此外,肝移植后胆管狭窄发生较迟,往往出现在术后 2 个月以后,该组资料中有 11 例发生在肝移植术后 3～4 个月;3 例在术后 6～8 个月时出现梗阻性黄疸和狭窄,分析原因可能与移植后免疫抑制剂应用后,胆管吻合口的纤维结缔组织生长缓慢有关。目前胆管结石和狭窄的机理不是很明确,但各种原因导致胆管损伤、胆管黏膜脱落和炎性渗出物形成沉淀物以及结石影响胆道的流体力学改变在临床中得以证实。

2. 原位肝移植术后胆管狭窄常用的诊断方法

从资料可以看出,肝移植术后胆管狭窄主要是胆管吻合口狭窄,而并不是非吻合口性狭窄,胆道造影、通过 T 型管造影是原位肝移植术后胆管狭窄常用的诊断方法。依靠造影的表现,经常用"串珠样改变"、"枯树枝样改变"、"节段性狭窄"、"胆管稀疏改变"等征象来描述肝移植术后的胆管非吻合口狭窄,而且常以这些征象作为肝移植术后胆道并发症的预后判断和再次肝移植的指征或标准。但在本组资料中,除了 1 例因为上述描述的征象和移植肝功能丧失行 2 次肝移植外,其余经内镜诊断和治疗后上述表现全部消失。说明这些征象并非吻合口狭窄征象与结石粗细不均、表面呈树皮样粗糙不平、内有分层空隙,似海绵状,使条索状、柱状、树枝状,铸型等各种形态结石形成了"串珠样改变"、"枯树枝样改变"、"胆道稀疏样改变"等非吻合口性狭窄的造影表现,这在我们取石前后的造影和内镜观察中得以证实。

3. 肝移植术后胆管狭窄的分型

目前的文献对原位肝移植术胆管狭窄的分型各不相同,如按胆管狭窄与吻合口的关系可分为吻合口狭窄和非吻合口狭窄;按胆管狭窄的部位可分为肝内、肝外和肝内外混合型胆管狭窄;按术后胆管狭窄病变的数量可分为单发性和多发性单管狭窄。这些分型是基于造影的征象提出来的,而实际上,各种征象是肝移植术后特殊的胆管结石的各种表现形式,而并非真正意义上的狭窄。根据我们的观察结果,肝移植术后胆管狭窄分型并不是很复杂,分为吻合口狭窄(13 例)和非吻合口狭窄(1 例),而非吻合口狭窄的 1 例恰恰是因为初期在这方面认识不足,没有经过内镜诊断,轻信了 T 型管造影的判断,忽视了肝移植术后"胆管结石"这一特殊并发症及对"胆管结石"特性的认识,贻误了诊断和治疗时机,致使发生反复的胆系感染、进行性加重了梗阻性黄疸并导致肝胆管硬化狭窄,以致出现了真正意义上的非吻合性狭窄,使移植肝功能丧失。

4. 肝移植术后胆管吻合口的狭窄是防治的重点

肝移植术后胆管狭窄主要是胆管吻合口的狭窄,那么吻合口狭窄就是我们防治的重点,而并非是非吻合口性狭窄。对因胆管结石表现为"枯树枝样改变"、"节段性狭窄"等非吻合口性狭窄表现者,依靠一次或者是几次的球囊扩张只是暂时通畅胆道,没有解决根本问题,反而容易诱发感染,加重梗阻,以为那些"条索状"、"柱状"结石仍然存在,梗阻将继续发生。

文献报道近 20% 的患者最终需手术解决问题,我们在初期也进行了探索,治疗效果不满意。我们应用内镜技术后取得了满意的临床效果,既能明确诊断狭窄的类型和程度取尽结石,又有针对性地解决狭窄。因此,我们认为忽视胆管结石和狭窄的内镜诊治,片面地依赖造影,应用介入扩张技术的暂时缓解只会延误和加重病情,导致难治的胆管硬化和狭窄,出现弥漫不可逆性胆管损伤,从而导致真正的非吻合口性狭窄和移植肝功能丧失的局面。该组资料中的 1 例患者 2 次用移植就是教训。对于伴有肝动脉血栓和狭窄的缺血性胆管病变导致的弥漫性肝内胆管狭窄患者,再次移植恐难避免,等待移植期间可以尝试治疗,但不宜强求或反复进行,以免加重病情,贻误手术时机。术中留置 T 型管,尤其是对供、受者胆管相对较细或直径不均一者的狭窄发生可能会有很好的预防作用也为术后胆道镜的诊断和治疗提供了途径。对于术后已发生的狭窄和结石胆道内镜技术提供了微创、方便、安全和科学的治疗方法,尤其是纤维胆道镜,在观察肝内外胆管病变的基础上,同时进行了有效的狭窄处扩张和取石治疗,避免由于单纯造影导致的漏诊和误诊,可取净肝内外胆管结石,纠正狭窄并使肝内外胆管通畅防止由于肝内外残留的结石和胆泥继发感染和新生结石。

5. 镜下扩张后支撑管支撑是治疗胆管狭窄的有效方法

单纯的胆管狭窄行镜下扩张后支撑管支撑治疗很有效,只是支撑时间较以往的胆管狭窄要短,术后 2~6 个月内发生的吻合口狭窄,支撑 1~2 个月时镜下就可见愈合处黏膜生长,6~8 个月以上发生者,合并有结石的狭窄长度相对较长,支撑的时间也要长。本组资料中的 1 例术后狭窄合并结石,术后 3 个月时进行内镜取石治疗后,支撑 3 个月以后可见吻合口愈合,黏膜移行。对于出现肝内外胆管结石的患者,取净结石并不意味着治疗的结束,取石后近期的 T 管造影虽然表现为肝内外胆管显影良好,无狭窄,但是,镜下观察供、受着胆管吻合口炎症、水肿较重,镜身进入不畅,符合内镜诊断狭窄的标准。因此,虽然 T 管造影未显示有明显狭窄,但是要注意有狭窄发生的可能,此时如忽视了支撑将会导致再狭窄。我们在治疗中,有取石后放置支撑管期间脱落而没有觉察的病例,发现以后行内镜观察时,结果吻合口出现了狭窄。对于单纯吻合口狭窄,狭窄处扩张后的支撑也很有必要,对那些留有 T 型管的患者,利用胆道镜技术可以很容易地解决问题。而无 T 型管者,通过 ERCP 技术、子母胆道镜技术,同样可以完成狭窄的治疗,只是狭窄扩张后 ERBD 的支撑往往难以胜任(直径所限,最大的 8~10Fr),但通过 ERBD,可以防止扩张后的回缩和闭锁为以后 ERCP 导丝顺利通过狭窄处进行再治疗提供方便。本组资料中的 2 例就是如此,随访至今,无狭窄迹象发生。但是子母胆道镜与纤胆镜相比,无论是操作上还是患者的负担和耐受情况方面都较后者逊色,这就要求我们移植医生重视 T 型管的留置,为后期的狭窄诊断和治疗提供方便。

五、胆道外科的发展和未来

(一) 现代影像技术的进步是胆道外科发展的前提

1924 年 Graham 及 Cole 二人首次制成了三苯二甲内酯(Phthalin)的碘衍生物口服胆囊造影剂使临床医生能够首次见到胆囊的影像和其中包含的结石,将胆石症的诊断建立在客观的基础上而不是单纯靠经验和推理分析。1975 年引进的放射性核素[99m]TcHIDA 扫描,可以在各阶段使肝实质、肝内外胆管、胆囊及肠道的形态和机能得以一一显示,而使已往沿用的胆影葡胺(Biligrafin)静脉胆道造影术变得过时了。

近年来,超声技术的发展尤其引人注目。在 70 年代 A 型超声技术的基础上今天已发展到了第四代。物理声学、微电子学与电子计算机的完美结合,使人类的眼睛具有了透视的功能。目前广泛应用的 B 型超声（B-US）不仅具有无痛苦、无创伤、简易方便、结果迅速的特点，而且还能进行功能测定、动态观察，并可以多次重复和随诊观察，因此被认为是当代胆道外科疾病诊查的首选方法。对胆囊结石的确诊率已达 95%~98%。对梗阻性黄疸的鉴别也有高于 CT 的趋势。随着超声技术的进步，可以用超声导向进行穿刺、引流、活检，也可以应用超声粉碎胆石。

CT 扫描装置（computerized Tomography，CT）是 1969 年由英国 Hounsfied 工程师首先设计成功。由于其密度分辨率高、扫描层面薄、无影像重叠、方法简便、患者安全无痛苦，目前已成为影像诊断领域中最受欢迎、最为普及的检查手段之一。文献报告，CT 检查确诊两周以上梗阻性黄疸的准确率是 98%~100%。对结石的诊断依据密度的不同而有不同的显示，对胆总管结石的诊断较易，CT 可清楚显示。美国学者 Bloch 和 Purcell 于 1946 年发现了核磁共振成像（MRI）技术，80 年代初过渡到临床应用。它对胆道结石、胆总管癌、胆囊腺肌增生症以及肝硬化合并门静脉高压有一定程度的分辨率。CT 和 MRI 二者虽然用于诊断胆道结石时似乎是"杀鸡用牛刀"，但在联系着整个肝胆系统疾病的诊断时，就显得十分重要。自 1968 年 McCune 行经内镜逆行胰胆管造影术（ERCP）插管成功以来目前在国内外已广泛应用于临床。它对阻塞性黄疸原因的鉴别诊断具有其他影像检查所不及的重要价值。ERCP 检查结果对 B-US、CT、静脉胆道造影、核素扫描已获得的间接影像或可疑影像能起到验证作用，可避免手术的盲目性，较大程度地提高了肝胆外科的临床诊断水平。

（二）社会实践的需要是胆道外科发展的根本动力

1. 手术疗法面临挑战

胆道外科的核心问题是围绕着胆结石和其各种并发症的处理问题。1982 年德国外科医生 Langenbuch 首次施行胆囊切除术，标志着胆道外科的开始，外科医生可以有目的地去解决胆囊的病变。胆囊切除作为一种标准的治疗胆囊结石术式已超过了 100 年的历史，以其低并发症率、低死亡率及良好的远期效果而成为一种理想的治疗方法。美国每年施行胆囊切除术超过 50 万例，在英国为 5 万例。然而，胆囊切除术毕竟是一个较为复杂的、有潜在危险的手术。在医疗技术发展不平衡的条件下，手术带来的种种严重问题仍时有发生。是否每个胆石症患者患者都需要手术处理呢？回答自然是否定的。目前胆石症已成为世界性的问题，而且还有增多的趋势。我国一些特定人群的普查，发现胆石症占成年人的 7%左右。如此数量众多的胆石症患者绝非依靠外科和手术的力量能够解决的。另外，患者的心理因素、对手术的顾虑或受一些传闻的影响等，常使患者倾向于接受保守治疗。

2. 溶石疗法方兴未艾

人们早就希望使胆石溶化。文献有记载曾因慢性习惯性便秘长期服用胆盐制剂通便的患者，胆囊结石消失了；日本人传统用熊治疗胆囊疾病；在我国也应用胆粉末治疗胆囊疾病。但这些事实并未被广泛重视。1968 年 Admirand 和 Small 提出胆固醇过饱和学说，自此便兴起了对胆囊结石的形成及溶解的研究热潮。1992 年有人使用鹅脱氧胆酸（CDCA）治疗胆囊结石，使结石消失；1978 年日本学者牧野使用熊脱氧胆酸（UDCA）治疗胆囊结石再获成功。此后便广泛地进行了对脱氧胆酸溶石治疗作用的研究。但溶石治疗由于受到疗程长、选择性高、停药后易复发、长期服药有一定副作用的限制，并且费用昂贵，故结果不是那么令人满意。虽然如此，但其所掀起的热情，至今未减。

3. 排石疗法不断完善

胆结石的排石疗法是近年来广为采用的一种中西医结合方法。其主要方法是通过服药、针刺等方法增加胆汁分泌和胆道运动,从而以物理冲洗的形式使结石排出。中西医结合"总攻排石疗法"(GAT)是遵义医学院根据"集中优势兵力"的思想而设计的。世界著名外科专家 Longmire 教授曾撰文称之为"没有先例的创举"。排石疗法是最容易采用的方法,可以避免手术的恐惧和痛苦,因而易于被广大胆石症患者所接受。虽然排石率并不十分高(排石率为 30%~50%,排净率多在 15% 左右),有时可出现排石反应和并发症,它毕竟为胆石症患者提供了一条非手术治疗的有效途径,因此深受欢迎。近年来,随着中西医结合研究的成功及现代科学技术水平的提高,使这一方法得到了不断完善。人们把生物电效应用于排石治疗研究成了推按运经仪,在"总攻"排石过程中应用使得排石率明显提高。另外,在体外震波碎石后,在经内镜乳头括约肌切开术(EST)后,在溶石有效后,"总攻"疗法都是必不可少的辅助措施。

4. 碎石疗法令人瞩目

碎石疗法是一种新兴的治疗胆石症的方法。体外冲击波碎石(ESWL)器的问世,是今日胆道外科面临的一个挑战,是现代科学技术高度发展的产物。由瞬间高压放电产生的冲击波,被椭圆形的反射面形成二次震波,通过液体媒介穿入组织至靶点交叉时可以击碎结石。ESWL 于 1980 年首次用于肾结石的治疗并一举成功。1985 年西德慕尼黑大学成功地把 ESWL 用于胆结石的治疗。ESWL 可以在胆道系统闭合的情况下将结石粉碎排出体外,揭开了胆石非手术治疗史上的新篇章。除 ESWL 外,还发展起来了超声碎石、液电接触碎石和经内镜激光碎石等新方法,大大丰富了胆结石非手术疗法的内容。但被击碎的胆囊结石的溶解、排出和结石的再发仍然是亟待解决的问题,对疗效的客观分析和长期观察是当务之急。

(三) 纤维内窥镜技术的发展引起了胆道疾病治疗的变革

1. 纤胆镜—治疗肝胆管残余结石的理想途径

肝内胆管结石术后残余结石的发生率可高达 40% 以上,是胆道外科中疑难棘手的问题。人们试图以手术来解决,但是未能取得良好的效果。由于纤胆镜技术具有直视和可弯曲的特点,它可以进入扩张的Ⅲ-Ⅳ级肝管,哪里有结石和胆管狭窄就能达到哪里取石和进行胆管扩张治疗。临床实践证明,纤胆镜取石疗效高、收效快、安全易行并且不需麻醉、不需住院,门诊即可施行治疗。其主要优点还在于免除了患者遭受再次手术的痛苦,使过去治疗极为疑难的课题一跃变为能够治疗的较为简单的课题。纤胆镜技术在我国已经开展起来,并已取得了良好的成绩,取石成功率为 82%~99%,为肝内残石的治疗开辟了一条比较理想的途径。

2. 经内镜乳头括约肌切开术—胆道疾病治疗的有效途径

经内镜乳头括约肌切开术(EST)是 ERCP 由诊断走向治疗的重大发展。1973 年日本的 Kawai 和西德的 Classen 首先把 ERCP 技术与高频电灼手术结合起来,先后开展了 EST 治疗胆道残留和复发结石,成功地为胆道疾病的非手术治疗开辟了一条新途径。近几年来我国也开展了这项治疗并且得到了迅速推广。EST 对胆总管结石的治疗效果优于手术和单纯中西医结合非手术疗法,结石排净率达 90% 以上。另外,在 ERCP 和 EST 基础上,1976 年日本 Nagai 首先施行经内镜鼻胆管引流(ENBD)治疗急性梗阻性化脓性胆管炎,疗效显著;1976 年 Soehendra 首先报告经纤维内镜置入胆管内支撑管引流,是一种比较理想、符合生理的非手术引流方法。

3. 电视腹腔镜胆囊切除术—胆道外科发展史上一个新的里程碑

1987 年 3 月法国里昂的 Mouret 应用腹腔镜做妇科手术时,成功地切除了该患者有病变的胆囊,成为第一个在人身上完成经腹腔镜胆囊切除术(LC)的人。LC 的出现是现代高科技术与传统外科技术相结合的产物。它以传统的外科技术为基础和依托,应用高科技术提供的手段,不必常规切开腹壁,在人工气腹条件下,用器械代替外科医生的手,通过电视腹腔镜,在荧光屏显示下完成胆囊切除术,给患者带来了手术创伤小、手术时间短、胃肠功能恢复快、痛苦轻、住院周期短的良好效果。LC 的意义还在于它给外科医生提供了一种新的手段,即借助现代高科技,可以不开腹,而能观察到腹腔内的情况和进行手术,成为胆道外科发展史上一个新的里程碑。LC 成功后,近年来又开拓了不少新领域,如:腹腔镜下胆总管切开取石、经胆囊管处理胆总管结石等。虽然这些都是初步探索,但可以预见腹腔镜外科将成为胆道外科医师诊断和治疗不可缺少的重要手段。同时,LC 这一新技术代表着一种浪潮,向陈旧的、习惯的或传统的治疗技术开始发起冲击。过去那些不可改变或不能逾越地认为要用刀切开方能解决问题的观点开始动摇了,强烈地提示医疗技术更新换代时刻的来临。

(四)抓住机遇、迎接挑战

胆石症是一个古老的课题,在国内外都是常见病、多发病。专家们认为在我国至少有2500 万胆石症患者,在急腹症患病率中占第二位;在美国每年有 80 万新发生的病例,大约有8000 人死于胆石症。随着人们生活水平的提高,人们对本病的诊断和治疗提出了更高的要求,如何利用现代高科技提供的手段,提高胆石症的诊断正确率,如何提高治疗效果,就成了摆在胆道外科医师面前的课题。

1. 各种检查方法配合应用,提高诊断正确率

胆道疾病的检查手段较多,各有长处和局限性。不是所有的病例都能通过同一种检查明确诊断,也不是每个病例都需要所有的检查方法。这就需要我们从研究具体患者的具体情况出发,寻找出合适的检查方法或诊断的捷径程序,把多种方法配合应用。B-US 仍然是胆道疾病的首选,通过 B-US 筛选指导下一步检查方法的选择。胆囊疾病可行胆囊造影,胆管疾病或梗阻性黄疸可以根据有无肝内胆管扩张决定选择 PTC 或 ERCP。PTC 和 ERCP能够提供胆道的"树状"影像,结合 CT 或 MRI 提供的层面图像可以了解胆系的全貌。另外,除了做到病因、病位的诊断外,明确疾病的程度范围以及机能改变,从而选择适宜的治疗方案以提高疗效至关重要,这也是当今精准治疗的要求。

2. 各种疗法有机结合,提倡程序化综合治疗

目前,胆石症的治疗方法众多,近几年来国内已形成了溶、排、碎、取四类方法并举之势。任何一种方法都有其适应证和应用局限性。盲目地将几种方法一起上的局面,应该改变;也没有哪一种治疗方法能够适合复杂多变的胆道外科疾病;任何方法也不能完全取代任何一法,根据病情选择治疗适应证,是提高疗效的关键。不掌握适应证,盲目应用,等于痛苦加损失。各种疗法有机结合,进行程序化综合治疗是今后发展的新趋势。因此今后应从各种方法相互配合上下功夫,创造出溶排结合、碎排结石、碎溶结合以及各种药物与器械取石相配合的新经验,以便更好地提高疗效。虽然各种新技术逐渐应用于临床,传统的外科受到了挑战和冲击,但各种非手术疗法的最后归结仍然是防止结石再形成。溶、排、碎石治疗和内镜治疗等目前尚不能取代外科手术,外科手术是根本,是保障。

3. 提高胆道外科素养,满怀信心迎接挑战

随着现代科学技术的发展,近 20 年来胆道外科发展异常活跃。影像医学的进步、治疗观念的变革、内镜技术的发展、体外冲击波碎石机的问世、电视腹腔镜胆囊切除术的兴起向我们提出一个又一个毫不留情的挑战。当代胆道外科医生在面临挑战的同时,还应该认识

到,现代科学技术的迅猛发展也给我们带来了极好的机遇。内窥镜对胆道外科的介入,特别是 LC 技术的发展,对胆道外科医师的培养将发生深刻的影响。当前 70%～80% 的胆总管结石及括约肌狭窄患者可通过 EST 解决;90% 以上的胆囊结石病可用 LC 进行治疗;胆道镜已成为胆道残石的主要治疗手段。因此将来的胆道外科医师必须是一个很好的内镜外科专家。但在一项新技术推广普及过程中,应该谨慎行事,必须经过严格的训练和充分的准备,以免造成不必要的损失。我们要有科学的头脑,要想适应现代科学技术发展的潮流,还要有充分的思想准备和能力培养,才能认识并掌握现代科技革命中涌现的新技术、新方法,才能立于不败之地。

(陈海龙　杨玉龙　尚　东)

参 考 文 献

[1] 崔乃强主编.中西医结合胆道外科学[M].武汉:华中科技大学出版社,2009.

[2] 黄志强著.黄志强肝胆外科讲义[M].北京:人民军医出版社,2013.

[3] 关凤林,时连权,陈海龙.肝管狭窄窝巢类结石分型根治的研究[J].贵州医药,1993,17(1):26-29.

[4] 杨玉龙,陈海龙,谭文翔,等.胆道镜经银夹标记的胆道通道治疗胆肠吻合术后胆管结石复发[J].中国普外基础与临床杂志,2008,15(2):132-133.

[5] 杨玉龙,陈海龙,谭文翔,等.防反流措施对胆肠吻合术后肝胆管结石复发干预的观察[J].中华肝胆外科杂志,2009,15(4):273-275.

[6] 杨玉龙,陈海龙,谭文翔,等.原位肝移植术后胆管狭窄的诊断和治疗[J].中华器官移植杂志,2007,28(8):454-457.

[7] 陈海龙,吴咸中.胆道外科的发展和未来[J].医学与哲学,1995,16(1):25-28.

[8] Stringer MD,Fraser S,Gordon KC,et al.Gallstones in New Zealand:composition,risk factors and ethnic differences[J].ANZ J Surg,2013,83(7-8):575-580.

中英文名词术语对照表
（index of abbreviations）

英文缩写	英文全称	中文解释
ABP	acute biliary pancreatitis	急性胆源性胰腺炎
ACS	abdominal compartment syndrome	腹腔间隔室综合征
ACST	acute cholangitis of severe type	急性重症胆管炎
AHNP	acute hemorrhagic necrotizing pancrestitis	急性出血坏死性胰腺炎
AI	apoplosis index	凋亡指数
ALI	acute lung injury	急性肺损伤
AOSC	acute obstructive suppurative cholangitis	急性梗阻性化脓性胆管炎
AP	acute pancreatitis	急性胰腺炎
Apaf-1	Apoptotic protease activating factor-1	凋亡蛋白酶活化因子-1
APALI	acute pancretitis-associated lung injury	急性胰腺炎相关性肺损伤
ARDS	acute respiratory distress syndrome	急性呼吸窘迫综合征
ARF	acute respiratory failure	急性呼吸功能衰竭
BDAO	blood diamine oxidase	血二胺氧化酶
BT	bacterial translocation	细菌移位
CAT	catalase	过氧化氢酶
CP	chronic pancreatitis	慢性胰腺炎
CR	colonization resistance	定植抗力
DAO	diamine oxidase	二胺氧化酶
DIC	disseminated intravascular coagulation	弥散性血管内凝血
DMP	deep myenteric plexus	深部肌间丛
EN	enteral nutrition	肠内营养
ENS	enteric nervous system	肠神经系统
ERK	extracellular regulated protein kinases	细胞外调节激酶
EST	endoscopic sphincterotomy	内镜乳头括约肌切开术
ET	endotoxin	内毒素
ETM	endotoxemia	内毒素血症
FAP	fulminating acute pancreatitis	暴发性急性胰腺炎
FN	fibronectin	纤维连接蛋白
GALT	gut associated lymphoid tissue	肠相关淋巴组织

GNB	gram-negative bacteria	革兰氏阴性菌
GSH	glutathione	谷胱甘肽
GSH-PX	glutathione peroxidase	谷胱甘肽过氧化物酶
I/R	ischemia reperfusion	缺血再灌注
ICAM	intercellular adhension molecule	细胞间黏附分子
ICC	interstitial cells of Cajal	Cajal 间质细胞
IDAO	intestines diamine oxidase	肠二胺氧化酶
IL-1	interleukin-1	白细胞介素-1
IL-10	interleukin-10	白细胞介素-10
IL-12	interleukin-12	白细胞介素-12
IL-6	interleukin-6	白细胞介素-6
IL-8	interleukin-8	白细胞介素-8
ITNF	intestines tumor necrosis factor	肠肿瘤坏死因子
KC	kupffer cells	库普弗细胞
LPS	lipopolysaccharide	脂多糖
MAP	mild acute pancreatitis	轻症急性胰腺炎
MDA	malondialdehyde	丙二醛
MMC	migrating motor complex	移动性运动复合波
MODS	multiple organ dysfunction syndrome	多器官功能障碍综合征
MOF	multiple organ failure	多器官功能衰竭
MPO	myeloperoxidase	髓过氧化物酶
MPS	mononuclear phagocyte system	单核巨噬细胞系统
MSOF	multiple system organ failure	多系统器官功能衰竭
MΦ	macrophage	巨噬细胞
NF-κB	nuclear factor-kappa B	核因子 kappa B
NO	nitric oxide	一氧化氮
NOS	nitric oxide synthase	一氧化氮合成酶
OFR	oxygen-derived free radicals	氧自由基
PAM	pulmonary alveolar macrophage	肺泡巨噬细胞
PCD	programmed cell death	程序性细胞死亡
PDTC	pyrrolidine dithiocarbamate	吡咯烷二硫代氨基甲酸盐
PET	portal vein endotoxin	门静脉内毒素
PGE2	prostaglandin E2	前列腺素 E2
PKA	protein kinase A	蛋白激酶 A

PKC	protein kinase C	蛋白激酶 C
PMN	polymorphonuclear neutrophils	多型核中性粒细胞
PM	peritoneal macrophages	腹腔巨噬细胞
PPARs	peroxisome proliferator activated receptors	过氧化物酶体增殖物激活受体
PUFA	polyunsaturated fatty acid	多不饱和脂肪酸
RAP	recurrent acute pancreatitis	复发性急性胰腺炎
RNAi	RNA interference	RNA 干扰
SAP	severe acute pancreatitis	重症急性胰腺炎
SDD	selective decontamination of digestive tract	选择性消化道脱污剂
sIgA	secretary immunoglobulin A	分泌型免疫球蛋白 A
SIRS	systemic inflammatory response syndrome	全身性炎症反应综合征
SOD	Superoxide dismutase	超氧化物歧化酶
SP-A	Surface protein-A	表面蛋白-A
SPF	specific pathogen free	无特殊致病菌
sPLA2	secreted phospholipaseA2	分泌型磷脂酶 A2
TNF-α	tumor necrosis factor-α	肿瘤坏死因子-α
TPN	total parenteral nutrition	全胃肠外营养
VCAM	vascular cell adhesion molecule	血管细胞黏附分子
XOD	xanthine oxidase	黄嘌呤氧化酶